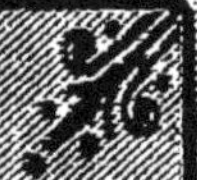

UNION DES FEMMES DE FRANCE

MANUEL DE L'INFIRMIÈRE-HOSPITALIÈRE

RÉDIGÉ PAR

LA COMMISSION D'ENSEIGNEMENT

PARIS

G. MASSON, LIBRAIRE-ÉDITEUR

120 Boulevard St Germain

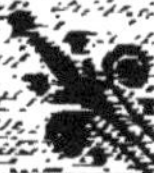

MANUEL

DE

L'INFIRMIÈRE-HOSPITALIÈRE

L'Union des femmes de France a pour but les secours aux malades et aux blessés en temps de guerre et les secours aux victimes des désastres publics.

Désireuse de s'assurer un personnel instruit, suffisamment nombreux et de répandre l'instruction nécessaire aux secours à donner, en toutes circonstances, aux malades et aux blessés, elle a organisé, avec le concours de nombreux médecins, des cours annoncés chaque année.

L'ensemble des leçons comprend tout ce que doit savoir une infirmière, une garde-malade.

Les cours terminés, des examens sont subis par les personnes s'étant fait inscrire dans ce but et ayant assisté aux leçons.

Passés avec succès, ces examens donnent droit à un certificat d'études spéciales. Un stage auprès des malades donne droit, après nouvel examen, au *diplôme d'infirmière de l'Union* et à l'inscription sur la liste de ses infirmières diplômées.

EXTRAIT DES STATUTS

Adoptés par la Section de l'Intérieur, le 26 juillet 1882,
adoptés par le Conseil d'État, le 27 juillet 1882.

Article premier. — L'*Union des Femmes de France* a pour objet la préparation et l'organisation des moyens de secours qui, *dans toute localité*, peuvent être mis à la disposition des blessés ou malades de l'armée française.

En cas de fléaux ou de désastres publics la Société pourra offrir son concours aux autorités compétentes.

Art. 2. — La Société se compose de membres titulaires, auxiliaires et associés.

Les hommes ne peuvent être que membres associés.

Les titulaires payent une cotisation annuelle dont le maximum est facultatif, mais qui ne peut être inférieure à 10 fr. par an.

Les membres auxiliaires ne payent pas de cotisation, mais s'engagent à faire un service actif en temps de guerre.

Une rétribution pourra leur être accordée en cas de mobilisation.

Les hommes peuvent être admis à faire partie de l'Union à titre de membres associés.

Les membres associés payent une cotisation, à l'exception des médecins, qui sont, de droit, exempts de la cotisation.

Art. 3. — Les titulaires ont, seuls, voix délibérative dans les conseils et assemblées de la Société.

Art. 4. — La Société est administrée par un Conseil composé de 20 membres au moins et de 30 membres au plus, élus par l'assemblée générale; ce Conseil choisit parmi ses membres cinq personnes qui forment le Comité de direction. Les membres du Conseil d'administration sont nommés pour deux ans ; ils sont renouvelés annuellement par moitié.

Art. 12. — La Société pourra former dans les départements des Comités qui, en se renfermant dans les limites des présents statuts, jouissent de toute l'initiative nécessaire à leur action et à leur développement.

UNION DES FEMMES DE FRANCE

Reconnue d'utilité publique par décret en date du 6 août 1882

RATTACHÉE AU SERVICE DE SANTÉ MILITAIRE

SECOURS AUX BLESSÉS & MALADES DE L'ARMÉE EN TEMPS DE GUERRE

Secours aux victimes des désastres publics

MANUEL

DE

L'INFIRMIÈRE-HOSPITALIÈRE

RÉDIGÉ

PAR LA COMMISSION MÉDICALE D'ENSEIGNEMENT

DEUXIÈME ÉDITION

ENTIÈREMENT REFONDUE

Avec 84 figures dans le texte.

PARIS

G. MASSON, ÉDITEUR

LIBRAIRE DE L'ACADÉMIE DE MÉDECINE

120, boulevard Saint-Germain, en face de l'École de Médecine.

1890

3181-89. — Corbeil. Imprimerie Crété

INTRODUCTION

Dévouement absolu, esprit de sacrifice, abnégation héroïque, voilà autant de vertus qui trop souvent déjà sont restées et resteraient encore stériles sans les connaissances techniques indispensables lorsqu'il s'agit de soins à donner aux malades et aux blessés.

La femme qui sollicite l'honneur de devenir infirmière-hospitalière doit posséder une instruction théorique et pratique qui seule lui permettra de devenir pour le médecin ou le chirurgien non seulement une aide dévouée mais aussi une collaboratrice éclairée.

Au dévouement et à l'instruction l'hospitalière doit joindre l'esprit de discipline. Son premier devoir, en effet, est d'exécuter strictement et jusque dans leurs moindres détails les prescriptions de ses chefs, sans y apporter jamais de modifications.

Ce n'est qu'à ce prix qu'elle peut rendre tous les services qu'on est en droit d'attendre d'elle.

La commission médicale d'enseignement.

MANUEL

DE

L'INFIRMIÈRE HOSPITALIÈRE

RÉDIGÉ PAR LA COMMISSION D'ENSEIGNEMENT

PREMIÈRE PARTIE

ANATOMIE ET PHYSIOLOGIE

PAR LE Dr P. BOULOUMIÉ
Secrétaire général de l'Union des Femmes du France

I. — GÉNÉRALITÉS.

Si l'on ne peut enseigner l'anatomie et la physiologie en trois leçons, comme cela est imposé par le programme général de cours, on peut toutefois arriver à en donner des notions suffisantes pour l'instruction d'une infirmière.

Pour en faciliter l'étude et la compréhension et marcher plus rapidement, nous étudierons simultanément les deux sciences; mais tout d'abord nous initierons nos lectrices à la signification d'un certain nombre de termes qui seront dès le début et constamment employés, tels que : élément, tissu, organe, appareil, organisme, etc.

On entend par *éléments anatomiques* les principes

constitutifs du corps doués d'une forme déterminée. La cellule en est le type.

Les *tissus* sont formés par un ensemble d'éléments anatomiques déterminés.

Les *organes* sont constitués par une agglomération de tissus.

Par *appareil* on entend un ensemble d'organes associés pour remplir en commun une seule et même fonction.

Par *organisme* on comprend l'ensemble des diverses parties ci-dessus, constituant par leur réunion un corps vivant.

L'*anatomie* s'occupe de la forme et de la structure des organismes et des organes ainsi que de la situation de ces derniers.

La *physiologie* s'occupe du fonctionnement de l'organisme et de chacune des parties qui le composent.

Si on compare le corps humain à une machine, on peut dire que l'anatomie étudie les pièces qui constituent la machine et la manière dont elle est construite ; la physiologie, la manière dont elle fonctionne. La structure et le fonctionnement d'un élément anatomique étant analogues à la structure et au fonctionnement d'un organisme tout entier, on peut avoir une idée générale de l'anatomie et de la physiologie d'un être vivant par l'étude de la cellule, élément constitutif primordial de tout organisme.

La *cellule*, dans son type le plus complet, se compose d'une membrane d'enveloppe, et d'un contenu semi-liquide (*protoplasma*), au milieu duquel se trouve un noyau muni d'un autre petit noyau ou nucléole.

Cette cellule, en contact avec les tissus voisins, leur emprunte par l'intermédiaire de sa membrane d'enveloppe les éléments nécessaires à sa nutrition et leur rend ceux qui lui sont devenus inutiles après qu'ils ont subi dans les parties centrales diverses transformation

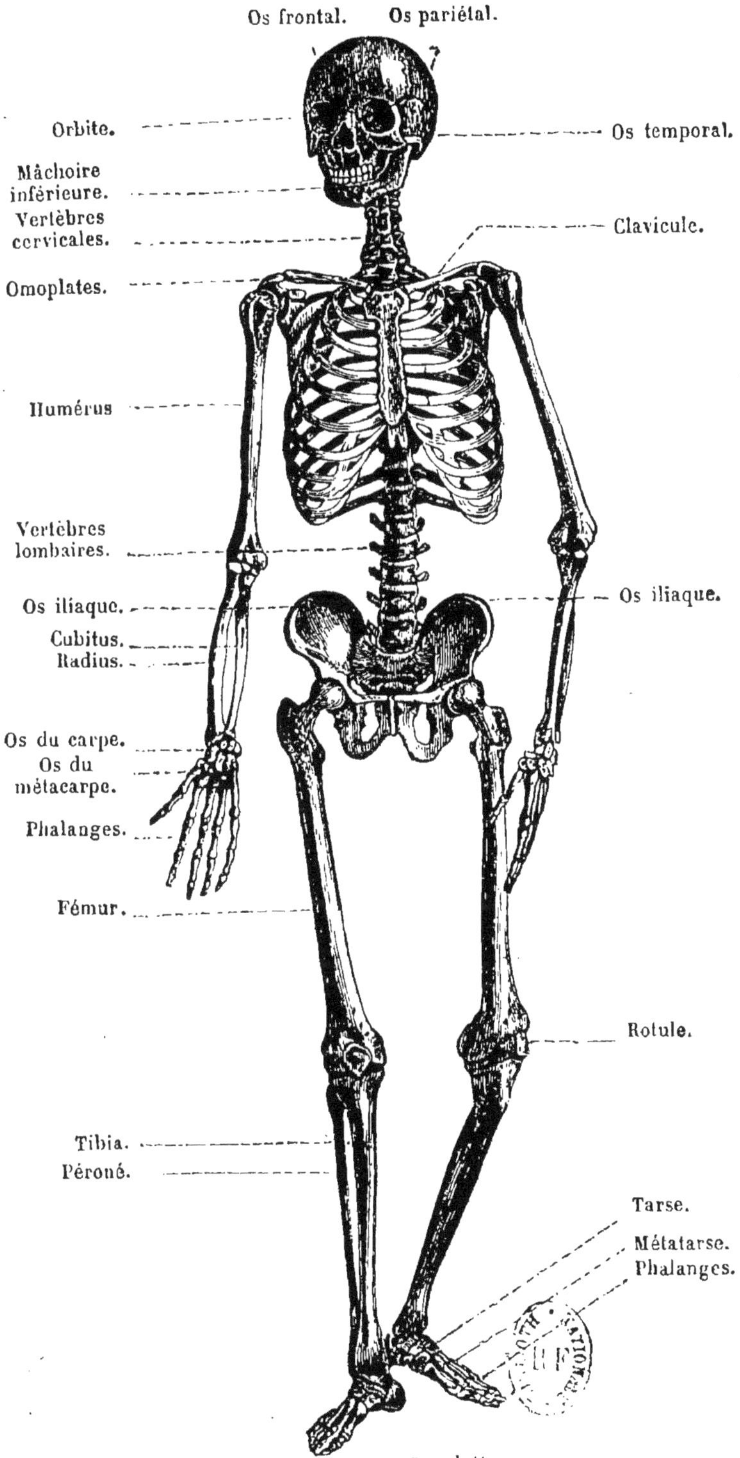

Os frontal.
Os pariétal.
Orbite.
Os temporal.
Mâchoire inférieure.
Vertèbres cervicales.
Clavicule.
Omoplates.
Humérus
Vertèbres lombaires.
Os iliaque.
Os iliaque.
Cubitus.
Radius.
Os du carpe.
Os du métacarpe.
Phalanges.
Fémur.
Rotule.
Tibia.
Péroné.
Tarse.
Métatarse.
Phalanges.

Fig. 1. — Squelette.

Cette structure générale et ce fonctionnement de la cellule se retrouvent dans les divers organes qui composent le corps humain.

Si, en effet, on se figure un organisme simplifié, on voit qu'il consiste essentiellement dans les parties suivantes ; en allant de l'extérieur à l'intérieur :

1° Une couche de cellules représentant la peau et les muqueuses (peau interne); 2° un système de tuyaux envoyant des ramifications en tous sens vers les parties externes ou périphériques et dans lesquels circule le sang ; 3° un amas de cellules avec ramifications nombreuses représentant les centres nerveux et les nerfs qui les relient à la périphérie. Mais, en réalité, le corps humain est en même temps plus parfait et plus compliqué : la couche de cellules qui sert de membrane d'enveloppe se replie vers l'intérieur et forme ce qu'on appelle les muqueuses.

Ces muqueuses tapissent toutes les cavités, et notamment le canal digestif qui traverse le corps d'une extrémité à l'autre et l'appareil respiratoire qui se termine en cul-de-sac dans la poitrine.

Pour soutenir le tout, il existe une charpente osseuse, le squelette ; pour permettre le mouvement des os, des jointures ou articulations ; pour faire mouvoir les uns et les autres, des parties charnues ou muscles ; enfin, pour établir des communications avec les objets extérieurs, des organes particuliers, dits organes des sens.

Le corps humain peut se décomposer en tête, tronc et membres.

La *tête* comprend deux parties : 1° le *crâne*, en majeure partie recouvert par le cuir chevelu et contenant le cerveau ; 2° la *face*, sur laquelle s'ouvrent la plupart des organes des sens.

La tête est réunie au tronc par le cou qui donne passage à la partie supérieure des appareils digestifs et respiratoires et aux gros vaisseaux qui apportent le sang du cœur au cerveau et le rapportent du cerveau vers le cœur.

Le *tronc*, qui sert de point d'attache aux membres, contient à peu près en totalité les organes de la respiration, de la digestion, de la sécrétion urinaire, de la reproduction et l'organe central de la circulation.

Dans sa charpente osseuse figure essentiellement la plus grande partie de la colonne vertébrale qui loge la moelle épinière.

Les *membres*, réunis au tronc par les articulations et les muscles, constituent les organes du mouvement volontaire.

Chacune de ces grandes divisions du corps humain est subdivisée de manière à former un certain nombre de *régions* ayant une dénomination particulière. De ces régions, les unes sont simples ou médianes; les autres, doubles ou latérales, symétriques; ces dernières sont distinguées l'une de l'autre par les mots droite et gauche ajoutés à leur nom spécial, ainsi : région inguinale droite, région inguinale gauche.

Toutes n'ont pas pour l'infirmière une égale importance; quelques-unes, dont le nom est à tous moments prononcé par le médecin, doivent lui être connues. La connaissance des autres lui est inutile.

Celles que l'infirmière ne doit pas ignorer seront étudiées plus tard.

II. — PEAU, TISSUS MUSCULAIRE, OSSEUX.

En procédant pour le corps humain comme nous l'avons fait pour la cellule, c'est-à-dire en allant de l'extérieur à l'intérieur, nous trouvons successivement dans les membres, la peau, les aponévroses, les muscles, les vaisseaux sanguins, les nerfs et les os; dans le tronc, en outre de ces divers organes, les organes internes ou viscères, tels que l'estomac, le foie, les poumons, le cœur; dans le crâne, l'encéphale.

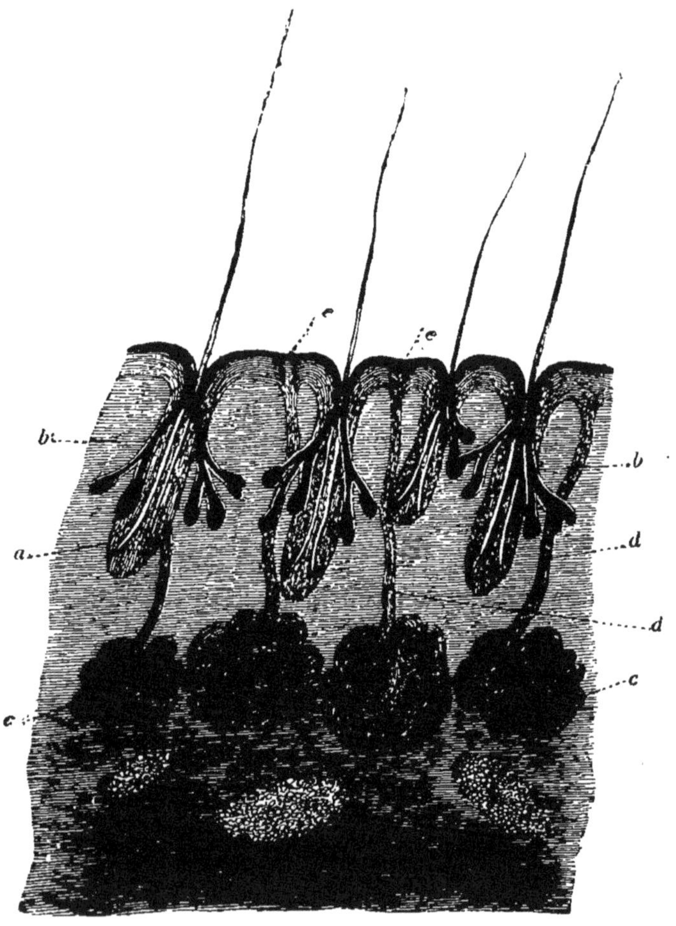

Fig. 2. — Coupe de la peau (grossie 20 fois) (1).

La *peau* recouvre toute la surface extérieure du corps. Les prolongements internes, les muqueuses ou

(1) Ne pas tenir compte pour cette figure et pour les suivantes des lettres de renvoi qui s'appliquent aux ouvrages auxquels ces illustrations ont été empruntées.

membranes muqueuses tapissent les cavités des organes. La peau se compose de deux parties : l'*épiderme* et le *derme*.

L'*épiderme* est constitué à la surface par des cellules peu vivantes, dépourvues de noyau, appliquées en surface les unes contre les autres. Cette couche superficielle forme autour du corps une enveloppe protectrice en même temps qu'une surface sensible établissant des communications entre l'organisme et le monde extérieur. C'est par elle que se font de dedans en dehors et de dehors en dedans des échanges nécessaires à la nutrition. Au-dessous de cette couche s'en trouve une autre constituée par des cellules pourvues de noyaux doués d'une grande vitalité qui assurent son renouvellement.

Le *derme* sert de support. Il contient en outre les vaisseaux sanguins, les nerfs et les glandes de la peau ainsi que quelques fibres musculaires superficielles.

Les *ongles* sont des dépendances de l'épiderme qui est dans leur structure représenté par une couche cornée plus ou moins épaisse.

Ils sont reliés aux doigts par une couche de cellules épidermiques qui constitue la matrice de l'ongle.

Les *poils* sont aussi des dépendances et des productions de l'épiderme émergeant des couches profondes du derme. Ils se composent d'une tige, partie extérieure, et d'une racine, partie intérieure ; celle-ci implantée dans une dépression en cul-de-sac, appelée *follicule pileux*.

Vers la partie superficielle de ces follicules pileux viennent s'ouvrir les conduits excréteurs de petites glandes dites *glandes sébacées*, dont la sécrétion graisseuse est destinée à maintenir la souplesse et la solitude des poils.

De grandes différences existent suivant les individus,

quant à la longueur, la couleur, l'épaisseur des poils. Il en existe sur toute la surface du corps, excepté sur la paupière supérieure, le bord libre des lèvres, la paume des mains, la plante des pieds.

A côté des follicules pileux se trouvent les glandes chargées de la sécrétion de la sueur (*glandes sudoripares*). Elles naissent de la couche moyenne de la peau par un renflement (dit glomérule) résultant de l'enroulement du canal sécréteur terminé en cul-de-sac.

La communication de ce renflement avec la surface de la peau se fait par la continuation, tantôt à peu près en ligne droite, tantôt en spirale, du canal sécréteur.

Les *glandes sudoripares* sont diversement distribuées à la surface du corps. Dans les régions à épiderme épais (paume des mains, plante des pieds), elles sont beaucoup plus nombreuses que dans les régions à épiderme mince, le creux de l'aisselle excepté. Elles sont environ au nombre de deux millions, et les tubes qui les constituent ont, en moyenne, deux millimètres de longueur, ce qui donnerait, si on les ajoutait bout à bout une longueur totale de quatre kilomètres. La quantité de sueur fournie en 24 heures est évaluée approximativement à 1 kilog. 300, dans laquelle les éléments solides entrent pour 15 à 20 grammes.

L'ensemble des glandes sudoripares équivaut sensiblement au quart de l'appareil urinaire, et son produit équivaut en matériaux solides au quart de la sécrétion urinaire.

La *sueur* se compose d'eau, des divers sels qui sont contenus dans le sang et, notamment, de sel marin, de principes gras et de quelques acides (acides organiques solubles et volatils) provenant des décompositions qui s'opèrent au sein de l'organisme.

Elle contient, en outre, de l'urée, élément essentiel de

la sécrétion urinaire, et, dans le cas où celle-ci se trouve interrompue, elle peut en contenir des quantités relativement considérables. A ce titre, la peau peut en partie suppléer les reins.

La sueur est généralement acide. Elle devient alcaline dans certains états morbides.

Dans l'état habituel la transpiration existe, mais elle est insensible. Elle est entraînée au fur et à mesure de sa production par une évaporation continue.

L'élévation de température, les efforts augmentent sa production. Si alors une évaporation trop rapide a lieu, comme par l'exposition à un courant d'air, ou bien, si l'évaporation s'arrête brusquement par le fait d'un abaissement rapide de température (entrée dans un endroit froid étant en sueur), il se produit un refroidissement qui peut entraîner de graves désordres.

Les *glandes sébacées* dont il a été question plus haut n'existent pas exclusivement à côté des follicules pileux. Sur certaines parties du corps, elles sont isolées. Leur contenu, très riche en matières grasses, sert à lubrifier les surfaces sur lesquelles il se déverse.

La *mamelle* est formée par une réunion de glandes sébacées volumineuses, réunies par groupes, dont les conduits au nombre de 12 à 20, appelés *canaux galactophores*, vont aboutir au mamelon. Elle se développe comme les glandes sébacées aux dépens de la peau. Elle est composée de la *mamelle proprement dite* et du *mamelon*.

Une couche épaisse de tissu graisseux existe au-dessous de la peau pour protéger la glande.

Les mamelles sont au nombre de deux, situées à la partie antérieure et supérieure de la poitrine ou *thorax*, de la troisième à la septième côte généralement.

Le lait qui n'est sécrété, comme on sait, qu'à certaines

périodes de la vie contient des sels, de la graisse ou beurre, une matière albuminoïde nommée caséine et un sucre particulier dit sucre de lait. Une femme bien constituée fournit environ 1300 grammes de lait par 24 heures, contenant environ 10 à 12 pour 100 des matériaux solides cités plus haut.

A la surface de la peau se passent encore quelques phénomènes d'une importance capitale dont nous dirons ici quelques mots.

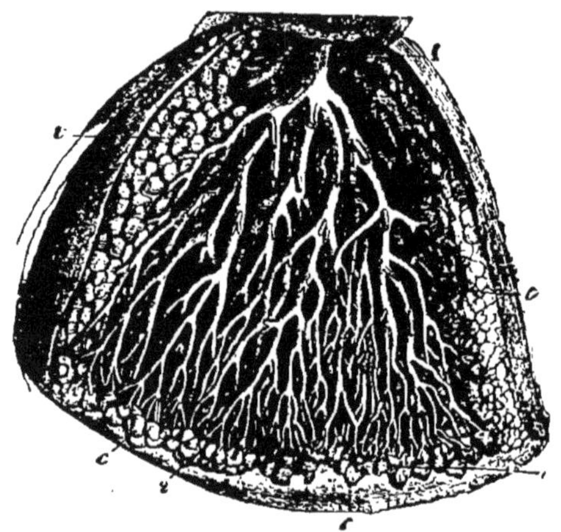

Fig. 3. — Structure de la mamelle.

En tant que surface sensible établissant des communications entre l'organisme et le monde extérieur, la peau est le point de départ d'un grand nombre d'actions réflexes. On entend par *actions réflexes* des phénomènes qui se manifestent *indépendamment de la volonté* parfois auprès, mais plus souvent loin de leur point de départ.

De la peau de la plante des pieds, par exemple, part la sensation qui fait que la marche commencée sous l'influence de la volonté se continue indépendamment de celle-ci. De la surface du corps en général, et en particulier de la peau de la poitrine, partent les sensations qui font que la respiration se continue aussi bien pendant le sommeil que pendant la veille. Il existe des phénomènes réflexes du côté de la sensibilité comme il en existe du côté du mouvement. Les uns et les autres ont les centres nerveux et particulièrement la moelle épinière pour intermédiaire nécessaire, c'est-à-dire que l'impression est toujours en pareil cas transmise aux centres nerveux qui la réfléchissent ensuite vers la périphérie.

La peau est encore le siège de sensations spéciales qui en font l'un des organes des sens, désigné sous le nom de *tact* ou de *toucher*.

L'épiderme, qui est peu sensible à certains égards, est cependant l'organe essentiel du toucher.

Les parties qui présentent normalement l'épiderme le plus épais sont, d'une manière générale, celles où le tact est le plus délicat. Telles sont la paume des mains et la plante des pieds. C'est par des ampoules terminales des nerfs, dits *corpuscules tactiles*, que les impressions reçues sont transmises aux nerfs qui les apportent au cerveau; aussi les différentes parties de la peau sont-elles d'autant plus sensibles que les corpuscules tactiles y sont plus nombreux.

Les principales sensations qui nous sont transmises par la peau sont les *sensations* de *contact* ou *pression*, de *température* et de *douleur*.

Certaines parties, tel le dos de la main, sont particulièrement sensibles à la température; certaines autres particulièrement sensibles au contact, telles la paume des mains et spécialement l'extrémité des doigts. La peau de la partie antérieure du corps et des parties antérieure et interne des membres est d'une manière générale plus sensible que la peau de la partie dorsale du corps et des parties postérieure et externe des membres.

Au-dessous de la peau, et faisant corps avec elle, se

trouve un tissu appelé *tissu cellulaire sous-cutané* qui l'unit aux parties sous-jacentes. Ce tissu cellulaire, formé de fibres entre-croisées, plus ou moins chargé de graisse, est traversé par les veines qu'on aperçoit dans la peau, *veines* dites *sous-cutanées*, ainsi que par les nerfs de la peau. La couche profonde de ce tissu cellulaire forme une lamelle plus ou moins épaisse et résistante (*fascia superficialis*).

Immédiatement au-dessous de la peau se trouvent, dans certaines parties du corps, notamment au visage, des muscles dits *muscles peauciers*. Après la couche profonde du tissu cellulaire sous-cutané viennent des *gaines* enveloppant les muscles, gaines appelées aussi *aponévroses d'enveloppe*, destinées à maintenir et à comprimer les organes qu'elles contiennent.

Les *muscles* qui constituent les masses charnues du corps, la chair, sont de deux ordres, les uns rouges ou *striés*, les autres pâles ou *lisses*. La chair proprement dite est formée par ces muscles rouges, dits striés à cause des raies généralement transversales que présentent les fibres qui les constituent. Ils sont tous, sauf le cœur, soumis à l'influence de la volonté et sont pour la plupart des organes actifs de la locomotion et de la vie de relation.

Les muscles dits pâles ou lisses, à cause de leur aspect, agissent au contraire indépendamment de la volonté. Ils sont à peu près exclusivement chargés des mouvements nécessaires à la vie végétative, c'est-à-dire des mouvements qui se passent dans les organes internes. Nous nous occuperons ici particulièrement des muscles striés.

Un muscle se compose de deux parties principales : la masse charnue et les tendons.

La masse charnue est la partie active du muscle. Elle

est formée par une agglomération de fibres striées.

Les tendons sont des bandes de largeur et de longueur variables, qui partent du muscle pour aller s'attacher aux parties voisines, aux os le plus généralement.

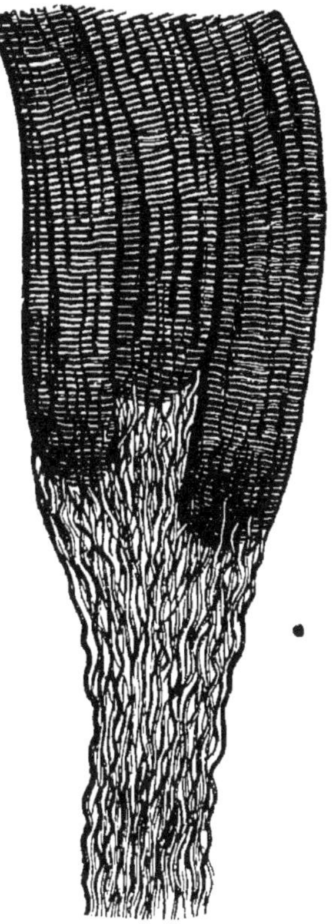

Fig. 4. — Fibre musculaire se terminant en un tendon d'attache.

Le muscle est un organe qui a pour caractère essentiel de pouvoir changer de forme. Allongé à l'état de repos, il tend à devenir sphérique ou globuleux à l'état actif. Le passage de l'état de repos à l'état actif porte le nom de *contraction*.

Dans les muscles striés, cette contraction est généralement rapide.

Les muscles sont en outre doués de deux qualités essentielles : l'*élasticité*, qui leur permet de s'écarter de leur forme ordinaire pour y revenir rapidement, et la *tonicité* qui est une élasticité spéciale grâce à laquelle ils sont toujours légèrement tendus même à l'état de repos.

En vertu de ces propriétés, un muscle coupé transversalement se retire vers ses attaches. C'est ce phénomène qui produit l'écartement des plaies faites en travers des membres par des instruments tranchants.

Comme nous le dirons plus loin à propos de la respiration, la vie comporte essentiellement l'absorption d'oxygène et l'élimination d'acide carbonique. Le muscle vivant considéré isolément absorbe lui aussi de l'oxygène et rend de l'acide carbonique, et cela d'autant plus qu'il travaille davantage.

En d'autres termes, il se produit en lui des combustions et ces *combustions* sont d'autant plus actives que le travail musculaire est plus considérable.

La majeure partie de la chaleur qu'elles développent s'emploie à produire des mouvements, comme cela se passe dans une machine à vapeur, mais avec cette différence que le muscle produit pour une même quantité de chaleur deux fois plus de travail que la meilleure machine.

Quand l'exercice musculaire est bien réglé, la plus grande partie de la chaleur produite est donc transformée en mouvement. Quand, au contraire, il est mal réglé, quand l'individu s'y livre maladroitement et avec exagération, une grande partie de la chaleur est dépensée en pure perte et se trouve entraînée par l'évaporation de la sueur.

Le muscle en activité consomme des graisses et des matières appelées *hydrocarbures* dont il sera question dans le cours d'hygiène. Ce sont là par conséquent les aliments qui conviennent particulièrement à l'homme qui se livre à un travail musculaire actif. Les muscles ne sont que peu ou pas sensibles. Ils possèdent, cependant, une sensibilité particulière désignée sous le nom de *sens musculaire* qui nous donne la sensation du mouvement et, jusqu'à un certain point, la notion de sa force et de son étendue.

Ils contiennent des filets nerveux et des vaisseaux, artères, veines et capillaires.

Les muscles *lisses* ou *pâles* se trouvent surtout dans les parois des viscères et dans les parois des canaux qui s'en détachent. Ils ne présentent pas à l'œil les petits traits ou stries qui caractérisent les muscles rouges. Ce qui a été dit de ces derniers, au point de vue de l'élasticité, de l'absorption d'oxygène et de l'élimination d'acide carbonique pendant le travail leur est applicable. Leurs contractions sont indépendantes de la volonté; elles sont, contrairement à celles des muscles rouges, essentiellement lentes et progressives. Elles ne se produisent qu'un certain temps après l'excitation.

En étudiant le fonctionnement de l'intestin, nous parlerons d'une forme de contraction spéciale aux muscles lisses, les *contractions péristaltiques.*

Les muscles sont rattachés aux os par des ligaments formés d'un tissu élastique peu vivant. Ces ligaments prennent le nom de tendons, lorsqu'ils affectent la forme d'une corde ou d'une lanière, celui d'aponévroses d'insertion lorsqu'ils se présentent sous la forme d'une lame plus ou moins étendue.

Les tendons sont des organes passifs qui prolongent les muscles, obéissent à leur contraction et communiquent aux os les mouvements que leur impriment ces contractions.

Simples organes de transmission, qui n'augmentent en rien la force musculaire, mais qui, en revanche, ne consomment rien, ou à peu près, pour leur nutrition, les tendons sont d'autant plus largement représentés dans un muscle que celui-ci a moins de force à développer et se trouve plus loin de la partie à faire mouvoir.

Nous reviendrons sur l'étude des muscles après avoir parlé des os et du squelette.

Les *os* sont les parties dures du corps humain. Ils sont formés de cellules infiltrées de sels, de chaux principalement, de phosphates surtout et d'une matière organique particulière. Ils présentent deux parties assez distinctes : la masse et la moelle.

La masse, formée par le tissu osseux proprement dit qui est tantôt compacte et tantôt spongieux; et la moelle qui constitue une substance semi-liquide, jaunâtre, très riche en graisse.

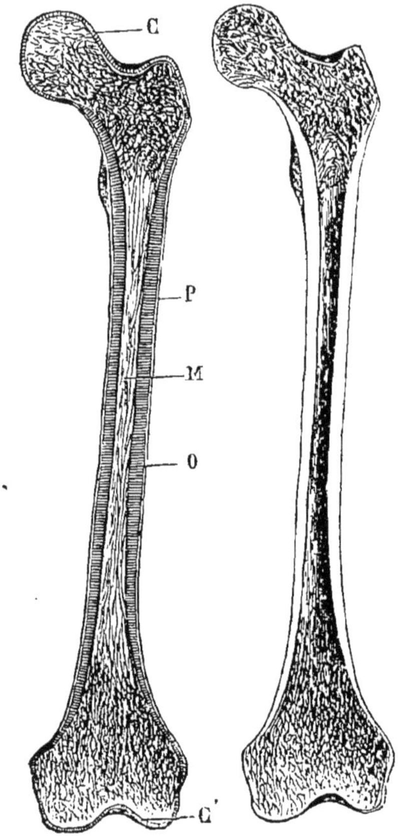

Dans les os, se trouvent des vaisseaux qui y pénètrent par de petits canaux spéciaux donnant aussi passage à des filets nerveux. Les os sont enveloppés par une membrane, riche en vaisseaux, qui sert à leur nutrition, et que l'on appelle le *périoste* (P).

A leur surface, un grand nombre présentent des saillies qui portent le nom d'*apophyses*.

Au point de vue de leur forme, on les divise en *os longs, os plats* et *os courts*.

Fig. 5. — Coupe longitudinale d'un fémur humain. Os sec, os frais.

Les *os longs*, comme l'os de la cuisse, par exemple, sont beaucoup plus longs que larges. Ils se composent tous d'une partie moyenne plus ou moins allongée et de deux extrémités plus ou moins renflées et pourvues de saillies servant de point d'attache aux muscles.

La partie moyenne porte le nom de *corps* ou *diaphyse;* ces renflements terminaux, ceux d'*extrémités* ou *épiphyses*.

Le corps présente deux parties distinctes : une couche plus ou moins épaisse de tissu compacte et à l'intérieur, une cavité contenant la moelle, le canal médullaire. Aux extrémités, tissu osseux et cavités se confondent pour former un tissu osseux léger appelé tissu spongieux.

C'est dans l'intérieur de la cavité médullaire des os longs que se trouve la moelle osseuse.

Les *os plats* (l'os de l'épaule ou omoplate, par exemple) sont des os étendus en surface et peu épais. Ils sont constitués par deux lames de tissu compacte, séparées le plus souvent par une couche de tissu spongieux.

Les *os courts* (les vertèbres, par exemple) sont des os qui ont à peu près en tous sens la même étendue. Ils sont constitués à la surface par une couche plus ou moins épaisse de tissu compacte et à l'intérieur par du tissu spongieux.

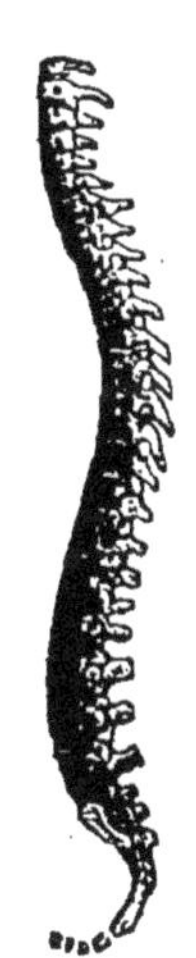

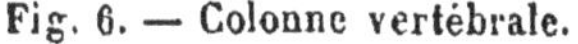

Fig. 6. — Colonne vertébrale.

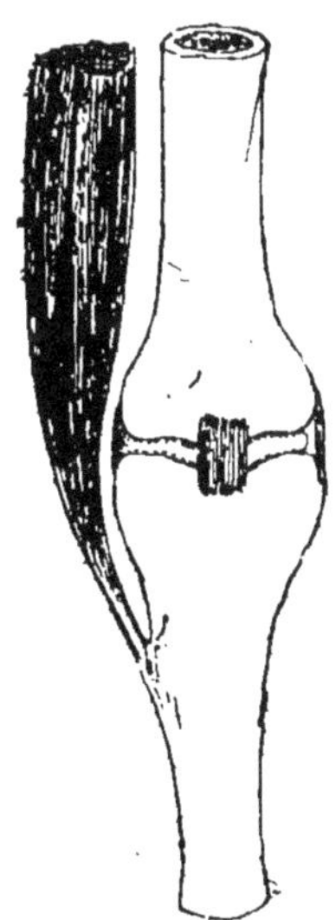

Fig. 7. — Articulation type. Schéma montrant la cavité articulaire.

La composition et la structure des os varie avec l'âge.

Articulations. — On entend par articulations l'ensemble des parties qui unissent les os entre eux. Ces articulations se font par l'intermédiaire soit de tissus fibreux, courts et solides, soit par des tissus de même nature, mais beaucoup plus lâches, laissant une cavité entre les deux surfaces terminales des os. Les premières portent le nom de *sutures* ou *synarthroses*, les secondes de *diarthroses*.

La jonction des os entre eux est presque directe dans les synarthroses. Aussi, ces articulations ne permettent-elles aucun mouvement.

Dans les diarthroses, au contraire, on trouve : une cavité articulaire intermédiaire aux deux surfaces osseuses, des cartilages dits *cartilages articulaires* recouvrant ces surfaces, une membrane spéciale dite *membrane synoviale*, s'insérant au pourtour des renflements osseux et limitant la cavité articulaire, des ligaments reliant entre eux les os et les cartilages à l'extérieur et à l'intérieur, *ligaments extra-articulaires et intra-articulaires*. Ces articulations sont très mobiles, grâce à leur disposition et à la présence d'un liquide sécrété par la membrane synoviale, la *synovie*.

Comme intermédiaire entre les deux genres d'articulations ci-dessus, on trouve des articulations dites *symphyses* ou *amphiarthroses* constituées par des surfaces osseuses séparées entre elles par une couche de cartilage assez épaisse pour permettre une certaine mobilité.

Il ne se passe de mouvements importants que dans les diarthroses. Ce sont surtout des mouvements de glissement. Dans ces articulations, l'une des surfaces articulaires est généralement convexe ou bombée, l'autre concave ou en creux. Elles sont maintenues en contact immédiat par la pression atmosphérique, la toni cité des muscles et la résistance légèrement élastique des ligaments.

La nature et l'étendue des mouvements varient avec la forme des surfaces articulaires. Ce sont, par exemple, des mouvements de glissement et de rotation dans les grandes articulations, des mouvements de glissement dans l'articulation du genou.

Du squelette en général et des principaux os, articulations et muscles du corps humain. — En adoptant la division que nous avons indiquée plus haut, nous étudie-

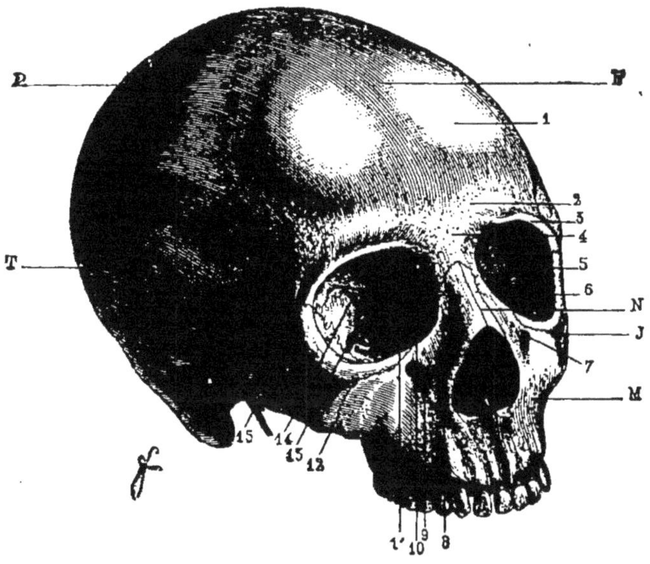

Fig. 8. — Tête osseuse d'homme (*).

(*) *f*, os frontal; *p*, pariétal; *t*, os temporal; *m*, os maxillaire supérieur *n*, os nasaux; *j*, os jugal; 1, bosses frontales; 2, protubérances sourcilières; 3, bords supérieurs de l'orbite; 4, bosse nasale; 5, fosses orbitaires: 6, partie du sphénoïde; 7 et 9, trous sous-orbitaires; 8, apophyse montante du maxillaire; 10, os lacrymal; 11, os ethmoïde; 12, pommettes; 15, apophyse styloïde.

rons successivement le crâne, le tronc et les membres. — Le *crâne* est une boîte osseuse formée d'os plats solidement reliés entre eux, qui contient l'encéphale dont le cerveau est la partie la plus volumineuse. Il est limité en avant par les os de la face, en bas par la première vertèbre, au niveau du trou par lequel passe la moelle épinière.

Considéré dans son ensemble, il peut être divisé en cinq régions, en haut : la *voûte* (le sommet du crâne), les *régions temporales* (les tempes) ; en bas et en arrière, la base, ou *région basilaire ;* en avant, la région faciale qui correspond à la face. Il est composé par huit os : quatre impairs et deux pairs. De ces huit os, les plus importants à connaître pour l'infirmière sont l'occipital, le frontal, les temporaux, les pariétaux. L'*occipital* est situé à la partie postérieure et inférieure de la tête. Il forme la partie postérieure de la base et présente une ouverture à peu près circulaire appelée *trou occipital*, qui fait communiquer la cavité crânienne avec le canal médullaire creusé dans la colonne vertébrale ; sur les côtés, se trouvent des renflements qui s'articulent avec la première vertèbre.

Le *frontal* occupe toute la région du front. A sa partie inférieure, il présente plusieurs saillies, l'une correspondant au nez, deux autres correspondant à la partie interne des sourcils. Au niveau de l'éminence nasale, se trouvent dans l'intérieur même de l'os deux cavités appelées *sinus frontaux*. La partie la plus fragile de cet os est au niveau de l'orbite.

Les *temporaux*, os pairs, sont situés à la région inférieure et latérale, droite et gauche du crâne. Ils comprennent deux parties : la partie temporale proprement dite qui a la forme d'une écaille et qui correspond à la tempe, et la partie auditive qui correspond à l'oreille. La partie osseuse qu'on sent derrière l'oreille est une dépendance du temporal, c'est l'apophyse mastoïde.

La portion auditive, qui porte encore les noms de

pyramide à cause de sa forme, et de rocher à cause de sa dureté, se dirige obliquement en avant vers l'intérieur du crâne et contient toute la partie interne de l'oreille.

Les *pariétaux* sont des os pairs, à peu près quadrilatères, présentant dans leur étendue une épaisseur sensiblement égale. Ils constituent à eux deux les parties supérieures et latérales de la voûte crânienne. Ils s'articulent entre eux sur le sommet de la tête, puis en avant avec le frontal; en arrière avec l'occipital; latéralement avec les temporaux et un peu avec un os impair, de forme très compliquée, qui siège à la partie inférieure et antérieure du crâne et en constitue en quelque sorte la clef de voûte, le *sphénoïde*.

Le huitième os du crâne est l'os *ethmoïde*, qui est placé en avant du *sphénoïde*, dans l'échancrure du frontal et fait partie des os du nez.

Tous les os du crâne, sauf le sphénoïde et l'ethmoïde, sont des os plats de forme simple, représentant des fragments d'ovoïdes s'unissant entre eux par une sorte d'engrenage de leurs bords déchiquetés.

Parmi les os de la face, nous ne citerons que les maxillaires supérieurs, le maxillaire inférieur, l'os de la pommette et les os du nez.

Les os *maxillaires supérieurs* forment par leur réunion à peu près toute la mâchoire supérieure et concourent à former en même temps que la bouche les cavités nasales et orbitaires. Leur partie la plus intéressante est le bord alvéolaire qui loge les dents supérieures et contribue à former la voûte du palais. Ils contiennent chacun une cavité dite *sinus maxillaire* dont la paroi supérieure, mince et fragile, constitue le plancher de l'orbite.

Le *maxillaire inférieur* est un os impair ayant la

forme d'un fer à cheval. Il se compose de deux parties, l'une sensiblement horizontale qui supporte les dents, partie alvéolaire, l'autre double montant à peu près à angle droit à droite et à gauche de la première et constituant les branches. C'est par l'intermédiaire des branches et particulièrement d'un renflement terminal appelé *condyle*, que la mâchoire inférieure s'articule avec

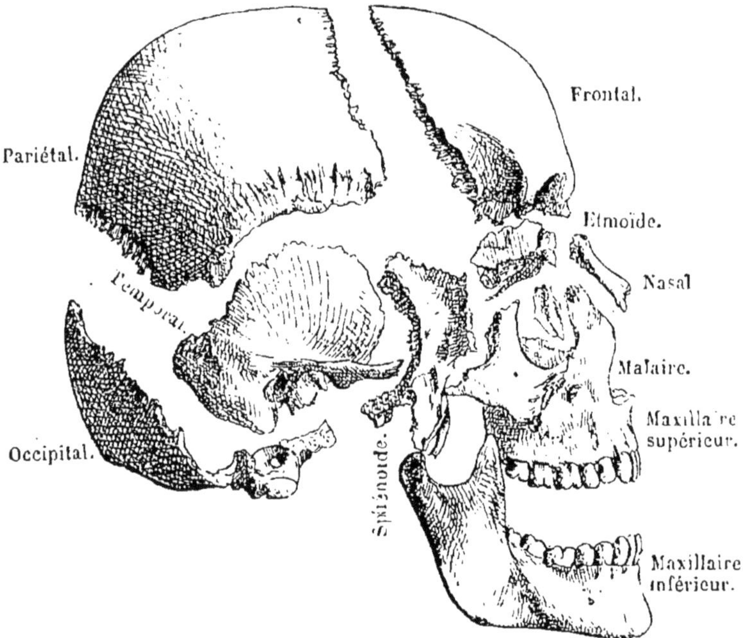

Fig. 9. — Os de la tête dans l'espèce humaine.

le temporal. Elle est seule mobile. Ses mouvements ont lieu de haut en bas, de bas en haut et latéralement; c'est par ces déplacements que s'opère la mastication. La cavité du temporal, qui reçoit le condyle de la mâchoire, n'étant par très profonde, il arrive parfois que des mouvements exagérés entraînent une *luxation*. (On entend par luxation la sortie de la tête d'un os de la cavité qui la contient à l'état normal.)

Toute la portion horizontale de cet os est traversée par un canal, dit canal dentaire inférieur, qui donne passage au nerf du même nom. Son bord libre est creusé de cavités (alvéoles) destinées à loger les *dents.*

Les *os du nez* sont de petits os pairs fragiles, situés à la racine du nez, unis l'un à l'autre sur la ligne médiane.

L'*os de la pommette*, ou os *malaire*, est aussi un os pair, mais résistant. C'est à lui qu'est due la saillie souvent si marquée des pommettes chez les gens amaigris. Il forme en partie la base de l'orbite.

Nous ne parlerons pas de la base du crâne qui est d'une étude très difficile et dont la connaissance n'est pas nécessaire à l'infirmière.

III. — RÉGIONS

Les cavités que présente la face sont les cavités orbitaires, nasale et buccale.

L'*orbite* est une cavité quadrangulaire dirigée obliquement de dehors en dedans, diminuant de largeur à mesure qu'elle s'enfonce vers le crâne et percée en arrière de trous qui donnent passage aux vaisseaux et aux nerfs de l'œil; en avant et en dedans d'un trou qui le fait communiquer avec le nez et permet aux larmes de s'écouler par cette voie (canal nasal)

Les *fosses nasales* constituent par leur réunion une cavité irrégulière plus étendue en hauteur qu'en largeur, renfermant plusieurs os, divisée au milieu par une cloison, s'ouvrant en avant dans le nez, en arrière dans l'arrière-gorge. Cette disposition ne doit pas être oubliée quand on veut arrêter un saignement de nez par le tamponnement.

La *cavité buccale* est surtout formée par des parties

molles; cependant sur le squelette, elle est représentée par la voûte du palais et la portion concave de la mâchoire (maxillaire inférieur). Elle communique directement en arrière avec la cavité nasale et indirectement par l'intermédiaire des fosses nasales avec la cavité orbitaire.

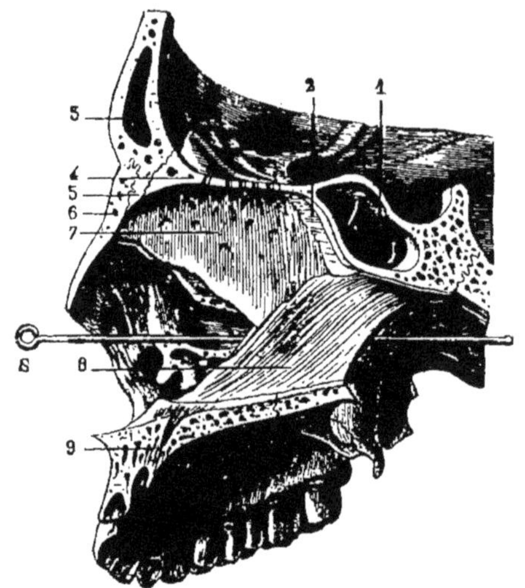

Fig. 10. — Parois osseuses des fosses nasales.

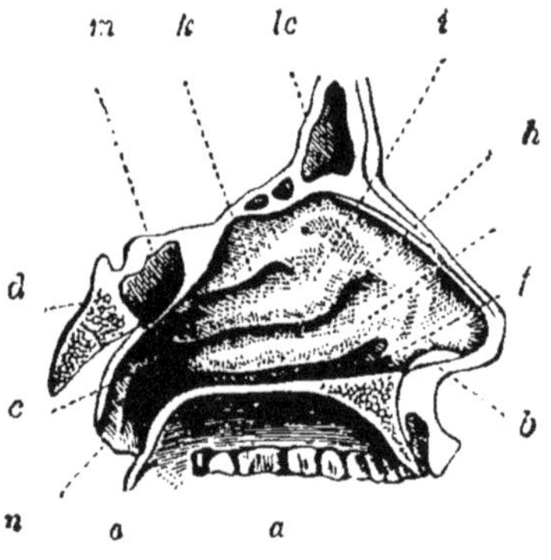

Fig. 11. — Fosses nasales.

Au *cou*, on trouve comme os les *vertèbres cervicales*

et l'*os hyoïde*. Les vertèbres cervicales sont au nombre de 7. Sauf la première et la deuxième toutes les vertèbres sont assez semblables entre elles. Elles constituent par leur réunion la *colonne vertébrale* qui sert directement de support au tronc et à la tête, et indirectement de point d'attache aux membres. Elle est donc la pièce la plus importante du squelette. Elle est divisée en 5 parties : cervicale (7 vertèbres), dorsale (12), lombaire (5), sacrée (5), coccygienne (4).

Les 24 premières portent le nom de vraies vertèbres; les 9 dernières, de fausses vertèbres.

Les 5 vertèbres sacrées, soudées entre elles, ne sont même comptées que pour un seul os, dit le *sacrum* dans les descriptions anatomiques.

Chaque vertèbre se compose essentiellement d'un

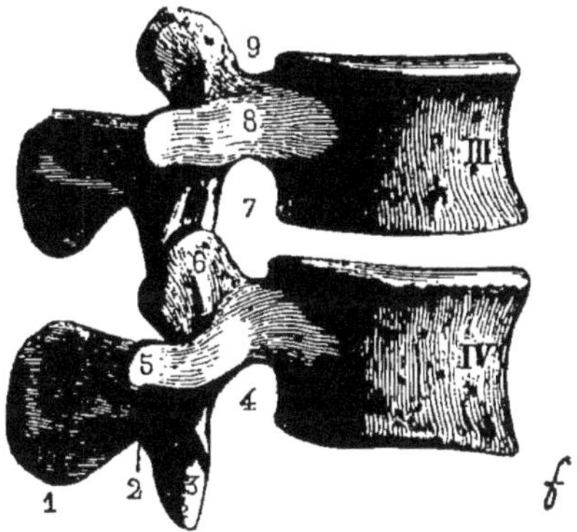

Fig. 12. — Troisième et quatrième vertèbres lombaires de l'homme, vues de profil (*).

(*) 1, apophyse épineuse; 2, lames; 3, apophyse articulaire inférieure; 4, échancrure concourant à former le trou de conjugaison (7); 5 et 8, apophyses transverses.

renflement antérieur formé de tissu spongieux, appelé corps de la vertèbre; latéralement, d'une sorte d'arc formant avec la partie antérieure un anneau complet. En arrière de cet arc se trouvent plusieurs prolongements dont les uns, latéraux, constituent les surfaces articulaires qui réunissent les vertèbres entre elles ; un autre intermédiaire aux précédents, situé directement en arrière, appelé *apophyse épineuse*. L'ensemble des apophyses épineuses constitue l'épine dorsale. Entre les prolongements qui servent à l'articulation des vertèbres entre elles existe une autre éminence dite apophyse transverse, qui sert de point d'attache aux côtes dans la région dorsale. L'anneau formé par la jonction du corps et de l'arc constitue le trou vertébral.

Les articulations des vertèbres entre elles se font par l'intermédiaire de plusieurs ligaments dont les principaux sont : 1° le disque intervertébral, ligament intermédiaire épais et situé entre les corps vertébraux ; 2° les ligaments vertébraux antérieurs et postérieurs, s'étendant de l'os occipital au sacrum et recouvrant l'un la face antérieure, l'autre la face postérieure du corps des vertèbres ; 3° des ligaments qui unissent entre eux les divers prolongements vertébraux dits apophyses.

Les articulations des deux premières vertèbres avec la base du crâne sont différentes et permettent des mouvements de rotation très étendus.

La première vertèbre (*atlas*), qui supporte la tête, est munie d'un anneau dans lequel pénètre une pointe appartenant à la seconde vertèbre (*axis*). Quand la tête se meut à droite ou à gauche, la première vertèbre tourne avec elle autour de cette éminence qui lui sert de pivot. Cette mobilité particulière des deux premières vertèbres rend compte des accidents redoutables qui peuvent survenir quand on soulève un enfant par la tête, comme on le fait parfois en jouant.

Les cinq vertèbres sacrées sont confondues en un seul os, le *sacrum*, de forme sensiblement triangulaire, servant de support aux parties supérieures de la colonne vertébrale et formant la paroi postérieure du bassin.

Les vertèbres coccygiennes sont rudimentaires et diffèrent surtout des autres par leurs dimensions plus petite et par l'absence du canal vertébral.

La colonne vertébrale présente plusieurs inflexions à l'état de repos. Les mouvements qu'elle subit sont des mouvements de flexion et d'extension, d'inclinaison latérale et de rotation.

Les premiers seuls sont très marqués.

Les *muscles* qui font mouvoir la tête sur la colonne vertébrale sont situés en général en arrière du cou et constituent la masse charnue de la nuque. Ils ont pour fonction de relever et de faire tourner la tête.

A la partie antérieure se trouve une série de muscles dont l'un superficiel et très saillant doit être connu. C'est le *sterno-cleïdo-mastoïdien* qui s'attache en bas au sternum (os médian de la poitrine) et à la clavicule, puis longeant la partie latérale du cou va s'attacher au-dessous et en arrière de l'oreille, à l'apophyse mastoïde. Il incline la tête de son côté en faisant légèrement tourner la face du côté opposé. C'est à sa contraction plus ou moins permanente qu'est dû le *torticolis*.

Une masse musculaire considérable s'étend en arrière, à droite et à gauche de la colonne vertébrale, depuis son origine cervicale jusqu'au sacrum. Tous les muscles ont pour action ou de la redresser ou de la rejeter en arrière.

Le tronc comprend la poitrine ou *thorax* et le ventre ou *abdomen*.

Le *thorax* est formé par les côtes au nombre de 12. En arrière, elles s'articulent toutes avec les vertèbres dorsales : en avant, les 10 premières s'articulent avec le sternum par l'intermédiaire d'un cartilage d'autant plus étendu que l'on descend davantage vers la partie inférieure de la poitrine.

Les deux dernières sont libres, sans attache antérieure; elles sont appelées *côtes flottantes.*

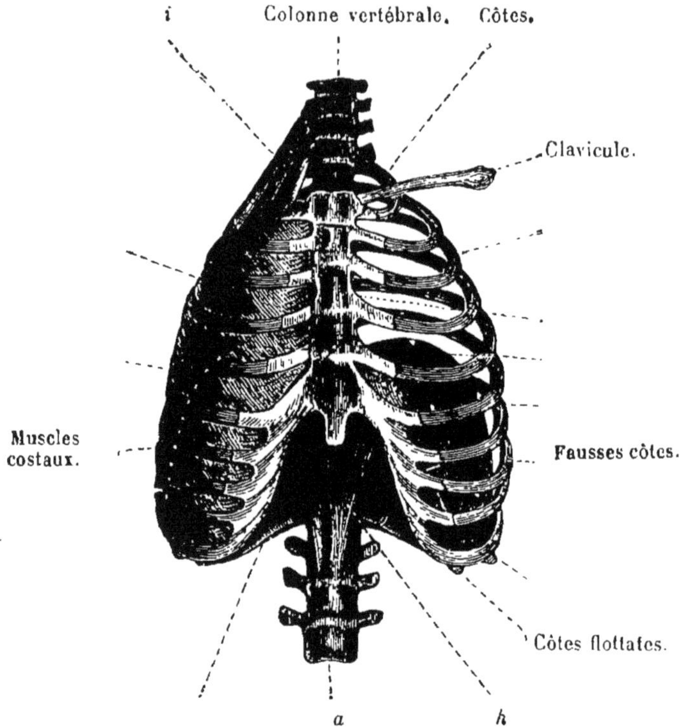

Fig. 13. — Cage thoracique.

Les côtes ont la forme d'arcs de plus en plus ouverts en les considérant de haut en bas.

Le *sternum* est un os impair aplati d'avant en arrière, situé en avant de la poitrine et qui, formé de trois parties, incomplètement soudées entre elles, est doué d'une certaine mobilité lui permettant de suivre dans une certaine mesure le mouvement des côtes.

L'ensemble des os que nous venons de décrire a été appelé *cage thoracique.*

Il présente assez bien en effet l'aspect d'une cage légèrement aplatie d'avant en arrière et qui irait s'évasant de la partie supérieure à la partie inférieure de la poitrine. Ce n'est que grâce à deux autres os, la *clavicule* en avant, et l'*omoplate* en arrière, que la poitrine paraît plus large en haut qu'en bas.

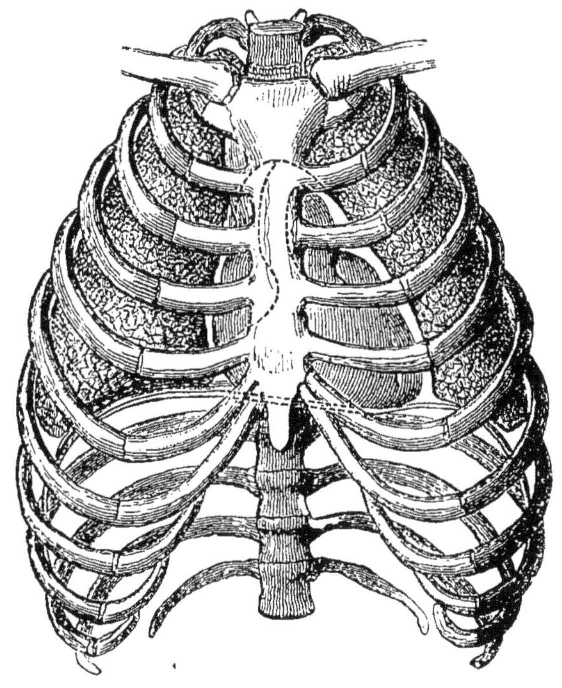

Fig. 14. — Cage thoracique; figure montrant le poumon, le cœur et la limite supérieure du diaphragme.

La *clavicule* est un os pair, allongé, courbe en deux sens, qui s'attache d'une part au sternum, d'autre part à deux prolongements ou apophyses de l'omoplate.

La clavicule forme en même temps la limite inférieure du cou et la limite supérieure de la poitrine. Située superficiellement, elle est souvent le siège de fractures; elle est très apparente chez les gens maigres.

L'*omoplate* est un os pair plat, triangulaire, étendu, qui recouvre la face supérieure et postérieure du thorax de la première à la septième côte. Il présente trois éminences dont deux l'unissent directement à la clavicule et l'autre à l'*humérus* (os du bras).

La paroi antérieure de la poitrine est donc formée par le sternum, les cartilages costaux et l'extrémité antérieure des côtes; la paroi postérieure par les vertèbres dorsales et la partie postérieure des côtes; les parois latérales, par l'arc des côtes. Elle a pour limite en arrière les dernières côtes; en avant, l'extrémité du sternum. Son ouverture supérieure est limitée par la première vertèbre dorsale, la première côte et la partie supérieure du sternum. L'ouverture inférieure est limitée par la douzième vertèbre dorsale, la douzième côte, les cartilages des fausses côtes et les parties inférieures du sternum.

C'est à ce niveau que s'insère un muscle très étendu et très important au point de vue du fonctionnement de l'appareil respiratoire et de l'appareil digestif, le *diaphragme*, qui sépare la cavité thoracique de la cavité abdominale. Il a la forme d'une voûte remontant vers la poitrine. Il laisse passer par une série d'orifices distincts l'artère aorte descendante qui porte le sang au ventre et aux membres inférieurs, les veines qui rapportent le sang de ces mêmes parties vers le cœur, l'œsophage, partie du tube digestif, qui immédiatement au-dessous du diaphragme se continue par l'estomac.

Fortement rattaché par des piliers charnus à la partie antérieure de la colonne vertébrale, ce muscle provoque à chaque mouvement respiratoire un élargissement de toutes les dimensions du thorax et conséquemment une augmentation de capacité de la poitrine.

Il est donc un muscle essentiellement inspirateur,

c'est-à-dire un muscle favorisant la pénétration de l'air dans les poumons.

Des autres muscles qui recouvrent le thorax, les deux principaux sont le *grand pectoral* qui occupe la partie antérieure et supérieure de la poitrine et s'insère d'autre part à l'humérus, et le *grand dentelé*, situé

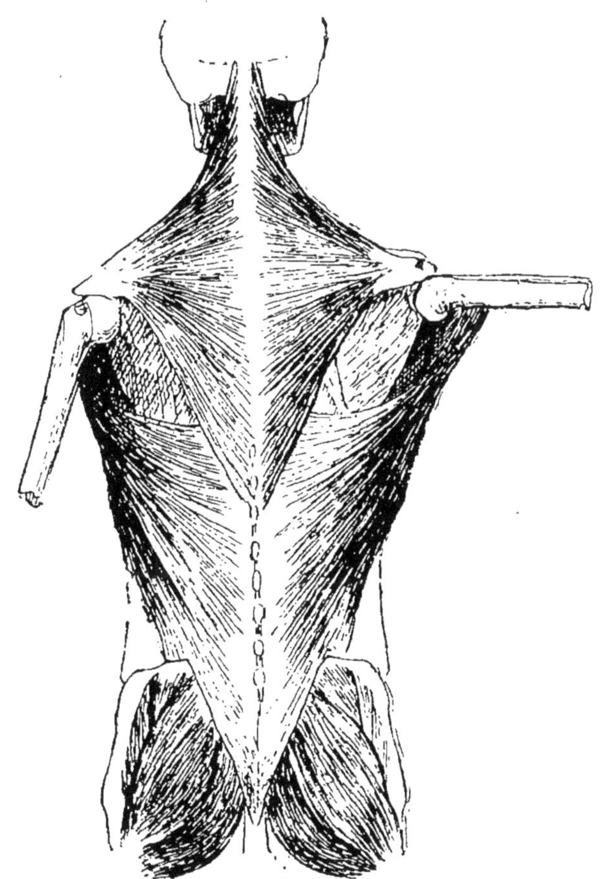

Fig. 15. — Trapèze *a* et grand dorsal *b*.

au-dessous de lui, s'étendant des huit premières côtes au bord interne de l'omoplate. Le premier attire le bras en dedans et en avant, le second fixe l'omoplate, pour que dans un effort le bras puisse trouver dans cet os un point d'appui suffisamment solide.

Parmi les muscles postérieurs du thorax, nous signalerons seulement les principaux qui sont :

1° En allant de haut en bas et d'arrière en avant, le *trapèze* qui s'étend des 10 premières vertèbres dorsales et de l'occipital à la clavicule et à l'omoplate, ayant pour effet d'élever le moignon de l'épaule et de porter la tête en arrière.

2° Le *grand dorsal*, qui recouvre en bas la partie postérieure du tronc et latéralement les six dernières côtes pour aller s'attacher à la partie supérieure de l'humérus. Il abaisse le moignon de l'épaule et porte le bras en arrière et en dedans.

La face antérieure du thorax comprend : 1° la région sternale, région médiane antérieure allant d'une extrémité à l'autre du sternum ; 2° les régions *mammaires*, droite et gauche, allant de la clavicule à la septième côte ; 3° la région *sous-mammaire* comprenant la partie inférieure du thorax. Les faces latérales du thorax forment deux régions, l'une dite *axillaire*, correspondant au creux de l'aisselle, l'autre est simplement appelée région latérale du thorax.

Le *dos*, ou face postérieure du thorax, comprend une région dite *spinale*, correspondant à l'épine dorsale ; deux régions droite et gauche dites *scapulaires*, correspondant à l'omoplate, et deux régions droite et gauche dites *sous-scapulaires*. Dans la poitrine se trouvent les poumons, le cœur, la majeure partie de l'artère aorte.

La *cavité abdominale* a pour limite en haut la face inférieure du diaphragme et en bas la partie supérieure des os du bassin.

Le ventre est un peu bombé en avant. Il présente

une première dépression dite *creux épigastrique*, située immédiatement au-dessous du sternum, puis une dépression plus petite mais plus marquée entourée d'un bourrelet plus ou moins saillant, l'*ombilic* (nombril); entre les deux et les rejoignant verticalement de haut en bas, une dépression peu accusée, la *ligne blanche*.

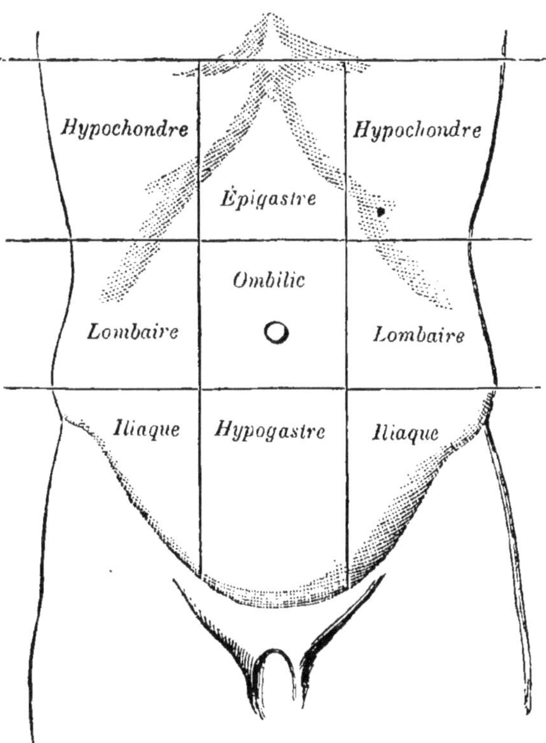

Fig. 16. — Régions secondaires de l'abdomen.

A sa partie inférieure, le ventre se déprime légèrement et forme parfois un pli assez développé. Les parois latérales sont légèrement excavées d'abord, puis un peu bombées au niveau des hanches. En arrière il est protégé par la partie lombaire de la colonne vertébrale qui présente une ensellure plus ou moins accusée suivant les sujets.

L'abdomen contient : l'estomac, les intestins, le foie, la rate, le pancréas, les reins et les uretères, l'aorte descendante, la veine cave inférieure.

Le *bassin* est le prolongement inférieur du ventre et contient une partie des organes dits abdominaux. Il est limité sur les côtés par des os, en bas par un plancher formé de muscles.

Les os qui concourent à la formation du bassin sont : en arrière, les vertèbres sacrées, réunies entre elles et formant le *sacrum;* en arrière et en bas, les vertèbres coccygiennes formant par leur ensemble le *coccyx;* sur les côtés et en avant, les os *iliaques* ou os *coxaux.* Ces derniers sont réunis l'un à l'autre en avant sur la ligne médiane du corps, par une articulation appelée symphyse du pubis.

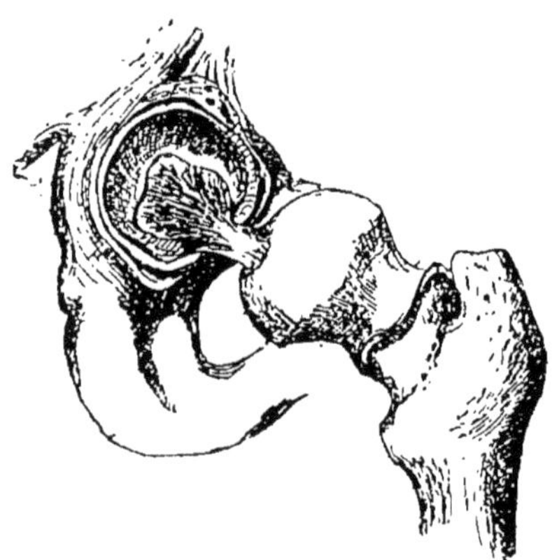

Fig. 17. — Articulation coxo-fémorale.

Un des os iliaques considéré isolément est formé par deux parties, l'une large, évasée, pleine; l'autre percée d'un trou considérable; la première située en haut et en dehors, la deuxième en bas et un peu en dedans. A la jonction de ces deux parties, se trouve une cavité profonde munie d'un bourrelet très saillant qui porte le nom de cavité *cotyloïde* et qui est destinée à recevoir la tête du *fémur*, ou os de la cuisse, qui s'articule avec elle.

Les diverses pièces qui constituent le squelette du bassin ne sont douées à l'état normal d'aucune mobilité. Elles sont reliées entre elles par des ligaments très puissants; les articulations du bassin, quoiqu'immobiles, sauf les articulations coccygiennes, sont douées d'une élasticité suffisante pour amortir les chocs que produisent la course ou le saut.

Les *muscles* qui recouvrent le bassin sont des muscles destinés aux mouvements des organes génitaux, de la partie inférieure de l'intestin et de la cuisse. Les principaux sont : en avant le muscle *psoas iliaque* qui va des vertèbres lombaires et de la dépression interne de l'os iliaque à la partie interne et supérieure du fémur. Ce muscle a pour action de fléchir la cuisse sur le bassin et de la faire tourner en dehors; en arrière les *fessiers* qui forment la saillie des fesses et partent de la face externe de l'os iliaque pour aller s'insérer à la partie supérieure de l'os de la cuisse. Ils ont pour action d'étendre la cuisse, et dans la station debout, de fixer le bassin sur la cuisse.

Le bassin contient, en allant d'avant en arrière, la *vessie*, les organes génitaux internes, le rectum ou partie inférieure du gros intestin.

On distingue dans le bassin :

1° En avant une région dite *pubienne*, étroite, occupant la ligne médiane;

2° En arrière deux régions symétriques, les régions *fessières* constituées par les fesses ;

3° Les régions latérales ou *hanches* plus développées chez la femme que chez l'homme ;

4° La région inférieure ou *périnéale*, médiane, étroite, située entre les cuisses qu'on subdivise en région postérieure ou *anale* et région antérieure ou *urogénitale*.

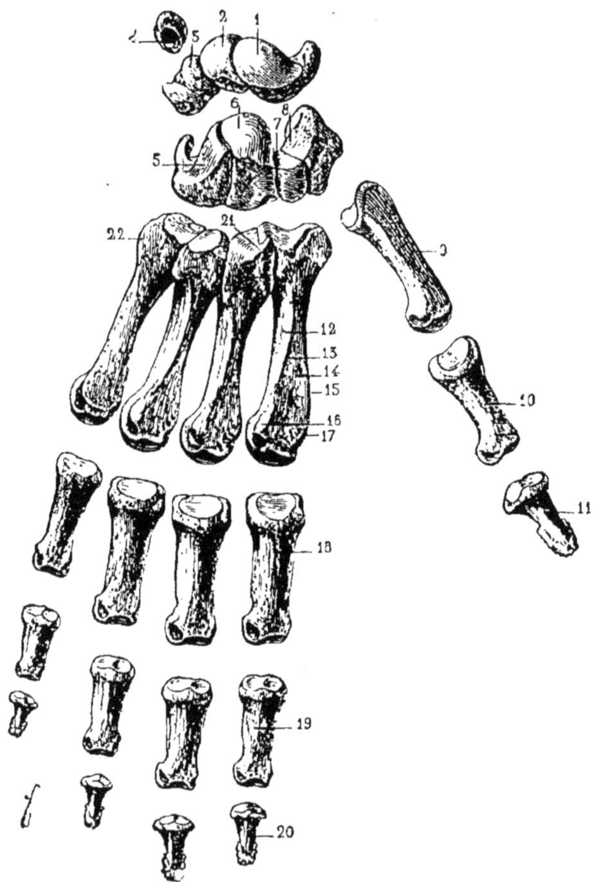

Fig. 18. — Os de la main.

Les *membres* présentent entre eux de grandes analogies. Ils sont constitués au point de vue du squelette par une série d'os, sinon semblables, du moins analogues.

Au *membre supérieur* on trouve : au bras ; l'*humérus*, à

l'avant-bras, le *cubitus* et le *radius;* à la main, le *carpe*, le *métacarpe* et les *doigts*.

Au *membre inférieur*, on trouve : à la cuisse, le *fémur;* à la jambe, le *tibia* et le *péroné;* au pied, le *tarse*, le *métatarse* et les *orteils*.

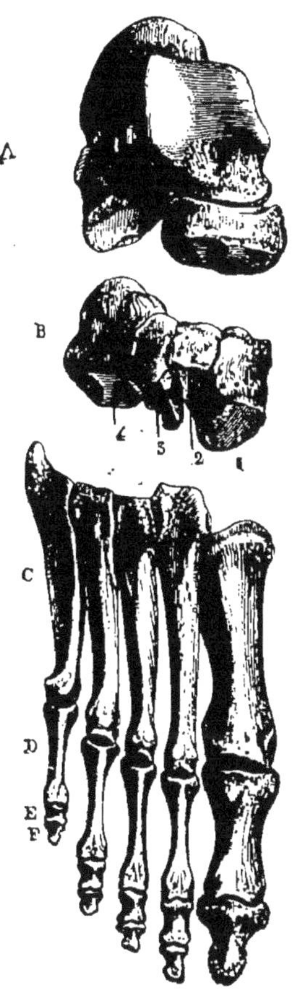

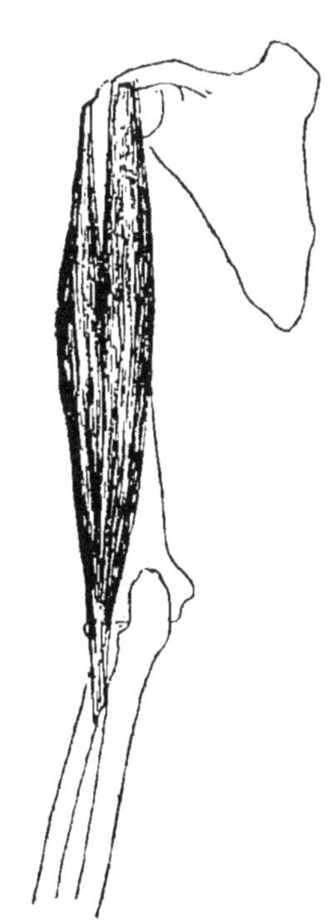

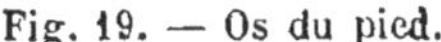

Fig. 19. — Os du pied. Fig. 20. — Biceps brachial.

L'os du bras ou *humérus* est un os long, pair qui s'étend d'une extrémité à l'autre du bras. On lui distingue un corps et deux extrémités ; le corps est rugueux sur certains points et, dans son tiers supérieur, creusé d'une gouttière appelée *coulisse bicipitale* qui donne passage au tendon du biceps, l'un des principaux muscles du bras.

L'extrémité supérieure présente trois renflements, l'un lisse, arrondi qui porte le nom de *tête* et correspond à une cavité de l'omoplate avec laquelle elle forme l'articulation de l'épaule; les autres, rugueux, servant à des insertions musculaires.

L'extrémité inférieure est étendue en largeur plutôt que renflée et présente l'aspect d'une poulie ; au-dessus de la gorge de la poulie existe une cavité destinée à loger une apophyse du *cubitus*, os de l'avant-bras qui s'articule avec l'humérus.

L'*articulation de l'épaule* (dite aussi *scapulo-humérale*) est constituée d'une part par une cavité dite *cavité glénoïde* creusée dans l'extrémité de l'apophyse articulaire de l'*omoplate* et par une voûte moitié osseuse et moitié fibreuse formée par les deux autres apophyses de l'omoplate et les ligaments qui vont de l'une à l'autre ; d'autre part, par la *tête* de l'*humérus*.

Entourant ces surfaces articulaires, existe une sorte de manchon appelé *capsule articulaire*, qui est doublée par une membrane synoviale.

Cette articulation est très mobile, et comme la cavité qui reçoit la tête de l'humérus est peu profonde, elle est très exposée aux luxations et aux déplacements. C'est pour cela qu'il est très mauvais de soulever comme on le fait souvent les enfants par un bras.

Le muscle, qui donne principalement sa forme à l'épaule et qui recouvre l'articulation, est le muscle *deltoïde*, qui, s'insérant à la clavicule et à l'omoplate d'une part et à la partie supérieure de l'humérus d'autre part, soulève le bras en l'éloignant du corps. C'est lui qui forme la saillie ou moignon de l'épaule.

Parmi les autres muscles qui font mouvoir l'articulation de l'épaule figurent le *grand pectoral* et le *grand dorsal* dont nous avons déjà parlé, et d'une manière générale tous les muscles qui vont de l'omoplate et de la clavicule au bras. Au-dessous de l'épaule se trouve l'aisselle, ou *creux axillaire*, cavité triangulaire quand le membre est éloigné du corps, limitée en avant par le grand pectoral, en arrière par le grand dorsal, en dedans par le thorax ; au fond de cette cavité se trouvent les vaisseaux et nerfs, destinés au membre supérieur.

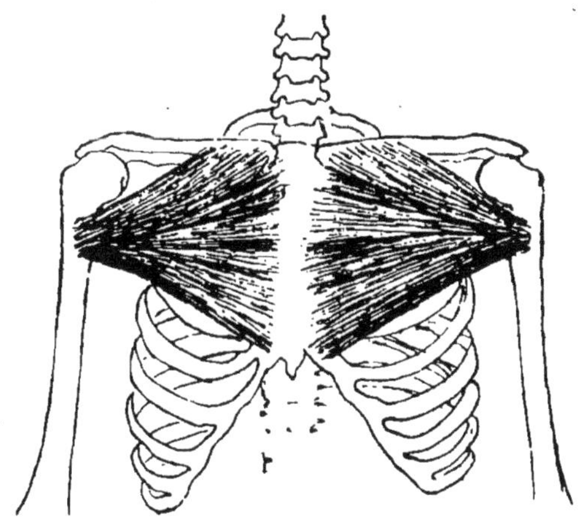

Fig. 21. — Grand pectoral.

Le *bras* est à peu près cylindrique, un peu aplati cependant de dehors en dedans. Chez les individus bien musclés, il présente deux saillies; une en avant et au milieu formée par le muscle le plus important, le *biceps ;* l'autre en arrière et en haut, formée par le muscle triceps.

Le *biceps* est un muscle volumineux en forme de fuseau très renflé qui va de la partie antérieure et supérieure de l'omoplate (sommet de la cavité glénoïde et de l'apophyse coracoïde) à la partie supérieure du *radius* (os externe de l'avant-bras) (fig. 20).

Le *triceps* est aussi un muscle volumineux divisé à sa partie supérieure en trois faisceaux qui se réunissent en bas pour aller s'insérer à l'extrémité supérieure et postérieure du *cubitus*, à l'apophyse olécrane du cubitus (os interne de l'avant-bras).

IV. — LES ORGANES ET LEURS FONCTIONS.

1° Circulation.

La circulation considérée dans son ensemble est l'acte par lequel le sang est mis alternativement et successivement en contact avec les tissus et avec l'air extérieur.

Elle s'opère par l'intermédiaire d'un organe central, le *cœur*, et d'un double système de canaux, les uns partant du cœur et portant le sang du cœur aux tissus, appelés *artères*, les autres arrivant au cœur et rapportant le sang des tissus vers le cœur, appelés *veines*.

Entre ces deux systèmes et comme moyen de communication entre les terminaisons des artères et les origines des veines, sont des vaisseaux ou canaux très petits, fins comme des cheveux, et plus encore, qu'on appelle les *capillaires*.

Le *cœur* est un muscle creux, c'est-à-dire un organe constitué par du tissu musculaire formant les parois de cavités destinées, les unes à recevoir le sang qui arrive des diverses parties du corps, les autres à envoyer dans ces mêmes parties une quantité de sang équivalente à celle qui arrive. Ces cavités sont séparées les unes des autres par des cloisons les unes pleines, les autres percées d'orifices munis de valvules faisant l'office de soupapes; aussi, au point de vue de son fonctionnement, peut-on dire du cœur que c'est une pompe aspirante et foulante. Il aspire le sang des veines et refoule le sang dans les artères.

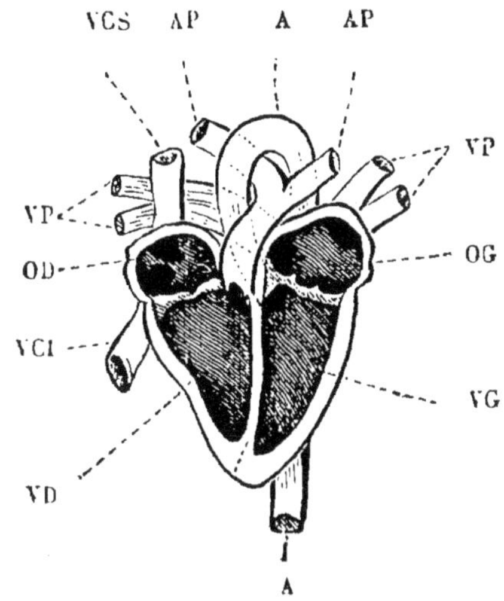

Fig. 22. — Coupe du cœur (figure schématique) (*).

(*) VD, ventricule droit ; OG, oreillette gauche ; OD, oreillette droite ; A, aorte ; AP, artère pulmonaire ; VCI, veine cave inférieure ; VCS, veine cave supérieure, VP, veines pulmonaires ; VG, ventricule gauche.

Les *artères* sont des canaux légèrement extensibles, élastiques à leur origine, contractiles vers leur terminaison.

C'est grâce à ces propriétés que les grosses artères restent béantes quand on les coupe en travers. Le tissu élastique qui les compose en grande partie tend en effet constamment à agrandir la cavité des gros troncs artériels. Dans les petites artères au contraire le tissu musculaire qui prédomine tend à fermer leur lumière ; aussi quand on coupe les dernières ramifications des artères, l'écoulement de sang est-il relativement peu abondant, tandis qu'il y a des hémorrhagies très abondantes et sans aucune tendance à s'arrêter spontanément quand une grosse artère se trouve coupée.

Les artères, grosses et petites, sont dans leur intérieur tapissées d'une membrane dont l'intégrité est nécessaire pour conserver au sang sa fluidité normale. Dans les artères en général il n'y a pas de valvules pour empêcher le sang de revenir vers le cœur; l'artère

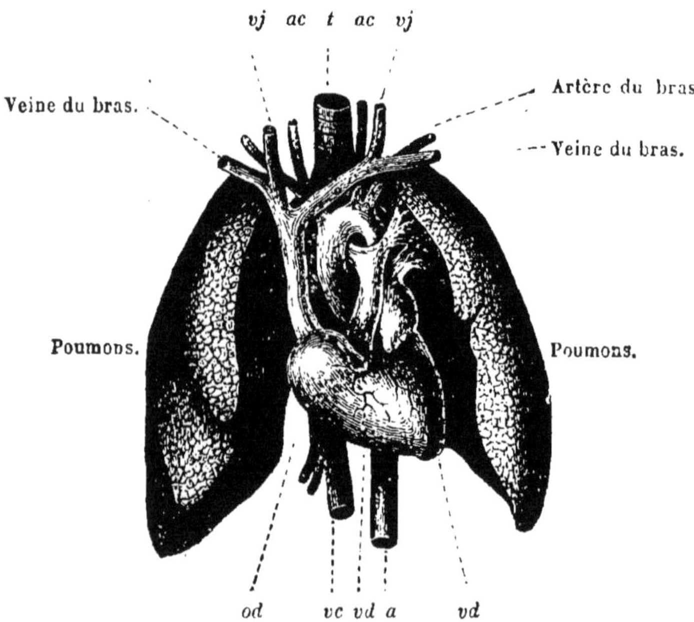

Fig. 23. — **Poumons, cœur et principaux vaisseaux de l'homme.**

aorte cependant et l'artère pulmonaire font exception, il en sera parlé plus loin.

Les *veines* sont des vaisseaux moins extensibles, contractiles et munis de valvules. Quand on les coupe, en quelque point que ce soit de leur parcours, leurs parois s'affaissent et leur cavité se trouve ainsi supprimée au niveau et au-dessus du point de section. L'affaissement des parois veineuses ne se fait pas brusquement; aussi parfois l'air peut-il pénétrer dans leur intérieur et cheminer jusqu'au cœur; accident auquel on a souvent attribué la mort rapide dans le cas de blessure des grosses veines.

Les valvules dont les veines sont pourvues à l'intérieur sont destinées à empêcher que le sang revenant des tissus et cheminant des capillaires vers le cœur ne puisse rétrograder.

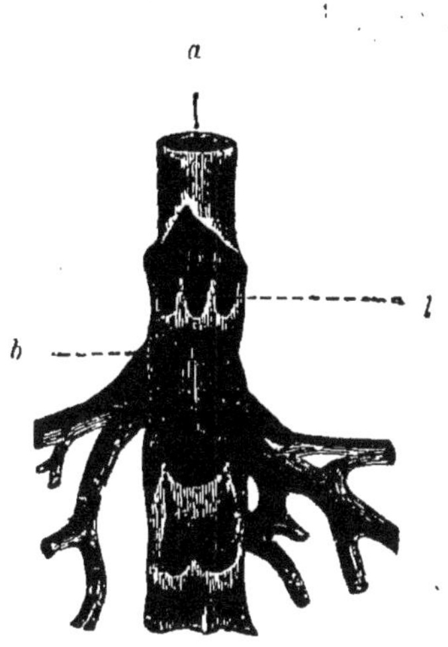

Fig. 24. — Veine ouverte, valvules.

La disposition générale du système circulatoire peut être comparée à celle d'un arbre, le système veineux représentant les radicules et les racines qui par leur réunion forment le tronc, le système artériel représentant les rameaux qui partent du tronc et se divisent à l'infini. Dans le système circulatoire il y a de plus un réseau de canaux intermédiaires (appelés vaisseaux capillaires) qui font communiquer les dernières ramifications des artères avec les origines des veines.

Les *capillaires* sont des vaisseaux de très petit calibre, très nombreux, répandus dans tous les organes et tissus en nombre variable suivant leur vitalité. Au point de vue de leur structure et de leurs fonctions comme au point de vue de leur situation, les capillaires sont des intermédiaires entre les artères et les veines.

Le *sang*, justement désigné sous le nom de chair coulante, est le liquide qui assure la nutrition de l'organisme. Il apporte à tous les organes et tissus ce qui est nécessaire à leur renouvellement incessant et leur enlève les déchets que laisse ce renouvellement. Le premier est le sang rouge ou sang artériel, le second est le sang noir (plutôt rouge-brun) ou sang veineux.

Le sang se compose de deux parties, l'une solide, rouge (*cruor*), l'autre liquide, jaunâtre (*plasma* ou *liquor*). La partie solide est composée de globules de très petit volume, au nombre de cinq milliards environ pour un litre de sang. Le plasma est formé d'albumine, de fibrine et d'eau.

On considère parfois autrement les parties constituantes du sang et on les distingue en *caillot* et *sérum* à cause du dédoublement qui s'opère dans le sang par le repos et le refroidissement. Quand le sang est sorti des vaisseaux, il se divise en effet, après un temps plus ou moins long, en deux parties : l'une qu'on nomme caillot, se présentant sous forme d'une masse rougeâtre, l'autre qu'on nomme sérum et qui a l'aspect d'un liquide légèrement jaunâtre.

Le *caillot* se compose des globules et de la fibrine, c'est le cruor plus la fibrine; le *sérum*, d'eau, d'albumine et de sels; c'est le plasma moins la fibrine.

Ce phénomène de la formation du caillot et de la séparation du sang en caillot et sérum porte le nom de *coagulation*.

Globules. Il y a dans le sang deux sortes de globules, les *globules rouges* ou *hématies*, et les *globules blancs* ou *leucocytes*.

Les *globules rouges* sont de beaucoup les plus nombreux ; ils ont de très petites dimensions et affectent la forme d'un godet creusé sur ses deux faces.

Considérés isolément, ils sont jaunes, et en masse ils paraissent absolument rouges. Ils sont très souples et très élastiques, et c'est grâce à ces propriétés qu'ils traversent des canaux extrêmement fins et reprennent leur forme aussitôt l'obstacle franchi. Ils sont colorés par une matière colorante spéciale appelée hématine ou hématosine.

Les *globules blancs* ou leucocytes sont incolores, sphériques, de dimension très sensiblement supérieure à celle des globules rouges ; ils sont beaucoup moins nombreux que ceux-ci : il y a environ un globule blanc pour cinq cents globules rouges, mais leur nombre est

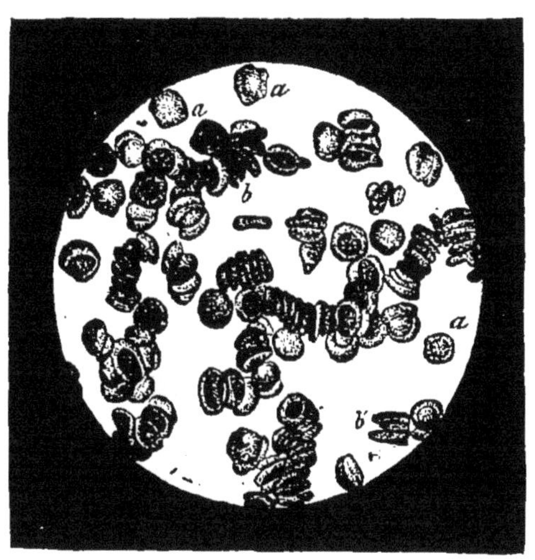

Fig. 25. — Globules du sang tres grossis (*).

(*) *a*, vus de face ; *b* sur la tranche.

très variable. On ne les trouve pas seulement dans le sang, on en trouve un peu dans toutes les parties du corps ; leur origine est mal connue. Dans certaines maladies leur proportion devient très considérable.

La *fibrine*, qu'on obtient en battant le sang encore liquide au sortir des vaisseaux, présente l'aspect d'une pâte légèrement jaunâtre, filamenteuse, extensible. Après avoir été considérée longtemps comme la substance du sang destinée à former les tissus, elle est reconnue aujourd'hui être formée surtout de déchets de la nutrition destinés à être expulsés.

L'*albumine* paraît être la partie réellement plastique du sang, c'est-à-dire celle qui fournit aux tissus les éléments de leur entretien, de leur reconstitution. On trouve dans l'économie diverses variétés d'albumine, mais qui ressemblent toutes plus ou moins à l'albumine de l'œuf ou blanc d'œuf.

Les matières salines, minérales ou autrement dit les *sels* sont nombreux dans le sang ; ce sont des phosphates, des sulfates, des chlorures, de chaux et de soude principalement. Ils sont en très faible proportion dans le sérum, assez abondants au contraire dans les globules.

Les *gaz* qu'on trouve dans le sang sont spécialement l'oxygène et l'acide carbonique. Ils se trouvent tous deux dans les globules, mais l'oxygène particulièrement dans les globules du sang artériel, l'acide carbonique dans les globules du sang veineux.

L'*eau* constitue un des éléments les plus importants du sang, comme du reste de tous les tissus de l'économie. Elle sert d'agent de suspension et de dissolution à tous les éléments qui viennent d'être décrits.

A côté de ces éléments essentiels on trouve encore dans le sang de l'urée, des urates alcalins, du sucre et parfois de l'azote et de l'hydrogène.

Envisagé dans son ensemble, l'*appareil circulatoire* peut être considéré comme un appareil hydraulique dans lequel le sang circule, grâce aux pressions qu'il reçoit à son point de départ et à l'aspiration qu'il subit à son point d'arrivée.

Il peut être assimilé à deux cônes réunis directement à leur base et indirectement par l'intermédiaire de deux canaux de prolongement, à leur sommet. En ce point serait le cœur, correspondant à la jonction des deux sommets et à leur base, les capillaires. L'artère qui, à la sortie du cœur, est chargée de la distribution du sang dans tout le corps, l'artère aorte, est cinq cents fois moins grosse que ne le serait l'ensemble des capillaires qui proviennent de ses subdivisions; d'où il résulte que le sang a cinq cents fois plus d'espace pour circuler loin du cœur qu'au moment où il en sort. On conçoit que cette disposition facilite singulièrement l'imprégnation des tissus par le sang.

La disposition figurée ci-contre ne représente qu'une partie de la circulation; en réalité il y a deux circulations qui se font chacune dans un système circulatoire spécial et complet, composé d'un cœur et d'une série d'artères, de capillaires et de veines; les deux cœurs seulement se trouvent rapprochés l'un de l'autre et soudés ensemble de manière à ne former qu'un seul organe, le cœur proprement dit, de sorte qu'en réalité c'est par deux figures semblables à la précédente et associées l'une à l'autre qu'on doit représenter tout l'appareil circulatoire, afin qu'on puisse suivre le sang dans tout son parcours à travers l'organisme.

Il y a en effet deux circulations complémentaires l'une de l'autre, ou autrement dit qui se complètent mutuellement: la petite circulation (circulation pulmonaire) et la grande circulation (circulation générale). Pour que les éléments anatomiques soient vivifiés, il faut que d'une part le sang leur apporte de l'oxygène qu'il va puiser dans l'air, que d'autre part il les prive, au fur et à mesure de leur production, des produits de leur propre décomposition qui constituent les déchets de la nutrition.

Le sang veineux se charge en particulier d'acide carbonique. Cet échange de gaz se fait dans les poumons et la circulation qui assure ce va-et-vient du sang du cœur vers les poumons et des poumons vers le cœur est la circulation pulmonaire.

Ceci connu, si nous suivons le sang dans tout le trajet qu'il accomplit incessamment dans l'organisme, nous le voyons, ainsi qu'il est indiqué dans la figure, partir du cœur gauche, passer par l'artère aorte et les nombreuses ramifications qui en émanent directement et indirectement, traverser ensuite les capillaires pour revenir dans le cœur droit par les veines, d'abord très divisées, puis réunies en deux gros troncs, les veines caves. Du cœur droit nous le voyons ensuite partir par l'artère pulmonaire pour se répandre dans les capillaires et rentrer dans le cœur gauche par la veine pulmonaire pour commencer un nouveau circuit.

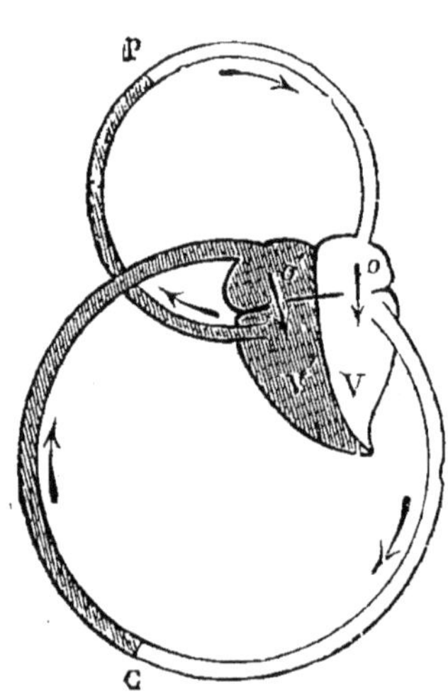

Fig. 26. — Appareil de circulation, figure schématique représentant le 8 avec ses deux anneaux passant l'un par le poumon P, l'autre par tout le corps C. Les flèches indiquent le cours du sang.

Dans la première partie de ce trajet, le sang, parti à l'état de sang artériel (sang rouge oxygéné), traverse les capillaires des tissus, cède à ceux-ci son oxygène, leur prend leur acide carbonique et devient ainsi sang veineux (sang noir chargé d'acide carbonique). Il arrive dans cet état par les veines dans le cœur droit. Dans la deuxième partie de son trajet il part du cœur droit à l'état de sang veineux pour se rendre au poumon, d'où il revient au cœur gauche après avoir subi dans les capillaires pulmonaires une transformation inverse de celle qu'il a subie dans les capillaires des tissus en général, c'est-à-dire sa transformation de sang veineux en sang artériel par l'abandon de son acide carbonique et le remplacement de celui-ci par l'oxygène de l'air. Le cœur gauche a donc pour mission de recevoir et d'envoyer aux tissus de l'économie du sang artériel ou oxygéné, et le cœur droit de recevoir du sang veineux revenant de tous les points de l'économie et de le renvoyer dans les poumons pour s'y transformer en sang artériel ou oxygéné.

Le *cœur*, chargé de distribuer ainsi le sang dans tout le corps, est disposé de manière que le mélange du

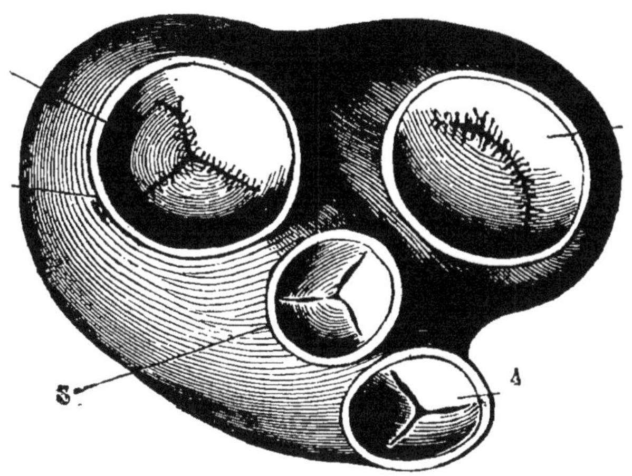

Fig. 27. — Valvules du cœur vues par dessus.

sang artériel et du sang veineux soit impossible dans son intérieur et que par le jeu de ses diverses parties le premier se trouve assez vigoureusement chassé au point de départ, et le second suffisamment aspiré au point d'arrivée pour que leur circulation se passe régulièrement et sans fatigue pour les organes. Le cœur est situé dans le côté gauche de la poitrine en arrière de la partie inférieure du sternum et des cartilages des dernières vraies côtes gauches. Il repose en partie sur le muscle diaphragme qui sépare la poitrine du ventre. Il est en partie recouvert par les poumons, en bas et à droite par le bord antérieur du poumon droit ; à gauche, dans toute son étendue, par le poumon gauche. Sa forme étant sensiblement celle d'un cône, on lui distingue une base et un sommet. La base regarde en arrière, en haut et à droite ; le sommet ou pointe est dirigé en avant, en bas et à gauche. La forme conique du cœur n'est pas absolument régulière, car le côté gauche est beaucoup plus développé que le côté droit. Le cœur a sensiblement le volume du poing ; il est contenu dans une cavité appelée *médiastin antérieur*, dépendance de la membrane qui enveloppe les poumons, et il est enveloppé d'une membrane séreuse, le *péricarde*.

Le *péricarde* est, comme toutes les membranes séreuses, formé de deux feuillets, l'un interne, accolé à l'organe, l'autre externe, rattaché aux parties voisines.

La disposition des deux feuillets des séreuses est celle des deux épaisseurs d'un bonnet de coton qui se recouvrent l'une l'autre.

Entre les deux feuillets des séreuses, et notamment du péricarde, se trouve un liquide très peu abondant, dont le rôle est de favoriser les mouvements, en supprimant les frottements qui se produiraient si deux surfaces sèches devaient glisser l'une sur l'autre. Le sac que forme le péricarde se trouve fermé par l'accolement de son collet avec le contour des gros vaisseaux qui sortent du cœur.

Le péricarde, étant de structure fibreuse peu extensible et rattaché par une dépendance de son feuillet externe au centre du diaphragme, fixe fortement le cœur contre ce muscle.

Le cœur contient des *cavités* appelées *ventricules* et *oreillettes* ; elles sont au nombre de quatre, deux ventricules et deux oreillettes ; ventricule et oreillette droits, ventricule et oreillette gauches. Les parois des ventricules sont beaucoup plus épaisses et plus résistantes que celles des oreillettes ; et celles du ventricule gauche sont de toutes les plus charnues, les plus développées. Les cavités d'un même côté communiquent largement entre elles, ainsi l'oreillette et le ventricule droit ; mais il n'y a pas dans le cœur de communication entre les cavités droites et les cavités gauches ; aussi dit-on souvent cœur droit et cœur gauche. Entre ces deux parties droite et gauche existe une cloison absolument imperméable chez l'adulte.

Les cavités droites, oreillette et ventricule, ont sensiblement la même capacité ; il en est de même du ventricule et de l'oreillette gauches, mais les cavités droites sont un peu plus vastes que les gauches.

Oreillettes. — Les oreillettes occupent la base du cœur, elles sont juxtaposées l'une à l'autre au-dessus des ventricules et sont séparées l'uue de l'autre par une cloison dite cloison inter-auriculaire ; en avant elles présentent un appendice creux, dentelé extérieurement, qui porte le nom d'appendice auriculaire, ou auricule. La cavité de l'oreillette a sensiblement la forme d'un cube ; ses parois sont lisses, sauf au niveau de l'appendice, où elles sont anfractueuses.

Chacune communique avec le ventricule correspondant par un orifice appelé *orifice auriculo-ventriculaire.*

Ces orifices sont dans le cœur en fonction alternativement ouverts et fermés par des valvules qu'on appelles *valvules* auriculo-ventriculaires. Ces valvules qui jouent le rôle des soupapes dans les appareils hydrauliques, dans les pompes par exemple, ne sont autre chose que l'épanouissement des fibres musculaires et tendineuses provenant des ventricules et disposées de manière à dilater largement ou à rétrécir jusqu'à les fermer entièrement les orifices correspondants, suivant qu'elles sont à l'état de relâchement ou à l'état de contraction. Le jeu des cordons d'une bourse représente assez exactement le jeu des fibres musculaires et des prolongements tendineux qui ferment les orifices auriculo-ventriculaires; seulement, tandis que la bourse fermée ne s'ouvre pas spontanément en cessant de tirer sur les cordons, l'orifice auriculo-ventriculaire s'ouvre spontanément lorsque cesse la contraction qui avait amené son occlusion ou autrement dit sa fermeture. Grâce à cette disposition, les orifices sont alternativement ouverts et fermés pendant que les muscles qui constituent les parois du cœur sont alternativement à l'état de repos et à l'état de contraction.

Ces valvules, retenues du côté des ventricules dont elles émanent par une série de faisceaux, de fibres semblables aux cordages d'un parachute, peuvent bien en se relevant, en se bombant, fermer l'orifice auriculo-ventriculaire et empêcher aussi le sang de remonter du ventricule vers l'oreillette, mais elles ne peuvent, en s'abaissant, en s'aplatissant pour ainsi dire, quand le sang de l'oreillette doit pénétrer dans le ventricule, empêcher la communication entre les deux cavités.

Les ventricules, ayant un rôle actif à jouer dans la circulation, sont beaucoup plus charnus que les oreillettes, qui n'ont qu'un rôle en quelque sorte passif. Ils forment à peu près les trois quarts de la masse du cœur, dont ils constituent toute la face antérieure et une partie inférieure de la face postérieure.

Ils sont accolés l'un à l'autre et séparés seulement par une cloison dite cloison inter-ventriculaire.

Leur cavité est de forme conique, leur pointe est dirigée vers celle du cœur considéré dans son entier. Loin d'être à parois lisses comme celle des oreillettes, elle est à parois anfractueuses, tendue de colonnes charnues et de faisceaux, de fibres musculaires et tendineuses qui vont s'entre-croisant en divers sens, renforcent les parois ventriculaires et aboutissent en grand nombre aux valvules auriculo-ventriculaires qu'elles font jouer.

En dehors de ces caractères communs aux deux oreillettes et aux deux ventricules, chacun d'eux présente des particularités qu'il faut connaître.

Sur l'oreillette droite aboutissent, en arrière, les deux veines caves ; sur l'oreillette gauche, les deux veines pulmonaires gauches, en dehors, et les deux veines pulmonaires droites en arrière.

La cloison qui sépare les deux oreillettes, cloison inter-auriculaire, présente une dépression qui correspond à l'emplacement du trou dit de Botal qui, durant la vie intra-utérine, fait communiquer les deux oreillettes.

La valvule auriculo-ventriculaire droite est formée de trois festons qui l'ont fait appeler *valvule tricuspide*. La valvule auriculo-ventriculaire gauche, qui ne présente que deux festons, est appelée valvule *mitrale*.

Du ventricule droit part l'artère pulmonaire

Du ventricule gauche part l'artère aorte.

A l'origine de ces artères se trouvent des valvules appelées valvules sigmoïdes ou semi-lunaires : elles offrent l'aspect de paniers de pigeons accrochés au pourtour de l'artère ; elles sont au nombre de trois.

Les orifices et les valvules ci-dessus sont considérés comme faisant partie du cœur proprement dit et on décrit comme maladie de cœur les lésions qui siègent aux orifices artériels et au niveau de leurs valvules, ainsi que celles qui siègent aux orifices auriculo-ventriculaires. Le rôle aussi bien que la situation de ces parties justifient cette manière d'envisager les choses.

Fonctionnement du cœur. — Le fonctionnement du cœur peut se résumer en ceci : dilatation et contraction de l'organe ayant pour but d'attirer et de chasser alternativement le sang.

L'oreillette reçoit le sang, le ventricule le chasse.

Le sang afflue dans l'oreillette qui se laisse dilater sans opposer de résistance, puis quand il a rempli l'oreillette, celle-ci se contracte brusquement et chasse son contenu dans le ventricule par l'orifice auriculo-ventriculaire ; le ventricule se laisse distendre facilement et rapidement par le sang, puis dès qu'il se sent suffisamment rempli, il se contracte et se débarrasse de son contenu en le chassant dans les artères.

Cette contraction est plus prolongée, plus énergique que celle de l'oreillette. Elle doit en effet suffire à vaincre la résistance de la masse du sang qui se trouve encore dans les artères par le fait des contractions précédentes, tandis que celle de l'oreillette n'a aucune résistance à vaincre, puisque l'orifice auriculo-ventriculaire est béant et l'antre ventriculaire vide lors de sa contraction.

Les oreillettes et ventricules se contractent donc alternativement et successivement : pendant que l'oreillette se contracte pour chasser le sang dans le ventricule, celui-ci se dilate pour le recevoir ; tandis que pendant que le ventricule se contracte pour chasser le sang dans les artères, l'oreillette se dilate pour recevoir le sang qui lui vient des veines.

Le sang, au moment où l'oreillette se contracte, ne peut aller que vers le ventricule pour deux raisons : la première, c'est qu'il trouve dans l'orifice auriculo-ventriculaire un orifice béant, prêt à lui livrer passage; la seconde, c'est qu'il est comprimé sur tous les points, sauf sur celui-là. Il ne peut enfin remonter vers les veines parce que les orifices qui font communiquer les cavités des veines avec les cavités des orifices se trouvent oblitérés par la contraction même des oreillettes.

De même au moment de la contraction du ventricule le sang ne peut aller que dans les artères, parce qu'il subit en tous points, sauf au niveau des orifices artériels, une pression énergique et parce que les orifices auriculo-ventriculaires sont fermés pendant cette contraction par les valvules auriculo-ventriculaires déjà décrites.

On appelle *systole* la contraction et *diastole* la dilatation des oreillettes comme des ventricules.

On a décomposé en temps l'ensemble des mouvements du cœur, et en bruits et silences les sensations fournies à l'oreille qui l'écoute battre.

On peut dire avec une précision suffisante que sur trois *temps* un est occupé par le premier bruit, un par le deuxième bruit et un par un silence.

Au premier temps correspond le premier bruit qui accompagne la contraction du ventricule, le choc que la pointe du cœur donne à la paroi thoracique et enfin le pouls que l'on perçoit en comprimant les artères d'un certain volume. Au deuxième temps correspond le deuxième bruit qui accompagne en partie la dilatation de l'oreillette et celle du ventricule, et au troisième temps correspond un silence pendant lequel se fait la contraction de l'oreillette. C'est par les battements du cœur ou les battements du pouls qu'on peut compter le nombre de ses contractions et dilatations successives le plus facilement.

Ces battements sont perçus par la main appliquée sur la partie gauche de la poitrine et principalement un peu en dessous et en dehors du mamelon dans le premier espace intercostal au point correspondant à la pointe du cœur.

Les battements artériels qui constituent le pouls sont perçus sur tous les points du corps où se trouvent des artères d'un certain volume reposant sur des parties dures contre lesquelles on peut les comprimer, au poignet, à l'aine, au cou, à la tempe, au pied, etc., etc.

Un autre moyen, mais à la portée du médecin seulement, est l'auscultation qui permet de reconnaître en même temps si les bruits sont normaux ou non, et s'il y a maladie du cœur et quels sont sa nature et son siège.

Chez l'adulte le nombre des pulsations est de 70 en moyenne par minute, et plus fréquent chez l'enfant.

Le sang se meut dans tout l'appareil circulatoire grâce à l'inégalité des pressions qu'il y subit, et le jeu du cœur suffit à expliquer ces inégalités de pression dans les artères et dans les veines.

Le ventricule gauche, en effet, par ses contractions tend constamment à augmenter la pression dans les artères, et l'oreillette droite à laquelle aboutissent les veines et arrive le sang, après avoir accompli son circuit, n'oppose aucune résistance à son afflux et s'ouvre même pour le recevoir.

Il passe de 180 à 200 grammes de sang par l'aorte à chaque pulsation, et comme on évalue la quantité de sang en circulation à 1/10me du poids du corps, on peut dire, sans trop s'éloigner de la vérité, que chez un individu pesant 70 kilogrammes, la totalité de son sang, soit 7 kilogrammes, traverse toute l'économie après 35 pulsations, en une demi-minute par conséquent, puisque le nombre moyen de pulsations chez l'adulte est de 70 par minute. La structure des artères dont il a été parlé plus haut, qui leur donne un certain degré de tension en même temps que d'extensibilité, facilite la circulation en permettant à l'impulsion donnée par le cœur de se communiquer rapidement dans tout le système artériel sans déperdition considérable et en continuant même l'action du cœur grâce à l'élasticité des gros troncs et à la contractilité des branches.

Dans les veines la circulation se fait grâce 1° à la faible pression qu'y rencontre le sang; 2° aux contractions des muscles et surtout à l'inspiration, comme on le verra quand il sera question de la respiration et de son influence sur la circulation.

De plus les veines sont munies de valvules disposées de manière à s'opposer au retour du sang vers les capillaires.

L'écoulement du sang est intermittent, comme les contractions du cœur, dans les artères; continue au contraire dans les veines.

Chaque grosse *artère* est accompagnée d'une veine ou de deux veines, dites veines satellites.

L'*aorte* va du ventricule gauche du cœur à la quatrième vertèbre lombaire où elle se divise pour former les deux artères iliaques. A son origine elle se porte en haut et à droite, puis en bas et à gauche, en formant un arc ou une crosse à concavité inférieure qu'on appelle crosse de l'aorte, puis elle descend en avant et un peu à gauche de la colonne vertébrale, traverse le diaphragme et arrive dans le ventre, où elle se divise. Toute la partie située au-dessous de la crosse est désignée sous le nom d'aorte descendante.

La crosse de l'aorte est située immédiatement au-

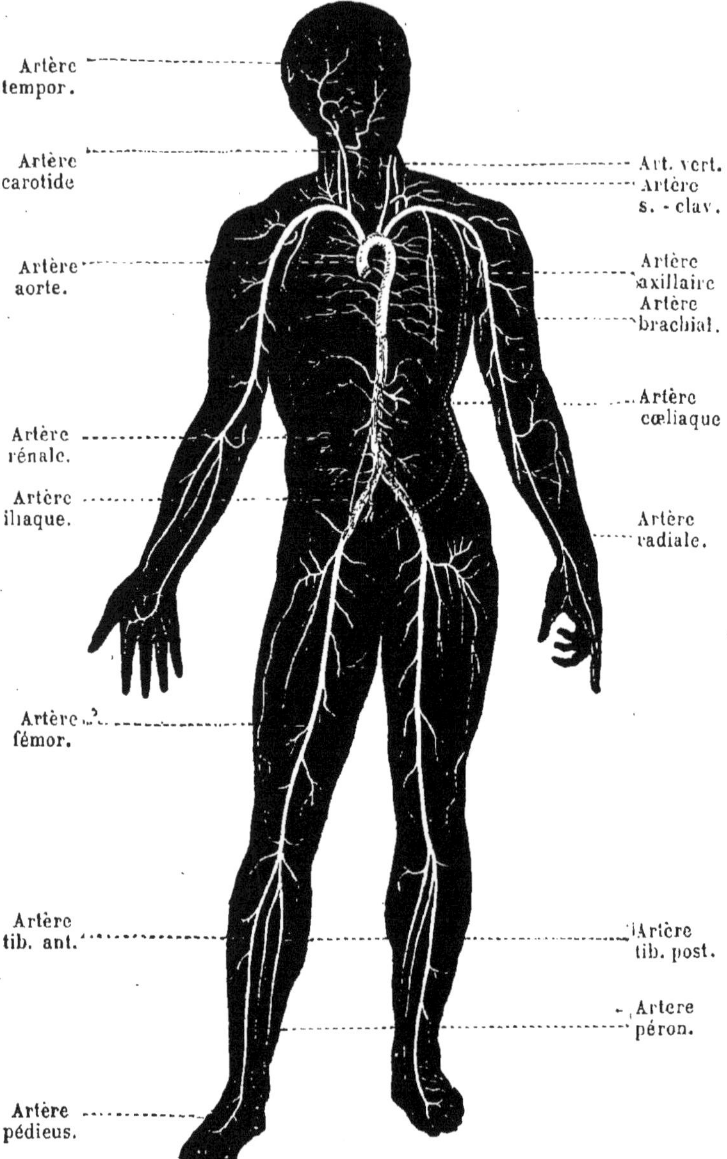

Fig. 28. — Système artériel de l'homme.

dessus du cœur et en arrière du sternum ; elle donne

naissance aux artères qui vont à la tête et aux membres supérieurs. L'aorte descendante donne naissance aux artères qui vont à la poitrine, au ventre et aux membres inférieurs.

A droite, c'est par un tronc commun, le *tronc brachio-céphalique*, que naissent les artères qui vont à la tête et au bras; à gauche, ces artères naissent séparément de l'aorte.

Le tronc brachio-céphalique naît dans la partie droite de la crosse de l'aorte; il monte obliquement en dehors, et après 2 à 3 centimètres de trajet, il se divise en deux grosses branches : l'artère *carotide primitive* droite et l'*artère sous-clavière* droite; du côté gauche l'artère carotide et l'artère sous-clavière naissent directement de la crosse de l'aorte; dans l'angle que laissent entre eux à leur origine la carotide primitive à gauche et le tronc brachio-céphalique à droite se trouve la trachée-artère.

L'artère carotide primitive se termine au niveau du bord supérieur du larynx par deux branches, la carotide externe et la carotide interne; elle ne fournit aucune branche importante à connaître pour l'infirmière.

L'artère carotide externe va du bord supérieur du larynx à peu près jusqu'au niveau de l'articulation de la mâchoire, où elle se divise en deux branches, la temporale et la maxillaire interne; elle est particulièrement destinée à fournir des rameaux artériels à la face et à l'extérieur du crâne; plusieurs d'entre eux sont très importants, comme l'artère faciale qui est, comme son nom l'indique, particulièrement désignée pour la face; l'artère linguale, qui fournit de nombreuses branches à la langue; l'artère occipitale, qui se rend à la partie postérieure du cou et de la tête, etc.

L'artère temporale, l'une des branches de bifurcation de la carotide externe, naît sensiblement au niveau de l'articulation de la mâchoire, gagne l'écaille du temporal en croisant obliquement l'arcade zygomatique et se termine sur la partie latérale du crâne en se divisant en deux branches, l'une frontale, l'autre occipitale.

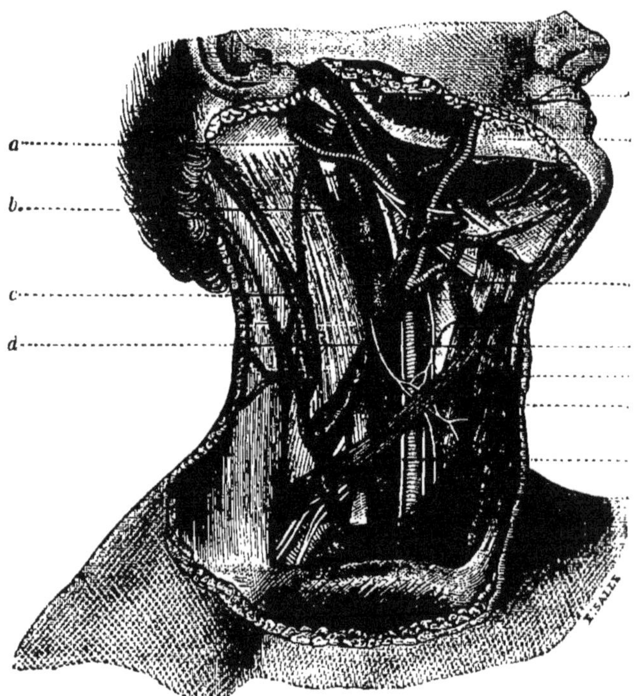

Fig. 29. — Régions antérieures et latérales du cou.

L'artère maxillaire interne, deuxième branche de bifurcation de la carotide externe, naît comme la précédente au niveau de l'articulation de la mâchoire et se porte aussitôt en dedans et arrive dans une fossette appelée sphéno-maxillaire, où elle se divise en quatre branches; les branches qu'elle fournit sont nombreuses, elles se rendent à peu près toutes aux mâchoires et à la bouche en général; parmi elles sont l'artère dentaire inférieure, qui pénètre dans la mâchoire et suit le canal dentaire dans toute son étendue, et l'artère sous-orbitaire, qui sort sur la pommette du trou sous-orbitaire et fournit un grand nombre de rameaux aux lèvres, au nez et au maxillaire supérieur.

L'artère carotide interne, deuxième branche de bifurcation de la carotide primitive, monte au-devant de la colonne vertébrale jusqu'à la base du crâne dans lequel elle pénètre après avoir subi dans toute son étendue le canal carotidien creusé à la base de l'occipital et se termine en se divisant en deux branches toutes deux destinées au cerveau, l'artère antérieure cérébrale et l'artère cérébrale moyenne; elle ne fournit de branches que dans l'intérieur du crâne, dont plusieurs se rendent à l'œil (artères ophthalmiques), lacrymale, centrale de la rétine, etc., au nez et au front.

L'artère sous-clavière naît à droite du tronc brachio-céphalique et à gauche, directement de l'aorte; elle se termine en un point correspondant sensiblement au milieu de la clavicule et elle se continue par l'artère axillaire; elle décrit un arc allongé à concavité inférieure; elle s'appuie sur la première côte; les branches qu'elle fournit sont les unes destinées aux muscles du cou, d'autres à la moelle épinière et au cerveau, d'autres aux parois internes du thorax et aux enveloppes des organes qui sont contenus dans sa cavité.

L'artère axillaire, qui fait suite à la sous-clavière, traverse le creux de l'aisselle suivant la direction d'une ligne allant des deux tiers internes de la clavicule au côté interne du col de l'humérus, le bras étant porté en dehors; elle s'étend de l'intervalle des muscles scalènes jusqu'au niveau du bord inférieur du tendon du muscle pectoral. (On se rappelle que ce tendon s'insère à la partie supérieure du col de l'humérus et limite en avant le creux de l'aisselle ; l'artère axillaire se continue par la brachiale ; les branches qu'elle fournit sont destinées à l'épaule et aux parois de la poitrine.)

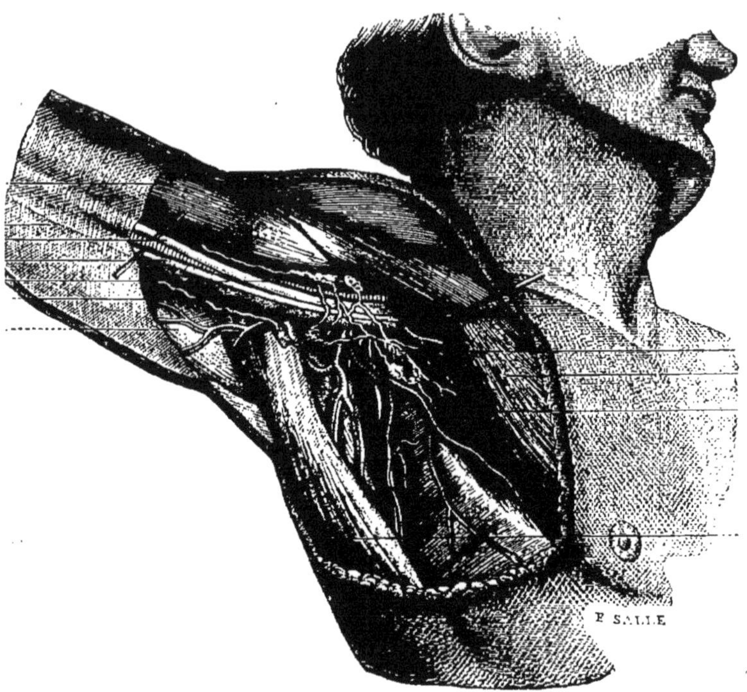

Fig. 30. — Région axillaire.

L'artère humérale ou brachiale qui continue la précédente s'étend de la partie inférieure de l'aisselle au pli du coude, où elle se bifurque pour donner naissance à la radiale et à la cubitale ; elle suit la direction d'une ligne qui irait du tiers externe du creux de l'aisselle au milieu du pli du coude et longe le bord interne du muscle biceps sous lequel elle chemine ; elle fournit une série de branches qui se rendent à l'épaule, au bras et au coude. Cette artère est l'analogue de l'artère fémorale à la cuisse, et c'est celle qu'il faut comprimer en cas d'hémorrhagie siégeant au bras, à l'avant-bras ou à la main; les points sur lesquels la compression s'exécute le plus facilement correspondent le premier à la jonction du tiers supérieur avec le tiers moyen du bras, le second au pli du coude.

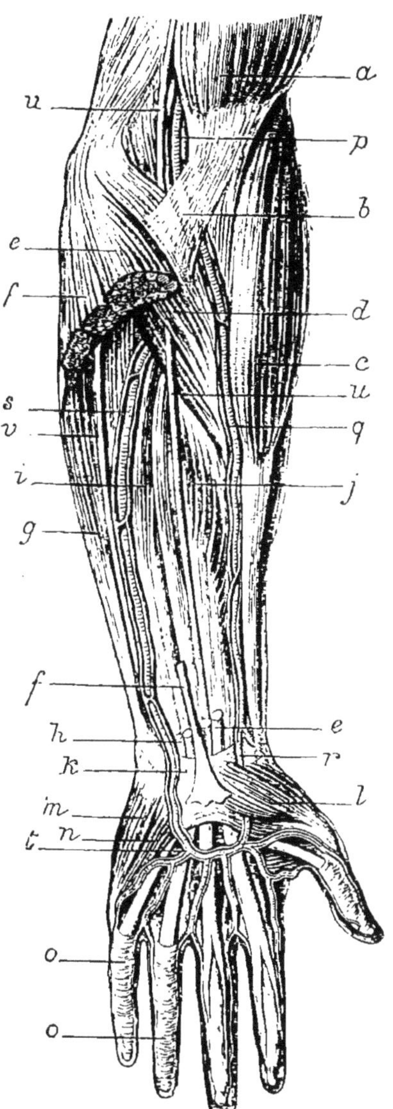

Fig. 31. — Face antérieure de l'avant-bras et de la main.

L'*artère radiale* se dirige dès son origine obliquement, en bas et en dehors, sur la face antérieure de l'avant-bras, puis contourne le radius à sa partie inférieure, se porte sur le dos de la main pour revenir dans la paume de la main, où elle forme par son union avec une branche de la cubitale l'arcade palmaire profonde; les branches de l'artère radiale se rendent aux muscles et aux autres organes de l'avant-bras, du poignet et du métacarpe ; quelques petites branches se rendent aux doigts.

Avant de se porter sur le dos de la main, l'artère radiale contourne l'extrémité inférieure du radius sur laquelle on peut la comprimer facilement pour sentir le pouls radial; c'est celui qu'on explore le plus souvent.

L'artère cubitale s'étend du pli du coude à la paume de la main. Elle suit sensiblement la direction de l'os cubitus, comme la radiale suit celle du radius, et, arrivée au carpe, elle contourne l'os pisiforme, ce petit os qui en avant et en dedans du poignet semble continuer le cubitus et se rend dans la paume de la main, où elle forme l'*arcade palmaire superficielle* et se termine en se joignant à la radiale (par l'intermédiaire d'une branche dite artère radio-palmaire) pour former avec elle l'arcade *palmaire profonde*.

La radiale, dans sa portion correspondante à l'avant bras, fournit l'artère interosseuse qui se divise en antérieure et postérieure et dans sa partie palmaire elle envoie des branches aux muscles de la main, et en particulier elle fournit presque exclusivement les artères des doigts appelées artères collatérales. Ces artères collatérales cheminent le long des doigts et s'unissent à leur extrémité en formant à chaque doigt une arcade qui envoie des ramifications très nombreuses à la pulpe des doigts.

L'aorte descendante qu'on divise en deux parties, l'une thoracique, l'autre abdominale, donne naissance dans sa première partie à des artères nombreuses mais peu volumineuses, qui se rendent aux organes respiratoires (artère bronchique), aux parois thoraciques (artères intercostales), aux organes digestifs (artères œsophagiennes).

L'aorte descendante abdominale fournit des branches à tous les organes abdominaux : au muscle diaphragme (artère diaphragmatique), à l'estomac, au foie, à la rate (artère coronaire stomachique, hépatiques, spléniques, qui naissent de l'aorte par un tronc commun appelé tronc cœliaque), au péritoine et aux intestins (artères mésentériques supérieures et inférieures), aux parois du ventre (artères lombaires).

Dans le bassin, l'aorte se termine par une petite artère qu'on appelle artère sacrée moyenne, à cause de sa situation en avant et au milieu du sacrum et par deux artères dites artères iliaques primitive droite et gauche, qui se subdivisent en iliaque interne et en iliaque externe. La première donne naissance à un grand nombre de branches dont les principales sont : l'artère ombilicale à peu près entièrement oblitérée chez l'adulte, mais servant chez le fœtus à établir la communication de son système circulatoire avec celui de la mère par l'intermédiaire du placenta ; les artères qui se rendent à la vessie (artères vésicales), aux intestins, aux organes génitaux, aux muscles du bassin et de la cuisse (les plus importantes de celles-ci sont les artères fessières, l'artère ilio-lombaire, l'artère sciatique et l'artère honteuse interne).

L'iliaque externe ou branche crurale de l'artère iliaque primitive est spécialement destinée au membre inférieur. Elle se continue par l'artère de la cuisse, qui prend la dénomination d'artère fémorale au moment où elle sort du bassin, pour la conserver jusqu'au creux du jarret ou creux poplité.

L'artère iliaque externe, dans son court trajet, ne donne naissance qu'à deux artères dont la plus importante au point de vue chirurgical est l'épigastrique, qui naît au niveau de l'orifice supérieur du canal inguinal, canal par lequel se font les hernies et qu'on est parfois pour cela obligé d'inciser.

L'artère fémorale, qui fait exactement suite à l'iliaque externe au moment où elle quitte le bassin, se dirige suivant une ligne allant du milieu de l'arcade crurale à la partie postérieure du condyle interne du fémur (L'arcade crurale est une sorte d'arc fibreux qui va de l'épine iliaque antérieure et supérieure au pubis). Elle contourne la cuisse et, placée d'abord sur sa face antérieure, elle gagne progressivement sa partie interne et traverse, à l'union du tiers moyen avec le tiers inférieur, les muscles internes du membre dans un anneau fibreux dépendant du muscle troisième adducteur pour se porter en arrière et se continuer par l'artère poplitée, artère du creux du jarret.

L'artère fémorale a des rapports importants à connaître avec le muscle couturier qui croise obliquement sa direction. Elle est située en haut sur le côté interne du muscle, au milieu, au-dessous de lui, et en bas sous son bord externe. Les branches qu'elle fournit sont peu nombreuses, mais très importantes parce qu'elles peuvent rétablir la circulation dans le cas de blessure ou de ligature du tronc principal.

Les deux principales sont : en haut l'artère fémorale profonde et en bas la grande anastomotique ; toutes les branches que fournit la fémorale sont destinées aux muscles et aux articulations de la cuisse et un peu au bassin et au genou.

La situation superficielle de l'artère crurale à son point d'origine et son passage au-dessus de la branche horizontale du pubis permet de sentir facilement dans l'aine ses battements et de la comprimer ; c'est en ce point qu'on comprime l'artère fémorale dans toutes les opérations qu'on fait sur le membre inférieur, et qu'on doit la comprimer en cas d'hémorrhagie d'un point quelconque de la cuisse et souvent de la jambe.

On peut encore comprimer la fémorale près de sa terminaison au moment où, traversant l'anneau des adducteurs, elle est facilement applicable contre le fémur dont elle est en ce point très rapprochée.

Ce point, un peu plus difficile à trouver que le précédent, est situé à la jonction du tiers inférieur avec le tiers moyen de la cuisse et à sa partie interne, suivant une ligne déjà indiquée qui réunit le milieu de l'arcade crurale à la partie postérieure du condyle interne du fémur.

L'artère poplitée, qui continue l'artère fémorale, naît au point où celle-ci quitte l'anneau du muscle troisième adducteur et traverse de haut en bas le creux du jarret dans sa partie supérieure, puis elle descend verticalement suivant la direction d'une ligne réunissant l'angle supérieur du losange que forme le creux poplité à son angle inférieur ; elle se termine en se bifurquant et donnant naissance aux artères de la jambe, la tibiale antérieure et le tronc tibio-péronier ; elle fournit des rameaux nombreux à toutes les parties qui l'entourent et spécialement à l'articulation du genou.

L'artère tibiale antérieure s'étend du quart supérieur de la jambe au dos du pied où elle se continue par l'artère pédieuse. Dès son origine elle traverse l'espace inter-osseux (espace compris entre le tibia et le péroné et occupé par une membrane fibreuse appelée ligament inter-osseux), elle suit la direction d'une ligne allant du tubercule d'insertion, du muscle tibial antérieur au milieu d'une ligne qui réunirait les deux malléoles en passant sur le dos du pied ; elle fournit des branches à un bon nombre de muscles du mollet et à la partie inférieure de la jambe et supérieure du pied.

Le tronc tibio-péronier qui continue l'artère poplitée

descend verticalement à la partie postérieure de la jambe et se divise après un trajet de deux à trois centimètres en deux branches, l'artère péronière et l'artère tibiale-postérieure ; il ne fournit pas de branches considérables.

L'artère péronière, la plus petite des deux branches de terminaison des deux troncs péroniers, descend dans le mollet obliquement en dehors et, appuyée sur le ligament inter-osseux le long du bord interne du péroné, elle arrive jusqu'au-dessus de la malléole externe, où elle se divise en deux branches, l'une, l'artère péronière postérieure, qui continue son trajet et se termine à la partie postérieure du pied ; l'autre, artère péronière antérieure, qui, traversant le ligament interosseux, vient se placer à la partie antérieure de la jambe et se termine sur le dos du pied en s'unissant à l'artère pédieuse, terminaison de la tibiale antérieure.

L'artère tibiale postérieure descend à peu près verticalement, placée entre les deux couches des muscles du mollet jusqu'au-dessous de la partie postérieure du pied, où elle se termine en formant les deux artères de la plante, artères plantaires interne et externe.

Toutes ces artères fournissent des branches aux muscles et aux autres organes ou tissus qui les environnent ; elles sont reliées entre elles par des anastomoses nombreuses de leurs branches ; la principale de ces anastomoses est celle de la pédieuse avec la plantaire externe. Celle-ci donne naissance à l'arcade plantaire à laquelle vient s'aboucher d'autre part la pédieuse ; et de cette arcade plantaire partent tous les vaisseaux du pied.

Les *veines* constituent un double réseau, l'un profond accompagnant les artères, l'autre superficiel rampant sous la peau. Chargées de ramener vers le cœur le sang porté par les artères dans toutes les parties du corps, les veines sont munies à l'intérieur de valvules s'abaissant pour laisser passer le sang qui va des extrémités vers le cœur, se relevant pour fermer au besoin le vaisseau et empêcher son contenu de rétrograder. Elles sont disposées en nids de pigeons comme celle de l'artère-aorte. Dans leur trajet, elles présentent çà et là des dilatations et des rétrécissements qui leur donnent un aspect noueux ; les nodosités correspondent d'une manière générale aux valvules intérieures.

Les veines ont entre elles des communications ou anastomoses plus nombreuses encore que n'en ont les artères entre elles, assez nombreuses même dans certains points pour leur donner une disposition sensiblement analogue à celle des mailles d'un filet.

Les grosses artères, celles qui parcourent les membres à un os, par exemple la cuisse et le bras, sont accompagnées d'une seule veine. Celles qui parcourent les membres à deux os, la jambe et l'avant-bras, et celles qui sont plus petites encore, sont généralement accompagnées de deux veines. Les unes et les autres sont appelées veines *satellites;* chacune en particulier prend le nom de l'artère qu'elle accompagne.

La veine est en général un peu plus superficielle que l'artère. Le trajet des veines satellites étant le même que celui des artères, il est inutile d'en faire ici une description spéciale.

Les veines superficielles sont moins régulières dans leur trajet que les précédentes. Les plus importantes sont: 1° aux membres supérieurs: la veine *céphalique* et la veine *basilique* qui vont se jeter dans la veine axillaire. Ce sont ces veines qui forment le réseau bleuâtre qu'on aperçoit sous la peau de l'avant-bras et du bras. Arrivées au pli du coude, elles envoient obliquement d'un côté à l'autre des branches superficielles volumineuses, facilement accessibles, sur lesquelles on pratique en général la saignée.

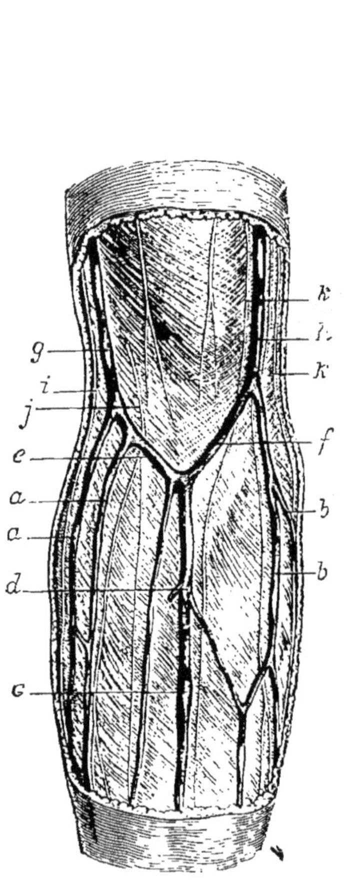

Fig. 32. — Région du pli du coude (plan superficiel).

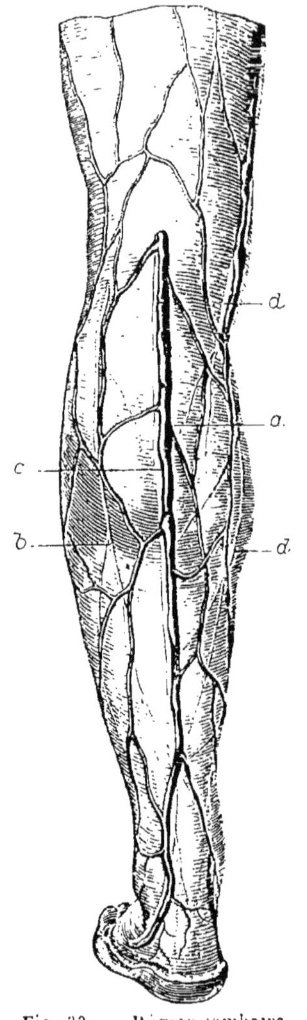

Fig. 33. — Région jambaire postérieure.

2° Aux membres inférieurs : les veines *saphènes*

qu'on distingue en saphène externe et saphène interne. Elles naissent toutes les deux du pied et en particulier de l'arcade veineuse dorsale du pied ; puis, après avoir parcouru l'une le côté externe, l'autre le côté interne de la jambe, elles vont se jeter, la première, la saphène externe, dans la veine poplitée ; la deuxième, la veine saphène interne, dans la veine fémorale, près de la racine de la cuisse. C'est la distension de ces veines qui cause les varices si fréquentes aux membres inférieurs.

Un certain nombre de veines méritent par leur disposition ou leur rôle une mention particulière. Telles sont : les veines *caves*, la veine *pulmonaire*, la veine *porte* et les veines rampant entre le crâne et le cerveau. On distingue deux veines caves, l'une supérieure, l'autre inférieure. La veine cave supérieure est l'aboutissant de toutes les veines de la moitié supérieure du corps. Elle est formée par la réunion des deux veines sous-clavières au niveau du cartilage de la première côte, et elle se rend en passant par dessus la crosse de l'aorte à l'oreillette droite du cœur. Parmi les veines qui contribuent à former la veine cave supérieure, se trouve une grosse veine qui remonte de l'abdomen à la poitrine en longeant dans ces cavités la partie droite de la colonne vertébrale, la grande veine *azygos*. Toutes les autres proviennent de la partie supérieure du corps.

Parmi elles les plus importantes sont celles qui accompagnent les artères déjà décrites et qui portent le même nom que celles-ci. Les veines qui ramènent le sang apporté à la tête par les artères carotides sont les veines *jugulaires :* veine jugulaire externe, veine jugulaire interne.

Ce sont les grosses veines du cou qu'on voit parfois

saillir dans l'effort. La veine jugulaire externe naît, au niveau de l'articulation de la mâchoire, de la jonction des veines maxillaires et temporales et va se jeter dans la veine sous-clavière à peu près au niveau du tiers interne de la clavicule. Elle longe un peu obliquement le cou en avant et en dehors, traversant à son origine la glande parotide. Un affluent important de la jugulaire externe est la jugulaire antérieure qui naît au niveau du larynx et vient aboutir à la jugulaire externe près du point où elle se jette dans la veine sous-clavière.

La veine jugulaire interne naît de la réunion des veines intra-crâniennes au moment où celles-ci se trouvent réunies pour sortir du crâne (par le trou déchiré postérieur) et va se jeter dans la sous-clavière auprès de l'embouchure de la jugulaire externe.

Les veines intra-crâniennes aboutissent à des vaisseaux veineux particuliers, logés dans des dépressions du crâne et limités par des prolongements de la dure-mère, première membrane d'enveloppe du cerveau ; ces vaisseaux veineux portent le nom de *sinus de la dure-mère.*

Ces sinus, qui entourent le cerveau et se réunissent dans le sinus latéral, constituent les origines de la veine jugulaire interne qui commence par un renflement assez prononcé situé dans le trou même du crâne (trou déchiré postérieur et connu sous le nom de golfe de la veine jugulaire interne). Les sinus eux-mêmes sont alimentés par toutes les veines qui arrivent des diverses parties de l'encéphale, cerveau et cervelet, des méninges ou enveloppes du cerveau, des os du crâne et enfin des veines dites émissaires, qui traversent les os du crâne et établissent ainsi des communications entre la circulation de l'extérieur du crâne et celle de l'intérieur; la plus importante est l'ophthalmique.

Ainsi formée, la veine jugulaire interne descend à peu près verticalement, longeant le pharynx, le larynx et la trachée pour arriver à la veine sous-clavière, recevant dans son parcours les branches qui émanent de la face et du cou.

La veine *cave* inférieure formée par la réunion des veines iliaques primitives naît au niveau de la quatrième vertèbre lombaire et se termine dans l'oreillette droite ; elle longe le bord droit de la colonne vertébrale ; elle se trouve en rapport avec le foie, le pancréas, l'instestin duodénum, le diaphragme et le péricarde ; elle ne présente de valvule qu'à son embouchure dans l'oreillette droite (valvule d'Eustache). Elle reçoit dans son trajet les veines lombaires, les veines provenant des organes génitaux internes, les veines rénales, les veines hépatiques ou sus-hépatiques, dont les noms suffisent à indiquer la provenance.

La veine *porte* a une disposition toute particulière et différente de celle des autres veines; elle naît comme toutes les veines par des racines nombreuses prenant naissance à la terminaison des artères correspondantes; mais après avoir formé un tronc réunissant toutes les branches d'origine, au lieu d'aller s'aboucher comme le font toutes autres veines, dans un tronc plus volumineux, elle se divise à la manière d'une artère en une infinité de rameaux et de ramuscles qui eux-mêmes donnent naissance à des racines veineuses correspondantes.

Formée par les veines qui viennent de l'intestin et de la rate, la veine porte monte vers la face antérieure du foie et se termine dans un sillon spécial creusé dans cet organe, le sillon transverse; dans son trajet elle reçoit toutes les branches veineuses venant de l'estomac; arrivées dans le foie, elle se divise en deux branches, l'une droite, l'autre gauche, accompagnant les deux divisions de l'artère hépatique, et se rendant l'une dans le lobe droit, l'autre dans le lobe gauche du foie; elles se continuent par les racines des veines sus-hépatiques. Ces veines sus-hépatiques sont en nombre variable; elles vont se jeter dans la veine cave inférieure.

Les veines *pulmonaires* rapportent bien comme les autres veines le sang dans le cœur, mais tandis que les veines en général charrient du sang devenu impropre à la vie parce qu'il est souillé par les déchets de la nutrition, les veines pulmonaires charrient le sang qui vient de se vivifier au contact de l'air en se chargeant d'oxygène, du sang *artériel* autrement dit.

C'est là leur particularité caractéristique.

Ces veines, au nombre de quatre, deux droites et deux gauches, naissent par un nombre infini de racines extrêmement fines dans les poumons, puis se réunissent pour former quatre troncs; de chaque côté deux veines, l'une supérieure, l'autre inférieure, se rendent à l'oreillette gauche du cœur; elles viennent y verser le sang artériel destiné à être renvoyé par le ventricule gauche dans l'aorte et tout le sytème artériel. Les veines pulmonaires ne renferment pas de valvules.

Il est, en dehors des artères et des veines, d'autres vaisseaux qui jouent un rôle important dans la nutrition et sont reliés à l'appareil circulatoire; ce sont les *vaisseaux lymphatiques*, appelés aussi vaisseaux absorbants et vaisseaux chylifères; ils naissent dans le système capillaire et vont se jeter dans les veines; ils ont beaucoup d'analogie avec celles-ci; ils forment comme elles deux réseaux, l'un profond, l'autre superficiel; leurs divisions et subdivisions s'anastomosent souvent entre elles; ils présentent sur leur trajet des renflements appelés ganglions, renflements d'autant plus nombreux qu'on se rapproche plus d'un point où les vaisseaux lymphatiques vont se jeter dans les veines; les vaisseaux lymphatiques sont, dans l'intérieur, munis de valvules au niveau desquelles extérieurement apparaît, comme dans les veines, un renflement. Ils sont plus encore que celles-ci flexueux et bosselés; leur terminaison dans les veines se fait par de gros troncs venant aboutir dans les veines sous-clavières près de l'embouchure des jugulaires; celui de gauche porte le nom de *canal thoracique ;* celui de droite, de *grande veine lymphatique.* Les deux vaisseaux lymphatiques, qu'on appelle plus particulièrement vaisseaux chylifères, sont ceux qui proviennent de la muqueuse de l'intestin grêle et qui absorbent plus particulièrement le produit de la digestion, le chyle. Les vaisseaux lymphathiques se rencontrent dans tout le corps, mais ils sont plus ou moins abondants suivant les régions.

La lymphe est un liquide incolore, albumineux, tenant en suspension des globules blancs semblables à ceux du sang et se coagulant après sa sortie des vaisseaux. Le caillot est peu volumineux eu égard à la quantité de sérum; comme le sang, elle contient de la fibrine et de l'albumine, mais en moindre quantité ; les sels, au contraire, s'y trouvent en quantité sensiblement égale ; la graisse y est parfois très abondante; on a évalué la quantité de la lymphe en circulation à un douzième du poids du corps, mais cette proportion paraît exagérée.

A la tête les lymphatiques sont très nombreux ; ils peuvent être divisés en trois groupes : un frontal, qui accompagne la veine faciale et se jette dans les ganglions situés au-dessous de la mâchoire (ganglions sous-maxillaires); un temporal, qui aboutit aux ganglions situés en arrière et au-dessous de l'oreille (ganglions parotidiens) et un groupe occipital qui se jette dans les ganglions mastoïdiens situés au-dessous de l'oreille et en arrière des précédents, et dans les ganglions cervicaux situés en arrière du cou.

A la face, les vaisseaux superficiels sont très nombreux; ils se rendent tous aux ganglions sous-maxillaires et parotidiens; à l'intérieur du crâne, on n'en trouve qu'un très petit nombre disséminés sur les enveloppes du cerveau; à la partie postérieure du cou se trouvent des deux côtés des ganglions, mais peu de vaisseaux lymphatiques naissent de la région; en avant du cou, au contraire, de nombreux lymphatiques prennent naissance, ils vont tous se jeter dans les ganglions latéraux et se rendent de là dans le canal thoracique à gauche et dans la grande veine lymphatique à droite. Dans la poitrine, on trouve des vaisseaux lymphatiques aussi bien dans les parois que dans les organes internes; dans les parois, les plus importants sont ceux des mamelles, qui se rendent dans les ganglions de l'aisselle; dans l'intérieur de la poitrine, les vaisseaux lymphathiques les plus importants sont ceux des poumons et des bronches; ils forment des ganglions situés dans le médiastin autour de la trachée et des bronches; ils portent le nom de ganglions bronchiques.

Au bras, ils forment un double réseau, superficiel et profond; le réseau superficiel est beaucoup plus fourni que le réseau profond; ils correspondent à peu près aux réseaux veineux. Les ganglions siègent en particulier en arrière et au dedans du coude (ganglion épitrochléen). Le long du bord interne du biceps les lymphatiques aboutissent aux ganglions axillaires; quelques branches, après avoir traversé les ganglions de l'aisselle, vont se terminer soit directement dans la veine axillaire, soit dans le canal thoracique et la grande veine lymphatique.

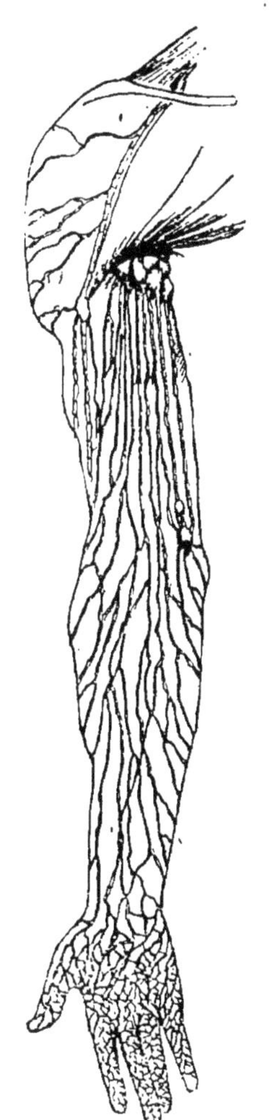

Fig. 34. — Vaisseaux lymphatiques du bras (face palmaire).

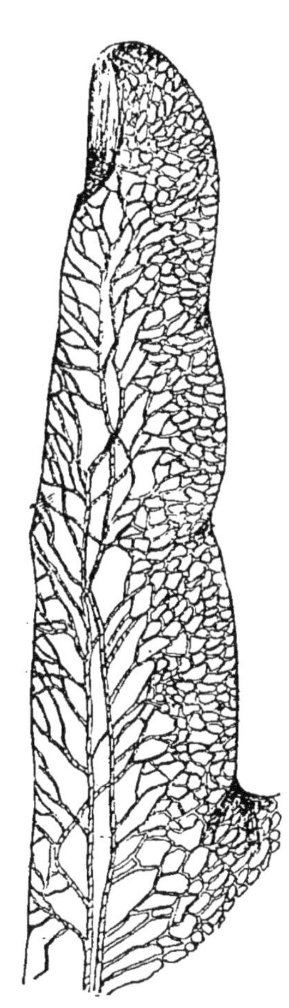

Fig. 35. — Vaisseaux lymphatiques d'un doigt.

Le ventre est la région la plus riche en vaisseaux lymphatiques et ganglions; les vaisseaux lymphatiques des parois sont divisés, suivant qu'ils naissent au-dessus ou au-dessous de l'ombilic, en vaisseaux sus-ombilicaux et vaisseaux sous-ombilicaux. Les premiers se rendent dans les ganglions axillaires et les seconds dans les ganglions inguinaux; les vaisseaux de la cavité abdominale sont divisés en pelviens et abdominaux proprement dits; il en est de même des ganglions; les pelviens, siégeant dans le bassin, proviennent des

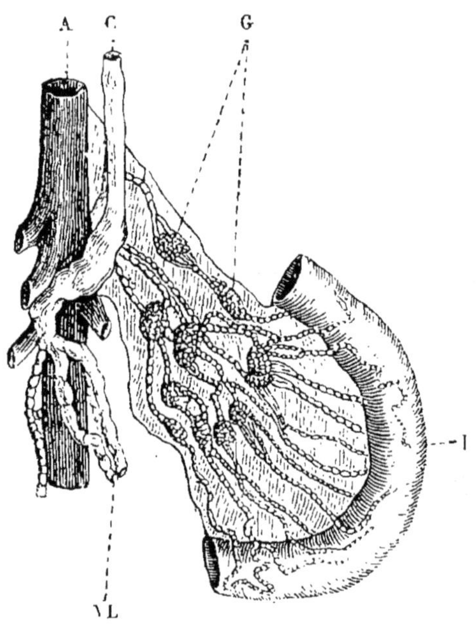

Fig. 36. — Vaisseaux chilifères (*).

(*) I, intestin; A, aorte; VL, vaisseaux lymphatiques; C, canal thoracique; G, ganglions lymphatiques.

organes qu'il contient, organes génito-urinaires principalement. Les vaisseaux lymphatiques abdominaux proprement dits proviennent particulièrement de l'intestin; ceux de l'intestin grêle sont très nombreux; on les divise en lymphatiques ordinaires et chylifères;

les premiers charriant de la lymphe ordinaire, les seconds charriant le produit liquide de la digestion, le chyle; les uns et les autres aboutissent aux ganglions mésentériques, pour se jeter ensuite dans le canal thoracique.

Le foie est aussi entouré de vaisseaux lymphatiques nombreux. Les vaisseaux lymphatiques des membres inférieurs ont une disposition analogue à celle des membres supérieurs; on les distingue en superficiels et profonds, et ils se réunissent ensemble au-dessus de l'aine et forment un ou deux gros troncs; les lymphatiques superficiels suivent à peu près le trajet des veines saphènes; partant de la plante et du dos du pied, ils cheminent tout le long de la jambe, traversent le creux poplité, où ils se jettent dans les ganglions superficiels de cette région, et, plus haut, après avoir remonté la cuisse en suivant la saphène interne, dans les ganglions inguinaux. Les vaisseaux lymphatiques profonds suivent absolument le trajet des artères, se jettent dans les ganglions profonds du creux poplité, puis, réduits généralement à deux gros troncs, ils suivent la veine fémorale et se rendent dans les ganglions inguinaux profonds; après avoir traversé les ganglions inguinaux. les lymphatiques du membre inférieur, réunis en un ou deux gros troncs, remontent en suivant les vaisseaux iliaques pour aller se jeter dans les ganglions lombaires dont il a été question et qui, par leur expansion, donnent naissance au canal thoracique.

2° Digestion.

La digestion a pour but de transformer, pour les approprier à l'organisme, des matières diverses empruntées à l'extérieur, auxquelles on donne le nom d'*aliments*.

Ces aliments servent ainsi à renouveler nos tissus et à les entretenir.

On distingue dans la digestion des actes *mécaniques* et des *actes chimiques*, nous commencerons par exposer les actes mécaniques et nous décrirons en même temps, au fur et à mesure, les diverses parties de l'appareil digestif.

A. *Appareil digestif et actes mécaniques de la digestion.* — L'orifice de l'appareil digestif est la bouche formée et limitée par des parties dures, les mâchoires; des

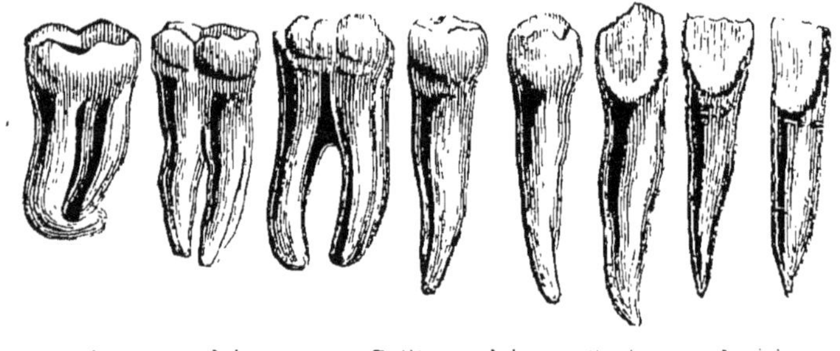

Fig. 37 — Dents de l'homme.

parties molles, lèvres et joues. Les dents sont implantées sur les mâchoires dont l'inférieure est mobile sur la supérieure latéralement et de haut en bas. L'homme possède trois sortes de dents (fig. 37), les incisives, les canines et les molaires. Lors de la première dentition complète, vers 12 ans, les dents sont au nombre de 20, soit à chaque mâchoire : 4 molaires, 4 incisives et 2 canines. A la seconde dentition, complète parfois fort tard, le nombre des dents est de 32, soit 6 molaires de plus à chaque mâchoire.

Une dent est composée de deux substances, l'une brillante et très dure, mais peu épaisse, se nomme *émail.* La seconde, qui forme la masse de la dent, se nomme *ivoire*. L'*ivoire* est creusé d'une cavité, qui contient la *pulpe*, petite masse charnue qui reçoit les nerfs et les vaisseaux dentaires.

C'est dans la bouche que se passe le premier acte mécanique de la digestion, la mastication, acte par lequel les aliments sont divisés, déchirés, broyés, avant de pénétrer plus avant.

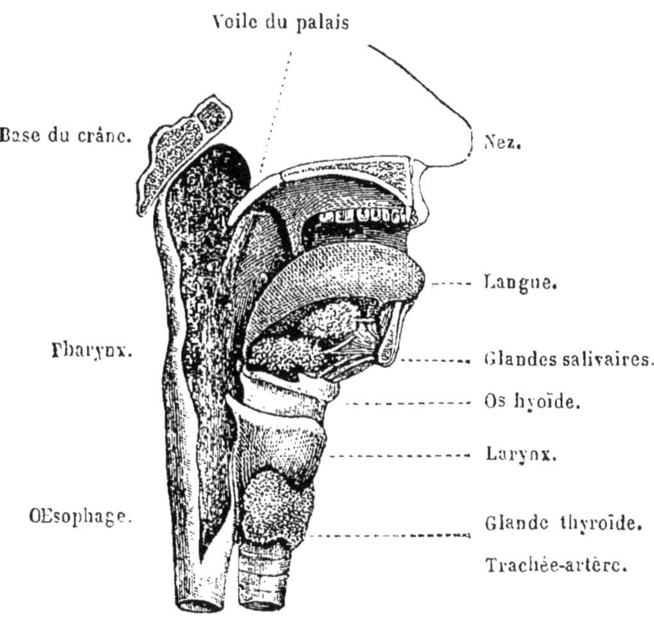

Fig. 38. — Coupe verticale de la bouche et du gosier.

La mastication se fait à l'aide des dents et de la langue. La langue, organe charnu et musculaire, sert à rassembler les aliments et à les ramener sous les dents jusqu'à ce qu'ils soient suffisamment broyés. La présence de la salive, sur laquelle nous reviendrons plus loin, favorise ce premier temps de la digestion.

Au moment où la masse alimentaire contenue dans la bouche et qui porte le nom de *bol alimentaire* est rassemblée sur le dos de la langue, la *déglutition*, second acte mécanique de la digestion, va commencer. Elle commence à la base de la langue, à l'orifice postérieur de la cavité buccale ou isthme du gosier.

Jusqu'à la base de la langue, la volonté avait sur les mouvements produits tout son pouvoir ; dès que les aliments arrivés à cet endroit ont franchi l'isthme du gosier, le bol alimentaire poursuit sa course sans qu'il nous soit possible d'y rien changer.

A ce moment le bol alimentaire traverse, pour ainsi dire, les voies aériennes.

L'espace traversé se nomme *pharynx ;* il communique en haut et en arrière avec les fosses nasales, en bas et en avant avec le larynx. C'est-à-dire que pour arriver dans le canal qui le conduira dans l'estomac, l'aliment devra éviter l'orifice postérieur des fosses nasales et ne pas tomber dans le larynx où il occasionnerait les désordres les plus graves. Il y parvient en haut au moyen du *voile du palais*, voile musculo-membraneux qui, grâce à la contraction de ses muscles, effectue un mouvement de pont-levis, et oblitère totalement l'orifice des fosses nasales ; en bas au moyen de l'épiglotte formée de tissus élastiques et qui, s'abaissant sous le poids du bol alimentaire, ferme l'orifice du larynx. Cette occlusion est en outre aidée par un mouvement ascensionnel du pharynx : par ce mouvement le larynx est entraîné sous la base de la langue et la protection du tube respiratoire se trouve ainsi assurée.

Ce passage difficile une fois franchi, les aliments cheminent dans l'*œsophage*, conduit musculaire dont les contractions les mènent à l'estomac.

L'*estomac* est une poche musculeuse et glandulaire dans laquelle les aliments subissent un assez long séjour.

L'orifice supérieur de l'estomac qui communique

avec l'œsophage, se nomme *cardia;* l'orifice inférieur qui communique avec l'intestin grêle, porte le nom de

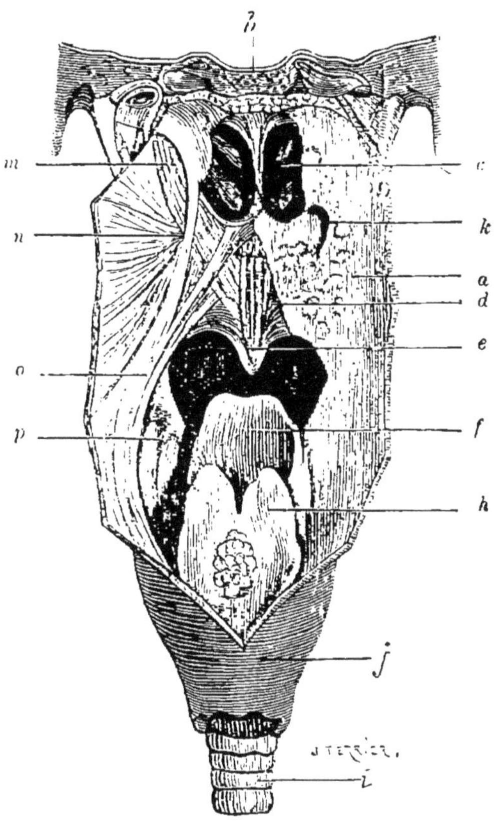

Fig. 39. — Pharynx ouvert par sa face postérieure et vu d'arrière en avant (*).

(*) *a*, cavité du pharynx dont la tunique muqueuse est en place du côté droit et a été enlevée de l'autre côté pour montrer les muscles du voile du palais, etc.; — *b*, base du crâne; — *c*, arrière-narines; — *d*, voile du palais; — *e*, la luette; — *f*, isthme du gosier et base de la langue; — *g*, épiglotte relevée pour laisser ouverte l'entrée du larynx (*h*) qui est située en avant du pharynx et surmonte la trachée-artère (*i*), laquelle conduit aux poumons; — *j*, œsophage; — *k*, embouchure de la trompe d'Eustache; — *l*, muscle élévateur de la luette; — *m*, muscle élévateur du voile du palais; — *n*, muscle constricteur moyen du pharynx; — *o*, muscle constricteur inférieur du pharynx; — *p*, amygdale.

pylore. L'estomac est contenu dans la cavité abdominale

au-dessous du diaphragme. Il occupe la région épigastrique et l'hypochondre gauche (voir fig. 16, page 33).

Les fibres musculaires de l'estomac ont des contractions lentes, qui transportent peu à peu les aliments du cardia au pylore fermé par une valvule.

Dans le vomissement, qui a lieu sous l'influence de la pression du diaphragme et des muscles abdominaux, les contractions de l'estomac sont presque passives (Küss).

L'*intestin grêle* est intermédiaire à l'estomac et au gros intestin, c'est un long tube enroulé en circonvolutions nombreuses. Sa longueur est de 8 mètres environ et son diamètre moyen de **3** à **4** centimètres. Il se divise en trois parties : le *duodénum*, le *jéjunum* et l'*iléon*. On y rencontre des glandes, organes de sécrétion, des villosités, organes d'absorption et les valvules conniventes, formées ou tapissées par la muqueuse qui tapisse l'intestin lui-même.

Le gros intestin termine l'appareil digestif : on donne le nom de *cæcum* à la partie qui reçoit l'intestin grêle; le cœcum possède un petit prolongement nommé appendice vermiforme cæcal. La communication du gros intestin et de l'intestin grêle ne se fait pas à plein canal; cet orifice est limité par une valvule, *valvule de Bauhin* ou iléo-cæcale, fermée par des replis membraneux en forme de boutonnière et ne pouvant s'ouvrir que de l'intestin grêle dans le cæcum. La portion du gros intestin qui vient après le cæcum, a reçu le nom de *côlon* divisé en côlon, ascendant, transverse, descendant et en côlon iliaque ou S iliaque terminée par le *rectum*.

Les aliments parcourent l'intestin sous l'influence de contractions lentes dites *péristaltiques;* exagérées elles produisent les coliques; leur marche est plus rapide dans le duodénum et le jéjunum, plus lente dans l'iléum et le gros intestin.

Si nous jetons un coup d'œil général sur la structure de l'appareil digestif, nous voyons qu'il est tapissé de

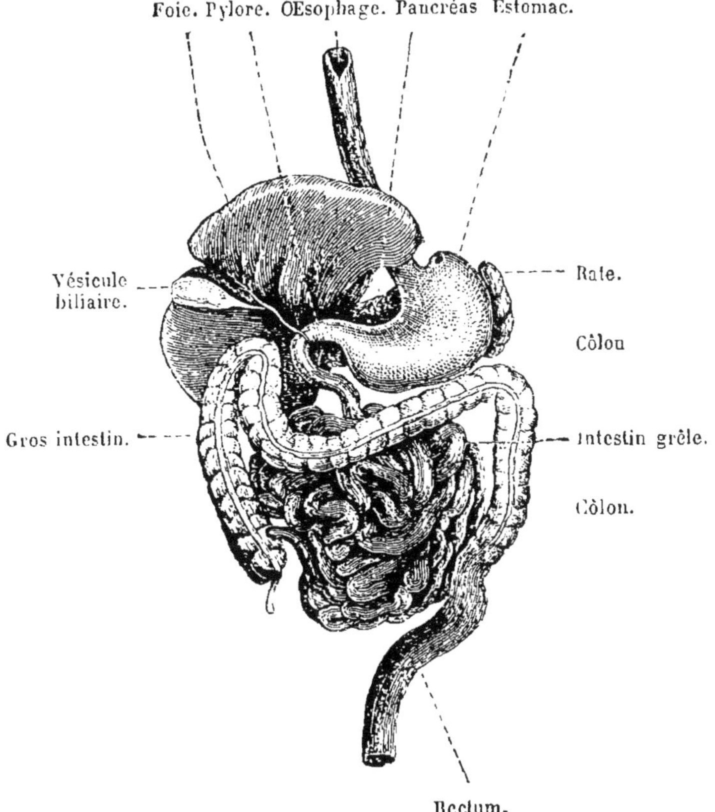

Fig. 40. — Appareil digestif de l'homme.

haut en bas par une muqueuse, c'est-à-dire en somme par la peau repliée sur elle-même.

Comme la peau, cette muqueuse contient des glandes, c'est-à-dire des organes qui, au moyen de matériaux apportés par le sang, fabriquent des substances particulières qui en sortent dissoutes dans l'eau également fournie par le sang (Paul Bert). Les glandes forment de petits tubes isolés, glandes simples ou agminées, glandes composées, glandes en grappes. La superficie de la muqueuse est recouverte par une couche très mince ressemblant à un vernis, mais formée par une couche unique de cellules, c'est ce qu'on nomme l'épithélium de la muqueuse. Plus profondément on trouve des fibres musculaires lisses, les unes longitudinales, les autres circulaires, qui président à la progression du bol alimentaire et favorisent son imbibition par les différents liquides nécessaires à la digestion.

Tous ces organes, estomac, intestin et d'autres que nous étudierons bientôt (foie, pancréas), sont contenus dans la cavité abdominale et enveloppés par le *péritoine*, sorte de sac sans ouverture et sans communication avec l'extérieur. Le péritoine est une membrane séreuse, extensible et lubrifiée par une petite quantité de liquide qui permet ainsi le jeu suffisant des organes et les contient en même temps.

B. *Actes chimiques de la digestion.* — Avant d'étudier les modifications produites par la digestion sur les aliments, il est nécessaire de dire quelques mots des aliments eux-mêmes. Les aliments ne sont autre chose que des substances plus ou moins semblables à celles qui constituent le corps des animaux et par conséquent susceptibles de remplacer dans ces corps les matériaux sans cesse détruits (P. Bert).

On peut diviser, au point de vue de leur composition, les aliments en plusieurs catégories :

1° Les aliments *albuminoïdes* (quaternaires ou azotés), surtout fournis par le règne animal, tels que la viande, les œufs, le lait, quelquefois par le règne végétal comme le gluten des céréales, la légumine, substance contenue dans certaines graines, etc.; ces aliments sont chimiquement composés d'azote, de carbone, d'hydrogène et d'oxygène;

2° Les aliments féculents, ternaires, non azotés, représentés par le sucre, l'amidon, les fécules, les gommes, surtout empruntés au règne végétal. Ces aliments sont chimiquement composés de carbone, d'hydrogène et d'oxygène ;

3° Les graisses, beurres, huiles, etc., qui ont la propriété d'être absorbées en nature sans modifications chimiques préalables ;

4° Des sels, chlorure de sodium, de potassium, etc.; des liquides souvent alcoolisés, bière, vins, cidre, etc., et enfin de l'eau.

Les aliments ne peuvent passer en nature dans l'économie, il est nécessaire pour cela qu'ils soient dissous et transformés. La première digestion se passe dans la bouche où les aliments rencontrent la *salive* sécrétée par les glandes salivaires. Ces glandes sont au nombre de six, soit deux parotides, deux sous-maxillaires, deux sublinguales; il existe encore dans l'épaisseur des lèvres et des joues un grand nombre de glandules qui viennent mêler leurs sécrétions à celles des grosses glandes. De la réunion de ces différentes salives résulte le liquide qui va commencer la digestion. La salive est un liquide très aqueux de réaction alcaline; elle contient une substance particulière, *ptyaline* ou diastase salivaire, qui a la propriété de transformer les aliments dits féculents en un sucre particulier nommé glycose. C'est à l'état de glycose que ces aliments sont absorbés. Le court espace de temps qu'ils passent dans la bouche ne permettrait pas toujours leur transformation totale; nous rencontrerons tout à l'heure un liquide qui achèvera l'opération.

C'est dans l'estomac que se passe le deuxième acte chimique de la digestion. L'estomac, au moyen de glandules particulières, sécrète le *suc gastrique*. Ce liquide renferme une substance nommée *pepsine*, sorte de ferment, et un acide qui lui donne sa réaction. On a beaucoup discuté sur l'acidité du suc gastrique ; les auteurs sont aujourd'hui partagés en deux camps : les uns l'attribuent à l'acide chlorhydrique, les autres à l'acide lactique. Sous l'influence de cet acide, quel qu'il soit, et de la pepsine, les aliments azotés sont ramollis, liquéfiés et transformés en *peptones* ou albuminoses, et rendus ainsi propres à l'absorption. Pendant ce temps la salive continue son action (pouvoir saccharifiant) sur les substances féculentes.

Il est nécessaire d'observer que les glandes ne sécrètent pas la pepsine d'une manière continuelle : il faut que les parois stomacales se trouvent pour ainsi dire chargées de certaines substances capables de se transformer en pepsine ; ces substances peu nutritives sont dites *peptogènes :* le bouillon possède ce pouvoir peptogène au plus haut degré. Le résultat de cette digestion est ce qu'on appelait autrefois le *chyme;* quant aux liquides, il est probable que l'estomac en absorbe mais n'en absorbe qu'une très minime partie.

Ainsi modifiée, la masse alimentaire passe dans l'intestin, où elle rencontre le suc entérique, le suc pancréatique et la bile. Le *suc entérique* n'agit ni sur les graisses, ni sur les féculents, ni sur les albuminoïdes en général, mais seulement sur la fibrine animale, qu'il transforme en peptones. Il n'a donc qu'un rôle effacé : sa sécrétion, produit des glandes situées sous l'épaisseur de l'intestin, glandes de Lieberkühn, est peu abondante ; cependant, dans certains cas pathologiques elle s'exagère jusqu'à produire ces diarrhées séreuses parfois si considérables (Küss).

Bien autrement important est le rôle du *suc pancréatique*. Appelé aussi quelquefois salive abdominale, il provient d'un glande, *pancréas*, située sur les limites des régions épigastrique et ombilicale, et dont le canal vient s'ouvrir dans l'intestin. La structure du pancréas rappelle en effet celle des glandes salivaires, et son produit, de réaction alcaline, est analogue à la salive ; mais les différences sont nombreuses. Sans parler de la proportion d'eau bien supérieure dans la salive, le suc pancréatique contient un ferment spécial, la *pancréatine*, qui agit à la fois sur les féculents en formant des glycoses comme la salive; sur les albuminoïdes en formant des peptones comme le suc gastrique; il possède en outre la propriété d'émulsionner les graisses, peut-être même d'en dédoubler une faible proportion (Küss).

Il nous reste à parler du rôle de la *bile* : c'est un liquide neutre, de couleur jaune d'or, contenant des sels, de la cholestérine, des matières colorantes et de l'eau. La bile a peu d'action sur les substances alimentaires; l'émulsion des graisses qu'on lui attribuait autrefois est niée aujourd'hui par un grand nombre d'auteurs; mais on admet en général qu'elle permet à la salive de continuer son œuvre en neutralisant l'acidité du chyme et qu'elle joue un rôle dans la rénovation de l'épithélium intestinal usé, en même temps qu'elle entraîne avec elle les déchets de l'intestin et lave l'intestin après chaque digestion. Une grande partie des matériaux constituant la bile, encore utilisables pour la nutrition, est résorbée par la muqueuse intestinale.

Ici se termine l'étude des actes chimiques de la digestion, mais nous devons dire encore quelques mots de la glande biliaire, du foie. *Le foie*, situé dans l'hypochondre droit et la région épigastrique, est un des viscères les plus importants et la glande la plus volumineuse de l'organisme : son poids moyen est de 1,450 grammes sur le cadavre. Il est entouré et protégé par une membrane fibreuse, capsule de Glisson qui pénètre dans son intérieur en formant une gaine aux nerfs et aux vaisseaux. Au foie est annexée une petite poche, la *vésicule biliaire*, qui sert de réservoir à la bile. Ce liquide peut donc ou passer directement dans l'intestin par le canal hépatique aboutissant dans le canal cholédoque en communication directe avec l'intestin, ou s'amasser dans la vésicule, d'où il peut ensuite gagner l'intestin par l'intermédiaire du canal cholédoque. Pour comprendre la disposition des canaux excréteurs de la bile, il suffit de se figurer un Y dont une branche serait le canal *cystique* allant à la vésicule ; la seconde, le canal *hépatique* qui sort du foie, et la troisième, le canal *cholédoque*, réunion de ces deux canaux et s'ouvrant dans l'intestin. Outre la sécrétion biliaire, le foie est le siège de phénomènes des plus remarquables et des plus considérables dont nous ne pouvons faire ici que l'énumération par ordre d'importance :

1° Formation du *sucre* grâce à une matière particulière, matière glycogène ;

2° Formation d'urée, de graisses, décomposition de certains poisons, action sur les globules du sang ;

3° Foyer de calorique (foyer thermogénique).

3° Respiration.

La respiration est la série des actes par lesquels les animaux empruntent au milieu extérieur l'oxygène qui leur est nécessaire et rejettent l'acide carbonique.

Pour étudier la respiration, il est nécessaire de connaître d'abord les différents organes mis en œuvre, c'est-à-dire de décrire l'appareil respiratoire. Nous allons examiner pour cela le trajet suivi par l'air respiré, puis nous passerons aux phénomènes mécaniques et chimiques de la respiration.

Deux orifices servent à l'entrée de l'air. La bouche et les fosses nasales. La bouche a été décrite à propos de la digestion; quant aux fosses nasales, elles forment deux conduits sinueux séparés par une cloison verticale, remplis de dépressions et d'éminences, tapissés par une muqueuse riche en vaisseaux.

L'ouverture antérieure ou narine présente des poils rudes chargés d'arrêter les poussières et les corps étrangers : nous avons parlé de l'ouverture postérieure située dans le pharynx, à propos de la déglutition. Remarquons de suite que, grâce aux éminences et aux dépressions contenues dans les fosses nasales, l'air y suit un trajet sinueux pendant lequel il a le temps de se réchauffer avant d'arriver au contact du poumon. On sait en effet que le contact d'un air trop froid peut amener de graves désordres pulmonaires, évités par ce passage dans les fosses nasales, qui sont donc le trajet véritable de l'air respiré. Cet air passe ensuite dans le pharynx, la trachée et les bronches avant d'arriver au terme de sa course, c'est-à-dire au poumon. Déjà, à propos de la déglutition, il a été question du pharynx, c'est donc un passage commun à l'air et aux aliments.

Le *larynx*, partie supérieure de l'arbre respiratoire après les fosses nasales, contient un appareil compliqué qui sert à la *phonation* et doit être décrit à part. La *trachée* lui fait suite, c'est un canal béant situé en avant de la colonne vertébrale et de l'œsophage. Son calibre et sa béance sont maintenus par la présence d'anneaux cartilagineux au nombre de 16 environ qui manquent en arrière et sont reliés entre eux par des anneaux membraneux.

Larynx et trachée possèdent une muqueuse à épithélium particulier, épithélium à cils vibratiles. Chaque cellule de l'épithélium porte un certain nombre de filaments très ténus qui peuvent s'abaisser successivement.

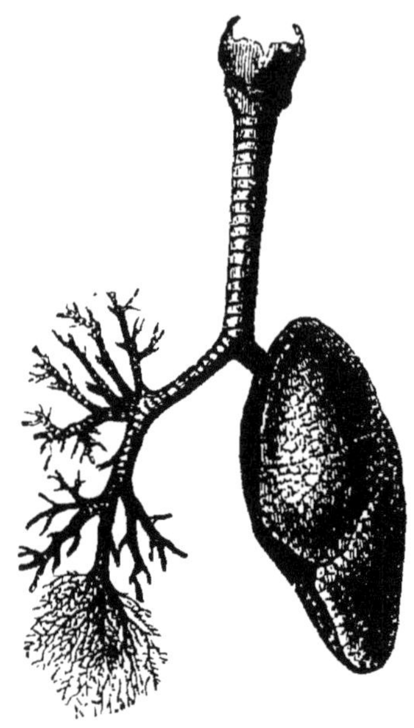

Fig. 41. — Poumons, trachée et bronches.

Ces mouvements sont susceptibles de faire cheminer de bas en haut, c'est-à-dire de l'intérieur à l'extérieur les poussières fines et les particules qui pénètrent dans l'arbre respiratoire, et l'empêchent ainsi d'en être souillé et rempli.

Au bout d'un court trajet dans la poitrine, la trachée se bifurque en deux canaux, *grosses bronches*, bronches primaires ; celles-ci à leur tour se subdivisent en bronches secondaires de moindre calibre ; les bronches secondaires fournissent des bronches tertiaires plus nombreuses mais moins volumineuses, et ainsi de suite jusqu'à former des canalicules de plus en plus fins, bronchioles, bronches capillaires. Arrivée à sa division extrême, la bronchiole se termine dans un petit sac, vésicule ou alvéole pulmonaire.

La réunion d'un certain nombre d'alvéoles se nomme *lobule pulmonaire*, et la réunion des lobules formera les lobes du poumon. Le poumon est donc composé de *lobes*, trois pour le poumon droit, deux pour le poumon gauche, qui se décomposent en lobules, et les lobules en alvéoles, où viennent aboutir les bronches capillaires.

Les poumons sont contenus dans le thorax et reposent sur le diaphragme ; ils sont entourés d'une membrane séreuse, la plèvre, lubrifiée, comme toutes les membranes de cette nature, par une petite quantité de liquide propre à faciliter les mouvements qu'ils subissent dans les actes respiratoires dont nous parlerons bientôt. Ils sont protégés par la cage thoracique : les différents os qui la composent, colonne vertébrale, sternum et côtes, leur agencement, les mouvements dont ils sont capables, ont été décrits en anatomie ; nous allons tout à l'heure appliquer ces données à l'explication des actes mécaniques de la respiration.

Actes mécaniques de la respiration. — L'introduction et l'expulsion de l'air se font par les mouvements respiratoires, l'inspiration et l'expiration.

A. *Inspiration.* — Au moment où le besoin de respirer ou l'impulsion de la volonté amènent l'introduction de l'air, que va-t-il se passer dans l'arbre respiratoire? L'air pénétrera dans le poumon comme il entre dans un soufflet dont la soupape est bouchée (Paul Bert), c'est-à-dire que le thorax se dilate, la cavité s'agrandit et l'air se précipite pour remplir le vide ainsi produit. Cette dilatation se produit en grande partie au moyen du diaphragme qui ferme en bas la cavité thoracique en la séparant de la cavité abdominale. Le diaphragme, grand muscle à convexité supérieure, se contracte et par ce fait se déprime en tendant à devenir concave du côté du poumon

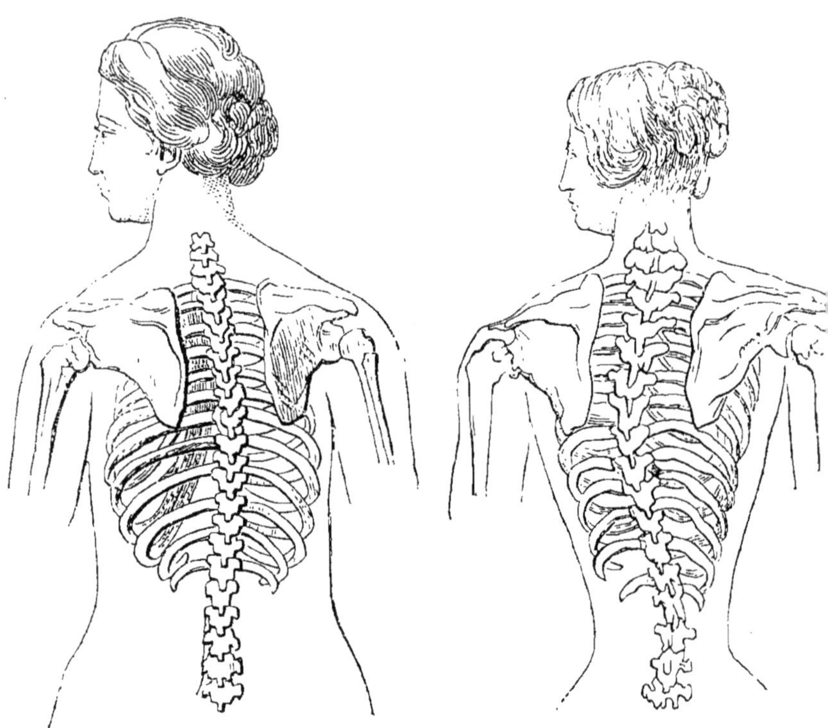

Fig. 42 et 43 — Déformation produite par le corset.

La cavité thoracique est agrandie d'autant, et l'on exprime ce résultat en disant qu'il augmente le diamètre vertical de la cavité. Le jeu des côtes assure l'augmentation des diamètres antéro-postérieur et transversal. Les côtes sont mobiles et peuvent se comparer aux échelons obliques d'une échelle à deux montants:

quand les échelons se relèvent, les deux montants s'éloignent l'un de l'autre. Il en est de même du sternum quand les côtes placées obliquement de haut en bas et d'arrière en avant tendent à se relever : elles repoussent à la fois les parois latérales, d'où augmentation du diamètre transverse, et le sternum (la colonne vertébrale étant fixe), d'où augmentation du diamètre antéro-postérieur. Elles sont mises en jeu par les muscles des parois thoraciques et en particulier par les muscles intercostaux. La trachée subit en même temps un mouvement de descente et s'élargit. Le poumon qui est accolé aux parois de la cavité en suit le mouvement d'expansion, se dilate, et l'air, se précipitant pour combler le vide va se distribuer dans ses cavités les plus éloignées.

B. *Expiration.* — Telle est la première moitié de l'acte respiratoire ; la seconde, expiration, est beaucoup moins compliquée (diaphragme, muscles du thorax, intercostaux) : la contraction musculaire avait eu pour résultat utile la dilatation sous tous les sens de la cavité thoracique : le diaphragme reprend sa place ainsi que le sternum et le poumon, grâce à son élasticité naturelle un moment violentée, revient sur lui-même et chasse l'air ou du moins une partie de l'air qui s'y était introduit.

Il y a chez l'homme environ 16 à 18 mouvements respiratoires par minute ; ils sont plus nombreux chez l'enfant. Le rire n'est qu'une alternative rapide d'expirations et d'inspirations brusques ; le hoquet est produit par une contraction violente et soudaine du diaphragme ; la toux est une expiration brusque suivie d'une inspiration longue, pour expulser les mucosités ou les corps étrangers que peut contenir l'arbre aérien.

On a calculé que chaque inspiration ou expiration

introduisait ou rejetait environ 1/2 litre d'air, c'est là ce qu'on nomme l'air courant; mais on peut, en forçant le mouvement inspiratoire, en introduire davantage et cette quantité, ou air complémentaire, est à peu près un litre 1/2. Si l'on exagère au contraire l'expiration, on pourra expulser un litre trois décilitres d'air, c'est l'air supplémentaire, mais il restera toujours dans le poumon un litre d'air inexpugnable, air résiduel. Les mouvements respiratoires ne sont pas sans influence sur la circulation. Paul Bert a démontré que, pendant l'inspiration, la pression était moindre à l'intérieur qu'à l'extérieur de la poitrine. Le sang et l'air iront donc à la rencontre l'un de l'autre.

Phénomènes chimiques de la respiration. — Quelques notions sur l'air atmosphérique et sa composition sont nécessaires avant d'aborder l'étude de ces phénomènes. l'air qui nous environne est composé d'oxygène et d'azote ; on y rencontre aussi des traces d'acide carbonique et une certaine quantité de vapeur d'eau. Nous savons d'autre part qu'il existe dans l'économie deux sortes de sang, le sang rouge, artériel, et le sang noir, veineux. La différence fondamentale entre ces deux sangs provient de la présence de l'oxygène dans le sang artériel et de son absence dans le sang veineux. Ce dernier est chargé au contraire d'une grande quantité d'acide carbonique. L'oxygène est chargé de régénérer les globules du sang, c'est-à-dire de les rendre propres à entretenir la vie des tissus. C'est au niveau de l'alvéole pulmonaire que le sang perd son acide carbonique qui est remplacé par l'oxygène de l'air. Sans doute l'air et le sang n'arrivent pas immédiatement au contact l'un de l'autre, mais il est démontré en physique que la membrane ténue qui les sépare au niveau de la vésicule pulmonaire peut être considérée comme nulle. Les globules, avides d'oxygène, se combinent avec lui, tandis que l'acide carbonique dissous seulement dans le sang veineux s'échappe et est rejeté par l'expiration. On a prouvé en effet par l'analyse que, tandis que l'air inspiré contenait 20,9 d'oxygène, et des traces d'acide carbonique, l'air expiré ne contenait que 15,4 d'oxygène, mais en revanche 4,3 d'acide carbonique. La quantité d'azote ne subit presque aucun changement.

Un grand nombre de substances gazeuses ou volatiles s'éliminent par le poumon, telles que l'éther, le chloroforme, l'acide sulfhydrique, les essences odorantes contenues dans l'ail, l'oignon. Chaque respiration amène dans le poumon 500 centimètres cubes d'air. Si l'on fait 14 respirations par minute, soit 20,000 par vingt-quatre heures, 10,000 litres d'air représentant 2,000 litres d'oxygène passeront ainsi dans le poumon ; le quart seulement en sera consommé.

C'est ainsi qu'on a pu calculer qu'il faut au moins à l'homme 4 mètres cubes d'air par heure. Mais en tenant compte des diverses combustions et décompositions environnantes qui vicient l'air et absorbent l'oxygène, il faut au moins tripler ce chiffre, sans quoi il y a asphyxie, c'est-à-dire perte de connaissance et mort faute d'air suffisamment oxygéné.

4° Système nerveux.

On peut diviser le système nerveux de l'homme en quatre parties :

1° Une masse considérable logée dans la cavité osseuse du crâne, l'*encéphale ;*

2° Un long cordon de matière nerveuse qui remplit la cavité de la colonne vertébrale, *moelle épinière ;*

3° Diverses masses peu considérables de matière nerveuse éparse dans l'organisme, *ganglions nerveux;*

4° Des filaments blanchâtres formés de matière nerveuse qui émanent de ces différentes parties, *nerfs*.

A. Le centre nerveux principal est l'encéphale : c'est lui qui imprime au corps le mouvement ; c'est en lui que siègent la pensée et la mémoire ; c'est de lui qu'émanent la volonté, les théories, les rêves, etc.

Du cerveau naissent les nerfs des sens : vue, ouïe, odorat, goût, tact.

On subdivise le cerveau ou encéphale en cerveau proprement dit, cervelet et moelle allongée.

Le *cerveau* proprement dit remplit la presque totalité de la boite crânienne.

Le *cervelet* (petit cerveau) est situé inférieurement et un peu en arrière ; sa fonction principale est, d'après les données actuelles, de régler et de coordonner les mouvements du corps. La moelle allongée est comprise entre le cervelet et la moelle épinière ; les fibres nerveuses s'y croisent, de sorte qu'une lésion ou une maladie d'un côté du cerveau amènent des symptômes de l'autre côté.

Le cerveau est un organe impair formé de deux moitiés symétriques, *hémisphères cérébraux*. Chaque hémisphère offre trois faces recouvertes de replis de substance nerveuse (circonvolutions), et séparées par des interstices plus ou moins profonds et sinueux, anfractuosités et scissures. La forme générale du cerveau est ovoïde, à petite extrémité antérieure. Le poids moyen de l'encéphale est de 1320 grammes chez l'homme et de 1230 grammes chez la femme. L'encéphale contenu dans le crâne est recouvert de membranes d'enveloppe, appelées méninges, au nombre de trois, qui sont, de dehors en dedans : la dure-mère, l'arachnoïde et la pie-mère. La première est une membrane résistante de nature fibreuse; la seconde est une séreuse et la troisième cellulo-vasculaire présente ce caractère de s'enfoncer dans toutes les dépressions, trous, sillons de l'encéphale, tandis que l'arachnoïde passe au-dessus comme un pont. Entre l'arachnoïde et la pie-mère existe le liquide céphalo-rachidien : ce liquide, très limpide, très riche en chlorure de sodium, sert à protéger les centres nerveux à la manière d'un

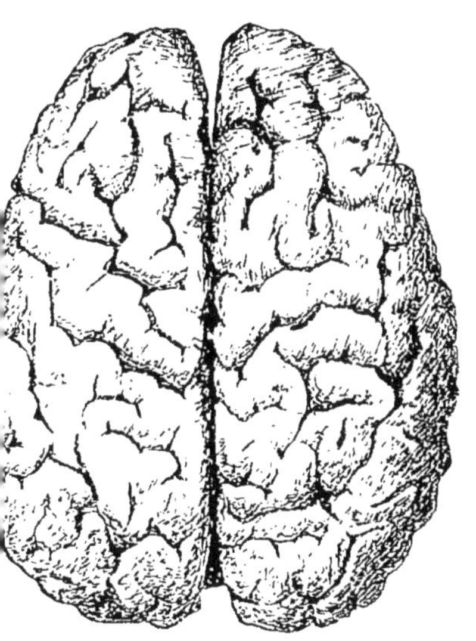

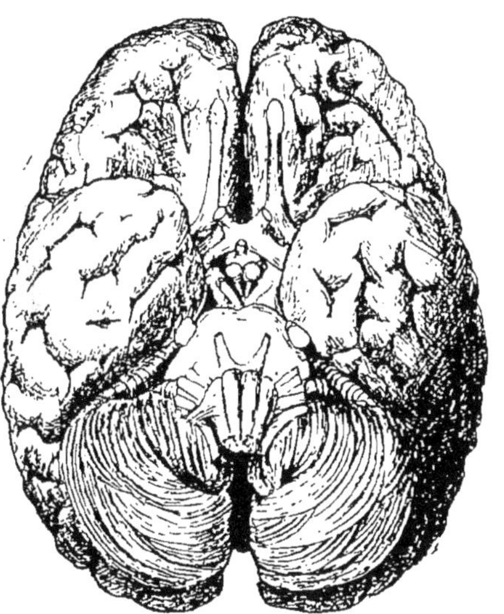

Fig. 44. — Encéphale de l'homme.

coussinet élastique en même temps qu'il en diminue le poids spécifique.

De l'encéphale se détachent *douze paires* de nerfs, nerfs crâniens, que nous allons énumérer en même temps que leurs principales destinations :

1re paire : *Olfactif* (nerf sensoriel — odorat; muqueuse pituitaire);

2e paire : *Optique* (sensoriel — vision, globe oculaire, rétine);

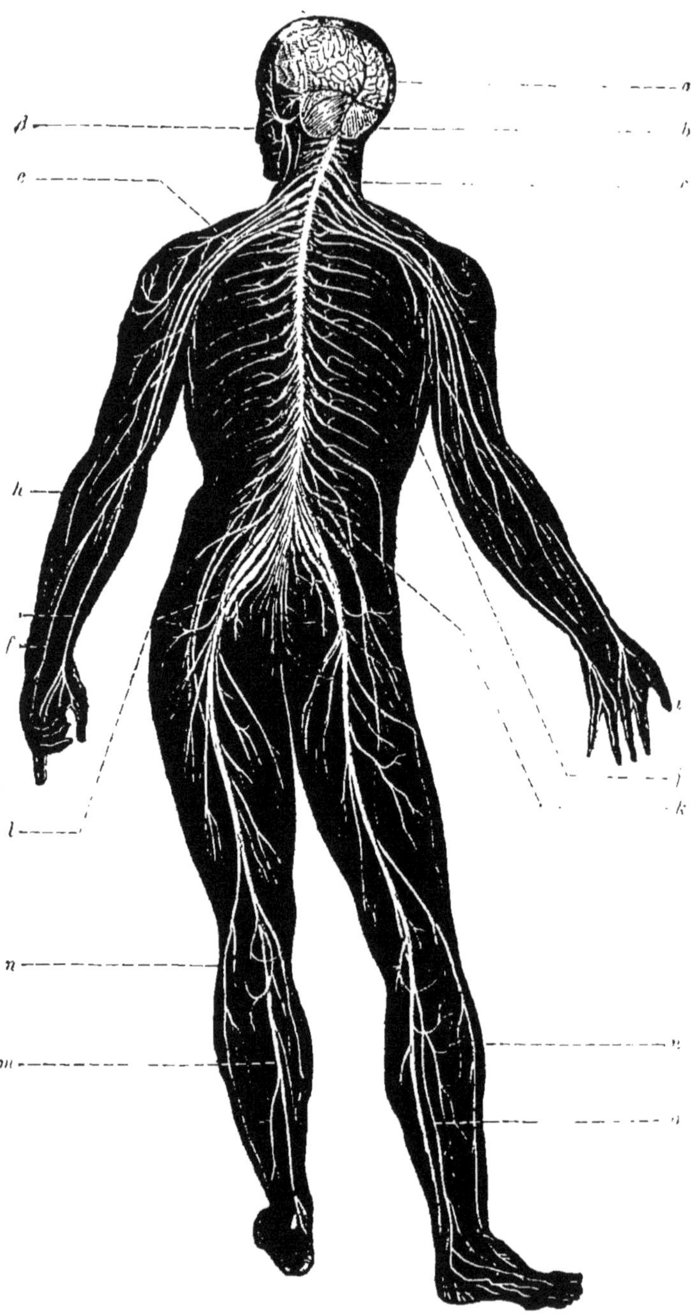

Fig. 45. — Système nerveux de l'homme (*).

(*) Système nerveux de l'homme : *a*, cerveau ; *b*, cervelet ; *c*, moelle épinière ; *d*, nerf facial ; *e*, plexus brachial formé par la réunion de plusieurs nerfs

3e paire : *Moteur oculaire commun* (tous les muscles de l'orbite, sauf le droit externe et le grand oblique);

4e paire : *Pathétique* (moteur-muscle grand oblique);

5e paire : *Trijumeau* (mixte — peau et muqueuses de la face, moitié antérieure du cuir chevelu, glandes contenues dans la tête, muscles masticateurs);

6e paire : *Moteur oculaire externe* (muscle droit externe de l'œil;

7e paire : *Facial* (moteur — muscles peauciers du cou, muscles de la face et du crâne);

8e paire : *Acoustique* (sensoriel — audition, oreille interne);

9e paire : *Glosso-pharyngien* (mixte — tiers postérieur de la muqueuse linguale);

10e paire : *Pneumogastrique* (mixte — pharynx, larynx, poumon, cœur, œsophage, estomac, foie);

11e paire : *Spinal* (moteur — muscles du larynx et du pharynx, sterno-mastoïdien, trapèze);

12e paire : *Grand hypoglosse* (moteur — muscles de la langue, de la région sous-hyoïdienne).

B. La *moelle épinière*, portion des centres nerveux, située dans le canal rachidien, est étendue de l'axis (2e vertèbre cervicale) jusqu'à la première vertèbre lombaire. Elle a la forme d'une colonne cylindrique qui présente çà et là quelques renflements (renflements cervicaux, lombaires). De ces côtés s'échappent trente et une paires de nerfs qui s'en détachent par l'entremise de deux troncs : le tronc antérieur donnant naissance aux nerfs moteurs, le tronc postérieur donnant nais-

qui proviennent de la moelle épinière ; *f*, nerf médian du bras ; *g*, nerf cubital ; *h*, nerf cutané interne du bras ; *i*, nerf radial et nerf musculo-cutané du bras ; *j*, nerfs intercostaux ; *k*, plexus fémoral formé par plusieurs nerfs lombaires et donnant naissance au nerf crural ; *l*, plexus sciatique donnant naissance au nerf principal des membres inférieurs, lequel se divise ensuite pour former le nerf tibial (*m*), le nerf péronier externe (*u*), le nerf saphène externe (*o*), etc.

sance aux nerfs sensitifs. Ces nerfs se répandent dans tout le corps, apportant à tous les points la faculté de recevoir des impressions et communiquant aux muscles la faculté du mouvement. On a démontré par l'expérience : 1° que toutes les impressions suivies de sensation cheminent depuis la circonférence de distribution du nerf jusqu'au centre, c'est-à-dire au cerveau, siège de la sensation ; 2° que toutes les impressions suivies de mouvement suivent une marche inverse, du centre à la circonférence, c'est-à-dire du cerveau ou de la moelle aux muscles ou à l'organe.

Les *nerfs*, qui se présentent sous l'aspect de filaments blancs, se propagent dans toutes les parties du corps, si bien que les derniers filaments deviennent invisibles à l'œil nu. On les divise en nerfs sensitifs, moteurs et mixtes. Un nerf moteur transmet une impulsion du cerveau à un muscle ; un nerf sensitif reçoit une impression et la transmet au cerveau ; un nerf mixte participe de ces deux fonctions, c'est-à-dire qu'il contient des fibres motrices et des fibres sensitives. Dans le premier cas (nerfs moteurs) on dit que l'excitation est centrifuge ; centripète dans le second (nerfs sensitifs). On donne le nom de mouvement réflexe à un mouvement involontaire succédant à une impression (déglutition, éternûment).

Comme l'encéphale, la moelle épinière est entourée par le liquide céphalo-rachidien en communication avec celui de l'encéphale et par des méninges, dites méninges rachidiennes. La dure-mère et la pie-mère rachidiennes se confondent pour former aux nerfs une gaine nommée *névrilème*. La moelle épinière se termine en cône au niveau de la deuxième vertèbre lombaire, en donnant naissance à un ensemble de racines nerveuses qui porte le nom de queue de cheval ; la partie terminale du cône s'effile en un cordon extrêmement ténu.

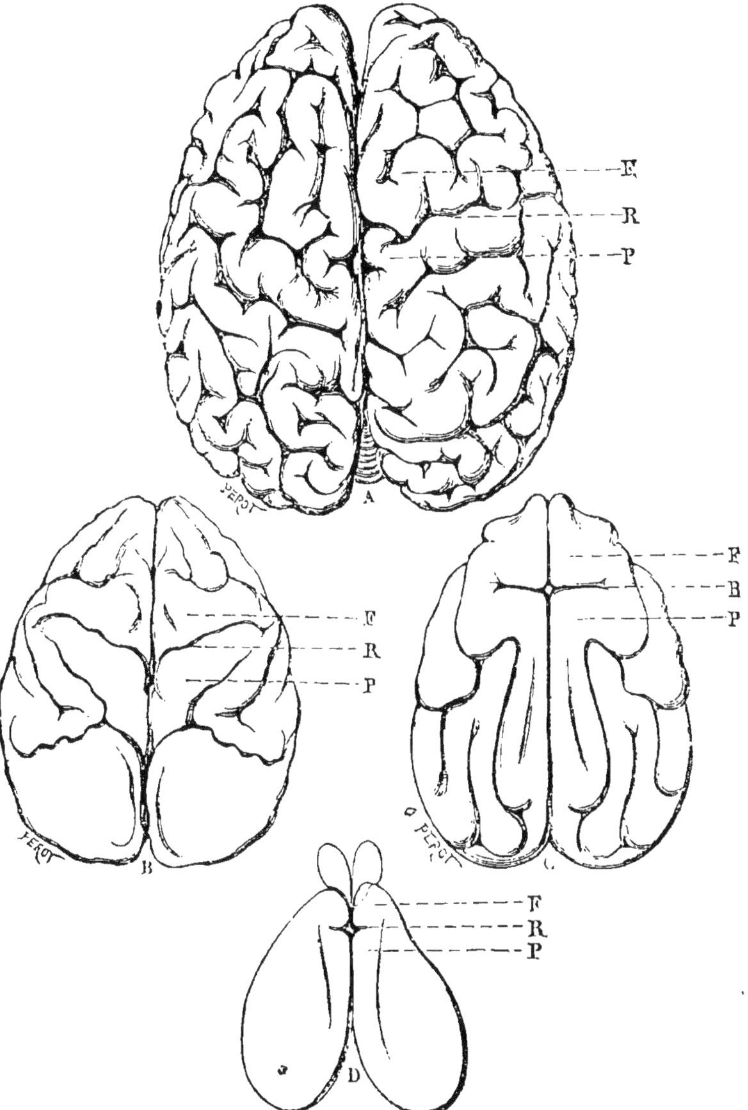

Fig. 46. — Circonvolutions du cerveau chez l'homme A, le singe B, le chien. et le lapin D. Dans chaque figure la lettre R correspond au sillon qui sépare les circonvolutions *frontales* F et *pariétales* P.

Les centres nerveux sont formés de deux substances, la *substance blanche* composée de fibres nerveuses et la *substance grise* composée de cellules. La substance grise et la substance blanche se rencontrent à la fois dans l'encéphale et la moelle ; dans les nerfs on ne trouve que de la substance blanche.

Entre ces différentes masses nerveuses et ces nerfs, il existe un système nerveux particulier, répandu çà et là dans l'organisme, qui porte le nom de système nerveux ganglionnaire ou *sympathique*. Il est relié au précédent par des fibres nerveuses. Ce système assure, sans l'intervention de la volonté, le fonctionnement des organes les plus importants, du cœur, de l'estomac, du foie, etc., c'est-à-dire des organes de la vie organique ou végétative. Prenons un exemple : un homme est frappé à la tête, il perd connaissance, mais il continue à vivre ; le cœur, l'estomac continuent à fonctionner, il peut survivre grâce à cette continuation involontaire de ces grandes fonctions. Reçoit-il au contraire un coup d'égale violence dans la région épigastrique où se trouve un centre important de nerfs sympathiques, l'action de ces nerfs peut se trouver subitement abolie, l'arrêt des battements du cœur ou des mouvements respiratoires peut s'en suivre, et la mort en être la conséquence fatale et rapide

L'étude du système nerveux est des plus intéressantes mais des plus difficiles, nous ne pouvions qu'en donner ici un résumé succinct, en présenter les points principaux et chercher à faire comprendre toute l'importance de ce merveilleux appareil.

5° Organes des sens.

Nous sommes en rapports continuels avec le monde extérieur, et le monde extérieur provoque sans cesse en nous des sensations. Ces sensations nous sont transmises au moyen des nerfs. Les organes où se rendent les terminaisons de ces nerfs sont les *organes des sens.*

Les impressions, ou sensations, ont été divisées en cinq groupes correspondant aux cinq sens : le sens de la vue, le sens de l'ouïe, le sens de l'odorat, le sens du goût et celui du toucher. Chacun d'eux nous donne des sensations particulières grâce à un certain nombre d'organes qui forment ensemble des appareils. Nous commencerons par l'appareil de la vision.

Sens de la vue. — Le sens de la vue nous fait juger des propriétés lumineuses des objets et, par suite, de leurs couleur, forme et position. On peut distinguer dans cet appareil des membranes, des milieux et des organes auxiliaires. Toutes ces parties constituent l'*œil*, ou globe oculaire, contenu dans la cavité de l'orbite et protégé par deux voiles membraneux mobiles, les *paupières.* Les paupières sont elles-mêmes garnies de cils, poils destinés, ainsi que les sourcils, à éviter l'introduction des poussières et de la sueur.

En allant de dehors en dedans, le globe est formé par une membrane dure et résistante, la *sclérotique*, ouverte en avant pour donner place à la *cornée*, membrane mince et transparente qui s'enchasse en elle comme un verre de montre. La sclérotique est doublée par une membane vasculaire, la *choroïde*, interrompue en avant par l'*iris*, membrane vasculo-musculaire, percée d'un trou central, la *pupille*, qui laisse entrer les rayons lumineux après leur passage à travers la cornée. Derrière l'iris, contenus dans la poche formée par la sclérotique et la choroïde, on rencontre les milieux de l'œil. Ce sont, en allant d'avant en arrière, l'*humeur aqueuse*, le *cristallin*, lentille bi-convexe solide et transparente, et le *corps vitré*, formé par une substance visqueuse. Ces milieux servent à diriger les rayons lumineux et à les concentrer sur une membrane sensible placée derrière le corps vitré, c'est-à-dire entre la choroïde et le corps vitré, la *rétine*. La rétine n'est autre chose que l'expansion du *nerf optique*; c'est donc une membrane nerveuse sensible, mais d'une sensibilité spéciale. Quelle que soit l'excitation produite, elle y répond par une sensation lumineuse. Ainsi, un coup violent qui l'ébranle produira la vision d'étincelles et provoquera le phénomène qu'on traduit vulgairement mais à juste titre en disant : voir trente-six chandelles. Au point où le nerf optique pénètre dans le globe oculaire, il forme une tache d'un blanc rosé, la *papille*, ou tache aveugle, car en ce point les impressions lumineuses font défaut. Pour que l'impression visuelle ait lieu, il faut que les rayons lumineux viennent former une image exactement sur la rétine. Si, par suite d'imperfection dans les milieux qu'ils traversent, ces rayons viennent se concentrer en avant de la rétine, l'œil est dit myope ; si, au contraire, leur réunion se fait en arrière, l'œil est dit presbyte (du grec πρέσβυς, vieillard, car cette affection est fréquente chez eux) ou, plus exactement, hypermétrope. On donne le nom d'œil emmétrope à celui dont la vision est normale. A cet appareil sont annexées les *glandes lacrymales*. Ces glandes, situées à la partie externe et supérieure de l'orbite, sécrètent les larmes, liquide incolore, alcalin, contenant un peu d'albumine et des sels ; elles servent à empêcher la dessiccation de la cornée. C'est au moyen des mouvements des paupières que les larmes s'étalent, et toutes les parties où elles pénètrent sont tapissées par une membrane muqueuse, la *conjonctive*. Sécrétées incessamment, les larmes s'échapperaient hors de l'œil si un conduit n'existait pas où elles se puissent déverser continuellement. Au nombre de deux, ces conduits, dits *conduits lacrymaux*, sont situés à l'angle interne de l'œil : chaque paupière en contient un. Ils se réunissent dans le *sac lacrymal*, et les larmes passent de là dans le canal nasal, qui s'ouvre dans le méat inférieur des fosses nasales. Les muscles qui produisent les mouvements des paupières et du globe sont au nombre de sept : six pour le globe, muscles droits et obliques, et un pour la paupière, muscle releveur.

Sens de l'audition. — Le sens de l'audition nous fait percevoir les sons. Les organes qui concourent à ce but portent ensemble le nom d'*oreille*. En anatomie, on divise l'oreille en externe, moyenne et interne.

L'oreille externe est essentiellement formée par le *pavillon* ou *conque*, organe peu sensible et cartilagineux destiné à collecter les sons et aussi à nous faire juger de leur direction. Derrière le pavillon ou plutôt à sa suite on trouve le *conduit auditif externe* dont l'obstruction entraîne une diminution de l'ouïe. Ce canal est garni de poils d'une sensibilité spéciale et de glandes qui sécrètent le *cérumen ;* cette matière visqueuse a pour effet de fixer les corps étrangers qui pourraient s'introduire dans le conduit.

L'oreille moyenne, ou *caisse du tympan*, est une cavité située dans l'épaisseur du rocher, au fond du conduit auditif externe. Elle est séparée de l'oreille externe par la *membrane du tympan*, sur laquelle vient s'appuyer la *chaîne des osselets*. La caisse du tympan est en effet traversée par quatre petits os articulés bout à bout : le *marteau*, dont le manche est fixé sur le tympan, l'*enclume*, l'os *lenticulaire* et l'*étrier*. Trois muscles viennent s'y insérer : le muscle interne du marteau, l'externe du marteau, tous deux tenseurs de la membrane du tympan, et le muscle de l'étrier. A cette cavité sont annexées les cellules mastoïdiennes, petites loges irrégulières creusées dans l'apophyse mastoïde du temporal, qui la rendent plus spacieuse. Elle est en rapport avec l'extérieur par la trompe d'Eustache, long canal étendu de la caisse au pharynx, chargé d'amener dans la cavité de l'oreille moyenne l'air nécessaire au fonctionnement de la membrane du tympan.

L'oreille interne ou *labyrinthe* forme une série de cavités communiquant toutes entre elles et contenant un liquide très limpide, *liquide de Cotugno* ; les divisions terminales du nerf acoustique viennent s'y perdre. Elles sont séparées de l'oreille moyenne par le *promontoire* (saillie osseuse) qui présente deux orifices, la *fenêtre ovale* fermée par la base de l'étrier et la *fenêtre ronde* fermée par une membrane. Les diverses cavités du labyrinthe sont : une cavité centrale, le *vestibule ;* des cavités tubuleuses, *canaux semi-circulaires*, et une cavité contournée en spirale, le *limaçon*.

Que se passe-t-il chaque fois que nous percevons un son ? Recueilli par le pavillon, le son va en suivant le conduit auditif externe faire vibrer la membrane du tympan.

Cette vibration est portée par la chaîne des osselets jusqu'aux fenêtres et de là communiquée au liquide de Cotugno où flottent les terminaisons du nerf acoustique. Quel que soit d'ailleurs le rôle des différents organes que nous avons énumérés, la transmission de cet ébranlement du liquide aux filets nerveux produit en somme la sensation auditive. La perte totale de l'ouïe a été nommée *surdité*. L'appareil auditif ne semblera pas trop compliqué, si l'on songe qu'il doit permettre non seulement de percevoir un bruit quelconque, mais encore d'en apprécier les différences, la force, la gravité et cette qualité spéciale que l'on nomme le timbre.

Odorat. — L'*olfaction* ou sens de l'odorat donne lieu à des perceptions connues sous le nom d'odeurs; elle a pour siège les fosses nasales dont une portion seulement est affectée à l'usage de l'odorat. C'est la portion supérieure où se répandent les rameaux du nerf olfactif. L'impression olfactive est exercée par les corps gazeux ou les fines poussières ou molécules odorantes répandues dans l'air. Certaines conditions sont nécessaires à la production de cette sensation : Il faut que ces substances odorantes soient amenées par un courant d'air ; ainsi, une matière odorante placée sous les narines, l'air étant immobile, ne cause aucune impression olfactive, pas plus qu'un liquide volatil et odorant versé dans les fosses nasales. Il faut que la substance odorante arrive sur la muqueuse qui contient les rameaux nerveux par inspirations successives qui mobilisent l'air.

C'est en cela que consiste l'action de flairer. De plus, ce courant d'air doit avoir lieu d'avant en arrière. La privation de l'odorat porte le nom d'anosmie. L'odorat est le sens complémentaire du goût.

Goût. — Ce sens nous apporte les impressions produites par les corps dits *sapides;* il nous fait connaître les saveurs. Le goût a son siège dans la bouche, et l'organe du goût par excellence est la langue. C'est surtout à la base de la langue où l'on trouve certains organes en forme de champignons, papilles fongiformes, que le goût semble le plus développé et le plus exquis. Un grand nombre de filets nerveux s'y terminent et reçoivent les impressions des substances sapides; ils proviennent du nerf glosso-pharyngien et du lingual, branche du trijumeau. Pour que la gustation s'exerce, il faut que les corps sapides soient finement pulvérisés et dissous par la salive. Beaucoup d'impressions sont prises pour des sensations gustatives qui ne sont que des sensations odorantes : on sait combien le coryza en supprimant la fonction olfactive supprime de sensations gustatives ; il en est de même lorsqu'on mâche une substance quelconque en se bouchant les narines.

Toucher. — Les sensations tactiles résident dans tous les points du corps, mais à des degrés différents. La peau, la muqueuse de la bouche sont les plus favorisées à cet égard. Ces surfaces nous transmettent des impressions très variées dont les principales sont celles de contact, de pression, de température. L'exagération de ces impressions produit la douleur. Il existe à ce sujet de grandes différences entre les individus. Dans certains cas, la douleur est supprimée bien que le malade sente encore les impressions de contact et de température, il y a alors *analgésie.* Si toutes ces impressions sont anéanties, il y a *anesthésie;* si, au contraire, elles sont notablement exagérées il y a *hyperesthésie;* au point de vue du contact on a fait à l'aide d'un compas spécial des expériences sur la sensibilité des diverses parties du corps qui sentent les deux pointes du compas avec un écartement de 1^{mm} sur la pointe de la langue, de 2^{mm} sur la pulpe des doigts ; de 6 à 7^{mm} sur le bras.

La *peau* est l'agent principal du toucher ; quelques mots sur sa structure sont nécessaires pour comprendre le mécanisme de ce dernier sens. On donne aussi à la peau le nom de tégument externe, elle est mobile sur les parties sous-jacentes.

En faisant une coupe selon l'épaisseur, on la trouve composée de deux couches, *épiderme* et *derme.* Dans la première on ne rencontre ni nerfs ni vaisseaux; la partie la plus superficielle ou cornée se renouvelle incessamment grâce à la couche la plus profonde (corps muqueux) : le dernier étage de cette couche contient les corpuscules pigmentaires qui donnent à la peau sa coloration. Les ongles ne sont qu'une dépendance de l'épiderme. Le derme constitue la partie essentielle de la peau. Elle renferme les follicules pileux qui donnent naissance aux poils. Les glandes sébacées qui sécrètent une matière grasse particulière, les glandes sudoripares qui produisent la sueur. Poils, sueur, sécrétion sébacée sont destinés à protéger la peau contre les offenses du monde extérieur. Mais le derme est surtout caractérisé par les *papilles*, petites saillies contenant les unes des vaisseaux en anses destinés à la nutrition, les autres des filets nerveux terminés par un petit renflement, *corpuscules du tact*. Les impressions de contact, de température, etc., transmises à ces corpuscules, constituent l'acte du toucher; perçues par les centres nerveux, elles composent les diverses *sensations tactiles*.

5° Sécrétions.

On donne le nom de sécrétions à la formation de certaines humeurs qui se produisent aux dépens du sang dans des organes spéciaux appelés glandes. Ainsi, la formation de la salive dans les glandes salivaires, celle de la bile dans le foie, des larmes dans les glandes lacrymales, sont autant de sécrétions.

Les liquides déposés sur la muqueuse digestive, tels que salive, suc gastrique, suc pancréatique, bile, suc intestinal, servent d'une manière variée à dissoudre et à métamorphoser les aliments (1), afin d'en assurer l'absorption. Ces différents liquides ont été étudiés dans le chapitre de la digestion.

Les autres produits de sécrétion sont :

La *sueur* provenant de glandes spéciales sudoripares logées à la face profonde de la peau ;

La *matière sébacée,* liquide huileux chargé de former à la surface de la peau une couche de matière grasse qui en assure la souplesse ; elle résulte de la fonte des cellules épithéliales tapissant les glandes sébacées (glandes de la peau) ;

Les *larmes*, incessamment sécrétées par les glandes lacrymales abritées derrière la paupière inférieure (angle externe de l'œil). Elles lubrifient la muqueuse conjonctivale ;

Le *lait*, produit des glandes mammaires, assure la nutrition du nouveau-né pour lequel il constitue l'*aliment complet* par excellence ;

L'*urine*, formée par les reins, représente le produit le plus important d'une fonction vitale que l'on appelle la *désassimilation*. La désassimilation n'est autre chose que le résultat de l'usure des différentes parties constituantes du corps (éléments, tissus, humeurs). L'urine contient une grande partie des *déchets* de la *nutrition*

(1) Liquides sécrétés en 24 heures par le corps humain :

Salive	2 litres.
Suc gastrique	6 — 500
Bile (approximativement)	1 — 300
Suc pancréatique	1 — 800
Suc intestinal	1 —
Sueur	1 — 300
Urine	1 — 250
Total	19 litres 150

La quantité de lait atteint 1 litre 300 cent.

La quantité sécrétée en vingt-quatre heures s'élève normalement à 1,500 grammes environ. La quantité de matériaux solides qu'elle contient varie de 30 à 40 grammes par litre, de 45 à 60 grammes par vingt-quatre heures, par conséquent. Ces matériaux solides sont les suivants : l'*urée*, résidu complètement élaboré

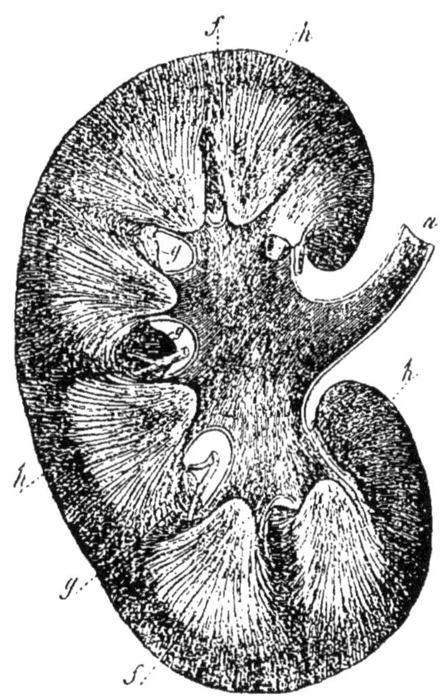

Fig. 47. — Rein coupé en son milieu.

des substances albuminoïdes ; l'*acide urique* et les matières extractives diverses, résidus incompètement élaborés des mêmes substances ; des phosphates des sulfates, du chlorure de sodium, ou sel marin, de la chaux. L'eau est représentée par 960 grammes sur 1,000 environ.

Ce n'est que lorsque le rein ou l'organisme en général sont malades qu'on trouve dans l'urine du sucre et de l'albumine : c'est par le rein qu'une foule de produits impropres à la vie sont incesssamment chassés. Beaucoup de substances absorbées (médicaments, poisons, substances colorantes, etc.) passent avec une grande rapidité à travers le filtre rénal.

Les différentes sécrétions sont assurées par les *glandes*, chaque appareil glandulaire ayant sa fonction propre.

Les *reins*, au nombre de deux, sont situés à droite et à gauche de la colonne vertébrale au niveau des première et deuxième vertèbres lombaires. Leur forme est sensiblement celle d'un haricot. Le droit est en contact avec la face inférieure du foie et le côlon ascendant; le gauche avec la rate et le côlon descendant. L'échancrure située au milieu et en dedans porte le nom de hile, c'est l'aboutissant des canaux qui constituent la glande et le point de départ du conduit (l'uretère) par lequel l'urine passe pour se rendre dans la vessie, où elle s'accumule jusqu'à ce que, le besoin d'uriner se faisant sentir, elle soit évacuée.

C'est dans l'intérieur des glandes que s'effectue et se complète, grâce à l'influence du système nerveux et à la richesse de la circulation du sang, cette élaboration chimique, qui a pour résultat final la formation de tel ou tel liquide.

Glandes. Nous devons rappeler que les glandes sont constituées d'une manière générale par un nombre variable de petites parties en forme de tubes très fins, creusés en culs-de-sac et s'abouchant dans les canaux dits d'excrétion ; ces canaux sont chargés de porter au dehors de la glande les produits qu'elle sécrète. Suivant le nombre et la disposition, ainsi que la forme des culs-de-sac, les glandes sont dites *simples* ou *composées*, en *tube* ou en *grappe*, etc.

Toutefois il est bon d'ajouter que certains appareils

dépourvus de canaux excréteurs, par conséquent, ne communiquant pas avec l'extérieur, sont considérés néanmoins comme des glandes (corps thyroïde, rate, ganglions lymphatiques, etc.): on les appelle *glandes vasculaires sanguines*. Elles semblent jouer un rôle considérable dans la composition du sang.

Pour leur sécrétion, les glandes empruntent au liquide sanguin différentes substances qui s'y trouvent normalement contenues (eau, sels, etc.). Mais, en outre, chaque glande élabore, dans l'intimité même de sa substance, certains produits particuliers. Par exemple, la *pepsine* du suc gastrique (glandes pepsinifères), la *ptyaline* de la salive (glande salivaires) ; la *pancréatine* du suc pancréatique (pancréas) ; les sels gras de la bile, taurocholate et glycocholate de soude (foie), etc. L'évacuation des produits de sécrétion, quelle que soit la glande, a lieu en vertu de ce que l'on appelle la *vis a tergo*, c'est-à-dire la force incessante qui chasse de proche en proche vers les canaux excréteurs les liquides déjà sécrétés et poussés par les nouvelles couches de liquide en voie de formation.

L'*excrétion* (qu'il ne faut pas confondre avec la *sécrétion*) est encore assurée pour certaines glandes par la contraction des fibres musculaires lisses qui entrent dans la structure de leurs canaux excréteurs (uretères ou conduits excréteurs du rein ; canaux galactophores, conduits de la mamelle, etc.).

Certains liquides sécrétés s'accumulent dans des réservoirs avant d'être éliminés : vessie, vésicule biliaire ou vésicule du fiel, sac lacrymal, etc.

Composition et rôle des principaux liquides de sécrétion. — La *sueur*, en grande partie composée d'eau, d'une très faible proportion de chlorure de sodium (sel ordinaire), de traces d'*urée* et d'acides, est surtout destinée à maintenir l'équilibre de la température du corps humain et à assurer l'élasticité de la peau.

Matière sébacée, composée de cellules épithéliales et de graisse, son rôle est d'entretenir la souplesse de l'épiderme, auquel elle donne une certaine imperméabilité.

Mucus. — Toutes les membranes muqueuses qui tapissent la cavité des différents organes et conduits creux du corps humain (tube digestif, fosses nasales, larynx, trachée, bronches) sécrètent, grâce à un nombre considérable de glandes dites muqueuses, creusées dans leur intérieur, une substance filante, le *mucus*, composé surtout d'eau et de *mucine*, appelé à protéger et à humecter les surfaces sur lesquelles il se dépose.

DEUXIÈME PARTIE

ÉLÉMENTS D'HYGIÈNE

PAR LE Dr W. DOUGLAS-HOGG

Membre de la commission d'hygiène du VIIIe arrondissement

CHAPITRE PREMIER

DÉFINITION. DIVISION. MATIÈRE DE L'HYGIÈNE.

L'hygiène est la partie des sciences médicales qui traite des règles à suivre pour le choix des moyens propres à entretenir l'action normale des organes dans les différents âges, les différentes constitutions, les différentes professions, les différentes conditions de la vie. Elle comprend la détermination de l'usage des choses, soit situées loin de nous, soit émanées de nous-mêmes, ainsi que l'étude concernant la conservation de l'existence et de la santé.

Son but est de placer ou de maintenir l'individu dans les conditions de salubrité les plus favorables, de diminuer la fréquence des maladies et de s'opposer à leur propagation. Elle trouve des applications aussi bien dans l'état de santé que dans l'état de maladie : son champ est donc illimité.

Ce manuel étant spécialement destiné à l'usage des élèves de l'Union des Femmes de France, c'est-à-dire de personnes se destinant, à un moment donné, au service des malades et des blessés, cette partie ne comprendra que les sujets pouvant s'appliquer directement à l'objet de cet ouvrage. Les matières importantes par leurs conséquences pratiques seront seules traitées, laissant à peu près de côté les sujets qui n'offrent pas un intérêt direct pour l'infirmière hospitalière.

Nous renvoyons, pour les questions que nous avons dû omettre, aux ouvrages spéciaux qui les exposent avec les développements que celles-ci comportent.

Le plan suivi est conforme à la méthode généralement adoptée dans les ouvrages classiques. Il consiste à diviser la matière de l'hygiène comme il suit :

1° Modificateurs de la santé résidant hors de nous comprenant les milieux (*circumfusa*), les vêtements (*applicata*), les aliments (*ingesta*) (1) ;

2° Modificateurs résidant en nous, comprenant les actes (*gesta*), les excrétions (*excreta*);

3° Les sens et les perceptions (*percepta*);

4° Enfin un chapitre spécial traitant de la contagion et de la désinfection.

§ I. **Modificateurs résidant hors de nous, agents extérieurs. Milieux.** — *Causes de viciation de l'air, provenances organiques et inorganiques.* — L'air atmosphérique ou atmosphère répandue au-dessus de la surface de la terre constitue une couche gazeuse d'environ 60 à 80 kilomètres de hauteur. Sa composition correspond à un mélange d'oxygène et d'azote dans la proportion, en volume, d'environ 21 pour l'oxygène et 79 pour l'azote. — De plus l'air contient 3 à 6 dix-millièmes d'acide carbonique, 6 à 9 millièmes de vapeur d'eau, de poussières en suspension et des gaz

(1) *Circumfusa*, *applicata*, *ingesta* : mots latins qui signifient : « répandus autour, appliqués sur, ingérés. »

dégagés à la surface du sol provenant de décompositions chimiques, etc.

La pesanteur de cette couche d'air est représentée par une colonne de mercure de 76 centimètres, c'est-à-dire que sur chaque point de la surface de la terre s'exerce une pression égale au poids d'une colonne de mercure de cette hauteur, soit environ 1,033 grammes; d'où résulte la conséquence qu'un homme de taille ordinaire supporte à peu près une pesée qui s'exerce dans tous les sens de 15,000 kilogrammes; s'il n'en est pas écrasé, c'est que les pressions se neutralisent et surtout que les liquides contenus dans ses tissus sont incompressibles. A mesure que l'on s'élève dans l'atmosphère, cette pression diminue de plus en plus, et la colonne barométrique s'abaisse. Sur les hauteurs l'air est raréfié et renferme par conséquent, sous un même volume, une quantité moindre d'oxygène.

La pression varie sous l'influence de causes diverses, telles que les vents, la température, etc.

Les vents agissent sur l'homme en favorisant l'évaporation des liquides qui se trouvent à la surface de son corps, en amènent le refroidissement et peuvent être ainsi le point de départ d'affections plus ou moins graves. Ils agissent dans d'autres cas par leur température ou bien par leur humidité, enfin en transportant au loin des principes morbides; d'un autre côté, les courants exercent une action bienfaisante en balayant les impuretés qui existent dans les lieux sur lesquels ils passent, en renouvelant l'intégrité de l'air vicié par les émanations de toute nature.

Rien de plus variable que la température dans les points du globe; les conditions qui la régissent sont multiples; elle décroît de l'équateur au pôle. La chaleur sèche se supporte mieux que la chaleur humide parce qu'elle permet l'évaporation de la respiration cutanée; or on sait que tous les liquides produisent du froid en s'évaporant.

L'exposition de l'homme à l'action solaire détermine des congestions et ds hémorrhagies cérébrales, des méningites aiguës et chroniques; à la surface de la peau elle produit un érythème semblable à une brûlure du premier degré. Il suffira de mentionner les inconvénients qui proviennent de l'élévation de température pour faire comprendre les règles qu'on devra suivre pour les éviter. Dans les pays chauds leur observation, trop compliquée pour trouver place ici, est surtout indispensable.

La privation ou l'absence de lumière longtemps prolongée détermine l'étiolement, en d'autres termes une diminution dans la proportion des globules rouges du sang, qui rend compte de la teinte anémique et de la décoloration mate de la peau; une diminution dans la proportion de l'albumine du sérum du sang, d'où tendance aux hydropisies générales (1).

D'un autre côté, une lumière trop vive sur les yeux amène des ophtalmies graves, des amauroses, etc.

Il est à remarquer que le bleu et le jaune fatiguent moins les yeux que les autres couleurs.

Les sujets nerveux, faibles, impressionnables, éprouvent souvent du malaise, de l'agitation, quelquefois même de la céphalalgie et des douleurs articulaires sous l'influence des temps orageux ; la dyspnée (oppression) due à des maladies organiques du cœur ou à un emphysème du poumon se développe alors souvent; les anciennes douleurs rhumatismales sont réveillées, des accès de fièvre intermittente apparaissent; enfin

(1) M. Duclaux, l'un des premiers, a appelé l'attention sur le soleil comme agent destructeur des microbes.

les maladies chroniques ou aiguës, à l'instant d'un orage,

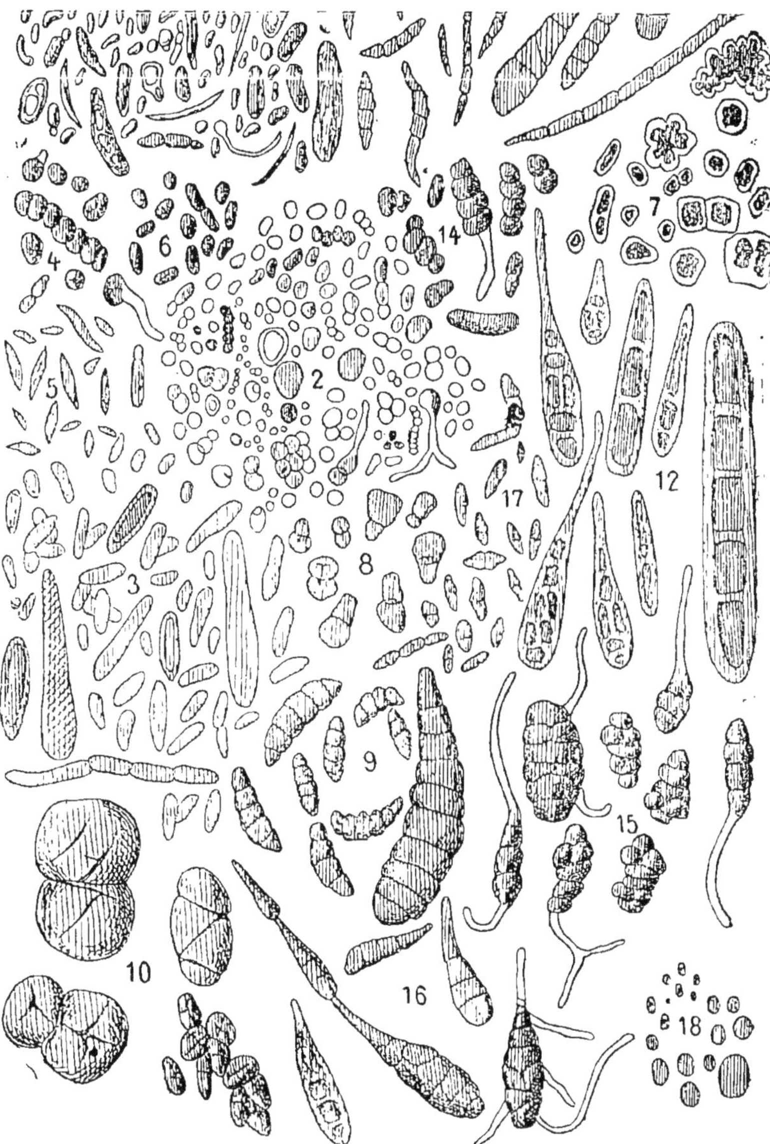

Fig. 48. — Fructifications cryptogamiques recueillies dans l'air, au cimetière de Montparnasse, à Paris.

accusent une aggravation des principaux accidents.

L'air présente sensiblement la même composition chimique partout, aussi bien au sommet des plus hautes montagnes que dans les plaines et à la surface des mers. Mais l'air des villes, outre une proportion plus considérable d'acide carbonique, tient en suspension des matières organiques et des microbes en nombre presque incommensurable, comparé à celui des campagnes.

La respiration imprime des modifications importantes à l'air : l'oxygène a disparu en partie. Il a été absorbé par les capillaires du poumon pour les besoins de l'hématose. L'air respiré contient 5 fois moins d'oxygène environ que l'air inspiré et 4 p. 100 d'acide carbonique au lieu de quelques millièmes : un centième est suffisant pour causer l'asphyxie, lorsque cette proportion est étendue à l'espace dans lequel on se trouve.

L'azote ne présente pas une grande différence entre la quantité absorbée et la quantité rendue.

La vapeur d'eau au contraire a subi une augmentation notable. On a calculé qu'un adulte en rendait en moyenne 20 à 29 grammes par heure.

L'absorption de l'air ne se fait pas seulement par les poumons, mais encore par la peau, toutefois dans des proportions infiniment moindres.

L'air que nous respirons a donc besoin d'être constamment renouvelé en raison des modifications qu'il éprouve en passant à travers les poumons. L'excès d'acide carbonique et les matières organiques expulsées jouent le principal rôle dans les altérations de l'air confiné.

L'air atmosphérique d'un appartement fermé est, en effet, rapidement altéré par la présence de l'homme. Il est facile de s'en convaincre par l'impression de chaleur fade et l'odeur particulière que l'on perçoit en pé-

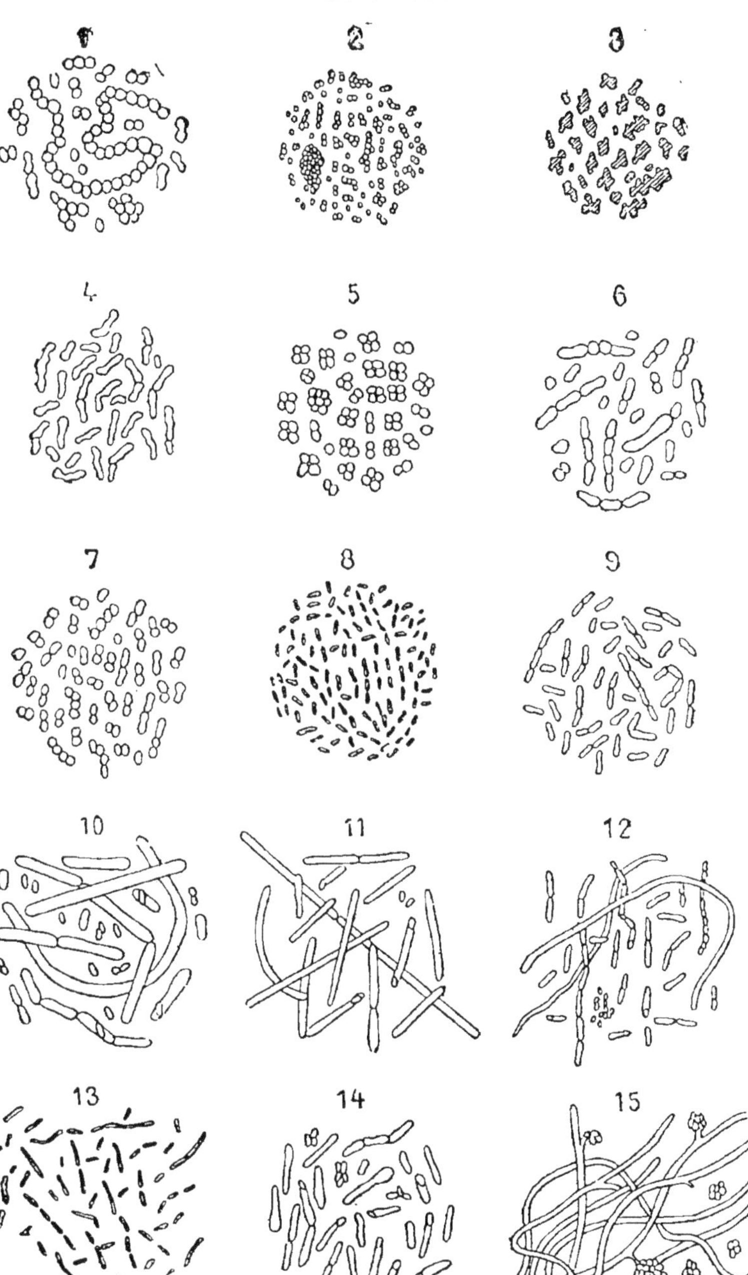

Fig. 49. — Principales formes de bactériens trouvés par M. Miguel au cimetière Montparnasse, à Paris.

nétrant le matin dans une chambre à coucher qui n'a pas encore été ouverte.

Diverses causes contribuent à l'altération de l'air; nous les rappelons brièvement :

1° C'est l'*insuffisance de l'oxygène*. La consommation journalière de ce gaz par homme étant de 750 grammes (en volume 530 litres), on se rend facilement compte de la rapidité avec laquelle il diminue de proportion dans

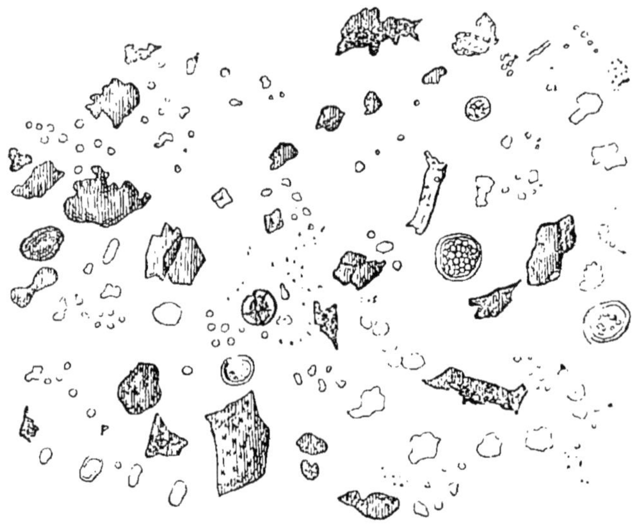

Fig. 50. — Poussières recueillies dans l'air, le 18 mars 1878.

l'air atmosphérique où nous respirons, car il ne figure déjà que pour un cinquième dans la composition de ce dernier ;

2° Augmentation de l'acide carbonique. On sait qu'un homme élimine en moyenne, par les poumons, 20 litres d'acide carbonique à l'heure, soit près d'un demi-mètre cube en vingt-quatre heures, presque un kilogramme en poids;

3° L'organisme humain exhale de la vapeur d'eau, des *produits volatils*, ammoniaque, hydrogène carboné

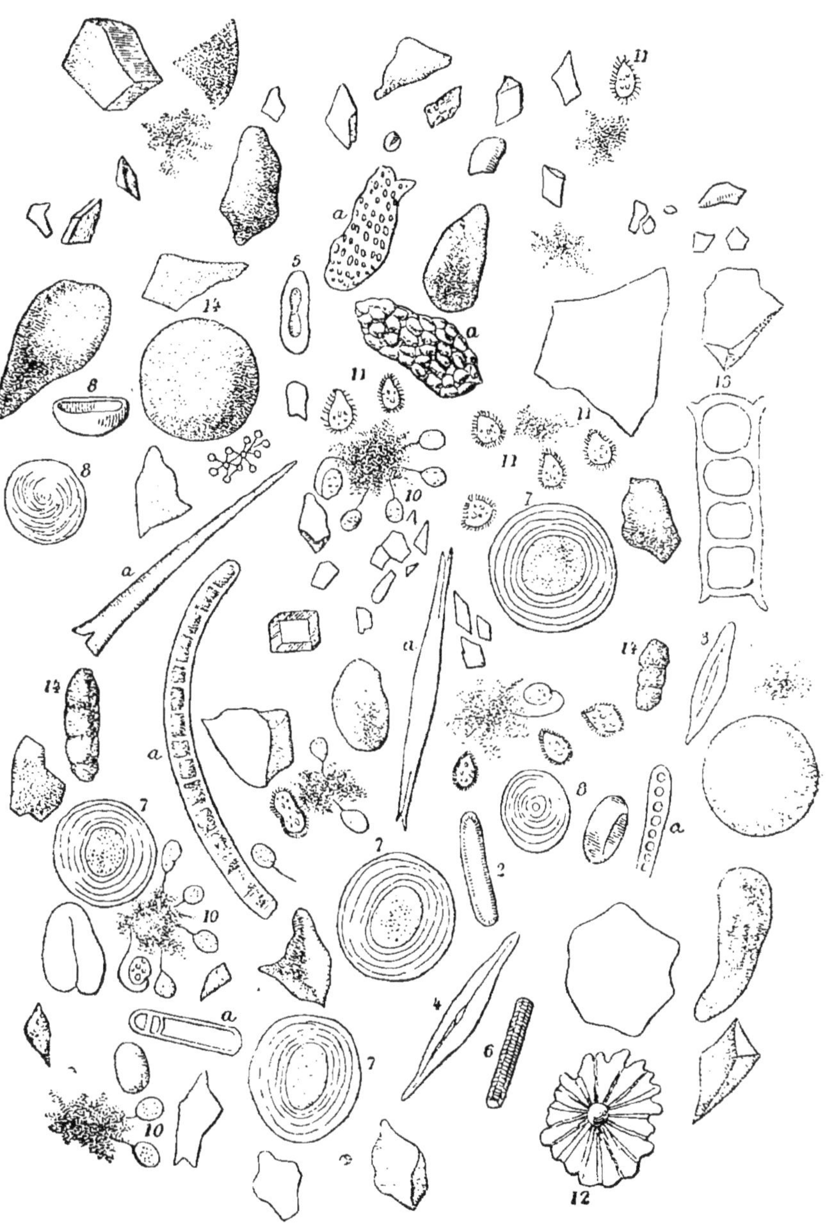

Fig. 51. — Pluies de poussières en Sicile, vues au microscope (grossissement, 300 diamètres).

et sulfuré, acides et bases volatils, et peut-être des substances toxiques, analogues aux ptomaïnes;

4° Les micro-organismes. Des expériences récentes nous ont appris que si la respiration humaine dans un appartement clos dégage des gaz toxiques, elle tend plutôt à purifier, à filtrer l'air des microbes qu'il contient. Mais ceux-ci peuvent provenir de crachats desséchés, devenus pulvérulents; aussi ne saurait-on assez recommander aux malades de ne jamais cracher par terre, ni dans la cheminée, ni sur des linges, mais de toujours se servir d'un crachoir facile à nettoyer, contenant dans le fond un peu de liquide antiseptique.

5° Un dernier facteur vient dans certains cas s'ajouter aux précédents, c'est la température même de l'air confiné, surtout lorsque cet air provient de la respiration d'une agglomération humaine. Il y a longtemps qu'on a remarqué l'odeur singulièrement fétide qui se dégage à l'ouverture des ventilateurs placés dans les salles où se trouve une grande réunion d'hommes.

En dehors de l'exhalation pulmonaire et cutanée, il faut encore tenir compte de toutes les causes de viciation dues au chauffage et à l'éclairage ou engendrées par les excrétions, les sécrétions morbides et toutes les souillures inévitables dans un hôpital.

Or, il ne faut pas oublier que si le tiers de la vie de l'homme se passe dans sa chambre à coucher, lorsqu'il est en bonne santé, le malade y reste à demeure ou à peu près.

L'aération des salles doit donc être la préoccupation constante de l'infirmière ambulancière. Elle sera assurée soit au moyen de vasistas, soit en laissant les fenêtres plus ou moins ouvertes jour et nuit suivant la température extérieure, les persiennes complètement fermées si elles sont suffisamment à jour, entrebâillées si les volets sont pleins.

Quand il fera du vent, on interposera les rideaux ou un paravent.

Il faut s'attacher à ne pas laisser la température descendre au-dessous de + 15° dans la salle. Les cheminées resteront toujours libres. On peut apprécier si le renouvellement de l'air est suffisant lorsqu'on pénètre le matin dans la salle; non seulement l'odorat ne doit pas être désagréablement impressionné, mais il faut éprouver la sensation bien nette de respirer un air neuf et sain. Tant que ce résultat ne sera pas obtenu il faudra perfectionner l'aération. Si un malade transpire, il est avantageux d'exposer au soleil, pendant le jour, ses draps et sa literie.

Ni l'état fébrile ni les inflammations de la muqueuse laryngée et trachéale ne sont des contre-indications; on devra seulement redoubler de précaution et de surveillance.

Les malades ne sont pas les seuls à bénéficier de cette hygiène respiratoire. Nombre de personnes l'apprécient et couchent la fenêtre ouverte, simplement pour se réveiller le matin les idées claires, l'haleine fraîche et en appétit. Tous les médecins de ville ont été consultés pour de jeunes enfants qu'on trouve pâles le matin, avec des figures de « papier mâché ». Ces enfants habitent une chambre trop petite, mal aérée, et n'ont à leur disposition, toute la nuit, qu'un air déjà respiré et troublé par la personne qui couche près d'eux. L'intoxication est d'autant plus visible que le sujet est moins âgé.

L'air confiné peut agir rapidement en produisant une asphyxie aiguë, caractérisée par un malaise général, de la céphalalgie, des vertiges et des syncopes. Il peut aussi produire ses effets d'une façon lente, insensible. Il arrive alors à produire l'anémie, la chlorose. On peut même déterminer l'éclosion de tubercules dans le poumon en réduisant l'individu à un état physiologique de nature à subir les atteintes des germes pathogènes.

Il est donc d'importance capitale pour l'homme sain et tout particulièrement pour l'homme malade, de respirer un air pur et vivifiant. Dans les hôpitaux la ventilation doit donner par malade et par heure 20 mètres cubes d'air à 16° centigrades (1).

Les nouveaux hôpitaux sont maintenant pourvus d'appareils chargés d'approvisionner d'air tout l'édifice; à défaut de ces moyens artificiels, il faut y suppléer, nous ne saurions trop le répéter, en maintenant jour et nuit des courants dans les parties supérieures des salles, et en ouvrant fréquemment les fenêtres. Si le froid est intense, mieux vaut allumer des foyers, distribuer des couvertures, préserver avec des paravents les lits placés près des fenêtres, que de conserver la chaleur en condamnant les issues.

D'ailleurs, dans les hôpitaux de Londres, dont la mortalité est moindre que celle des hôpitaux de Paris selon le Dr Becquerel, on préfère le chauffage direct dans de grandes cheminées ouvertes. Chaque salle en possède au moins une, quelquefois trois ou quatre; il y a des cheminées allumées jusque dans les corridors, les escaliers, les vestibules d'entrée; en été comme en hiver, on y fait du feu, au moins dans les cheminées de l'office, et toujours les fenêtres sont largement ouvertes.

Pour éviter l'encombrement dans les salles, il convient de n'y laisser séjourner que les malades dont le

(1) V. *Cubage*.

déplacement est impossible. Sitôt qu'ils peuvent se lever, un promenoir doit être aménagé pour leur permettre d'y passer la plus grande partie du jour. Enfin aucune disposition tendant à assurer le renouvellement de l'air comme d'en prévenir la souillure ne saurait être négligée.

L'importance de cette pureté de l'air, propreté de l'air, pourrait-on dire, s'applique à tout ce qui entoure le malade comme au malade lui-même. Il n'y a pas de petit détail qui ne mérite une attention soutenue et sur lequel la surveillance de l'infirmière ne doive constamment s'exercer. A ce prix les guérisons, dans les limites scientifiquement possibles, seront obtenues.

Les malades ne doivent jamais coucher dans les alcôves, mais occuper un local vaste et bien aéré.

De ce qui précède on conçoit que l'agglomération des individus peut modifier de la manière la plus défectueuse les conditions hygiéniques dans lesquelles ils se trouvent. Elle peut même donner naissance à certaines maladies, la fièvre typhoïde, le typhus par exemple, ainsi que la fièvre jaune dans certains climats. Si l'on fait cesser l'encombrement, on voit disparaître la maladie d'elle-même.

Des habitations. — L'influence qu'exercent les habitations sur l'organisme est des plus considérables, l'homme y passant souvent les trois quarts de sa vie.

Le choix de l'emplacement est très important. Une habitation, qu'il s'agisse d'une construction quelconque, hôpital, ambulance, devrait être située autant que possible sur une élévation, abritée des vents du nord et de l'est et pas trop près des forêts, qui entretiennent l'humidité.

Les étages supérieurs d'une habitation sont les plus sains, parce qu'ils reçoivent plus d'air et de soleil ; les malades y seront donc installés de préférence aux autres parties d'une maison.

Les fenêtres devraient être très grandes, s'ouvrant facilement et opposées les unes aux autres autant que possible. Les portes seront grandes aussi et situées soit devant les cheminées, soit devant une des fenêtres pour faciliter l'aération de la pièce. Il est essentiel que les cheminées fonctionnent bien. On doit les laisser toujours le manteau levé été comme hiver.

Les eaux ménagères auront un écoulement très facile afin de ne jamais séjourner longtemps dans les appartements.

Les cabinets d'aisances doivent être isolés, éloignés des chambres habitées. Ils seront largement aérés et les sièges garnis de cuvettes *à siphon*.

Il est parfaitement démontré, en effet, que les émanations provenant des fosses et des égouts ont une action nocive incontestable. Le moyen de s'en préserver est extrêmement simple. Il suffit que la communication soit interrompue au moyen d'une courbure siphoïde, c'est-à-dire en forme d'U, pour que tout danger soit conjuré. On comprend que cette disposition permet d'intercepter par une sorte de bouchon liquide le refoulement des gaz vers les parties hautes. Elle s'applique non seulement au tuyau de chute des fosses, mais aussi à tous les conduits de décharge (évier, salle de bains, etc.) se rendant à l'égout.

Des vêtements. Caractères et valeurs des diverses étoffes pour l'individu en santé et malade. Fil, coton, laine, soie; chaussure; literie. — Les vêtements constituent une sorte d'habitation protégeant la peau contre les agents extérieurs. Pour éviter des détails superflus, il suffit de poser en principe qu'ils ne doivent jamais gêner les mouvements actifs ni les mouvements passifs de la vie organique. C'est dire que les corsets mal faits, les jarretières, les bottines serrées ne sónt pas sans inconvénients.

Les matériaux avec lesquels les vêtements sont confectionnés sont connus : la laine, poids pour poids, enveloppe plus chaudement que le coton, ce dernier plus que le lin et moins que la soie. Ces propriétés sont dues à la différence de conductibilité que possèdent ces matières pour la chaleur.

Il faut se garder de se vêtir trop chaudemant, comme il est dangereux pour les individus faibles, tels que les malades et les convalescents, de s'exposer au froid. En thèse générale, lorsque l'on est en bonne santé, les bains froids et l'exercice réchauffent mieux que les fourrures. La peau s'accoutume à cette chaleur, et à la plus petite variation brusque de température, elle est influencée : c'est une assurance contre le mal que d'obliger le corps à réagir seul sans moyens artificiels.

Le linge de corps absorbe les sécrétions de la peau et en est rapidement saturé. Pour quelques-uns, changer de linge semble être une façon de rester propres. Rien n'est plus insuffisant au contraire. La peau sécrète journellement de 1300 à 1500 grammes de matières diverses, contenant de 15 à 20 grammes de parties solides. Celles-ci comprennent des substances grasses, des sels, des débris épithéliaux, etc.

Il est donc important de la nettoyer plus efficacement pour assurer son bon fonctionnement.

Il ne faut pas se dissimuler que les personnes qui enferment leurs corps dans des gilets de flanelle se placent en partie du moins dans les conditions de celles qui vivent sans cesse dans l'intérieur des appartements au milieu d'air confiné. L'usage doit donc en être laissé à ceux qui en ont absolument besoin, aux malades (affections catarrhales, arthritiques), et aux vieillards, chez lesquels la production de chaleur a perdu de son intensité. La flanelle est cependant indispensable, mais alors temporairement, pour se mettre à l'abri d'un refroidissement brusque après un exercice violent, grâce à la propriété qu'elle possède de ne laisser évaporer que lentement l'eau dont elle s'est imbibée.

On peut lui préférer la soie, qui absorbe autant l'eau du corps que la flanelle et même davantage, est plus chaude, n'irrite pas la peau et conserve indéfiniment ses propriétés malgré les lavages ; tandis que la texture de la flanelle, avec l'usage, devient dense et par suite l'air, n'étant plus interposé dans ses mailles, cesse de s'opposer aux déperditions de calorique. La soie se nettoie facilement dans de l'eau additionnée de carbonate de soude (1 gr. par litre environ) : rincer ensuite dans de l'eau pure.

La toilette de l'infirmière doit être simple : pas de ruches, de volants et d'ornements qui retiennent une poussière plus ou moins dangereuse : les breloques, les bijoux seront également évités. On donnera la préférence aux étoffes pouvant se laver et la robe et le corsage seront garantis par un tablier. Les chaussures ne doivent causer aucun bruit, bien que les malades préfèrent souvent entendre marcher. — Il suffit que les talons ne soient pas trop élevés. Les bottines à élastiques ont l'inconvénient, surtout lorsqu'on les porte la nuit et qu'on reste longtemps debout sans s'asseoir, de congestionner les pieds.

Literie. — Ce que nous venons d'exposer pour les vêtements peut par extension être appliqué à la literie : le lit est le vêtement de l'homme malade : c'est dans le lit que l'homme bien portant passe le tiers de son existence.

Les draps, dont l'usage est analogue à celui que remplit le linge de corps, doivent être changés le plus souvent possible ; ils seront aérés dans la journée, et l'on se gardera de s'opposer à l'évaporation de l'exhalaison cutanée absorbée pendant la nuit, en les recouvrant avec des couvertures. Celles-ci doivent être en laine ou laine et coton. Deux couvertures suffisent en hiver. Une seule de laine au printemps et en automne. Une seule de coton ou les draps seuls, dans les chaleurs. Le couvre-pieds, les édredons, les fourrures seront laissés aux femmes frêles et délicates, et aux vieillards.

Pour le malade un lit en fer, étroit afin de pouvoir approcher facilement, muni de matelas (1) bourrés de balle d'avoine, est ce qu'il y a de préférable. Les couvertures, légères et chaudes, seront l'objet de nettoyages fréquents.

§ II. **Des aliments** (**ingesta**). — Les *aliments organiques* peuvent être divisés en deux grandes classes, aliments *plastiques* ou azotés et *aliments* combustibles ou hydrocarbonés. Les uns sont chargés de former ou de réparer nos tissus, les autres d'entretenir la chaleur du corps. Tous sont constitués par des combinaisons d'oxygène, d'hydrogène et de carbone : les aliments plastiques renferment en outre de l'azote ; aussi les désigne-t-on sous le nom d'aliments *azotés :* les aliments combustibles s'appellent encore aliments *hydrocarbonés.*

Les *aliments inorganiques* ou minéraux entrent également dans la composition de nos tissus et tiennent une place importante dans la nutrition.

Comme exemple de substances azotées on peut citer :

(1) Voir *Désinfection.*

la fibrine, l'albumine de la chair des animaux, la caséine du fromage, l'albumine de l'œuf; la fibrine, l'albumine et la caséine qui se rencontrent dans les végétaux (farine de blé, d'avoine, de lentilles, etc.).

Substances non azotées ou hydrocarbonées : les graisses, les huiles, les sucres, l'amidon, la gomme, la *pectine* des fruits, etc.

Les produits minéraux les plus importants sont le chlorure de sodium ou sel ordinaire, le carbonate et le phosphate de chaux, le phosphate de soude et de magnésie. Ces sels existent en quantité variable dans les substances alimentaires, ainsi que les corps suivants, mais en proportions beaucoup moindres : magnésie, fer, manganèse, soufre, iode et phosphore. Tous sont nécessaires en proportion déterminée à l'entretien des fonctions physiologiques, et ils exercent une influence sur la santé. Le lait peut être cité comme un aliment complet parce qu'il renferme un ensemble de principes complexes nécessaires à la vie.

TEMPS QUE METTENT QUELQUES ALIMENTS POUR ÊTRE DIGÉRÉS.

Aliment	Temps	Aliment	Temps
Riz	1 h.	Bœuf rôti	3 h.
Tripes	1 h.	Mouton rôti	3 h.
Œufs crus	2 h.	Huîtres	3 h.
Tapioca, orge, sagou	2 h.	Œufs cuits	3 h.
Lait bouilli	2 h.	Pain	3 h. 1/2
Morue	2 h.	Beurre	3 h. 1/2
Dindon rôti	2 h. 1/2	Fromage	3 h. 1/2
Agneau	2 h. 1/2	Œufs durs	3 h. 1/2
Haricots	2 h. 1/2	Œufs frits	3 h. 1/2
Pommes de terre	2 h. 1/2	Canard	4
		Poulet	4
		Veau rôti	4 h. 1/2
		Porc rôti	4 h. 1/2

VALEUR NUTRITIVE DE QUELQUES ALIMENTS.

(Le bœuf est pris comme terme de comparaison, à 100.)

Volailles, Gibier, Viande :

Jambon fumé	157	Poulet	93
Bœuf fumé	146	Veau	92.4
Porc	116	Chevreuil	88.8
Canard	105	Mouton	86 6
Bœuf	100		

Poissons :

Hareng fumé	163.2	Turbot	84.4
Saumon	107.9	Truite	84.2
Morue salée	102.5	Merluche	74.9
Hareng	100.4	Morue	68.2
Truite saumonée	95.7	Homard	50.3
Anguille	95.6	Huîtres	21.8
Maquereau	90.9		

Produits divers :

Fromage	159	Lait	23.8
Beurre	124	Lait écrémé	18.5
Œufs	72.2		

Il est impossible de déterminer d'une façon exacte la quantité de ces divers aliments qui convient à chaque individu (1,800 grammes environ par jour, boissons non comprises) : la faim règle nos besoins ; chacun sait où ils s'arrêtent, et ce n'est jamais impunément que l'on transgresse les prescriptions de la nature.

L'homme est *omnivore*, c'est-à-dire qu'il est tenu de se nourrir de substances variées, de manière à introduire dans son appareil digestif les principes dont il est formé lui-même. C'est là le meilleur régime, et nos connaissances sur ce point ne servent qu'à éclairer nos instincts et à leur donner une direction plus précise. Au contraire, la maladie engendre un état anormal qui change ces conditions : le régime est alors essentiellement subordonné à des indications spéciales, et la digestion demande à être particulièrement surveillée. On a calculé qu'un homme bien constitué, mangeant bien, doit consommer par jour 154 grammes de carbone et 22gr,5 d'azote. Pour représenter des quantités d'aliments correspondantes, il faut les proportions suivantes à un cavalier de l'armée :

Pain de munition...............	750	grammes.
Pain blanc pour la soupe........	316	—
Viande fraîche...........	285	—
Légumes...............	200	—
	1.551	grammes.

La quantité de nourriture que l'homme doit prendre chaque jour doit varier : 1° en raison de l'exercice qu'il fait et des efforts musculaires qu'il déploie; 2° en raison inverse de la température de l'atmosphère.

L'usage à peu près exclusif du régime animal se traduit par les effets suivants : exagération de l'activité de la circulation, constipation, chaleur anormale de la peau, congestion avec vertiges et tendances aux hémorrhagies. Ce régime engendre aussi certaines maladies telles que la goutte, la gravelle urique, etc.

L'abstinence est un moyen thérapeutique très énergique. Quant au degré où elle doit atteindre, il varie suivant les circonstances.

Une quantité insuffisante de nourriture entraîne un amaigrissement général de tout le corps avec ralentissement de tous les phénomènes de la vie organique. La mort par inanition résulte de l'abaissement graduel de la faculté de produire de la chaleur.

Une alimentation excessive développe un état de pléthore, une tendance aux congestions cérébrales et aux hémorrhagies. Le développement exagéré de la graisse coïncide presque toujours avec de l'atrophie musculaire.

L'alimentation exclusivement végétale exerce encore une influence fâcheuse sur l'économie. Les digestions à la longue deviennent très difficiles, et il en résulte un appauvrissement marqué du sang.

Boissons. — On peut diviser les boissons en aqueuses, — alcooliques ou fermentées, — stimulantes ou aromatiques, — acides.

L'eau, à titre de boisson alimentaire, mérite une étude toute spéciale. Une eau bonne et potable doit être limpide, légère, aérée, douce, fraîche en été, pas trop froide en hiver; sans odeur, d'une saveur fraîche et agréable. Elle doit bouillir sans se troubler ni former de dépôt, cuire les légumes secs et les viandes sans les durcir et enfin dissoudre le savon sans former de grumeaux.

L'eau peut renfermer des substances nuisibles. Les principales sont : le sulfate de chaux, le chlorure de calcium, les azotates, le sulfate de soude, les sels de magnésie, enfin *des matières animales ou végétales:* dans ce cas, elle n'aura pas les caractères énumérés ci-dessus et devra *être absolument rejetée.* On se rappellera que les eaux impures sont les véhicules les plus actifs de transmission d'une foule de maladies (*fièvre typhoïde*, *choléra*, etc.).

Les différentes eaux potables sont : les eaux de pluie, de source, de rivière, de puits, de lacs, et d'étangs.

L'eau de pluie est la plus pure, surtout si on l'emploie peu de temps après sa chute. L'eau de neige est une boisson lourde et malsaine. La qualité de l'eau de source varie selon le terrain qu'elle traverse. Elle peut être très bonne ou très mauvaise. La même remarque s'applique aux eaux des rivières. Les eaux des lacs et des étangs sont généralement chargées de produits organiques et par conséquent dangereux.

L'eau de puits à la campagne n'est le plus souvent

pas mauvaise. Mais en ville il est prudent de n'en pas faire usage, parce qu'elle est fréquemment souillée par le voisinage de fosses d'aisances.

L'eau devrait être fraîche. Prise trop froide et surtout quand le corps est couvert de sueur, elle peut déterminer les accidents les plus graves.

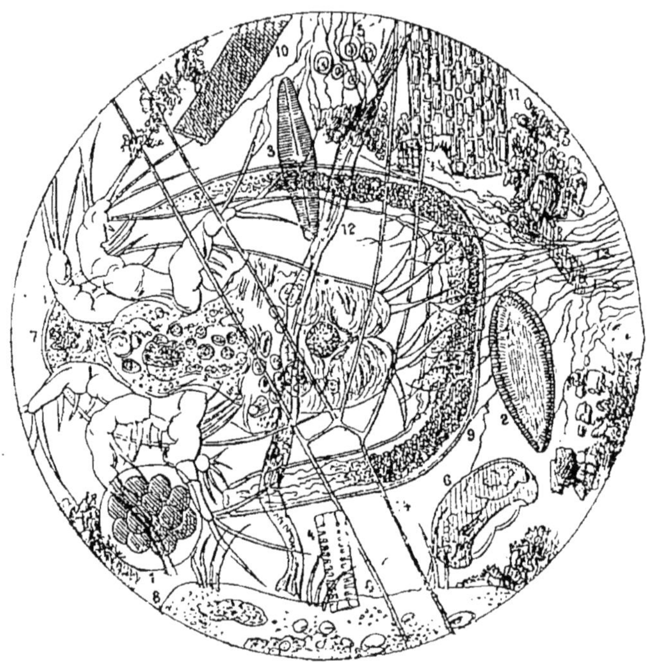

Fig. 52. — Eau de la Seine à Chaillot.

L'eau distillée ou que l'on fait bouillir a besoin d'être agitée à l'air avant que l'on en fasse usage.

Parmi les boissons alcooliques on compte les vins, les eaux-de-vie, la bière, le cidre et le poiré.

Les boissons alcooliques prises à doses modérées et au moment des repas favorisent les fonctions digestives. L'alcool n'est pas un aliment réparateur, mais c'est un anti-dépertiteur ; il soutient sans nourrir. Prises en excès, les boissons alcooliques déterminent une accélération des mouvements respiratoires et des battements du cœur, de l'exaltation plus ou plus marquée du système nerveux et des troubles digestifs rapidement graves. Ces troubles sont bientôt suivis par un retour à l'état normal.

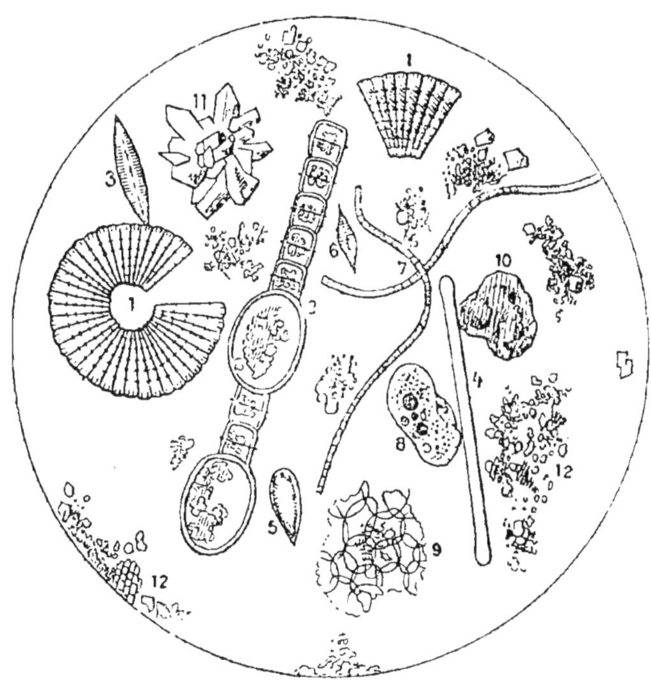

Fig. 53. — Eau de la Vanne.

L'usage habituel et prolongé des boissons alcooliques, sans que l'individu arrive à l'état d'ivresse, conduit à l'alcoolisme chronique qui est caractérisé par des troubles profonds. Les hallucinations de la vue sont fréquentes. Les malades subissent une dépression intellectuelle très grande, éprouvent de la perte de la mémoire, de la mélancolie, des accès de furie ou de folie dépressive et finissent par avoir tous les signes de la paralysie générale. Le tremblement des lèvres, de la langue et des membres est un signe commun.

Les boissons aromatiques, telles que le café, le thé et le chocolat sont d'un usage très répandu et ont comme caractère commun de contenir un principe azoté nutritif.

Les *condiments* sont des substances qui stimulent les organes du goût, de l'odorat, de la salivation et excitent la sécrétion du suc gastrique. On les divise en condiments salins, acides, sucrés, gras, âcres et aromatiques.

Le plus important des condiments salins et qu'on peut prendre comme type est le sel qu'on extrait de l'eau de la mer.

Le vinaigre en quantité modérée excite les sécrétions salivaire et gastrique. Pris pendant trop longtemps, il finit par affaiblir les fonctions digestives et donne lieu à des gastralgies opiniâtres.

Les condiments sucrés comprennent le sucre de canne ou de betterave, la mélasse, le miel, etc.

Le sucre favorise les sécrétions gastrique et biliaire et rend la digestion facile. Il fournit du carbone à la respiration et est considéré comme un aliment respiratoire. Pris en trop grande quantité le sucre diminue l'appétit et fatigue l'estomac.

Les condiments âcres sont l'ail, l'échalote, la ciboule, etc. Nous recommandons aux infirmières de s'abstenir absolument de ceux-ci : les exhalaisons pulmonaire et cutanée produites par l'élimination des essences volatiles qu'ils contiennent ont des inconvénients dont il convient de tenir compte.

Les condiments aromatiques : thym, laurier, romarin, cannelle, vanille, safran, fleur d'oranger, menthe, agissent comme stimulants.

Enfin les condiments gras, beurre, huiles, graisses, sont, ainsi qu'il a été dit, des aliments respiratoires contribuant à la nutrition par les matériaux qu'ils fournissent à la combustion physiologique.

Les *ustensiles* dont on se sert pour la préparation des aliments sont en bois, en métal, en terre vernissée, ou en verre.

Les ustensiles en bois ont l'inconvénient de s'altérer et de faciliter la décomposition des matières qu'ils renferment.

Les ustensiles en métal peuvent, au contact de matières grasses ou acides, produire des sels vénéneux.

Les vases en plomb doivent être absolument proscrits de l'usage culinaire.

Les vases en cuivre deviennent dangereux alors qu'on y laisse refroidir des aliments. A la température de l'ébullition le vert-de-gris ne se forme pas.

Les vases en fonte ou en tôle émaillée sont très bons et n'offrent pas d'inconvénients alors que l'émail est de bonne qualité.

Les ustensiles en terre vernissée sont très dangereux, car le vernissage se fait au moyen d'un silicate de plomb qui s'écaille facilement. La porcelaine et le verre résistent à l'action des acides et des alcalins ; mais ils sont malheureusement trop fragiles et supportent mal le feu.

Cuisson. — La cuisson a une grande influence sur la digestibilité des aliments, aussi a-t-on pu dire que c'était dans la cuisine que commençait la digestion. En général, quelques instants d'ébullition, puis le maintien à un degré de température un peu moins élevé, représentent le meilleur procédé opératoire.

Pour bien rôtir ou bouillir, il faut d'abord une chaleur vive de façon à durcir la surface et à emprisonner les sucs : ensuite la chaleur doit être moindre. Elle durcirait le produit dans toute son épaisseur, si on la continuait trop longtemps.

Le bouillon se prépare en mettant la viande dans l'eau froide, que l'on chauffe graduellement, afin de dissoudre les principes nutritifs.

Par suite du manque de ventilation, le four est inférieur au gril ou à la rôtissoire pour les usages culinaires. Pour l'usage des malades, il vaut mieux préparer peu d'aliments à la fois, les réduire sous leur plus petit volume, et les varier souvent. La vue d'un grand bol de bouillon enlèvera l'appétit là où une petite tasse eût paru engageante. On ne laissera pas séjourner les aliments dans les salles, surtout l'eau qui devra être apportée fraîche au moment des repas, afin d'éviter l'absorption des germes multiples dont l'air est constamment chargé, plus particulièrement dans le cas de maladies infectieuses.

Aliments; hygiène du convalescent. — De l'alimentation des malades, il n'y a rien à dire, sinon qu'il faut suivre ponctuellement les prescriptions médicales. Mais lorsqu'on arrive à la période de convalescence, le rôle de l'infirmière est plus indépendant et sa responsabilité plus grande. A ce moment en effet le médecin se décharge sur elle des soins dont il suffit d'indiquer les caractères généraux. A propos du régime alimentaire on peut tracer sans peine les règles à suivre pendant cette période de transition entre la maladie qui n'existe plus et le retour parfait de la santé et des forces.

On observera donc chez le convalescent les règles suivantes. Proportionner la nourriture non à la faim, mais à la faculté digestive de l'estomac ; faire manger peu et souvent.

Conseiller de soumettre longtemps les aliments à la mastication; choisir ceux qui sont le plus en rapport avec la tolérance gastrique et consulter pour ce choix les habitudes individuelles.

§ III. **Excreta.** — L'homme perd continuellement une certaine quantité de matériaux liquides et solides, résidus des combustions intimes de l'économie.

Ce travail d'excrétion se fait par la peau et les muqueuses.

La quantité d'eau qui s'échappe du corps s'élève à 101 grammes par heure, dont les deux tiers sont fournis par la transpiration cutanée et un tiers par la respiration (1).

Les excrétions locales sont :

1° Les *larmes* qui sont destinées à maintenir le globe oculaire humide.

2° Les *excrétions nasales* mélangées aux larmes servent à lubrifier la muqueuse du nez.

3° Les *excrétions buccales* sont formées par la salive et l'enduit buccal. La première est fournie par les glandes salivaires et est destinée à faciliter la déglutition. Elle joue aussi un rôle très important dans la digestion. La sécrétion salivaire est augmentée par la mastication, par la vue et la saveur de certains aliments. L'enduit buccal est formé de déchets épithéliaux et de tartre dentaire. Le dépôt de tartre se fait sur les dents des personnes qui ne prennent pas soin de leur bouche et donne lieu à des inflammations gingivales et à des caries dentaires.

4° Les *excrétions alvines* ou *excréments* représentent de 5 à 10 p. 100 des aliments solides et liquides ingérés. L'homme adulte rend en moyenne 150 grammes

(1) Voir *Physiologie*.

par jour. Elles se composent de 75 parties d'eau, des produits de la décomposition de la bile (cholestérine, dyslysine, stercorine), de la cellulose, des débris de corps ligneux et de graisse.

5° *Excrétion urinaire.* — Elle contribue avec les excrétions alvines à débarrasser l'économie des résidus de la nutrition. Le rein est le principal appareil d'épuration du sang.

L'urine humaine est acide. Sa densité est de 1,005 à 1,030. Elle contient de l'eau, des matières organiques (urée, acide urique, etc.) et des matières salines.

La quantité moyenne pour un adulte rendue en vingt-quatre heures est de 1,250 grammes.

6° *Excrétions cutanées.* — Les excrétions cutanées sont :

a. La sueur qui renferme des chlorures de sodium et de potassium, de l'acide acétique et des phosphates de chaux et de fer, des matières grasses, de l'urée et de l'acide sudorique. La quantité rendue est très variable selon les individus.

b. Le smegma ou matière sécrétée par les glandes sébacées. Elle sert à entretenir la souplesse de la peau. Chez les individus malpropres, elle finit par former avec la desquamation épidermique une couche épaisse qui recouvre tout le corps.

Le besoin d'eau pour la peau est semblable au besoin d'air pour les poumons. Lorsque les matières qu'elle sécrète ne sont pas enlevées (voir page 10), elles ne tardent pas à se décomposer et la peau reste recouverte d'une couche de substances organiques qui bouchent les pores et causent nombre d'affections.

Le corps entier doit donc être lavé tous les jours avec du savon et frotté avec une brosse ou un linge rude. Il est bon d'ajouter à l'eau du carbonate de soude dans la proportion de 1 gramme par litre d'eau afin d'assurer la dissolution des matières sébacées. Les hommes se laveront la tête et les cheveux journellement; les femmes de temps à autre.

De ce que les habitants des campagnes et un grand nombre de gens malpropres continuent à vivre en dépit de leur malpropreté, il ne faudrait pas conclure à l'innocuité de cette indifférence en matière d'hygiène, le plus souvent imputable à leur paresse.

L'activité de la transpiration supplée dans une certaine mesure chez l'habitant des campagnes et chez celui des pays chauds aux pratiques exigées par l'hygiène de la peau qu'ils négligent. Toutefois ils n'en sont pas moins victimes d'une foule d'affections cutanées dont ils auraient pu se préserver et de troubles intéressant les nombreuses muqueuses (gorge, intestins) surmenées par un travail supplémentaire auquel les condamne la malpropreté de la peau. Si les bains savonneux sont profitables à tout le monde, ces habitudes d'hygiène usuelle le sont surtout pour l'infirmière qui veut acquérir les qualités d'endurance indispensables à l'accomplissement de ses pénibles fonctions. Par bain, il n'est pas nécessaire d'entendre l'usage d'une baignoire. Le lavage du corps entier peut aisément se faire dans un *tub*, une grande cuvette : jusqu'à la ceinture d'abord ; puis l'autre moitié du corps.

Ces recommandations ne sont pas superflues et chacun est loin de s'y être plié dès l'enfance.

Les habitudes de révoltante malpropreté contractées dans les lycées, les pensionnats, etc., nous font une obligation de les combattre ici pour ne pas les retrouver chez le personnel de l'Union.

En ce qui concerne les malades, les bains seront largement utilisés ; si le médecin les a interdits, et l'infirmière ne manquera pas de l'interroger journellement sur ce point, les lotions savonneuses y suppléeront dans la mesure la plus large. La coutume de les borner au visage et aux mains des alités est parfaitement insuffisante. Avec un peu de soin et de pratique, on arrive facilement à un lavage à peu près complet des individus même immobilisés. On leur procure ainsi un bien-être qu'ils apprécient au point d'en réclamer instamment d'eux-mêmes le bénéfice.

Ces soins de propreté s'appliquent aussi aux vêtements; le luxe de linge frais est peut-être le seul qui ne puisse être taxé de superflu.

§ IV. **Exercice excessif, insuffisant, modéré (gesta).** — On entend par *gesta* l'étude des mouvements en général. L'exercice a pour principe la contraction musculaire. Un muscle en contraction offre une accélération circulatoire de son système capillaire, une absorption plus énergique d'oxygène, une exhalaison plus grande d'acide carbonique, enfin une élévation de sa température.

Si l'exercice excessif (surmenage) finit par déterminer une détérioration générale de l'individu et le prédispose à tous les états pathologiques, l'exercice modéré est le promoteur le plus actif et le plus nécessaire de la circulation du sang et de la nutrition cellulaire. Les poumons et aussi la peau gagnent une énergie plus grande et par suite une intensité d'effets proportionnelle aux efforts musculaires. L'appétit, les fonctions digestives, les fonctions nerveuses, le sommeil, en un mot la santé, sont incompatibles avec la vie sédentaire.

La combustion des aliments ingérés destinés à l'entretien de la vie produit de véritables cendres que le corps doit expulser sous peine d'*auto-infection*. Une notable partie de ces déchets, et non la moins toxique, a pour organes excréteurs le poumon et la peau. C'est celle dont l'exercice musculaire active l'expulsion par une sorte de massage physiologique.

On peut ajouter que l'insuffisance de l'activité musculaire amène des conséquences plus graves encore.

En détruisant l'équilibre de la vie animale, la paresse physique engourdit l'intelligence, obscurcit le sens moral et produit deux types humains presque aussi dégénérés l'un que l'autre : l'obèse et le névropathe. Le premier envahi par les tissus de réserve qu'il a négligé d'utiliser ; le second victime d'une force nerveuse qui s'est accumulée faute d'avoir été normalement dépensée et qui se traduit par la dégradation de l'être.

Quant à l'infirmière, malgré les fatigues auxquelles ses forces sont soumises, elle trouvera grand profit à suivre une règle qui consiste à prendre journellement au moins une demi-heure d'exercice en plein air.

§ V. **Percepta.** — Ce paragraphe comprend l'étude hygiénique de certaines sensations (toucher, goût, odorat, audition, vue), et des sens internes (faim, soif, sommeil).

Toucher. — Le toucher est le sens qui permet d'apprécier les caractères physiques des corps. L'exercice donne au toucher une finesse et une délicatesse très remarquables. L'âge amoindrit le sens du toucher ; il est d'autant plus développé que le sujet est plus jeune. Cette indication ne doit pas être perdue de vue lorsqu'il s'agit de faire des applications de substances douloureuses : la moitié antérieure du corps est plus sensible que la moitié postérieure. Certaines maladies augmentent la sensibilité, d'autres la diminuent : ces particularités sont toujours à noter lorsqu'elles se rencontrent.

Goût. — La langue est le siège du goût. Elle subit deux genres d'impressions, les savoureuses et les tactiles. L'inflammation de la langue entraîne une sensibilité exagérée du goût. Une trop grande sécheresse amène au contraire une diminution de cette fonction ; certains états pathologiques (fièvres continues, etc.) l'abolissent complètement et mettent le patient dans l'impossibilité de reconnaître les substances qu'il ingère : d'où la recommandation de ne pas lui permettre de s'administrer les médicaments, afin d'éviter les erreurs. Il convient de racler souvent la langue pour enlever l'enduit dont elle peut être recouverte : une bonne pratique consiste à l'irriguer avec une eau aromatique ; une solution de borate de soude a l'avantage de détruire les germes et les végétaux qui pullulent à la surface de cet organe.

L'usage de l'alcool, des condiments âcres, des acides, altère le sens du goût.

Odorat. — L'odorat a pour siège la muqueuse pituitaire. Les sens du goût et de l'odorat sont placés à l'entrée des voies digestives comme deux sentinelles, dont il est bon de suivre les indications.

L'odorat, comme le goût, subit des variations considérables dans beaucoup de maladies. Les coryzas répétés finissent par l'émousser.

L'usage du tabac à priser est pernicieux. Il entraîne un écoulement chronique du mucus nasal et finit par infecter l'haleine.

Le tabac à chiquer offre de graves inconvénients : le jus de tabac mélangé à la salive est avalé, donne lieu à des dyspepsies et peut même produire des intoxications.

Ouïe. — L'organe de l'audition est un appareil très compliqué comprenant l'oreille externe, l'oreille moyenne et l'oreille interne. Les ondes sonores transmises par l'air viennent impressionner les extrémités

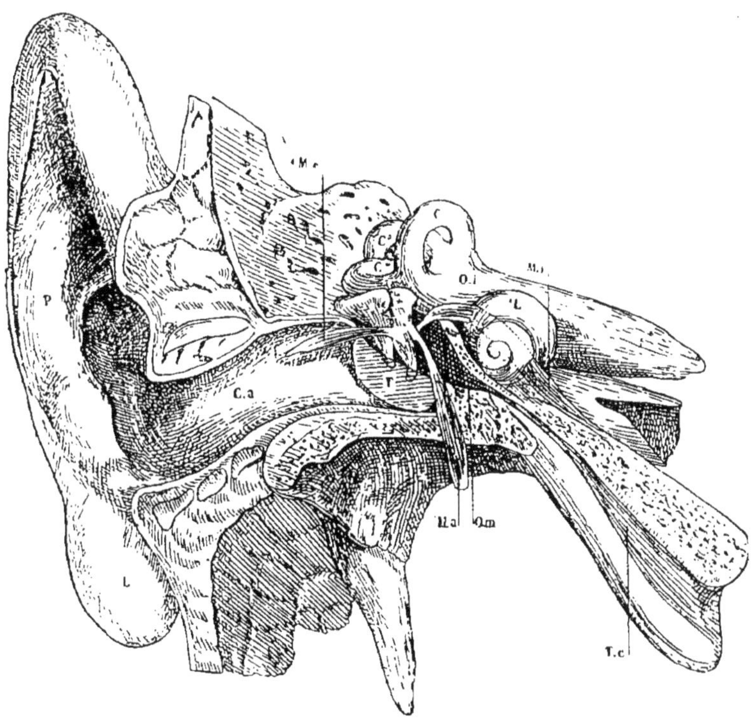

Fig. 54. — L'oreille vue d'ensemble, coupée dans le sens transversal (*).

(*) P, pavillon; Ca, conduit auditif externe; T, membrane du tympan; Om, oreille moyenne; Me, Mi, Ma, muscles du marteau; Sc, trompe d'Eustache; Oi, oreille interne; BD, limaçon; C'C'C", canaux demi-circulaires.

du nerf auditif. Il est utile de maintenir le conduit auditif externe dans un état de propreté parfaite; l'accumulation de cérumen gêne considérablement l'ouïe.

Le bruit est généralement insupportable aux malades, et l'infirmière doit s'habituer de bonne heure à agir silencieusement, en évitant cependant toute exagération : c'est souvent une distraction pour un malade de suivre les allées et venues des personnes qui le soignent, et il y en a qui s'inquiètent constamment de ce qui se passe autour d'eux.

Vue. — Toutes les lumières artificielles ont une action plus ou moins fâcheuse sur la vue, quand elle est appliquée à des objets de petite dimension (caractères d'imprimerie, couture).

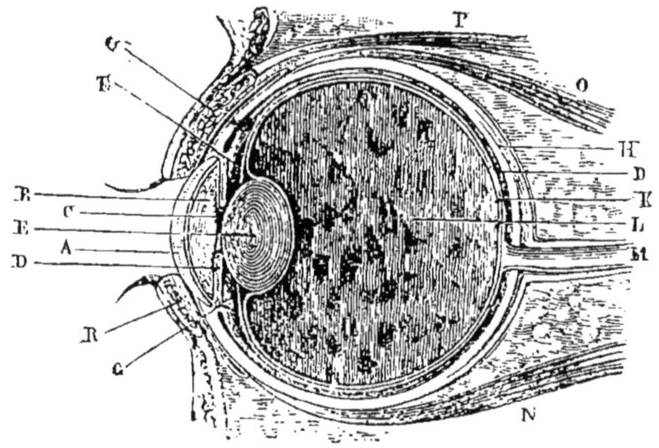

Fig. 55. — Coupe verticale de l'œil (*).

(*) A, cornée ; B, chambre antérieure ; C, pupille ; D, iris ; E, cristallin ; FG, procès ciliaires ; H, sclérotique ; I, choroïde ; K, rétine ; L, chambre postérieure ; M, nerf optique ; NO, muscles moteurs de l'œil ; QR, paupières.

Il est bon d'atténuer l'éclat de la lumière au moyen d'abat-jour et de verres appelés conserves. L'insuffisance de la lumière fatigue rapidement. Les enfants sont très sensibles à son action qui congestionne le cerveau et on a quelquefois vu survenir, lorsqu'elle était trop vive, de la douleur, de la fièvre, de l'agitation, des cris et même des convulsions. L'éclairage oblique du berceau peut déterminer du strabisme chez l'enfant, dont les yeux se dirigent instinctivement du côté de la lumière.

La *faim*, chez l'enfant, dont la nutrition est très active, se fait sentir souvent. Chez le vieillard, le besoin de manger est au contraire moins vif parce qu'il a moins de pertes à réparer.

Tous les états pathologiques le diminuent dans une certaine mesure.

Le besoin de boire augmente en raison de l'élévation de la température par suite des pertes continuelles qui se font à la surface de la peau et de la muqueuse pulmonaire.

Certaines maladies l'exagèrent beaucoup (les fièvres, les hémorrhagies graves, le diabète, la polydipsie).

Le *sommeil* est un temps de repos nécessaire à l'homme pour réparer périodiquement ses forces. Il y a abolition presque complète des fonctions de relation, mais les fonctions organiques restent actives. L'insuffisance de sommeil entraîne des troubles de la digestion et de la circulation, des palpitations, la décoloration de la peau; enfin elle aboutit à l'affaiblissement général physique et intellectuel.

L'excès de sommeil amène de l'embonpoint et de l'apathie.

Les individus faibles, nerveux ou maladifs ont besoin de plus de sommeil que les individus robustes et sanguins. Avec l'habitude on peut arriver à se contenter d'un très petit nombre d'heures de sommeil.

La moyenne hygiénique pour un homme en bonne santé est de 6 à 8 heures.

Le sommeil des malades doit presque toujours être respecté. L'infirmière aura soin de demander au médecin si elle réveillera le patient pour lui administrer un médicament qui lui est prescrit à heure fixe: il sera parfois préférable de respecter l'action bienfaisante du sommeil et d'attendre le réveil.

Dans certains empoisonnements, dans la congélation, dans des cas de brûlures étendues, il est indiqué de secouer l'assoupissement auquel les malades se laissent aller : mais ce sont là des circonstances particulières. En tout temps il est utile d'observer l'attitude durant le sommeil, de noter les rêves, les cris, les soubresauts, enfin de recueillir tous les faits capables d'éclairer le traitement.

CHAPITRE II

DES MALADIES CONTAGIEUSES. CONTAGION; DÉSINFECTION.

Les *maladies contagieuses* peuvent se transmettre d'un individu malade à un autre individu sain, soit par le contact immédiat de la personne malade, soit par le contact de vêtements ou d'effets provenant de cette personne : c'est la *contagion*. Le Dr Bernheim la définit : « acte par lequel une maladie déterminée se communique d'un individu qui en est infecté à un autre individu par contact immédiat ou médiat au moyen d'un principe matériel qui émane du corps du premier, quelle que soit son origine primitive, et qui se multiplie dans ou sur le sujet auquel il est transmis. »

L'agent de cette contagion est un élément microscopique, le *microbe*.

Les maladies infectieuses et transmissibles, et il faut entendre par ce terme toutes les maladies aiguës, fébriles, telles que les fièvres éruptives (rougeole, variole, scarlatine, le typhus pétéchial, la fièvre typhoïde, la fièvre jaune, la diphthérie, l'infection puerpérale, l'érysipèle, la coqueluche, la méningite cérébro-spinale, le choléra, les pneumonies et même des maladies chroniques, comme la tuberculose), sont causées par la pénétration dans l'organisme d'êtres vivants qui y trouvent un milieu favorable à leur multiplication, et y déterminent des troubles mécaniques et *surtout chimiques analogues aux phénomènes des fermentations*, lesquels se traduisent au dehors par ce qu'on nomme les symptômes des maladies. Ces êtres se mesurent par

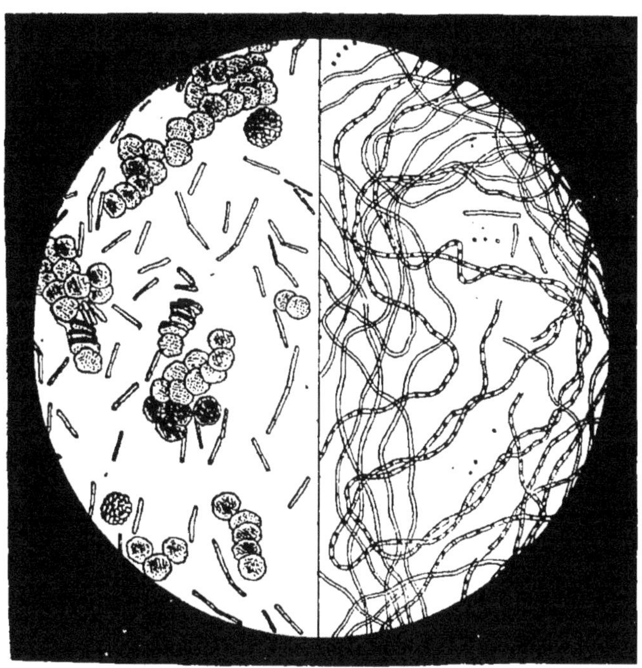

Fig. 56. — Bactérie du charbon : à droite, cultivée dans du bouillon de veau; à gauche, dans le sang d'un animal charbonneux.

millième et dixième de millième de millimètre et se multiplient avec une rapidité que l'imagination a peine à se figurer.

On a calculé en effet qu'un seul individu en pouvait produire 16 millions en 24 heures. Ce sont pour la plupart des sortes de champignons groupés en une grande famille sous le nom de *schizomycètes* à cause de leur mode de reproduction par scissiparité, ou sous celui de *bactéries* plus généralement employé.

Les bactéries peuvent se diviser elles-mêmes en *microcoques* et en *bacilles*, suivant qu'elles se présentent sous forme de points ou de bâtonnets. Les *microbes* du choléra sont des bacilles.

Quelquefois, mais rarement, sont-ils de nature animale, comme dans le cas des fièvres des marais qui paraissent dues à des parasites animaux des globules du sang.

Si l'on tient compte de la multiplication si rapide des microbes, on comprendra comment, malgré leur taille infiniment petite, ils peuvent entrer en lutte avec l'homme.

Cette multiplication explique en outre les phénomènes de la contagion et de l'épidémicité des maladies infectieuses, puisqu'il suffit d'un seul de ces microbes pathogènes pour produire la maladie dont il est l'élément actif, s'il trouve un milieu propice à son développement.

Cette condition heureusement indispensable met une barrière à ses ravages; sans elle, nul ne serait à l'abri de ses atteintes. Mais comme, dans l'état actuel de la science, les conditions favorables à la prolifération de ces micro-organismes sont encore entourées d'obscurité, il convient de régler sa conduite d'après une hypothèse qui consiste à considérer tout être susceptible de contracter la contagion.

Cependant, il semble démontré que plus l'être vivant est affaibli, surmené, épuisé, plus il devient un terrain propre à l'invasion de certaines maladies infectieuses. On sait ce qui se passe en temps de guerre, où l'on voit l'armée du vainqueur dans un état sanitaire relativement bon, alors que l'armée vaincue est décimée par les maladies infectieuses et épidémiques (typhus, fièvre typhoïde, dysenterie).

L'hygiène prophylactique n'a d'autre but que de s'opposer aux infections dues aux microbes et aux intoxications développées par les substances chimiques (*ptomaïnes*), sécrétées par ces microbes.

Pour y atteindre, la science emploie plusieurs moyens parmi lesquels nous n'insisterons que sur la désinfection. Les autres sont l'isolement de l'individu atteint, les vaccinations et un examen attentif des substances que l'homme absorbe pour son alimentation.

Désinfection. — Certaines substances dites *désinfectantes* ont la propriété d'enlever à l'air, à un appartement, aux vêtements, aux divers tissus organiques ou à un corps quelconque, les gaz fétides ou les miasmes méphitiques et dangereux dont ils peuvent être chargés. Ces substances, par une action mécanique ou chimique, neutralisent ou détruisent les matières organiques pouvant exercer une action nuisible sur la santé.

Parmi les désinfectants, les uns agissent chimiquement, et cela tantôt en se combinant aux corps odorants pour donner naissance à des compositions non dangereuses (les acides, en saturant l'ammoniaque; les alcalis, en saturant les acides carbonique, acétique, sulfhydrique; les solutions salines de fer, de zinc, de cuivre, de plomb, en formant avec l'hydrogène sulfuré ou le sulfhydrate d'ammoniaque des composés insolubles); tantôt par un phénomène de substitution (chloruration par le chlore, les chlorures, les hypochlorites, ou oxygénation par les acides sulfureux, hypo-azotique, etc.).

Les autres agissent mécaniquement, soit par absorption, lorsque leurs molécules retiennent interposés les gaz odorants (corps poreux, charbon, suie, etc.), soit par substitution, lorsque l'odeur infecte des matières se masque par celle qui leur est propre (aromates, résines, goudron).

Les développements qui suivent ont été résumés d'après l'ouvrage de M. le Dr Vallin (1); cet auteur a adopté la classification suivante :

I. Moyens mécaniques : enlèvement des sources ou des produits de l'infection; ventilation, lavage, etc.

II. Absorbants, désodorants; agents fixateurs des produits de la décomposition. Absorbants physiques : charbon, etc.; absorbants chimiques, sulfate de fer, de zinc, chlorure de zinc, chaux vive ou éteinte.

III. Antiseptiques; agents qui retardent, suspendent ou empêchent la décomposition : chlore, acide sulfureux, acide phénique, thymique, salycilique, etc.

IV. Antivirulents; agents qui détruisent, neutralisent les virus, les contages, les germes morbides, soit à l'intérieur, soit à l'extérieur de l'organisme : chaleur, acides sulfurique, nitrique, permanganate de potasse, sublimé corrosif, acide phénique, salol, fumigations nitreuse et d'acides hypoazotique, chlorhydrique, sulfureux, etc.

Moyens mécaniques, enlèvement, lavage, ventilation. — Le but qu'on se propose est de supprimer la cause de l'infection; mais cela est le plus souvent impossible. Il faut alors chercher à atténuer le mal par des précautions appropriées qui vont être énumérées.

La propreté et le lavage viennent en première ligne : le lavage est un mode d'enlèvement également, et il doit être largement mis à profit. La pulvérisation est une façon de laver l'air d'un local sur laquelle nous reviendrons.

(1) E. Vallin, *Traité des désinfectants et de la désinfection.* Paris, 1883. Masson.

La ventilation charrie au dehors les gaz et les produits insalubres dont il est essentiel de se débarrasser, et il faut avant tout donner issue à ces émanations, à ces particules organiques qui vicient l'atmosphère. Nous rappellerons cette boutade d'un médecin à qui l'on demandait quel était le meilleur des désinfectants : « C'est celui qui sent le plus mauvais, répondit-il, parce qu'il oblige à ouvrir immédiatement toutes les fenêtres. »

Absorbants. Charbon. — Le charbon possède la propriété d'absorber les gaz, qui se casent dans ses pores : on a calculé que la surface totale des cellules dans un morceau pesant 1 gramme serait de 8 mètres carrés. Un volume de charbon peut retenir 90 volumes de gaz ammoniac, 55 d'acide sulfhydrique, etc.

Il a une action puissante pour désinfecter l'eau et les liquides corrompus. Les poussières sèches, la terre sèche sont très employées en Angleterre dans les *Earth-closets :* en campagne ce système peut rendre de grands services.

Absorbants chimiques. — Les agents dont il s'agit font disparaître la mauvaise odeur due le plus souvent à la présence de l'acide sulfhydrique et du sulfhydrate d'ammoniaque. Presque tous les sels ayant pour base un métal capable de former avec le soufre un sulfure insoluble peuvent être employés comme désinfectants. Nous citerons le sulfate de fer (1), le sulfate de zinc, le chlorure de zinc en solution, etc.

La chaux vive détruit la matière organique en lui enlevant toute l'eau qu'elle contient : une fois éteinte

(1) Prix approximatif par 100 kilogrammes :

Sulfate de fer	15	francs.
Sulfate de zinc	30	—
Chlorure de zinc	75	—
Chaux vive	20	—

elle n'a plus que des propriétés absorbantes : elle fait rapidement disparaître l'acide carbonique contenu dans l'atmosphère des fosses, salles, etc.

Antiseptiques. — Il ne suffit pas d'absorber les produits nauséabonds à mesure de leur production : il faut aussi en tarir la source. L'action des antiseptiques complète celle des désinfectants, en empêchant la décomposition des matières susceptibles de se putréfier sous l'influence de la chaleur et de l'humidité. On connaît les propriétés de la sécheresse et du froid sur la conservation des substances organiques. Ces substances peuvent se conserver indéfiniment aussi, lorsqu'elles sont placées à l'abri de l'air. MM. Alphonse Guérin et Pasteur ont démontré l'influence des germes sur la décomposition des liquides et des tissus, germes qui flottent dans l'air par myriades. Les antiseptiques détruisent ces organismes inférieurs.

Le *chlore* tout en étant un désinfectant possède une action destructive sur les protorganismes : habituellement on se sert de chlorure de chaux. On obtient le chlore en mélangeant :

Sel de cuisine ordinaire.........	1	gramme.
Peroxyde de manganèse.........	1	—
Acide sulfurique.................	2	—

2 kilogrammes environ sont nécessaires pour une chambre de 40 mètres cubes. La dépense occasionnée revient à 1 franc en moyenne.

Nous parlerons plus loin de l'acide sulfureux à propos de la pratique des désinfections.

Acide phénique. — Ce corps est peu soluble dans l'eau, mais en toutes proportions dans l'alcool, l'huile et la glycérine.

Dans le pansement de Lister, on emploie 2 solutions : la faible à 2 et demi p. 100, la forte à 5 p. 100. L'acide phénique est un caustique irritant à l'extérieur, toxique à l'intérieur. Des expériences récentes ont démontré qu'il ne fallait pas trop compter sur les vapeurs, ni sur les pulvérisations de solutions phéniquées pour assainir l'air des salles et l'atmosphère qui entoure un blessé. Le goudron, les huiles lourdes de houille, la créosote, sont des produits dérivés de la distillation du bois ou de la houille, qui jouissent d'une puissante action désinfectante et antiseptique.

L'acide thymique, qui se retire de l'essence de thym, et l'acide salicylique peuvent rendre des services à l'occasion. Ce dernier acide et son composé surtout, le salicylate de soude, sont employés comme médicaments internes. Citons encore *l'alcool*, *le tannin*, *l'acide benzoïque* (voir *Matière médicale*).

La destruction des germes de virus et des contages demande des agents puissants dont il faut faire usage lorsque cela est praticable. Nous voulons parler des *antivirulents*. La *chaleur* humide détruit sans retour les germes animés, les virus, les miasmes. Il faut arriver pour cela à une température de 115° au moins. Nous traiterons plus bas de ce mode de désinfection, ainsi que des fumigations nitreuses et d'acide hypoazotique, chlorhydrique, sulfureuses, d'iode, de brome, de permanganate de potasse, en indiquant l'agent le mieux approprié aux opérations suivantes :

1° Désinfection des plaies ;

2° Désinfection du malade ;

3° Désinfection des locaux ;

4° Désinfection des instruments chirurgicaux et des objets de pansement ;

5° Désinfection du personnel.

1° *Désinfection des plaies.* — La pratique de la chirurgie a tiré grand parti de la découverte de l'origine parasitaire de la plupart des maladies. Grâce à l'antisepsie, elle a réalisé de notre temps des progrès immenses. Les complications des plaies, autrefois si souvent mortelles, sont devenues très rares; 4 morts au lieu de 60 sur 100 opérés. Les décès, qui s'élevèrent à 80 p. 100 pendant la guerre franco-allemande, sont descendus au Tonkin et à Formose à 10 p. 100. (Voir *Petite chirurgie*, p. 7.)

2° *Désinfection des malades.* — Les individus atteints ou convalescents de certaines affections (rougeole, scarlatine, variole) peuvent transmettre leur maladie surtout pendant la période de desquamation.

Dès que leur état le permet, on doit administrer des bains savonneux pour entraîner les pellicules et les croûtes à demi détachées : couper les cheveux très courts et savonner la tête. Trois bains au moins sont nécessaires avant de reprendre la vie commune.

3° *Désinfection des locaux non habités.* — Un premier moyen de désinfection consiste dans l'évacuation complète et prolongée des bâtiments, en permettant une ventilation étendue. Les murailles, les plafonds, les planchers doivent être grattés et lavés à la potasse.

Dans les appartements particuliers, ayant été occupés par des malades atteints d'une affection transmissible, les papiers de tenture seront arrachés et renouvelés, les peintures grattées, les boiseries repeintes, les planchers brossés avec de la potasse et du savon, puis humectés d'une solution phéniquée, de chlorure de zinc à 2 p. 100, ou par des pulvérisations de sublimé au millième. Le simple lavage à grande eau est un moyen de désinfection insuffisant : on doit se servir d'une solution légère de chlorure de zinc (5 à 10 p. 100), ou d'une lessive de potasse ou d'eau seconde.

Ces procédés ne sont pas aussi certains que les fumigations, qui détruisent non seulement les mauvaises odeurs, mais encore les germes virulents ou les miasmes que peuvent contenir les locaux.

Nous avons déjà parlé du chlore : les corps suivants sont quelquefois utilisés, mais le soufre est de tous le plus souvent employé.

Acide hypo-azotique (vapeurs nitreuses, Payen).

Eau.........................	2	litres.
Acide azotique du commerce..	1.500	grammes.
Tournure ou planure de cuivre.	300	—

Il faut préalablement enlever, et les désinfecter à part, les étoffes, les objets métalliques ou de toute sorte qui, laissés dans la pièce, seraient corrodés par les vapeurs acides; avant d'y pénétrer même au bout de quarante-huit heures, il faut établir une large ventilation. La plupart des inconvénients et des dangers peuvent être évités par l'emploi de l'appareil de MM. Girard et Pabst.

Acide chlorhydrique (Guyton de Morveau).

Sel marin......................	85	grammes.
Acide sulfurique à 65° B.........	68	—

Pour une capacité de 100 mètres cubes.

Soufre. — Après avoir soigneusement bouché toutes les ouvertures, on distribue sur des plaques en tôle, placées elles-mêmes sur une certaine épaisseur de sable, le soufre en morceaux ou mieux en poudre (fleur de soufre). La quantité varie selon la capacité de la salle; 20 grammes par mètre cube sont ordinairement suffisants. Les foyers sont enflammés, le soufre prend feu rapidement, si on l'a préalablement humecté avec quelques gouttes d'alcool, et le local est laissé en l'état pendant vingt-quatre heures.

Des précautions doivent être prises en entrant dans les lieux soumis à des fumigations, afin de ne pas inspirer les gaz dangereux, vapeurs nitreuses, chlore, acide chlorhydrique, acide sulfureux. Il vaut mieux ouvrir les fenêtres du dehors et laisser l'air circuler librement dans les locaux avant d'y pénétrer. Ils seront laissés inoccupés pendant huit jours au moins, les fenêtres en seront tenues ouvertes nuit et jour pendant ce temps.

Règles applicables à la désinfection des locaux occupés par des malades atteints d'affections contagieuses. — Avant l'arrivée du malade ou dès son arrivée, enlever tous les objets d'une imprégnation facile, qui ne sont pas d'une absolue nécessité, afin de n'avoir pas à les désinfecter ou à les détruire plus tard (rideaux, portières, tapis, meubles couverts en étoffes et rembourrés), etc.

Le linge de corps et de literie sali par le malade, le linge de pansement, etc., doit être plongé immédiatement dans un bassin, laissé en permanence dans la salle ou ses dépendances, et contenant une solution désinfectante (chlorure de zinc 10 grammes par litre, additionné de quelques grammes d'acide phénique pour aider à reconnaître la solution). Après quelques heures d'immersion, exprimer le linge et envoyer directement à la lessive ou même à l'étuve. Les objets de pansements (éponges, instruments, etc.) doivent être désinfectés de la même façon (1).

Les déjections des malades, les crachats, doivent être reçus dans des vases contenant en permanence et par avance une certaine quantité de liquide désinfectant : solution de chlorure de zinc à 2 p. 100, de

(1) Pendant les six premiers mois de l'année 1888, il se déclare 78 cas de diphtérie à l'Hospice des enfants assistés. On établit une étuve, et le nombre des cas tombe à 13 pour les six derniers mois (Statistique dressée par M. Springer, interne de l'hospice).

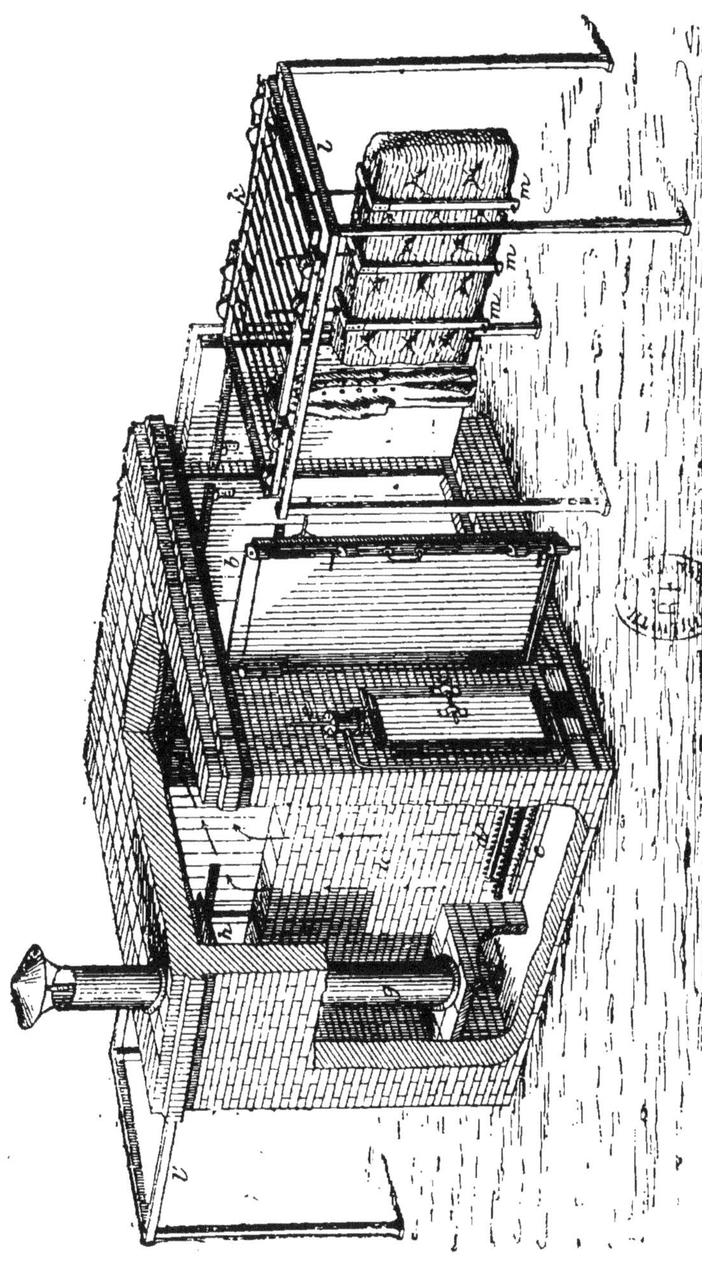

Fig. 57. — Nouvelle étuve à désinfection par l'air chaud Geneste et Herscher).

sulfate de fer, de chlorure de chaux, d'acide sulfurique ou chlorhydrique à 5 p. 100. La solution sera également employée à laver largement les cabinets d'aisances chaque fois que des déjections y auront été portées.

Il faut enlever chaque jour les poussières qui recouvrent le sol en y projetant avant le balayage du sable humide; dans le cas de maladie s'accompagnant de desquamation de la peau (variole, scarlatine), il est utile de laisser en permanence sur le plancher une mince couche de sable maintenue humide par du sel à la fois antiseptique et hygrométrique, comme le chlorure de zinc. Chaque jour, les produits du balayage seront brûlés dans un foyer allumé dans la salle même.

Il est avantageux d'entretenir en permanence dans la chambre des malades un feu vif, pour renouveler l'air, empêcher la diffusion des miasmes au dehors, et purifier en partie l'air souillé de l'enceinte : la ventilation doit être largement pratiquée, tout en évitant les courants d'air.

Dans certains cas, il sera utile, pour obtenir une désinfection efficace, de projeter sur les parois et dans l'atmosphère de la chambre un nuage de solutions désinfectantes pulvérisées (sublimé au millième ou acide phénique, à 5 p. 100).

Les murailles devront, au moins deux fois par semaine, être essuyées avec une éponge ou un linge humecté de ces solutions.

En cas de décès, le cadavre doit être lavé avec une solution forte de chlorure de zinc (5 à 10 p. 100) et enveloppé dans un drap humecté avec le même liquide. Le corps sera recouvert de sciure de bois fortement phéniquée, et le cercueil hermétiquement fermé devra rester dans la chambre où s'est terminée la maladie, jusqu'au moment de la levée du corps.

Les latrines devront être désinfectées par la projection à travers les tuyaux de chute d'une solution concentrée de sulfate de fer (5 kilogrammes pour 50 litres d'eau) ou mieux de 5 à 25 litres d'huile lourde de houille, pour une fosse de moyenne dimension. Désinfection à l'étuve des vêtements, de la literie, etc.

Les vêtements de tout individu qui entre à l'hôpital doivent être désinfectés pour détruire les parasites, les virus ou les miasmes qu'ils peuvent contenir dans leurs plis. Ce résultat est obtenu en laissant séjourner pendant une heure environ les objets dans une étuve portée à 120° C. A défaut d'étuve, les vêtements doivent être passés au soufre (10 à 30 grammes par mètre cube d'espace). Lorsque ces vêtements sont malpropres ou souillés par des déjections, un lavage préalable dans de l'eau bouillante est indispensable.

On peut faire servir d'étuve un four de cuisine ou de boulanger; brûler du soufre dans un placard ou une armoire où les vêtements ont été suspendus.

La literie est traitée par les mêmes procédés, c'est-à-dire par la chaleur humide de l'étuve (120°) ou par les fumigations de soufre. Le linge sale, les couvertures, etc., ayant servi aux malades atteints d'affections réputées transmissibles ou suspectes (fièvres éruptives, érysipèle, fièvre typhoïde, grandes suppurations, puerpéralité, etc.), devraient être portés à l'étuve au sortir de la salle et avant d'être soumis à aucune autre manipulation et doivent être transportés hors ville.

Ajoutons que le linge sale et les linges à pansement salis ne doivent jamais séjourner dans les salles, dans les chambres des malades ni dans leur voisinage immédiat, mais, avant de passer à la lessive, être plongés dans un réservoir (baquet ou tonneau) rempli d'une solution désinfectante. Lorsqu'il s'agit de matelas en balles d'avoine, le contenu sera brûlé et les enveloppes traitées comme il est dit plus haut.

4° *Désinfection du matériel chirurgical* (voir *Petite chirurgie*).

5° *Désinfection du personnel.* — La désinfection ne doit pas seulement porter sur le matériel : le personnel doit également veiller avec le plus grand soin à ne pas servir de véhicule au contage. D'après ce que nous savons de la transmission des germes, la personne tout entière, ses vêtements et surtout ses mains peuvent être l'occasion de contamination. Ces remarques s'appliquent surtout aux infirmières attachées au service d'infectieux ; mais néanmoins il est bon de les suivre systématiquement. Toute plaie est une porte ouverte à la septicémie : un contact impur suffit pour déterminer des accidents mortels.

Le sarrau passé pardessus ses vêtements et qu'elle mettra en entrant dans la salle et qu'elle quittera en sortant préviendra dans une certaine mesure le transport dans les autres parties de l'hôpital des germes transmissibles.

Lorsque l'infirmière s'absentera de l'hôpital, elle devra non seulement complètement changer de vêtements, mais prendre un bain à la suite duquel elle s'abstiendra absolument de pénétrer dans les services. Les cheveux ne seront pas oubliés, mais lavés comme le reste du corps. C'est une grande erreur, qu'il nous soit permis de le dire en passant, de croire que l'eau abîme les cheveux ou les fait tomber. Rien ne leur est au contraire plus salutaire en débarrassant la racine des sécrétions qui s'y accumulent et en prévenant les maladies du cuir chevelu auxquelles les calvities sont dues.

Le soin des mains est de tous le plus essentiel : savoir se laver les mains de manière à les avoir propres, médicalement parlant, est une opération qu'il faut apprendre ; les passer à l'eau et au savon ne suffit pas. Avant de toucher à une plaie, à un pansement, elles doivent avoir été consciencieusement brossées, lentement, longuement à grande eau, autour et sous les ongles surtout. Après le lavage, les humecter avec une solution antiseptique (solutions de salol, de sublimé au millième, etc.).

Ces recommandations sont de la plus grande importance. L'infirmière hospitalière doit s'en pénétrer et les suivre avec la conviction qu'en y manquant elle trahirait les intérêts des malades dont le soin lui est confié.

Arrivé au terme de la partie consacrée à l'hygiène, nous ne pouvons nous dispenser de remarquer, comme nous l'avons fait au début, combien ces notions ont dû être écourtées pour rester dans le cadre général de l'ouvrage.

Mais si elles ont pour résultat de fixer dans la mémoire les grandes lignes de cette science, de faire apprécier les avantages de la sobriété, de la propreté et de l'exercice musculaire en hygiène privée, de ceux de l'asepsie et des mesures antiseptiques en hygiène générale, elles auront néanmoins atteint leur but.

Nous comptons d'ailleurs, pour suppléer aux lacunes et aux infractions que nous signalons, sur les excellentes leçons de nos professeurs et sur le zèle studieux de leurs élèves.

TROISIÈME PARTIE

ÉLÉMENTS DE PATHOLOGIE CHIRURGICALE ET DE PETITE CHIRURGIE

PAR LE Dr ÉMILE NEUMANN

Membre de la Commission d'Enseignement de l'Union des Femmes de France.

CHAPITRE PREMIER

PATHOLOGIE CHIRURGICALE

I. — Inflammation. — Phlegmons et abcès.

On dit qu'un tissu est enflammé quand il est rouge, chaud, tuméfié et douloureux. *La douleur*, *la tuméfaction*, *la chaleur* et *la rougeur* constituent en effet les quatre symptômes cardinaux de l'*inflammation*.

L'inflammation peut atteindre tous les tissus et se développer dans tous les organes, mais elle frappe de préférence le tissu cellulaire où elle prend le nom de *phlegmon*. Il y a deux grandes variétés de phlegmons; dans l'une, l'inflammation parfaitement limitée ne tend pas à envahir les parties voisines (*phlegmon simple ou circonscrit*); dans l'autre, elle a sans cesse tendance à se diffuser et à s'étendre (*phlegmon diffus*).

Nous ne nous occuperons ici que du phlegmon simple. Le phlegmon se développe surtout dans les régions qui sont riches en tissu cellulaire, comme le cou, l'aisselle, la région inguinale, etc. Ses causes les plus ordinaires sont les suivantes : les frottements répétés, la compression, une contusion violente, la pénétration dans les chairs d'un corps étranger, l'infiltration de liquides dans les tissus, etc.

Le phlegmon présente les caractères suivants :

1° *Douleurs* dans la partie affectée ; ces douleurs d'abord cuisantes (douleurs mordicantes) s'accompagnent plus tard de battements réguliers (douleurs pulsatives) ; 2° *Tuméfaction* de la région malade ; 3° *Rougeur* de la peau (d'abord rose, puis rouge vif) que la pression du doigt ne fait pas disparaître ; 4° *Chaleur* du point enflammé.

Lorsque le phlegmon est profond au lieu d'être superficiel, la tuméfaction est moins nette, la rougeur fait souvent défaut, la chaleur est peu appréciable, seule la douleur existe, sourde et profonde.

A ces symptômes locaux s'ajoutent quelquefois des phénomènes généraux (*fièvre*, *inappétence*, *soif*, etc.).

Le phlegmon peut se terminer par résolution ; on voit alors diminuer graduellement les divers symptômes, mais c'est la suppuration qui constitue l'issue habituelle du phlegmon ; il se forme dans le tissu cellulaire une collection de liquide (*pus*) qui a reçu le nom d'*abcès* (*abcès chaud ou phlegmoneux*) (1).

L'inflammation se circonscrit, se concentre en un seul point, la tumeur devient molle, *fluctuante*, comme on dit, et l'on voit se former sur la peau graduellement amincie un point blanc qui contraste avec la coloration rouge, luisante, du reste, de la tumeur.

Lorsqu'un abcès est formé, le pus a une tendance à se porter à l'extérieur, l'ulcération progressive du tissu cellulaire sous-cutané de la peau lui ouvre une voie, mais quelquefois l'épiderme et les tissus sous-

(1) Les *abcès froids* qui se développent insidieusement, lentement, sans réaction inflammatoire, sont dus aux ramollissements de dépôts tuberculeux.

jacents forment une barrière résistante que le chirurgien est forcé de détruire par une incision.

Le traitement des abcès sera institué par le chirurgien; il nous suffira de dire qu'aux émollients autrefois employés sous forme de cataplasmes on préfère aujourd'hui les fomentations antiseptiques; il faut absolument *éviter l'emploi de pommades, d'onguents* et autres moyens du même genre, réputés à tort comme devant favoriser la maturation ou la résolution de l'abcès.

II. — Des plaies.

On désigne sous le nom de *plaie*, une solution de continuité des téguments et des parties molles sous-jacentes produite le plus ordinairement par une violence extérieure. Que la division ait porté sur le tégument externe, c'est-à-dire sur la peau, ou sur le tégument interne, comme les muqueuses, la solution de continuité n'en prend pas moins le nom de plaie. Il ne faut pas confondre les plaies avec les ulcères qui reconnaissent habituellement pour cause une influence interne constitutionnelle, et non pas une violence extérieure instantanée.

Au point de vue des causes qui les produisent, les plaies peuvent être divisées en :

1° Plaies par instruments tranchants ou coupures;
2° Plaies par instruments piquants ou piqûres;
3° Plaies contuses;
4° Plaies par arrachement;
5° Plaies empoisonnées ou virulentes.

A. *Plaies par instruments tranchants.* — Ces plaies, que l'on nomme aussi coupures, peuvent être produites par tous les objets qui présentent un bord mince, coupant et qui incisent nos tissus en les pressant et en glissant sur eux ; elles sont habituellement plus longues que profondes, à bords réguliers, à surface saignante, de grandeur, de forme, de direction variables avec la nature des parties lésées, la position de celles-ci au moment de la blessure, le volume, la forme, la force d'impulsion du corps vulnérant. Les plaies par instruments tranchants sont habituellement prises comme type de description. Nous conformant à l'usage, nous étudierons successivement les phénomènes primitifs ou immédiats, puis les phénomènes consécutifs des plaies.

Les phénomènes primitifs sont au nombre de trois : la douleur, l'écoulement du sang, l'écartement des bords de la plaie.

Douleur. — Elle résulte de la section des extrémités nerveuses et est d'autant plus marquée que les parties lésées sont plus riches en ramuscules nerveux (face, doigts, etc.).

Écoulement du sang. — L'écoulement du sang est dû à la section des vaisseaux qui nourrissent les tissus divisés. Suivant l'abondance de ces vaisseaux, la perte sanguine sera minime ou considérable. Telle coupure qui saigne abondamment à la face et au doigt donnera à peine lieu à un suintement dans d'autres régions.

Quand la peau seule est intéressée, l'écoulement est rarement grave ; mais si l'instrument a pénétré dans la profondeur, les troncs vasculaires peuvent être divisés, et alors on se trouve en présence d'une hémorrhagie qui constitue une véritable complication de la plaie; il en est de même lorsque la lésion, quoique superficielle, porte sur une région où des veines et des artères de gros calibre rampent sous la peau. Quoi qu'il en soit, l'hémorrhagie est un phénomène dont l'infirmière aura toujours à se préoccuper et pour lequel elle ne devra jamais hésiter à réclamer l'intervention du chirurgien.

Écartement des bords de la plaie. — La cause de l'écartement est l'élasticité des parties divisées, élasticité variable d'ailleurs suivant les tissus lésés. Le tégument externe avec ses fibres élastiques et musculaires lisses s'écarte plus que le tissu cellulaire ; les vaisseaux sont aussi plus rétractiles que les téguments, les tendons, etc. : de là, pour les coupures, cette forme conique à base tournée vers la peau, forme essentiellement favorable à l'écoulement des liquides.

Les phénomènes consécutifs varient suivant que les bords de la plaie sont réunis ou qu'ils demeurent séparés. Dans le premier cas, *la réunion est immédiate ;* dans le second cas la *suppuration* précède la guérison.

En cas de réunion immédiate, lorsque les bords de la plaie sont ramenés au contact, la douleur se calme et cesse entièrement dans l'espace de quelques heures : l'écoulement du sang s'arrête également ; les parties divisées se gonflent légèrement, un liquide transparent de couleur rougeâtre, de consistance sirupeuse, s'épanche entre les lèvres de la plaie ; ce liquide ne tarde pas à s'organiser, à s'épaissir grâce à la résorption de ses parties les plus fluides. Le sixième ou le septième jour son organisation est complète et sa solidité égale presque celle des parties voisines. Il se forme alors une cicatrice linéaire, plus rosée et moins sensible que les autres parties de la peau.

La réunion médiate, secondaire ou par suppuration s'observe lorsqu'il existe une large perte de substance, lorsque la plaie est anfractueuse, quand les lèvres ne peuvent être rapprochées ou qu'une cause quelconque tenant à l'état général a fait échouer leur réunion primitive. La plaie, d'abord saignante, se couvre bientôt d'un liquide séreux qui tend de plus en plus à s'épaissir et à se colorer en jaune. La solution de continuité offre par places des points jaunes ou rougeâtres, qui ne sont autres que des débris modifiés de caillots formés lors de l'hémostase. Les portions mortifiées s'éliminent peu à peu et la plaie devient plus nette, elle se nettoie, se déterge. En même temps naissent de fines granulations rouges, qui grossissent et finissent par recouvrir entièrement la solution de continuité, ce sont les *bourgeons charnus*. Cette surface bourgeonnante laisse exsuder un liquide de plus en plus épais, qui devient crémeux, blanc jaunâtre et constitue le *pus*. Les bourgeons charnus augmentent peu à peu de volume et tendent à s'élever jusqu'au niveau des téguments qui recouvrent les bords de la plaie. Les granulations, d'abord distinctes, se confondent, la plaie diminue d'étendue, les bords se rapprochent de la circonférence vers le centre et il se forme alors sur ses bords une pellicule, très mince, de nature épidermique, qui finit par recouvrir complètement la surface exposée. La cicatrice tend à se rétrécir pendant un temps assez long, le tissu perd sa vascularité, se résorbe en partie, devient d'un blanc mat; enfin la cicatrice s'enfonce, mais elle reste toujours très apparente.

Grâce à la méthode antiseptique la réunion immédiate est devenue aussi fréquente qu'elle était rare autrefois. Le but poursuivi par la chirurgie moderne est la réparation sans suppuration des plaies accidentelles ou chirurgicales et la prévention des accidents qui découlent de la suppuration et des autres causes de septicité. La suppuration n'est donc pas chose nécessaire, il faut toujours la considérer comme un accident qui est presque uniquement la conséquence de l'infection des plaies, et de l'introduction dans celles-ci de germes septiques ; de là la nécessité d'une propreté minutieuse, incessante, pour empêcher toute infection.

Outre les phénomènes sur lesquels nous venons d'insister, il n'est pas rare de voir les plaies se compliquer de symptômes généraux sur lesquels nous reviendrons plus loin.

La gravité des plaies par instruments tranchants varie suivant les régions lésées et suivant la profondeur de la plaie. Lorsque la peau seule est intéressée, ce sont des lésions insignifiantes; la section des tendons ou des nerfs peut compromettre plus tard les fonctions de la partie blessée ; la lésion des artères expose aux hémorrhagies dont il sera question plus loin, mais l'ouverture des articulations et celle des cavités viscérales (*plaies pénétrantes ou plaies cavitaires*) est particulièrement redoutable.

Le traitement des plaies est du ressort du chirurgien. En attendant son arrivée l'infirmière devra donner à la partie blessée la position qui assure l'immobilité la plus complète en même temps que le relâchement le plus absolu ; elle procédera au lavage de la plaie avec une solution antiseptique. A défaut de solutions antiseptiques et dans le cas où l'infirmière n'est pas habituée au maniement de celles-ci, il vaut mieux ne pas en faire usage. En effet l'emploi d'une solution trop concentrée d'acide phénique, par exemple, produirait une véritable cautérisation de la plaie qui dans certaines régions laisserait une cicatrice et des marques indélébiles. Quoi qu'il en soit, qu'il ait été fait usage ou non d'une solution antiseptique pour le lavage de la plaie, celle-ci devra toujours être mise à l'abri de l'air à l'aide d'un pansement antiseptique et compressif (gaze iodoformée et ouate). Il convient aussi de signaler l'inanité et l'inutilité des vulnéraires, de l'arnica et autres substances, autrefois vantées pour le pansement des plaies (voir p. 411).

B. *Plaies par instruments piquants.* — Les plaies par instruments piquants (pointes d'épée, baïonnettes, fleurets, aiguilles, etc.) sont très fréquentes. Ces plaies peuvent s'accompagner de la présence de corps étrangers particulièrement lorsqu'elles ont été produites par des corps très fragiles. Elles ont encore une certaine gravité par leur profondeur et souvent par suite de la blessure d'organes importants, surtout à la main et au pied. L'écartement des lèvres de la plaie est, en général, presque nul, il en est de même de l'écoulement de sang; quant à la douleur, elle varie suivant les régions. La plaie sera fermée à l'aide d'un pansement protecteur; dans quelques cas de douleurs violentes, l'immersion prolongée dans l'eau tiède ou fraîche constitue un excellent calmant.

C. *Plaies contuses et contusions.* — On appelle *contusion* une lésion produite par une pression plus ou moins énergique, s'accompagnant d'écrasement des tissus et suivie d'extravasation de certains liquides de l'économie; lorsque cette lésion se complique d'ouverture des téguments ce n'est plus simplement une contusion; c'est une *plaie contuse*. Tout corps, quelle que soit sa forme, pourvu qu'il ait un certain volume, un certain poids et qu'il ait reçu une impulsion suffisante, peut déterminer des contusions, des plaies contuses. Les chutes, les chocs contre des obstacles en produisent également.

Contusion. — Avant de faire l'étude des plaies contuses, il importe de dire quelques mots de la contusion. Les lésions de la contusion ont été divisées suivant leur nature et leur gravité.

Le symptôme principal de la *contusion au premier*

degré est l'*ecchymose* (bleu) caractérisée par une coloration d'abord noire, puis bleuâtre à sa périphérie; sous l'influence des altérations du sang épanché, cette coloration devient brunâtre, passe ensuite au jaune et s'éteint progressivement. La contusion au premier degré s'accompagne de plus d'*œdème* du tissu cellulaire (*gonflement*) et souvent de douleurs plus ou moins vives. Lorsque l'ecchymose se produit à la surface d'une muqueuse, à la conjonctive, par exemple, elle a pour caractère particulier une teinte d'un rouge vif.

Au deuxième degré de la contusion se forment des épanchements liquides constitués par du sang, de la sérosité ou des matières grasses. De toutes ces collections la plus fréquente est l'épanchement sanguin qui, dans les tissus sous-cutanés, constitue *la bosse sanguine*. C'est une tumeur molle, d'abord fluctuante, qui finit par s'entourer d'un bourrelet dur.

Au troisième degré de la contusion on constate les symptômes du premier et du deuxième degré auxquels s'ajoutent les accidents de la *gangrène* (*mortification des tissus*).

La contusion du quatrième degré est caractérisée par la désorganisation complète des parties lésées; c'est un segment de membre ou un membre tout entier qui est broyé par la violence extérieure.

Les phénomènes généraux qui accompagnent les contusions sont des plus variables. Lorsque les organes viscéraux sont atteints, il n'est pas rare de voir survenir des syncopes mortelles par exemple à la suite de contusion de l'épigastre, du larynx, de la région du cœur, etc.

Dans les contusions graves le blessé est souvent dans un état particulier appelé *état de choc* : il est alors insensible, presque sans mouvement et sans parole. La face est pâle, le corps couvert d'une sueur visqueuse ; le pouls est petit, filiforme ; la température s'abaisse et la mort peut arriver au bout de quelques heures au milieu de cette torpeur et de cet anéantissement.

Les premiers soins à donner sont : le repos, l'application de compresses trempées dans de l'eau, une position favorable de la partie contuse pour faciliter la circulation en retour et enfin la compression qui a l'avantage de hâter la résorption de l'épanchement. Quand le blessé est en *état de choc*, les révulsifs, les frictions chaudes, les boissons excitantes sont utiles pour le faire sortir de sa torpeur.

Plaies contuses. — Les plaies contuses, ainsi que nous l'avons déjà dit, ne diffèrent des contusions que par l'existence d'une solution de continuité des téguments. Elles sont le plus souvent irrégulières, mâchées, donnent peu de sang ; leurs bords présentent des ecchymoses qui s'étendent plus ou moins loin. Les parties molles situées au-dessus de la solution de continuité participent dans une étendue plus ou moins grande à la lésion des téguments. On peut enfin constater autour de la plaie tous les désordres que nous avons signalés dans les quatre degrés de la contusion. La déchirure et la désorganisation des muscles, la gangrène, les fractures et même le broiement des os, viennent parfois compliquer les plaies contuses.

La douleur est, en général, moins vive dans les plaies contuses que dans les coupures et l'écoulement sanguin dure peu ; les accidents locaux et généraux dépendent de l'étendue des désordres.

Les plaies par armes à feu sont des plaies contuses au premier chef auxquelles leur étiologie imprime néanmoins des caractères constants et tranchés. Tantôt les plaies sont en cul-de-sac, c'est-à-dire qu'il n'existe qu'une seule ouverture; mais le plus souvent on en trouve deux : celle d'entrée et celle de sortie. Le trajet du projectile est tantôt direct, de telle sorte que l'ouverture d'entrée correspond à celle de sortie; d'autres fois la balle, rencontrant des parties résistantes (os par exemple), se réfléchit et dévie vers un endroit très éloigné. Très fréquentes avec les balles sphériques des anciens fusils et des revolvers, ces déviations sont exceptionnelles avec les balles coniques des armes de guerre actuelles.

Tels sont les phénomènes qui s'observent lorsque les projectiles sont d'un petit volume (balles). Avec les gros projectiles (éclats d'obus, etc.), les lésions sont plus étendues et les désordres plus graves : s'ils ne coupent pas un membre tout entier parce qu'ils ne l'ont touché que d'un côté, ils enlèvent toutes les parties molles et produisent une perte de substance énorme. S'ils atteignent une des cavités splanchniques, ils causent immédiatement la mort, ou provoquent, même lorsqu'ils ont perdu la plus grande partie de leur force d'impulsion, des lésions tellement graves que presque toujours la mort est le résultat de la blessure qu'ils occasionnent.

Les plaies par armes à feu sont noirâtres, ce qui tient à la contusion des parties et à l'infiltration sanguine. Les phénomènes généraux immédiats qui accompagnent les plaies par armes à feu sont une douleur généralement peu intense, quelquefois nulle, mais surtout un engourdissement, une *stupeur locale* qui va en rayonnant tout autour de la plaie et qui se généralise quand il existe de grands délabrements. Le pouls est faible, la peau se couvre d'une sueur froide, les sens sont émoussés et la mort peut survenir sans qu'aucune tendance à la réaction se soit manifestée.

La présence de corps étrangers, projectiles, morceaux de bois ou de pierre, bourre de fusil, lambeaux de vêtements, complique souvent les plaies par armes à feu.

Les premiers soins à donner aux blessés par armes de guerre peuvent se résumer pour l'infirmière ainsi qu'il suit : calmer la soif, d'ordinaire très intense, du blessé, relever son état général s'il y a lieu à l'aide de boissons excitantes, ne pas explorer la plaie, éviter toute recherche du projectile et se contenter de l'immobilisation jointe à un pansement antiseptique avec de la gaze iodoformée et de l'ouate.

D. *Plaies par arrachement.* — Les parties saillantes du corps peuvent être complètement ou incomplètement arrachées. C'est principalement aux membres, au niveau des articulations, que l'on observe les plaies par arrachement. Ces plaies sont remarquables par l'irrégularité de la solution de continuité, le peu de douleur qui les accompagne et le défaut d'écoulement du sang.

E. *Plaies empoisonnées.* — On entend sous ce nom toutes les plaies compliquées de l'inoculation d'un agent toxique, que ce soit un venin, un virus ou un poison. Ces blessures sont essentiellement caractérisées par ce fait que la plaie, en elle-même, est sans importance et que toute la gravité de la lésion dépend de l'agent toxique introduit dans l'organisme.

Aux plaies dites envenimées appartiennent les *piqûres d'insectes* (guêpes, abeilles, etc.) : ces piqûres très douloureuses sont, en général, sans gravité. Le traitement consiste à enlever délicatement l'aiguillon s'il est encore fiché dans les chairs, tout en ayant soin de ne pas comprimer la poche à venin parfois encore adhérente au dard, et qui pourrait se vider dans la plaie, puis on lotionne avec de l'eau froide, de l'alcool étendu ou de l'ammoniaque; aux plaies envenimées appartiennent également les *piqûres de reptiles* (*vipères*) : Comprimer très fortement la plaie à l'aide d'un lien placé au-dessus de la piqûre, laver la plaie à grande eau, faire saigner et chasser la plus grande quantité possible de venin, tels sont les premiers soins à donner dans ces cas.

Les *plaies dites virulentes* sont celles qui sont occasionnées par des ferments ou germes particuliers appelés *virus*, comme celui de la *rage*, par exemple; là encore il faudra lier très fortement le membre au-dessus de la plaie, laver et faire saigner celle-ci et cautériser avec un fer rougi à blanc. On sait qu'aujourd'hui la rage est traitée par les inoculations d'après la méthode de Pasteur.

III. — Complications des plaies.

Hémorrhagies. — L'écoulement de sang est un phénomène naturel à peu près constant lors de la production des plaies; s'il se prolonge, s'il devient abondant, il y a *hémorrhagie*. Celle-ci peut être primitive, lorsqu'elle suit immédiatement la blessure, ou consécutive quand elle survient plus tardivement. De toutes les plaies que nous venons de passer en revue, ce sont celles qui résultent de l'action des projectiles de guerre qui s'accompagnent le plus souvent d'hémorrhagies consécutives. L'hémorrhagie, qu'elle soit primitive ou consécutive, peut être artérielle, veineuse ou capillaire.

Nous ne nous étendrons pas davantage sur les hémorrhagies dont il sera question à propos de l'hémostase (voir *Petite chirurgie*).

Fièvre traumatique. — C'est une fièvre d'intensité variable, de durée généralement courte, qui succède à une plaie, à un traumatisme, et se termine après quelques jours sans suites graves. Elle débute habituellement vers le deuxième ou au commencement du troisième jour après le traumatisme; le pouls est rapide, la température s'élève à 38, 39 et même 40 degrés, et en vingt-quatre heures elle atteint son maximum. La durée totale de la fièvre traumatique dépasse rarement sept à huit jours. Une excessive propreté de la plaie et des pièces de pansement est la meilleure sauvegarde contre la fièvre traumatique.

Érysipèle. — On nomme *érysipèle* une maladie caractérisée par un état fébrile et par l'apparition de plaques rouges limitées par un relief assez sensible de la peau : l'érysipèle est dû à un agent infectieux qui s'introduit dans l'organisme à l'occasion d'une plaie ou d'une excoriation épidermique. Les plaies contuses, les plaies par armes à feu sont celles à la suite desquelles on observe le plus souvent cette complication. Néanmoins elle peut s'observer même dans les cas de plaies par instruments tranchants, en particulier à la suite de lésions de la face ou du cuir chevelu.

L'érysipèle est contagieux, quelquefois épidémique. Heureusement, grâce à la méthode antiseptique, sa fréquence a notablement diminué et aujourd'hui cet accident constitue une exception dans un service de chirurgie bien tenu.

Un frisson violent, une élévation notable de la température, des nausées, des vomissements, une soif intense, etc., tels sont les symptômes généraux de l'érysipèle. En même temps la plaie se modifie, les bords se tuméfient, la suppuration se tarit, la cicatrisation, si elle est commencée, s'arrête et l'on voit apparaître au niveau de la solution de continuité une bande rouge dont la coloration vive doit attirer l'attention de l'infirmière hospitalière. La rougeur de la plaque érysipélateuse s'étend, et se limite par un bord net, festonné, perceptible au toucher.

L'érysipèle est une complication grave. Nous n'avons pas ici à insister sur le traitement qui appartient au chirurgien. Nous rappellerons seulement que *le blessé atteint d'érysipèle doit être rigoureusement isolé*, qu'il est utile d'appliquer sur les surfaces érysipélateuses des topiques (vaseline phéniquée, glycérine phéniquée) qui protègent la peau contre l'air et qui agissent aussi en formant une barrière aux organismes érysipélateux pour les empêcher de se répandre à l'extérieur.

Une fois l'érysipèle éteint, il faut faire subir au malade une désinfection rigoureuse, on lui donnera de grands bains, on coupera les cheveux et la barbe dans l'érysipèle de la face, on lavera les régions qui viennent d'être malades avec des solutions de sublimé; on aura soin surtout de bien nettoyer les cavités comme le conduit auditif. Enfin la literie et le local d'isolement seront désinfectés par les moyens appropriés (Barette).

Tétanos. — Le *tétanos* est caractérisé par une contraction permanente et douloureuse des muscles avec redoublements convulsifs, qui commence dans les muscles de la mâchoire et de la nuque pour gagner bientôt la plupart des muscles volontaires. La constriction de la mâchoire (*trismus*) en est le premier symptôme; les muscles masticateurs se contractent, et bientôt les deux arcades dentaires se serrent convulsivement, surtout lorsqu'on essaye de les disjoindre. Les extenseurs de la nuque et du tronc se raidissent, le corps se cambre et forme un arc dont les deux extrémités, les talons et la tête, reposent seuls sur le plan du lit; les muscles du pharynx contractés gènent la déglutition. Les muscles de la figure se contractent aussi et donnent au visage une expression particulière, le rire sardonique. La température peut s'élever à 41 degrés et même au delà.

Il importe que les tétaniques soient nourris : il faut donc se hâter, lorsque la contracture se déclare, d'insinuer un coin de bois ou de liège entre les arcades dentaires afin d'empêcher leur rapprochement. La contracture des muscles de la mâchoire cède d'ailleurs par intervalles dans la généralité des cas, ce qui permet de nourrir le blessé avec des aliments liquides, lait, bouillon, potages, introduits dans la cavité buccale à l'aide du biberon.

Le repos et l'isolement parfaits du blessé sont indispensables; on maintiendra autour de lui une température constante et *on évitera la moindre excitation* qui pourrait déterminer une secousse générale (bruit, lumière, conversation).

Citons encore parmi les complications des plaies les accidents graves connus sous le nom de *septicémie*, d'*infection purulente*, de *pourriture d'hôpital* que nous ne faisons qu'énumérer et dont la description ne peut trouver place ici.

IV. — Accidents produits par la chaleur et par le froid.

Brûlures. — On a divisé les brûlures en six degrés qui s'élèvent non avec l'étendue, mais avec la profondeur des lésions. Mais il ne nous paraît pas utile de conserver ces divisions, il suffit au point de vue pratique de distinguer trois degrés dans les brûlures. Dans le *premier degré* la peau est rouge et douloureuse; dans le *deuxième degré* l'épiderme désorganisé est soulevé par des *phlyctènes* (*ampoules*) analogues à celles que déterminent les toiles vésicantes; dans le *troisième degré* la peau et les tissus sous-jacents sont atteints dans une étendue et une profondeur variables.

La gravité des brûlures varie avec l'étendue et l'importance des organes atteints. Une lésion légère, qu'on remarquerait à peine sur la peau, pourra, dans la gorge, provoquer un œdème de la glotte, et entraîner la mort. Une brûlure du deuxième degré, si elle occupe un large espace, sera souvent plus grave qu'une brûlure au troisième degré, beaucoup plus limitée.

Les brûlures doivent toujours être mises à l'abri de l'air. Lorsqu'il s'agit d'une brûlure du premier degré, il suffira pour calmer les douleurs d'appliquer des compresses froides ou encore de faire prendre un bain local froid. Dans les brûlures au second degré, il faut avoir soin de ne pas déchirer, de ne pas arracher l'épiderme soulevé par les phlyctènes; aussi doit-on commencer par découdre ou couper les vêtements et non pas les retirer brutalement. La région brûlée mise à découvert, on ouvrira les phlyctènes dans leur partie la plus déclive à l'aide de ciseaux ou d'une épingle flambée; on panse ensuite la brûlure soit avec de la vaseline boriquée ou phéniquée, soit avec du liniment oléo-calcaire, puis on recouvre toute la région d'une épaisse couche d'ouate que l'on maintient au moyen de bandes assez serrées et fermant bien le pansement à ses extrémités; quand la lésion est profonde et que l'épiderme est complètement détruit on pourra employer soit les onctions avec de la vaseline phéniquée, soit un pansement humide avec des compresses de gaze imbibées d'une solution boriquée et recouvertes d'un tissu imperméable.

Il importe d'attirer l'attention de l'infirmière sur la surveillance qu'il faut exercer pendant la cicatrisation de certaines brûlures. Les plaies peuvent faire place à un tissu cicatriciel remarquable par sa puissance rétractile, de telle sorte que les parties voisines atteintes par la brûlure ont une tendance à s'accoler les unes aux autres (accolement des doigts, adhérence du bras au thorax, etc.). Il faut éviter avec soin cette adhérence des surfaces suppurantes entre elles : pour les brûlures de la main on pansera isolément chacun des doigts et on les maintiendra étendus séparément sur une palette. Dans les cas de brûlures du membre inférieur, il faut également mettre celui-ci dans l'extension; il en sera de même pour le membre supérieur; si besoin est, écarter le bras du tronc en garnissant d'ouate le creux de l'aisselle.

Froidures. — L'action du froid sur une partie du corps produit à peu près les mêmes effets que l'action de la chaleur.

Au premier degré la gelure est caractérisée par la rougeur de la peau, le gonflement du tissu cellulaire sous-cutané. Les douleurs sont peu intenses; cependant, lorsque la partie malade est exposée à la chaleur, il s'y développe une démangeaison insupportable. Cet état est désigné sous le nom d'*engelure*.

Dans le deuxième degré, la partie malade prend une teinte d'un violet foncé; la tuméfaction augmente; l'épiderme se fendille; il se forme des gerçures, des crevasses; d'autres fois une sécrétion séro-purulente soulève l'épiderme. Cette couche se rompt, et l'on voit le derme légèrement ulcéré (engelures cutanées, crevasses).

Dans le troisième degré, la peau prend une coloration violacée, quelquefois reste pâle et décolorée; les tissus perdent leur sensibilité; ils deviennent durs. Cet état persiste pendant tout le temps que les parties restent exposées au froid; mais dès que la température s'élève, elles se ramollissent, la peau devient livide, noirâtre, et l'on voit se manifester tous les phénomènes de réaction qui caractérisent la gangrène.

Dans les gelures au premier degré on fera des frictions ou des lotions avec des substances légèrement excitantes (alcool camphré, par exemple). Lorsque les crevasses et les ulcérations ont déjà entamé le derme, on se servira de substances qui préservent du contact de l'air les parties dénudées (vaseline phéniquée). Dans les gelures au troisième degré les plus grandes précautions doivent être prises pour éviter une réaction trop vive; le malade sera transporté en une chambre à basse température, une atmosphère chaude aggraverait infailliblement son état si même elle n'amenait une mort immédiate. On fera avaler au malade quelques gorgées d'une boisson stimulante et on frictionnera les parties atteintes avec de la neige ou de l'eau très froide; dans les cas de mort apparente il faut pratiquer la respiration artificielle.

V. — Des gangrènes.

On appelle *gangrène* la mortification des tissus, c'est la mort d'une partie du corps. Bien que *gangrène* et *sphacèle* soient synonymes, on s'accorde néanmoins à désigner sous ce dernier terme une gangrène très étendue, celle d'un membre, par exemple, quand tous les tissus sont mortifiés. La partie mortifiée s'appelle *eschare*. Dans le tissu osseux, la gangrène se nomme *nécrose* et l'eschare *séquestre*.

Lorsque la gangrène apparaît en un point, la peau devient pâle, livide, marbrée de taches bleuâtres et parcourue de lignes rouges ou brunes dessinées par les veines ; la sensibilité a disparu et la température s'abaisse pour se mettre en équilibre avec celle de l'air ambiant.

Le volume des parties gangrénées présente tantôt un accroissement assez considérable, tantôt, au contraire, une diminution notable. Dans le premier cas (*gangrène humide*), les liquides s'accumulent dans les tissus qui se putréfient; dans le second (*gangrène sèche*), les tissus sont secs, durs, raccornis.

Les traumatismes, et en particulier les contusions, les froidures, les brûlures, les obstacles à la circulation (bandages trop serrés, décubitus, etc.), certaines altérations du sang, le diabète, etc., telles sont les principales causes susceptibles de produire la gangrène.

VI. — **Ulcères.**

Un *ulcère* est une solution de continuité avec perte de substance, sans tendance à la cicatrisation.

Parmi les ulcères, les uns sont dus à des affections générales ; tels sont les ulcères cancéreux, scorbutiques, scrofuleux, etc. D'autres ne sont que les symptômes d'une maladie locale; tels sont ceux qui sont produits et entretenus par la carie, la nécrose ou par la présence de corps étrangers.

Les ulcères variqueux sont entretenus par la dilatation variqueuse des veines de la partie affectée et surtout par l'engorgement auquel donne lieu cette dilatation. Les ulcères variqueux sont très communs aux extrémités inférieures, où siègent habituellement les varices (voir *Varices*).

VII. — Affections des vaisseaux.

Anévrysme. — On appelle *anévrysme* une tumeur pleine de sang liquide ou concrété, distincte du canal de l'artère avec laquelle elle communique et consécutive à la destruction partielle ou totale des tuniques artérielles.

Phlébite. — L'inflammation des veines porte le nom de *phlébite.* Lorsque le vaisseau atteint est superficiel il forme un cordon dur et noueux ; ce cordon est douloureux et dessine sous la peau une ligne d'un rouge plus ou moins foncé.

Chez les malades atteints de phlébite, *le repos absolu est de toute nécessité : des mouvements intempestifs peuvent décoller un caillot et provoquer des accidents mortels.*

Varices. — On donne le nom de *varices* à la dilatation permanente des veines. De toutes les varices les plus fréquentes sont celles du membre inférieur. Les varices s'annoncent toujours par la dilatation des veines sous-cutanées, à moins toutefois que le malade ne soit atteint de varices profondes. Dans ce cas il peut se faire que le réseau veineux superficiel ne soit pas encore dilaté alors que déjà les veines profondes sont altérées à un certain degré.

La dilatation variqueuse des veines est caractérisée par la formation de cordons bleuâtres faisant saillie sous la peau ; à mesure que les varices augmentent on voit se dessiner sous la peau des saillies de plus en plus larges et flexueuses. Les téguments qui recouvrent les veines dilatées ne présentent au début aucune modification; plus tard la peau peut venir à s'altérer, elle prend alors une coloration brune, devient livide, violacée. Parfois l'épiderme vient à s'amincir et à se détruire; il se produit alors une ulcération (*ulcère variqueux*). Une autre complication possible est l'hémorrhagie. Néanmoins il convient de dire que les varices peuvent persister longtemps sans provoquer de troubles bien appréciables, mais il importe pour cela que le malade veuille bien s'astreindre à prendre certaines précautions. Le membre atteint de varices devra être soustrait à toute cause d'irritation (frottements, frictions, etc.). Le malade évitera avec soin la position debout longtemps prolongée, les fatigues, les marches; on supprimera les vêtements qui exercent une constriction trop énergique, soit sur les membres inférieurs, soit sur le tronc (ceintures, jarretières, etc.); les bains chauds et prolongés devront être prescrits.

La compression constitue le meilleur traitement palliatif des varices; à cet effet on fait usage soit du bas lacé, soit du bas élastique. Le bas lacé doit être fait sur mesure, en coutil de fil assez fort ou mieux encore en peau de chien, qui presse sans perdre son élasticité; il est lacé sur le côté et s'étend depuis la moitié du pied environ jusqu'au-dessus du genou. On doit interposer entre sa face profonde et le tégument une couche plus ou moins épaisse de coton cardé, dans le double but de combler les vides et les inégalités qui existent toujours entre le membre et le bas et de rendre ainsi la compression plus douce et uniforme.

Après l'application du bas élastique on fera marcher le malade avec l'appareil pour savoir si le bas est assez serré et uniformément. Il devra comprimer depuis le milieu du dos du pied jusqu'au-dessous du genou, si les varices sont limitées à la jambe; jusqu'au-dessus du genou, si les varices empiètent sur cette région.

En cas d'ulcères variqueux, le repos absolu de la région est nécessaire. Le membre inférieur doit être disposé de façon que le pied soit plus haut que la racine du membre; le sang veineux circulera ainsi plus facilement. Pour atteindre ce but la meilleure manière est de recommander au malade de rester couché au moins pendant quelques jours.

Lymphangite. — Adénite. — La *lymphangite* est une inflammation septique des vaisseaux lymphatiques prenant son origine dans des érosions, des plaies plus ou moins étendues du tégument externe; elle succède souvent aux crevasses ou aux excoriations des mains ou des pieds. L'inflammation des ganglions lymphatiques porte le nom d'*adénite*.

VIII. — Lésions inflammatoires de la peau.

Furoncle. — On désigne sous le nom de *furoncle* (*clóu*) une affection inflammatoire circonscrite de la peau, caractérisée par une tumeur rouge, acuminée, douloureuse, qui se termine généralement par l'érosion ulcérative de son sommet, et par le rejet à l'extérieur d'une petite masse appelée *bourbillon*.

Le furoncle est d'une fréquence extrême; il s'observe à peu près à tous les âges, atteignant de préférence les adultes et surtout les hommes. On l'observe souvent chez les diabétiques. D'ailleurs toutes les causes de déchéance de l'organisme sont regardées comme favorables aux éruptions furonculeuses; la mauvaise nourriture, l'encombrement, les fatigues excessives et le surmenage se retrouvent fréquemment à l'origine du furoncle. On voit aussi souvent se développer des furoncles au déclin et pendant la convalescence des fièvres graves. A ces causes générales, il convient d'ajouter les causes locales qui peuvent amener une irritation de la peau (frottements répétés, contact de poussière dure, irritation produite par des emplâtres, pommades, cataplasmes, etc.).

Le furoncle débute ordinairement par un prurit (démangeaison) assez vif auquel succède une élevure rouge. Celle-ci est en forme de clou, quelquefois couronnée par une petite vésicule remplie de sérosité. Bientôt elle augmente de volume, la rougeur s'étend tout autour de la tumeur et la douleur devient très violente. Vers le cinquième jour, le sommet s'ulcère et forme une ouverture à fond jaunâtre, appelée cratère, par laquelle s'échappent d'abord quelques gouttelettes de pus, et bientôt après le corps jaunâtre qui occupe le fond du cratère et qui compose le bourbillon. L'induration et la rougeur diminuent, la douleur cesse; l'excavation produite par l'élimination du bourbillon disparaît, laissant une cicatrice un peu déprimée et qui longtemps conserve une coloration violacée.

Anthrax. — On désigne sous ce nom une inflammation spéciale de la peau et du tissu cellulaire souscutané, ressemblant beaucoup au furoncle, mais en différant toutefois par un volume plus considérable, une forme aplatie et des symptômes généraux qui peuvent être très graves.

L'anthrax se développe de préférence à la nuque, au dos, sur les parois abdominales; on l'observe encore à la face, aux lèvres, etc. Les symptômes de l'anthrax sont les suivants: avant l'apparition du mal local, il est fréquent d'observer des troubles généraux (courbature, anorexie, fièvre, etc.). Localement, on voit la peau présenter une tuméfaction circonscrite, dure, d'un rouge foncé et douloureuse (élancements que ressent le malade). La tumeur augmente et peut acquérir le développement d'un petit œuf, d'un poing, et quelquefois devenir plus grande encore. L'anthrax peut même envahir toutes les parties voisines, prendre des dimensions énormes, occuper par exemple toute la partie postérieure du cou et la partie supérieure du dos. La tumeur, dure à la circonférence, se ramollit au centre, l'épiderme se détache, le derme se perfore en plusieurs points et laisse apercevoir dans chacune de ses perforations, ou cratères, une masse jaunâtre constituant un bourbillon.

Après l'élimination des parties mortifiées, il reste une surface granuleuse à bords décollés, brunâtres. Peu à peu la cicatrisation se fait : la cicatrice souvent irrégulière, très petite relativement à l'étendue de l'anthrax, reste longtemps colorée en brun.

Dans le traitement du furoncle et de l'anthrax, l'infirmière n'aura à intervenir que pour faire l'application des pansements prescrits par le chirurgien. Nous ferons ici la recommandation que nous avons déjà faite à propos des abcès : en présence d'un furoncle ou d'un anthrax, il ne faut jamais faire usage de pommades ou d'onguents.

IX. — Maladies des os.

On appelle *ostéite* l'inflammation du tissu osseux. L'inflammation, le ramollissement et la suppuration de l'os caractérisent la *carie*. On donne le nom de *nécrose* à la mortification du tissu osseux. On désigne, sous le nom de *séquestre*, la portion d'os mortifiée qui doit être expulsée ; les petits séquestres sont appelés *esquilles*.

Fractures. — On donne le nom de *fractures* aux solutions de continuité des os produites brusquement et avec violence.

Les violences extérieures sont les causes ordinaires des fractures, mais l'action de ces causes s'exerce sur les os de différentes manières. Tantôt la fracture se produit au point d'application du corps vulnérant : un individu reçoit, par exemple, un coup de bâton à la partie moyenne du bras et l'humérus est fracturé au point correspondant (*fracture directe*). Tantôt, au contraire, la solution de continuité se fait en un point éloigné de la partie osseuse sur laquelle a porté la violence extérieure : ainsi une chute sur la paume de la main peut amener la fracture de la clavicule (*fracture indirecte ou par contre-coup*).

Les fractures sont *incomplètes*, quand elles n'intéressent qu'une portion de l'épaisseur de l'os; *complètes*, lorsque l'os est entièrement brisé avec ou sans solution de continuité des parties molles.

Les fractures complètes sont *simples* ou *multiples*. Dans les premières, l'os n'a été rompu qu'en un seul point ; dans les autres appelées encore *comminutives*, il existe deux ou plusieurs traits qui isolent un plus ou moins grand nombre de fragments.

Les fractures complètes simples ont reçu divers noms selon la direction de la fracture (*fractures transversales*, *dentelées*, *obliques*, etc.).

Dans les *fractures composées*, les deux os qui forment le squelette d'une section de membre ont été brisés : le radius et le cubitus à l'avant-bras, le tibia et le péroné à la jambe.

Les *fractures dites compliquées* sont celles qui s'accompagnent de plaie des téguments et des parties molles sous-jacentes, de sorte que le foyer de la fracture communique avec l'air extérieur.

Lorsqu'un os est rompu, les fragments s'adaptent quelquefois exactement entre eux au moyen d'engrenures, qui les maintiennent dans un état de coaptation parfaite; mais le plus ordinairement ils se déplacent, contractent des rapports nouveaux qui peuvent varier à l'infini.

Les signes sensibles des fractures sont: 1° *la déformation* du membre résultant du déplacement des fragments et en rapport avec ce déplacement; 2° *la crépitation* (craquement particulier provoqué par le frottement des fragments osseux); 3° *la mobilité anormale* qui se montre dans un point où il n'existe pas d'articulation et qui indique nécessairement une solution de continuité. Les signes rationnels sont: 1° *la douleur* qui se fait sentir au niveau de la fracture; 2° *la perte de la fonction du membre;* 3° *le craquement* perçu parfois par le malade; 4° *le gonflement* des parties; mentionnons encore la *contusion*, l'*ecchymose* qui se rencontrent quelquefois dans certaines fractures.

Lorsqu'un os a été brisé, il se fait un travail particulier dont la terminaison est la consolidation de l'os. La cicatrice osseuse porte le nom de *cal.*

Il resterait maintenant à parler des fractures en particulier, mais cela nous entraînerait à des développements que ne comporte pas ce manuel; nous nous contenterons donc de signaler les fractures que l'on observe le plus fréquemment, ce sont: *au membre supérieur, la fracture de l'extrémité inférieure du radius, la fracture du corps de l'humérus ou fracture du bras, la fracture de la clavicule; au membre inférieur, la fracture du péroné (extrémité inférieure), les fractures de la jambe (tibia et péroné), les fractures du corps et du col du fémur*, etc. Citons encore *les fractures des côtes, du maxillaire inférieur.*

En présence d'une fracture, en attendant l'arrivée

du chirurgien et l'application d'un appareil régulier, l'infirmière devra se contenter d'immobiliser le membre fracturé. Dans les fractures du membre supérieur, il suffit de soutenir l'avant-bras avec une écharpe (cravate ou mouchoir) qui prend son point d'appui sur le cou. L'avant-bras, fléchi à angle droit, est maintenu horizontalement, le poignet étant un peu plus élevé que le coude. Il est utile, dans les fractures de l'avant-bras, que tout l'avant-bras et la main soient embrassés et soutenus par l'écharpe. On peut, à défaut d'écharpe, découdre ou fendre la manche de la chemise ou de l'habit et fixer les bords de cette gouttière improvisée sur le devant du vêtement à l'aide de quelques épingles.

Dans les fractures du bras, le bras doit être fixé à la poitrine par quelques tours de bande ou avec un mouchoir, en même temps que l'avant-bras est maintenu par une écharpe. Dans les fractures de la main et du poignet, les parties sont maintenues par une écharpe pliée en cravate ou une compresse dont les extrémités seront fixées au vêtement.

Les fractures du membre inférieur peuvent être maintenues en fixant le membre fracturé au membre sain, qui fait office d'attelle, à l'aide de mouchoirs, de cravates ou autres liens. Ce mode de contention est le plus simple de tous et d'une exécution rapide, mais il est défectueux et ne doit être mis en usage que dans les cas où il est impossible de faire autrement. La contention sera bien plus efficace si on a préalablement disposé autour de la jambe une ou deux attelles improvisées qui seront fixées avec des liens (rubans, mouchoirs, cravates, etc.) également espacés et modérément serrés. Les attelles doivent avoir une longueur proportionnée à celle du membre fracturé. Pour les fractures de la jambe, les deux attelles, d'égale longueur, iront du genou au pied. Pour celles de la cuisse, le membre, ayant une grande tendance à se renverser en dehors, sera maintenu par des attelles qui partant, l'interne de la partie supérieure de la cuisse, l'externe de la hanche, s'étendront au delà de l'extrémité inférieure du membre. On soutiendra le pied avec une compresse, un bout de bande, une cravate dont le milieu sera placé sous la plante du pied, et les extrémités, croisées sur le cou-de-pied, seront ramenées et fixées sur les côtés de l'appareil.

Lorsque l'os d'un membre est brisé, tantôt les fragments restent en place, tantôt, au contraire, ils se déplacent sous l'influence de causes diverses. Il importe alors de *réduire* la fracture, c'est-à-dire de redresser le membre et de lui rendre autant que possible sa direction normale.

Pour réduire une fracture un aide pratique une traction sur le fragment inférieur, tandis qu'un autre aide maintient la racine du membre ou mieux encore le corps pour l'empêcher d'être entraîné par la traction. Grâce à ce double mouvement en sens inverse, *extension* et *contre-extension*, le chevauchement cesse, les segments osseux se remettent dans l'axe et le chirurgien peut veiller à la *coaptation*, qui consiste à donner aux fragments la situation exacte qu'ils avaient avant la fracture.

La réduction des fractures est une opération délicate, qui incombe au chirurgien; l'infirmière devra s'abstenir de la pratiquer; mieux vaut immobiliser aussi complètement que possible, même dans une position vicieuse.

Pour les fractures du tronc (fractures de côtes par exemple) on fera l'immobilisation provisoire à l'aide d'une large serviette appliquée en forme de bandage de corps (voir *Bandages*).

Quand l'os de la mâchoire inférieure est brisé, il faut faire la contention dans deux sens : d'avant en arrière et de bas en haut. A cet effet on peut faire usage de deux mouchoirs pliés en cravate, l'un de ces mouchoirs est appliqué par son plein sur la lèvre inférieure et sur le menton, les extrémités ramenées en arrière sont nouées sur la nuque : l'autre, dont le plein est placé sous le menton, est noué sur le sommet de la tête.

X. — Maladies des articulations.

L'inflammation des articulations porte le nom d'*arthrite* : elle existe soit à l'*état aigu*, soit à l'*état chronique*. De toutes les arthrites chroniques les plus graves sont celles désignées sous le nom de *tumeurs blanches* et dont les caractères principaux sont la formation d'un tissu fongueux, la tendance à la suppuration et enfin l'altération profonde des éléments constitutifs de l'articulation (*os*, *cartilages*, *synoviale et ligaments*).

L'*ankylose* est souvent la conséquence des tumeurs blanches.

On appelle *hydarthrose* l'accumulation de sérosité et de synovie plus ou moins modifiée dans la cavité des articulations. Lorsque l'hydarthrose est développée, elle se caractérise surtout par une augmentation de volume et un changement de forme de l'articulation malade, sans modification de couleur des téguments, sans phénomènes douloureux bien accusés, sauf une gène dans les mouvements.

Les articulations dont la synoviale est très étendue sont celles qui sont le plus souvent affectées d'hydarthrose. Telles sont les articulations *du genou*, puis *celles de la hanche, du poignet, du coude, du pied, de l'épaule.*

Luxations. — On appelle luxation le déplacement permanent des extrémités articulaires dont les surfaces ne se correspondent plus. Les luxations dont nous avons à nous occuper ici sont celles qui sont désignées sous le nom de *luxations traumatiques ou accidentelles;* elles résultent soit de l'action d'une violence extérieure agissant sur une articulation saine, soit d'une contraction musculaire brusque. Ainsi que les fractures, les luxations peuvent être produites par *cause directe* ou *indirecte.*

Les *premières* ont lieu lorsque l'agent vulnérant presse directement sur une extrémité articulaire et la chasse de sa cavité ; c'est ce qui arrive par exemple lorsque l'humérus se déplace dans une chute sur le moignon de l'épaule ; elles sont compliquées de contusions plus ou moins profondes.

Les *secondes* se rencontrent principalement dans les luxations des os longs; la violence agit sur l'extrémité du levier osseux; c'est ainsi que se produisent les luxations de l'humérus dans une chute sur le coude. Dans toute espèce de luxation, les surfaces articulaires ont perdu leurs rapports normaux, elles ont en outre contracté des rapports anormaux avec les parties voisines.

Les signes principaux des luxations sont la *douleur, l'impuissance du membre* et surtout *la déformation articulaire.* Dans toute luxation, le membre est plus ou moins *déformé,* les saillies osseuses ont changé de rapports ; à leur place, on trouve quelquefois des *dépressions ;* des *saillies anormales* se rencontrent là où existaient des surfaces planes, les mouvements normaux sont difficiles, quelquefois même impossibles.

Pour les luxations pas plus que pour les fractures,

nous ne pouvons nous étendre longuement et décrire chaque luxation en particulier ; il nous suffira de dire que, de toutes les luxations, la plus fréquente est celle de l'*articulation scapulo-humérale* (*articulation de l'épaule*). Nous citerons ensuite *les luxations du coude, celles du poignet, de la hanche, de l'os maxillaire inférieur* (*luxation de la mâchoire*), etc.

Dans les luxations on se contentera, en attendant l'arrivée du chirurgien, d'immobiliser le membre.

Entorse. — Les mouvements faux ou forcés des articulations peuvent produire la distension et la rupture des ligaments, l'arrachement de parcelles osseuses et des déplacements temporaires des os avec épanchements sanguins articulaires, ou sous-cutanés. C'est à cet ensemble de lésions qu'on a donné le nom d'*entorse* ou vulgairement de *foulure*.

Ce qui distingue l'entorse de la luxation, c'est que dans la première les surfaces articulaires ont conservé leurs rapports normaux, tandis que dans la luxation ces surfaces sont déplacées l'une par rapport à l'autre.

Toutes les articulations peuvent être atteintes d'entorse ; l'*entorse de l'articulation tibio-tarsienne* (*cou-de-pied*) *est de beaucoup la plus fréquente.*

Puis viennent par ordre de fréquence *les entorses du tarse, du poignet, des phalanges, des doigts, et surtout du pouce*, etc.

Dès que l'entorse est produite, il survient au niveau de l'articulation frappée *une douleur très vive* qui, dans certains cas, a pu provoquer la syncope ; elle est exaspérée par le moindre mouvement et rend presque absolue l'*impuissance du membre;* puis survient le *gonflement* qui déforme l'articulation empâtée et rouge.

Premiers soins à donner en cas d'entorse : immersion

dans l'eau froide, immobilisation avec une compression méthodique. La compression sera faite avec une bande élastique.

XI. — Affections des yeux.

On appelle *blépharite* l'inflammation des paupières ; on donne le nom de *blépharite ciliaire* à celle du bord libre des paupières ; cette affection est fréquente chez l'enfant.

L'inflammation de la cornée porte le nom de *kératite;* cette maladie prend souvent la forme ulcéreuse et laisse à sa suite des cicatrices qui produisent les taches que l'on désigne sous le nom de taches ou *taies* de la cornée.

La *conjonctivite*, ou inflammation de la conjonctive, est sans contredit la plus fréquente des phlegmasies oculaires; cette affection présente un grand nombre de variétés. La rougeur de la conjonctive, le gonflement des paupières, la photophobie (crainte de la lumière), la difficulté qu'éprouve le malade pour ouvrir les yeux, tels sont les principaux symptômes de la conjonctivite simple.

On donne le nom de *conjonctivite granuleuse* à une inflammation spécifique de la conjonctive provoquant la formation à la surface de cette membrane de petites saillies, dites *granulations.* La conjonctivite granuleuse est une maladie *contagieuse et inoculable ; l'infirmière veillera donc avec soin à ce que les instruments* (crayons, compte-gouttes, éponges, etc.) *qui servent à un granuleux ne soient utilisés que pour lui ou du moins qu'ils ne servent pas à d'autres malades sans avoir subi une désinfection des plus rigoureuses.*

Une des formes les plus graves de la conjonctivite

est la maladie dite *ophtalmie* ou conjonctivite *purulente des nouveau-nés*, caractérisée par une violente inflammation de la conjonctivite avec sécrétion purulente. L'ophtalmie des nouveau-nés est contagieuse, virulente et épidémique; nous ne pouvons donc que rappeler les précautions que nous venons d'indiquer à propos de la conjonctivite granuleuse.

XII. — Affections du cou.

Constitué par des parties communes aux autres régions (téguments, tissus sous-cutanés, muscles), le cou présente, en outre, des troncs vasculaires et nerveux très volumineux et des organes appartenant soit à l'appareil digestif, soit au système respiratoire; il renferme ensuite (considération très importante) comme charpente osseuse un segment du rachis, contenant la portion cervicale de la moelle épinière; cette énumération bien sommaire suffit cependant à faire comprendre la gravité que peuvent acquérir les traumatismes qui portent sur ce vaste département du corps, et la possibilité même d'une mort immédiate à la suite de la lésion de quelques-unes des parties qui le composent.

Ces traumatismes sont relatifs à des blessures de deux ordres : les unes *sans solution de continuité;* les autres *avec solution de continuité* des téguments externes.

Les *premières* comprennent la *contusion*, les *fractures et luxations du cou*, les *lésions traumatiques de la moelle épinière*, les *brûlures*, etc.

Les *secondes* constituent les *plaies du cou* qui sont superficielles ou profondes.

Les plaies *superficielles* ou plaies *non pénétrantes du cou* sont celles qui n'intéressent que les téguments et les tissus sous-cutanés; elles sont, en général, simples, contrairement aux plaies *profondes* ou *pénétrantes* qui présentent le plus souvent, en raison des organes importants lésés, des complications plus ou moins graves, quelques-unes mortelles et qui varient suivant le siège du traumatisme.

Parmi les phénomènes qui peuvent s'observer dans les plaies du cou, il faut citer l'*hémorrhagie* qui peut être le résultat de la lésion d'un tronc artériel ou veineux, la syncope, l'asphyxie. A noter également l'*écartement des lèvres de la plaie*, l'issue d'air, de mucus et de matières alimentaires à travers l'ouverture béante de la blessure. On doit aussi signaler les *troubles de la respiration et de la voix*, quand la plaie intéresse le conduit laryngo-trachéal.

Parmi les *affections inflammatoires du cou* mentionnons l'*érysipèle*, le *furoncle*, l'*anthrax* très fréquent à la nuque, les *phlegmons* et les *abcès*. Le tissu cellulaire très abondant de la région du cou a une tendance manifeste à s'enflammer soit primitivement, soit d'une manière consécutive.

La présence de *corps étrangers* (liquides ou solides) dans les voies aériennes peut donner lieu à des accidents plus ou moins graves. De tous les *corps étrangers liquides*, ceux qui pénètrent le plus souvent dans les voies aériennes, ce sont les boissons. Cette introduction a lieu lorsqu'on *boit de travers*, comme on dit communément, soit lorsqu'une plaie ou une ulcération a établi une communication directe entre les voies digestives et le conduit respiratoire, soit enfin dans les cas de paralysie des organes qui servent à la déglutition. Exciter la respiration, placer la tête dans une position légèrement déclive, de façon à ce que la pesanteur favorise la sortie des liquides, voilà, en attendant l'arrivée du médecin, les indications principales à remplir.

Des *corps étrangers solides* peuvent s'introduire dans les voies aériennes; les corps dont on a le plus souvent constaté la présence dans les voies aériennes sont : des graines, des pépins de poires, des noyaux de cerises ou de prunes, etc. La présence d'un corps étranger dans les voies aériennes donne lieu à des accès de toux violente, convulsive, avec imminence de suffocation. Signalons aussi les accidents dus à la présence d'un corps étranger dans l'œsophage; le plus redoutable est la suffocation qui se produit parfois instantanément, de sorte qu'on n'a pas le temps de porter secours aux malades. Ce sont ordinairement alors des corps volumineux et arrêtés vers la partie supérieure de l'œsophage qui produisent cet accident. Les choses se passent souvent ainsi chez les vieillards dépourvus de dents lorsqu'ils mangent de la viande dure qu'ils ne peuvent mâcher. Cet accident est plus à redouter encore sur des sujets qui, par suite d'affection cérébrale antérieure, ont une paralysie incomplète des organes de la mastication et de la déglutition.

De tout temps, en cas de pénétration de corps étrangers dans l'œsophage, des pratiques populaires ont tendu à obtenir la terminaison naturelle, par expulsion au dehors ou par propulsion vers l'estomac. On provoque le vomissement après avoir fait avaler de l'huile ou des blancs d'œufs, destinés à lubréfier le conduit, ou bien on donne au malade des bouchées assez volumineuses et assez solides pour former un bol capable d'entrainer le corps étranger vers l'estomac.

Avant de terminer ce qui a trait à la région du cou, il nous reste à dire un mot de la *trachéotomie*. On donne le nom de *trachéotomie* à l'opération qui consiste à ouvrir la trachée-artère. Il ne saurait être question d'entrer dans les détails de cette opération qui se pratique soit chez l'enfant atteint de croup, soit chez l'adulte dans des circonstances diverses. Nous croyons seulement devoir donner ici quelques indications à l'infirmière.

A l'état normal, l'air n'arrive aux poumons qu'après avoir traversé les fosses nasales et le pharynx. Dans ce trajet il s'échauffe et se charge de vapeur d'eau; après la trachéotomie, l'air pénètre directement par la canule dans la trachée et dans les bronches; il n'a pas le temps de s'échauffer et de s'imprégner suffisamment d'humidité. Or l'air sec et froid irrite et enflamme la muqueuse des bronches et les poumons. Pour éviter cette action nocive il est de toute nécessité de fournir à l'air avant son entrée dans la canule la chaleur et l'humidité qui lui manquent. La pièce dans laquelle se trouvera l'opéré devra donc être chauffée à 20°. Il sera également utile de faire dégager de la vapeur d'eau près du lit du malade. Il est *indispensable* de placer au-devant de la canule une pièce de gaze, pliée en plusieurs doubles, et légèrement mouillée avec de l'eau de goudron tiède et filtrée. Le pourtour de la plaie sera lavé tous les jours avec une solution boriquée.

L'infirmière veillera avec soin à ce que les opérés de trachéotomie soient alimentés. Cette préoccupation s'impose d'autant plus qu'il existe souvent, après les opérations qui se pratiquent sur les voies aériennes, une répugnance particulière des malades à avaler, parce que la déglutition est plus ou moins gênée et douloureuse. Les aliments liquides ou semi-liquides sont les plus recommandables : le lait, les œufs, la crème, le chocolat, les potages, etc.

XIII. — Affections de la poitrine.

Comme pour les plaies du cou, on peut établir la division en *plaies non pénétrantes* et *plaies pénétrantes;* il y a pénétration chaque fois que l'instrument a franchi toute l'épaisseur de la paroi pectorale pour atteindre les organes profondément situés (œsophage, aorte, cœur, plèvre, poumon). Parmi les principales complications des plaies de poitrine, nous devons indiquer l'*épanchement* ou l'*infiltration de l'air soit dans la cavité thoracique, soit dans ses parois* (*emphysème*), l'*hémoptysie* (*crachement de sang*), la *hernie du poumon*, etc.

XIV. — Affections de l'abdomen.

Ici encore nous retrouvons la division des plaies en *plaies non pénétrantes* et en *plaies pénétrantes*. Les premières intéressent la paroi abdominale sans atteindre le péritoine; les secondes traversent cette membrane séreuse et peuvent étendre leur action aux viscères.

Parmi les principaux accidents ou complications des plaies de l'abdomen il convient de signaler l'*issue d'un des organes de l'abdomen* (intestin, épiploon, etc.) à travers la plaie; l'*écoulement de matières alimentaires ou intestinales*, de bile ou d'urine, les *hémorrhagies*, la *péritonite*, etc.

Au nombre des affections chirurgicales de l'abdomen, nous devons mentionner les *hernies abdominales*. On décrit sous ce nom toutes les tumeurs formées par la sortie d'une portion de viscère hors de l'abdomen. La hernie réduite et maintenue à l'aide d'un bandage approprié ne donne lieu à aucun trouble sérieux. Mais il existe une catégorie de symptômes graves survenant d'une manière tout à fait inattendue et capables d'amener rapidement la mort si le chirurgien n'intervient pas à temps, tels sont l'*inflammation de la hernie*, l'*engouement* ou obstruction de l'intestin par des matières solides et enfin l'*étranglement*. On désigne sous le nom de *hernie étranglée* toute hernie qui est rendue irréductible par le fait de la constriction exercée sur l'intestin, constriction qui met obstacle à la circulation du sang et des matières stercorales.

Hémorrhoïdes. — Le mot hémorrhoïde sert à désigner la dilatation variqueuse des veines de l'extrémité inférieure du rectum et de l'anus, ou les flux sanguins qui se font dans les veines dilatées de la dernière portion du canal intestinal. On appelle *hémorrhoïdes externes* celles qui sont constamment placées à l'extérieur du rectum, les autres portent le nom d'*hémorrhoïdes internes*.

Outre les symptômes inflammatoires que peuvent provoquer les tumeurs hémorrhoïdales, elles donnent souvent lieu à un écoulement sanguin plus ou moins abondant, souvent périodique.

XV. — **Affections des membres.**

Pour les membres, pas plus que pour les diverses régions dont il vient d'être question, nous ne passerons en revue toutes les affections chirurgicales dont ils peuvent être atteints. Il nous suffira de consacrer quelques lignes à certaines lésions traumatiques ou inflammatoires de la main et du pied.

Plaies de la main. — La main est peut-être la partie du corps la plus exposée à l'action des agents vulnérants. La multiplicité et l'importance des éléments qui la composent en rendent les plaies souvent fort dangereuses. Toutes choses égales d'ailleurs, les plaies de la paume de la main sont plus graves que celles de la face dorsale.

Les *plaies de la main*, alors même qu'elles sont superficielles, *doivent* néanmoins *être surveillées et pansées avec soin :* faute de précautions, elles constituent souvent la porte d'entrée de substances septiques et deviennent le point de départ de lymphangites graves ou d'une infection générale de l'économie.

Si l'instrument a traversé les couches aponévrotiques, la lésion présente un caractère de gravité tout spécial, à cause de l'importance des organes qui peuvent être intéressés. C'est ainsi que la division d'un tendon amène souvent la perte du doigt auquel il est destiné; celle des nerfs produit la paralysie. L'accident que l'on observe le plus ordinairement est une inflammation profonde, bornée quelquefois au tissu cellulaire de la paume de la main, mais qui, le plus souvent, se propage au loin, envahit la face antérieure du carpe, l'avant-bras, etc.

Une autre complication des plaies de la main, due à la richesse vasculaire de la région, est l'*hémorrhagie*. Le principal caractère de ces hémorrhagies est d'être extrêmement rebelles en raison des anastomoses nombreuses des artères entre elles (voir *Anatomie*).

Panaris. — On désigne sous ce nom l'inflammation aiguë des parties molles qui entrent dans la structure des doigts.

Cette affection ne se rencontre pas avec une égale fréquence à tous les doigts ; l'observation a démontré que le panaris était plus fréquent à la main droite qu'à la main gauche, que le pouce et l'index étaient plus souvent affectés que les autres doigts, et que l'inflammation du doigt auriculaire était de beaucoup la plus rare.

Le *panaris* peut être *superficiel*. C'est à cette variété qu'appartient la *tourniole* ou *panaris sous-épidermique*. Prurit, rougeur de la peau, soulèvement de l'épiderme par de la sérosité ou par du pus, douleur souvent excessivement vive, tels sont les principaux symptômes du panaris sous-épidermique. La propension incessante qu'offre le soulèvement de l'épiderme à s'étendre circulairement, à faire, pour ainsi dire, le tour du doigt, a fait donner à la maladie le nom de *tourniole*.

La tourniole se montre souvent au voisinage des ongles (*panaris unguéal*) où elle présente un caractère de gravité tout spécial. La chute de l'ongle n'est pas rare ; il faut toujours un certain temps pour qu'un autre ongle soit complètement formé.

Le panaris, au lieu de rester limité à l'épiderme ou au derme, peut se propager au tissu cellulaire sous-cutané (*panaris sous-cutané*).

Lorsque le panaris siège au-dessous du tissu cellulaire sous-cutané et qu'il a gagné les coulisses séreuses des tendons des doigts, il porte le nom de *panaris profond*. Cette espèce de panaris, qui gagne en général la paume de la main lorsqu'elle s'est développée au niveau du pouce ou de l'auriculaire, est beaucoup plus grave que les autres.

Les *plaies du pied*, ainsi que celles de la main, seront surveillées avec le plus grand soin, alors même qu'elles sont superficielles. Le blessé devra, avant tout, éviter de marcher et placer le membre inférieur dans la position horizontale.

Les *contusions et plaies contuses à tous les degrés sont très communes au pied:* par le frottement de chaussures mal faites ou par la simple action d'une longue marche, se forment non seulement des ampoules, mais aussi des excoriations dont le siège varie avec la partie défectueuse de la chaussure. Ces excoriations sont toujours douloureuses et deviennent parfois le point de départ de lymphangites, d'érysipèles, etc. Le repos, l'évacuation du contenu des ampoules, en ménageant avec soin la couche épidermique, et l'occlusion avec du collodion iodoformé, constituent le meilleur traitement des exulcérations.

CHAPITRE II

PETITE CHIRURGIE

Dans ce chapitre consacré à la petite chirurgie nous passerons successivement en revue les opérations de petite chirurgie, les pansements et enfin les bandages et appareils (1).

A. — OPÉRATIONS DE PETITE CHIRURGIE

I. — Trousse et instruments.

La trousse de l'infirmière doit être très simple, et se réduire aux instruments suivants : ciseaux, pince à pansement, spatule, rasoir, stylets, porte-mèche, épingles.

Les *ciseaux* sont droits ou courbes. Ceux de l'infirmière seront toujours droits. S'il faut recommander une espèce particulière de ciseaux, ce sont ceux dont les branches peuvent se démonter. Cette disposition

(1) De nombreux emprunts pour la rédaction de cette partie du manuel ont été faits au traité d'antisepsie de M. le Dr Barette et à l'ouvrage de petite chirurgie de M. le Dr Chavasse.

permet un lavage complet de l'instrument. Les ciseaux servent à couper les pièces de pansement, à couper les poils de certaines parties du corps avant de les raser, etc.

En chirurgie, on tient les ciseaux non pas en passant le pouce et l'index dans les anneaux, mais bien le pouce et l'annulaire, l'index et le médius restant libres le long de la lame pour la guider.

La *pince à pansement* par les anneaux dont elle est munie s'ouvre et se ferme comme une paire de ciseaux. Les deux branches articulées comme celles des ciseaux doivent aussi pouvoir se démonter. Elles servent à enlever de la surface des plaies les pièces à pansement. Pour maintenir les mors fermés, il existe au bas d'un des anneaux une petite tige d'acier, qui vient passer dans un trou percé au bas de l'anneau de l'autre branche et forme ainsi un solide cran d'arrêt. Grâce à ce cran d'arrêt, le chirurgien emploie aussi ces pinces pour saisir l'extrémité des vaisseaux coupés dans une opération et arrêter provisoirement l'hémorrhagie jusqu'à ce que la ligature soit prête.

Le *rasoir* est nécessaire pour enlever les poils qui irritent les parties blessées, retiennent sur les bords de la plaie le sang et le pus et rendent plus difficiles le lavage et l'application des pansements.

La *spatule* est un instrument plat à l'une de ses extrémités et arrondi à l'autre, dont on se sert pour étendre certains topiques.

Le *stylet* est une longue aiguille émoussée et renflée qui sert à placer les tubes à drainage; dans les mains du chirurgien il sert d'instrument explorateur.

Les *épingles* doivent toujours être en abondante provision et choisies parmi celles qui piquent le mieux.

Le *porte-épingle* est formé de deux petites rondelles

de carton garnies d'étoffe et cousues l'une sur l'autre, entre lesquelles on passe les épingles. Pendant le service il doit être fixé au corsage, pour qu'on puisse y prendre des épingles d'une seule main, si l'autre est

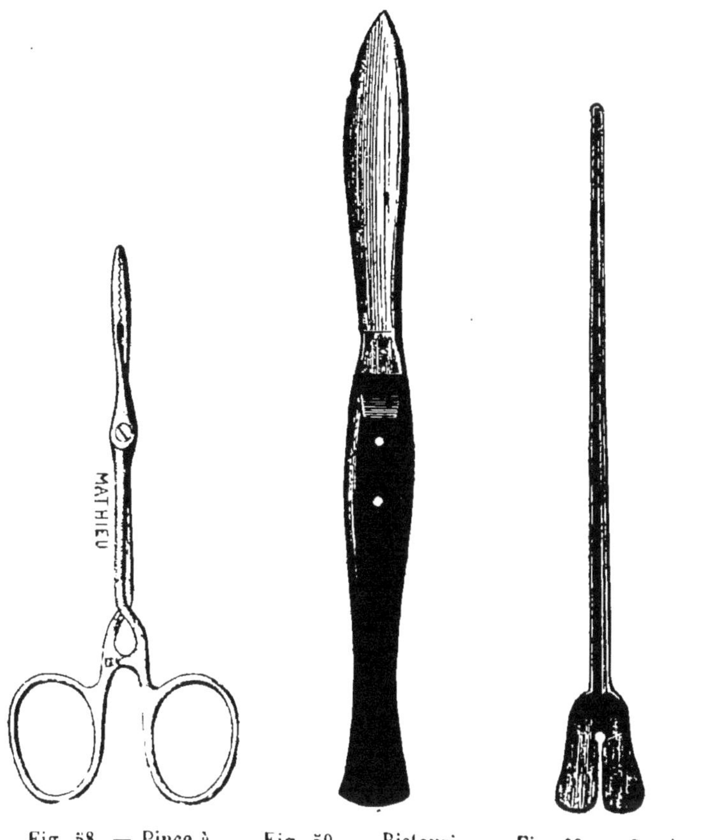

Fig. 58. — Pince à torsion.

Fig. 59. — Bistouri.

Fig. 60. — Sonde cannelée.

employée à tenir la pièce de pansement, que l'on veut fixer. L'infirmière devra aussi être pourvue d'*épingles anglaises*.

Dans la trousse il y aura toujours du *fil blanc* assez gros pelotonné sur une plaque de carton et des *ai-*

guilles ordinaires, utiles soit pour ajuster bout à bout des bandes trop courtes, soit pour arrêter un bandage.

On peut ajouter à ces instruments indispensables le *porte-nitrate*. Le porte-nitrate ou porte-pierre infernale est un étui muni, à l'une de ses extrémités, d'une petite case où se mettent les morceaux de nitrate d'argent (1). A l'autre bout est fixée une sorte de porte-crayon semblable à ceux des dessinateurs, et qui, après usage, peut se retourner dans le manche.

Le crayon de nitrate d'argent doit parfois être taillé. Pour cela, on fera tourner son extrémité dans le pli d'une compresse humide tenue de l'autre main. L'eau de la compresse le dissoudra peu à peu et diminuera son volume jusqu'à son point voulu. Il faut bien éviter de le manier avec les doigts, car pour peu que ceux-ci soient humides, il attaquerait la peau et formerait ainsi une tache fort longue à disparaître.

Telles sont les pièces indispensables de la trousse de l'infirmière. Il en est d'autres qui doivent être connues d'elle non pour s'en servir, mais pour les tenir en état, et les présenter au chirurgien.

Les bistouris. — De forme très variée, ils s'ouvrent sans qu'un ressort les maintienne ouverts, de sorte qu'il faut fixer la lame au moyen d'un cran d'arrêt situé sur le manche. Il y a des bistouris à lame droite, à lame convexe, à pointe boutonnée.

Les lancettes. — Petites lames de forme lancéolaire, maintenues entre deux plaques de corne ou d'écaille

(1) Le nitrate d'argent, ou pierre infernale, s'obtient en faisant agir de l'acide nitrique ou eau-forte sur des pièces d'argent monnayé. Le sel ainsi formé est fondu et coulé dans des moules de la forme des crayons. Les taches qu'il forme sur la peau ou le linge peuvent être enlevées au moyen d'une solution d'iodure de potassium.

qui servent de manche quand la lame est ouverte.

La sonde cannelée. — C'est un stylet terminé à l'une de ses extrémités par une partie évasée; ce stylet porte une cannelure profonde qui sert au chirurgien à guider les ciseaux ou une lame de bistouri à tranchant regardant en haut, et à les empêcher de pénétrer trop avant, de façon à ne couper que les tissus qui sont au-dessus de la sonde.

Le ténaculum. — Instrument particulièrement destiné à soulever les vaisseaux qu'il s'agit de lier. Il se compose d'une tige fine, recourbée en forme de crochet, pointue comme une aiguille et montée sur un manche.

Les sondes. — On donne le nom de sondes à des tubes creux, flexibles ou rigides, droits ou courbes, fermés à leur extrémité terminale ou *bec de la sonde*, et ouverts à l'autre dite *pavillon*. A quelques millimètres en arrière du bec se trouvent placés latéralement un ou deux orifices ovalaires appelés *yeux de la sonde*.

Les sondes rigides sont en argent, maillechort ou étain; *les sondes flexibles*, en caoutchouc; *les sondes* complètement *molles* sont en caoutchouc vulcanisé rouge, et constituent les meilleurs instruments à employer pour le cathétérisme évacuateur de la vessie.

Les trocarts. — Instruments qui servent à évacuer les grandes collections liquides. Le *trocart* se compose : 1° d'une tige en acier appelée poinçon, fixée sur un manche solide et à extrémité acérée en forme de pyramide à trois pans; 2° d'une canule métallique dans laquelle glisse le poinçon et un peu plus courte que lui. Le volume des trocarts et leur forme sont très variés.

Tous les instruments doivent être entretenus avec une excessive propreté; dans la pratique des pansements, ils ne devront jamais être présentés au chirurgien qu'après avoir été préalablement désinfectés. Nous aurons d'ailleurs occasion de revenir sur ce sujet en traitant des règles générales de l'antisepsie.

II. — Hémostase.

Hémostase veut dire arrêt du sang : on réunit sous ce nom, en petite chirurgie, toutes les opérations qu'on pratique dans le but d'arrêter les hémorrhagies.

Une infirmière pourra avoir fréquemment à pratiquer une de ces opérations, soit chez des blessés qui arriveront à l'hôpital, évacués des premières lignes et dont la blessure aura pu être le siège d'une nouvelle hémorrhagie, soit chez des blessés en traitement à l'hôpital et qui sont pris subitement d'hémorrhagie.

Toutes les hémorrhagies ne sont pas identiques, et les accidents qui les accompagnent étant variables, il est nécessaire d'indiquer les caractères distinctifs des diverses hémorrhagies. L'écoulement du sang fourni par une plaie est subordonné au volume et à la nature des vaisseaux divisés. Ces vaisseaux sont les artères, les veines et les capillaires.

Lorsque le sang provient d'une *artère*, son aspect est de couleur rouge vermeil, il jaillit avec force, en jets saccadés, à moins que le vaisseau divisé ne soit placé profondément ou que le trajet de la plaie ne soit étroit ou tortueux. L'écoulement du sang diminue ou même s'arrête si l'on comprime le membre entre la plaie et le cœur. Cependant il n'en est plus ainsi lorsque de larges anastomoses (communications) existent entre les artères : par exemple, dans une plaie de l'artère radiale qui, au niveau de la main, s'abouche à plein canal avec l'artère cubitale, la compression entre le cœur et la plaie arrêtera bien le flot du bout supérieur, mais ne tarira pas l'hémorrhagie, car le sang apporté par la cubitale jaillira du bout inférieur.

Dans les blessures des *veines*, le sang de couleur rouge brun sort en bavant ou en jet continu, mais non saccadé ; le flot s'arrête lorsqu'on comprime le vaisseau entre les capillaires et la plaie ; il s'accroît, au contraire, lorsqu'on le comprime entre le cœur et la plaie, car tout le sang doit alors passer par la blessure.

Dans les blessures des *capillaires*, blessures qui se produisent dans toutes les plaies, si minimes qu'elles soient, puisque les capillaires se trouvent partout, l'écoulement du sang se fait en nappe et est presque toujours modéré.

Les moyens employés pour arrêter une hémorrhagie, abstraction faite de la ligature des vaisseaux, qui ne peut être pratiquée que par le chirurgien, sont : *la compression, la position du membre et l'emploi des agents hémostatiques :*

1° *Compression.* — La compression est immédiate, directe, quand elle est faite dans la plaie sur le vaisseau divisé ; médiate, indirecte, si elle est pratiquée, à distance de la blessure, sur le trajet du vaisseau par l'intermédiaire des tissus.

La *compression immédiate* peut se pratiquer en plaçant le bout de l'index dans la plaie, sur l'orifice du vaisseau divisé, mais ce n'est là qu'un moyen essentiellement temporaire et le tamponnement de la plaie est préférable. Il se pratique avec des tampons de coton, d'étoupe, de gaze phéniqués, de gaze iodoformée, d'amadou. Il faut superposer des tampons de plus en plus volumineux jusqu'à ce que l'on ait comblé la plaie par une sorte de cône à base extérieure dépassant un peu les bords de la plaie ; le tout est alors fixé par des tours serrés d'une bande de toile ou à défaut de bande au moyen d'un mouchoir.

La *compression médiate* ou indirecte peut se pratiquer avec les doigts (compression digitale) dans les points où le vaisseau repose sur un plan osseux et où il est recouvert seulement par une faible épaisseur de tissu. La compression se fait avec la pulpe des quatre derniers doigts réunis, et placés parallèlement au trajet du vaisseau ; une faible pression suffit pour suspendre le cours du sang, ce qui permet de la prolonger assez longtemps sans fatigue. *Il est essentiel*, pour que la compression indirecte soit efficace et effectuée rapidement, *de connaître exactement les points où l'on doit appliquer cette compression.* Ces points sont pour le membre supérieur : le côté interne du bras, au-dessous du bord antérieur de l'aisselle, au niveau du tiers supérieur du bras, en dedans du muscle biceps, qui fait saillie quand on fléchit l'avant-bras sur le bras.

Pour le membre inférieur la compression se fera au pli de l'aine. Au cou on peut faire la compression de l'artère carotide vers le milieu d'une ligne allant de l'apophyse mastoïde au sternum, c'est-à-dire vers le milieu du muscle sterno-cléido-mastoïdien ; cette compression s'opérera d'avant en arrière contre la colonne vertébrale. Vers le milieu du bord inférieur de la mâchoire inférieure on peut atteindre et comprimer l'artère faciale.

La compression indirecte peut aussi se pratiquer à l'aide de compresseurs mécaniques ou de compresseurs improvisés. Parmi les *compresseurs mécaniques* nous citerons le *tourniquet* modifié par Larrey. Il se compose de deux pelotes, l'une dite pelote compressive, qui se place sur le trajet du vaisseau, l'autre dite pelote de contre-pression, plus large que la première, qui s'applique sur le côté opposé du membre. Ces deux plaques sont maintenues à l'aide d'un ruban solide ; la pelote compressive est portée par une vis à pression ; en faisant manœuvrer cette vis la pelote descend et comprime de plus en plus le vaisseau.

Le *garrot* et le *tourniquet à baguettes* sont des compresseurs improvisés. Le garrot se compose d'un lien, d'une pelote, d'un morceau de carton, de corne ou d'ivoire, et d'un bâtonnet. Le lien peut être fait avec un mouchoir, une cravate, un ruban de fil, une courroie de l'équipement militaire, un galon d'uniforme ; la pelote peut être remplacée par le globe d'une bande, un morceau de bois, un caillou ou une pierre enveloppés de linge, une compresse épaisse ou une écorce d'arbre peut tenir lieu de la plaque de carton ou de corne, et un morceau de bois quelconque de bâtonnet.

Pour appliquer le garrot on détermine la position de l'artère principale du membre lésé, on place la pelote sur son trajet et la plaque du côté opposé. On fait maintenir l'une et l'autre par un aide, et on embrasse le membre avec le lien, puis on glisse entre ce lien et les téguments le bâtonnet que l'on fait tourner sur lui-même pour tordre ce lien et le serrer autant que possible ; les extrémités du lac dépassant le nœud servent à fixer le bâtonnet.

Le tourniquet à baguettes est composé de deux baguettes résistantes de 20 à 40 centimètres de longueur, réunies par une de leurs extrémités au moyen d'un lien solide, de façon à laisser entre elles un écartement un peu moindre que le diamètre du membre. On applique ces baguettes, l'une sur le trajet de l'artère, l'autre du côté opposé ; on rapproche les extrémités libres en exerçant une compression suffisante, et on les réunit par un lien. Ce simple appareil a sur le premier l'avantage de ne pas comprimer toute la circonférence du membre.

L'*hémostase par la compression élastique* est appliquée dans les cas d'amputations, de résections, etc. Elle se pratique à l'aide de la *bande d'Esmarch* ou plutôt de la *bande de Nicaise*, qui l'a avantageusement remplacée. La bande de Nicaise est longue de un mètre, large de 5 centimètres, portant à une de ses extrémités un crochet, et munie sur sa face externe à l'autre extrémité de dix anneaux.

2° *Position du membre.* — Quand on n'a aucun de ces moyens à sa disposition, on peut essayer, pour arrêter ou diminuer au moins l'écoulement du sang, de faire la *flexion du membre*, flexion prononcée de la jambe sur la cuisse, ou de l'avant-bras sur le bras, moyen évidemment utilisable seulement lorsque la plaie siège à la jambe ou à l'avant-bras. En tout cas, il est incertain et ne peut être que tout à fait provisoire.

3° *Agents hémostatiques.* — Ils ne trouvent leur emploi que quand il s'agit d'hémorrhagies capillaires, qui cèdent d'ailleurs aux moyens les plus simples; leur valeur est nulle dans les plaies des vaisseaux de quelque importance.

On peut ranger parmi les hémostatiques :

a. Les *réfrigérants*, qui agissent en resserrant les petits vaisseaux comme l'eau froide, la glace par exemple.

b. L'*eau très chaude* de 50 à 60 degrés, qui constitue un excellent hémostatique.

c. Les styptiques. Les principaux styptiques sont : l'eau vinaigrée, l'alcool, l'eau de Rabel, l'eau de Pagliari, le perchlorure de fer, etc. *On ne saurait trop s'élever contre l'abus si fréquent du perchlorure de fer dans les hémorrhagies : ce sel souille les plaies, masque les hémorragies, entraîne souvent des complications phlegmoneuses et doit être proscrit.* On emploie les styptiques soit en lavage de la plaie, soit en introduisant dans celle-ci des boulettes de coton, d'étoupe imprégnées du liquide astringeant.

d. Les absorbants. — L'amadou, la poudre de colophane, l'éponge fine, agissent mécaniquement en formant avec le sang une croûte solide qui s'oppose à la continuation de l'hémorrhagie ; on combine généralement l'usage des absorbants avec la compression.

Après ces considérations sur l'hémostase en général, il nous reste à dire quelques mots sur les moyens à opposer à l'*épistaxis ou hémorrhagie nasale.* Dans les cas les plus simples on agira ainsi qu'il suit : le malade sera placé à l'air frais, débarrassé des vêtements qui peuvent gêner la circulation céphalique, assis, le buste droit, la tête légèrement inclinée en avant comme s'il voulait écrire ; dans cette attitude le plancher des fosses nasales qui, dans la position droite de la tête, offre un plan incliné en arrière, est transformé en un plan horizontal, et le sang ne peut s'écouler vers le pharynx. Une compresse mouillée d'eau fraîche appliquée sur la nuque ou le front du malade, un corps froid (la clef classique maintenue dans le dos), un sinapisme dans la nuque : tels sont les moyens suffisants pour les épistaxis sans gravité. On peut également recommander au malade d'élever brusquement le bras du côté de la narine saignante et de le maintenir dans cette position ; ce moyen simple est souvent efficace. Devant l'insuccès de ces procédés on peut essayer d'arrêter le sang en introduisant dans la narine un petit morceau de ouate à pansement. Si l'hémorrhagie persiste, on aura recours au tamponnement régulier qui sera pratiqué par le chirurgien et dont nous croyons néanmoins devoir dire quelques mots ici.

Un bourdonnet de charpie, un tampon d'ouate hygroscopique sont façonnés et adaptés à la conformation anatomique des orifices postérieurs des fosses nasales (non point en paquet sphérique mais en bouchon cylindrique de 3 centimètres de hauteur à peu près sur 1 centimètre 1/2 de largeur). Un double fil ciré, à chefs suffisamment longs et un fil simple sont noués au tampon obturateur : de l'ouate antiseptique, une sonde de gomme élastique complètent l'instrumentation. Cette sonde est poussée dans la narine saignante : on va chercher au fond du pharynx son extrémité qu'on ramène à la bouche et l'on fixe aux yeux de la sonde le double fil. Le tampon est ramené et fortement engagé à l'orifice nasal postérieur : entre les deux chefs du fil double, pendant hors du nez, on fixe et l'on tasse assez d'ouate pour boucher l'orifice antérieur des narines : sur ce tampon antérieur, les deux chefs sont fortement serrés : au moyen d'une bandelette agglutinative on fixe sur la joue le fil simple.

Le pansement doit rester en place 24 à 36 heures; puis on le retire. On sectionne le nœud antérieur et on tire le tampon postérieur par le fil buccal. Il faut alors recommander au malade de ne pas se moucher pour ne pas détacher les caillots, sinon l'hémorrhagie peut recommencer.

On se servait autrefois de la sonde de Belloc pour le tamponnement des fosses nasales, mais c'est une complication instrumentale inutile, une sonde ordinaire suffit.

III. — Saignée.

Les émissions sanguines se pratiquent au moyen de la *saignée générale*, ou des *saignées locales*. La saignée générale consiste à soustraire rapidement une masse considérable de sang en incisant un vaisseau d'un certain volume ; la saignée locale ou capillaire est celle qui soustrait, au niveau de la région malade ou douloureuse, une quantité de sang relativement peu considérable en agissant sur des vaisseaux capillaires.

La *saignée générale* ne se pratique plus que très rarement. Les instruments et objets nécessaires pour la saignée sont : 1° une bande, dite bande à ligature, large de 3 à 4 centimètres et longue de 1 mètre ; 2° une bande roulée de 5 centimètres de largeur et de 3 mètres de longueur; 3° les éléments nécessaires pour le pansement antiseptique, étoupe, gaze, etc., et solutions phéniquées; 4° une cuvette; 5° une lancette.

Dans l'immense majorité des cas, le malade doit être opéré couché, pour éviter toute syncope. Le chirurgien ou l'infirmière applique tout d'abord la bande à ligature au milieu du bras, de façon à opposer un obstacle à la circulation veineuse en retour, et à faire gonfler les veines. On favorise le gonflement des veines et plus tard l'écoulement du sang en plaçant dans la main de l'opéré une bande roulée qu'on lui fait presser et relâcher alternativement pendant tout le temps que dure cet écoulement. Lorsque les veines sont distendues, le chirurgien pratique la saignée, au pli du coude, sur la veine médiane céphalique, opération sur laquelle nous n'insistons pas, puisque l'infirmière ne doit pas la faire.

La saignée terminée, l'infirmière doit défaire la ligature du bras, laver légèrement la région à l'eau phéniquée et appliquer le pansement antiseptique qu'on maintient en exerçant une certaine compression avec le bandage croisé antérieur du pli du coude.

IV. — Sangsues.

La saignée locale s'obtient au moyen des sangsues ou des ventouses scarifiées.

La *sangsue* appartient à la famille des Hirudinées. C'est un animal dont le corps allongé est composé d'un grand nombre de segments; il se termine à ses deux extrémités par un disque aplati. Le disque antérieur, formant ventouse, est muni de trois mâchoires demi-circulaires, pourvues de dentelures fines et aiguës qui servent à entamer la peau. Le disque postérieur plus large est également muni d'une ventouse et sert à la progression.

On emploie deux sortes de sangsues :

1° *La sangsue grise*, à corps ordinairement gris olivâtre, marqué en dessus de 6 bandes plus ou moins distancées, à bords olivâtres et marqué en dessous de lignes marginales.

2° *La sangsue verte;* le corps est vert marqué de 6 bandes longitudinales, de couleur ferrugineuse, tachetées de points noirs sur les bords et à leur partie moyenne. Le ventre est d'un vert jaunâtre, largement bordé de noir; les segments sont lisses.

Les sangsues doivent être conservées dans de grands vases remplis d'eau qu'il faut renouveler assez souvent. Il ne faut pas les exposer à une température trop élevée. Bien qu'on ait donné plusieurs moyens (eau vinaigrée, sel) pour faire dégorger les sangsues, il est préférable de ne pas faire deux fois usage de la même sangsue, et, la saignée terminée, il faut jeter les sangsues qui ont servi.

Le lieu d'application et le nombre des sangsues à appliquer seront indiqués par le médecin; l'application se fera ainsi qu'il suit : il faut préalablement raser la peau s'il y a lieu, la laver et la dessécher avec soin. Pour exciter les sangsues à mordre, on les tient hors de l'eau 2 à 3 heures avant le moment de s'en servir, ou bien on humecte les téguments avec du lait, de l'eau sucrée.

La manière la plus simple de poser un grand nombre de sangsues à la fois consiste à les rouler dans le fond d'une compresse que l'on applique ensuite sur la peau, en la maintenant avec la paume de la main; on peut aussi les placer dans un verre ordinaire que l'on retourne sur la région malade et dont on refroidit le fond pour exciter les sangsues à gagner la peau; ou encore on enfonce préalablement le milieu d'une compresse dans un verre, et on met les sangsues dans le creux formé, on retourne le tout sur les téguments, puis on tire légèrement sur les bords et les angles de la compresse pour rapprocher les sangsues de la peau. Lorsqu'on veut appliquer seule une sangsue, on peut la saisir entre les doigts, l'approcher de la peau et la tenir ainsi jusqu'à ce qu'elle ait mordu; mais il vaut mieux l'enfermer la tête en avant dans un tube de verre, ou dans une carte à jouer roulée sur elle-même qu'on retire dès que l'animal a pris.

Pendant la succion des sangsues, il ne faut pas y toucher, sinon on risque de les faire lâcher prise avant d'avoir obtenu une action suffisante; si une sangsue se détache dès le début, c'est qu'elle est mauvaise et il faut la rejeter. Les sangsues tombent d'elles-mêmes quand elles sont gorgées de sang, généralement après trois quarts d'heure ou une heure, quelquefois plus tôt, quelquefois plus tard, suivant leur qualité. Parfois on est obligé de déterminer leur chute soit en les saupoudrant de sel de cuisine, de tabac, de cendres, soit en les coupant avec des ciseaux, mais il ne faut jamais les arracher de force, car on risque ainsi de briser leurs mâchoires dans les tissus ou d'enlever même un lambeau de peau. Si, après la chute des sangsues, on a intérêt à prolonger l'écoulement sanguin, on applique des fomentations chaudes, des cataplasmes, ou bien l'on fait mettre le malade dans un bain.

La guérison des piqûres sous un pansement antiseptique est obtenue en 2 ou 3 jours; une cicatrice blanche triangulaire est la trace indélébile de la piqûre de la sangsue.

L'hémorrhagie produite par la sangsue s'arrête assez facilement en comprimant la plaie avec le doigt pendant quelques instants; si elle persiste, on appliquera sur les plaies de petits carrés d'amadou ou de la gaze iodoformée qu'on maintiendra à l'aide d'un bandage compressif.

V. — **Ventouses.**

Les *ventouses* sont de petits vases en verre de forme à peu près hémisphérique, mais rétrécis à leur orifice, dont les bords sont épais et arrondis pour éviter qu'ils coupent le derme, et qui, appliqués sur la peau après que l'air a été raréfié dans leur intérieur, produisent, par une sorte de succion, l'afflux du sang dans les parties sur lesquelles on les place. On appelle *ventouse sèche* celle qui est destinée à faire une simple dérivation attirant le sang dans les capillaires superficiels. Bien que la ventouse sèche ne constitue pas une saignée locale, nous ne croyons pas devoir séparer sa description de celle des ventouses scarifiées. La *ventouse scarifiée* est celle qui est appliquée sur une région qui a préalablement subi des scarifications, afin de déterminer une saignée locale.

L'application de ventouses sèches se fait de la manière suivante : la partie sur laquelle doit se placer la ventouse sera, si besoin est, préalablement rasée. On plonge dans la cavité de la ventouse la flamme d'une lampe à alcool qui dilate l'air qu'elle contient et le raréfie ; puis instantanément, on applique bien à plat sur les téguments le rebord du verre. Si l'action a été rapide et le vide bien fait, l'adhérence est intime. Aussitôt on voit la peau se gonfler, monter dans la cavité de la ventouse, devenir rouge, violacée par suite de l'afflux du sang. La ventouse est laissée en place de deux à cinq minutes. Pour la retirer, on l'incline légèrement d'un côté, tandis que de l'autre on appuie avec le doigt sur les téguments ; l'air pénètre et la ventouse se détache. Un cercle violacé, ecchymotique, persiste pendant plusieurs jours.

On peut, pour raréfier l'air contenu dans la ventouse, se servir d'un autre procédé. On taille des languettes de papier très fin, puis prenant une de ces languettes on la présente à la flamme d'une lampe ou d'une bougie et, tout enflammée, on la plonge sous la ventouse qu'on applique rapidement sur la peau sans retirer le papier; celui-ci s'éteint tout naturellement.

Il existe toute une catégorie de *ventouses*, qu'on peut appeler *mécaniques*, dans lesquelles le vide est produit au moyen de l'aspiration de l'air. Une des plus simples est composée d'une sorte de cylindre creux en verre dont une extrémité est surmontée d'une ampoule en caoutchouc; pour l'appliquer, on comprime d'abord entre les doigts le réservoir en caoutchouc, puis on place exactement l'orifice ouvert de la ventouse sur la peau et on relâche l'ampoule, qui se dilate aussitôt et raréfie ainsi l'air du récipient.

Pour appliquer des ventouses scarifiées, il faut : 1° des verres à ventouses; 2° un scarificateur ou un rasoir. On commence par poser dans la région indiquée les ventouses comme il a été dit précédemment, au bout de quelques minutes, lorsque la peau est bien congestionnée, on lève les ventouses ; puis sur le point congestionné on pratique les scarifications, soit avec le scarificateur, soit avec un rasoir ordinaire.

Le scarificateur est constitué par une petite boîte en cuivre percée sur une de ses faces (celle qu'on applique sur la peau) de douze à seize fentes. A l'intérieur des lames correspondant aux fentes sont montées de telle façon qu'en pressant sur un bouton, un ressort fait brusquement passer les lames par les fentes. Les lames, en passant, incisent la peau.

Après une première détente, on tend de nouveau le ressort au moyen d'une vis, et en pressant le bouton, on fait une deuxième série d'incisions. On peut également scarifier avec un bistouri ou une lancette.

Les scarifications faites, on replace la ventouse et on voit bientôt le sang sourdre par toutes les incisions et s'accumuler dans le verre. La quantité de sang retirée n'est jamais considérable, car il se coagule bientôt, et son accumulation dans le récipient rétablit l'équilibre de pression et arrête l'aspiration. Au bout de sept à huit minutes, les ventouses seront enlevées, et les surfaces, scarifiées, lavées avec un liquide antiseptique seront recouvertes d'un linge fin enduit d'une couche de vaseline phéniquée ou boriquée.

Les ventouses scarifiées laissent une série de cicatrices linéaires, blanches, faciles à reconnaître même très longtemps après leur application.

VI. — Rubéfaction.

La *rubéfaction* consiste à déterminer au moyen d'agents divers la rougeur de la peau en activant l'afflux sanguin dans les capillaires superficiels.

Frictions. — Parmi les moyens de rubéfaction doivent être citées en première ligne les frictions qui consistent, on le sait, à exécuter sur une région ou sur le corps tout entier des frottements rapides soit avec la main nue, soit avec la main recouverte de flanelle ou armée d'une brosse ou d'un gant en crin. La *friction* est dite *sèche* lorsqu'on n'y associe aucun agent liquide ; dans le cas contraire elle prend le nom de *friction humide.* Les substances que l'on emploie le plus généralement pour faire les frictions humides sont : l'alcool, le vinaigre, l'eau de Cologne, le baume de Fioraventi, etc. La friction peut aussi être employée non seulement comme moyen de rubéfaction, mais comme moyen d'introduction d'un agent médicamenteux ; telle est, par exemple, la friction mercurielle.

Sur les membres les frictions doivent être faites de préférence en allant de la périphérie à la racine du membre, dans le sens de la circulation veineuse. Lorsque la peau n'est pas parfaitement intacte ou lorsqu'il existe, du côté des membres inférieurs, des varices volumineuses, il vaut mieux s'abstenir de toute friction.

Sinapismes. — La farine de moutarde qui sert à faire les sinapismes doit ses propriétés à une huile essentielle qui se développe lorsqu'elle est en contact avec certains liquides. L'eau est le meilleur des véhicules ; sa température ne doit jamais dépasser 50 degrés l'eau froide ou tiède est préférable; l'eau chaude et l'eau bouillante détruisent en partie les propriétés du sinapisme, en décomposant l'huile volatile.

Pour faire un *sinapisme*, il faut prendre de la farine de moutarde fraîche (200 à 250 grammes), la mélanger avec de l'eau froide ou tiède qu'on verse peu à peu, à mesure qu'on agite le mélange. On fait ainsi une pâte demi-molle qu'on étend sur un linge très fin, tarlatane, gaze, etc., dont on replie les bords pour envelopper la pâte. Le sinapisme restera en place pendant quinze minutes environ. La douleur cuisante, vive, ressentie par le malade est du reste en pareil cas le meilleur guide. Chez les enfants et les personnes à peau délicate, chez les sujets plongés dans le coma, il faut veiller à ce que l'action rubéfiante ne soit pas dépassée, car on pourrait voir se produire non seulement de la vésication, mais aussi des eschares laissant à leur suite des plaies longues à guérir. Après avoir enlevé le sinapisme, on lave la peau à l'eau tiède, on essuie légèrement et on recouvre la partie d'ouate.

Quand on veut obtenir une rubéfaction moins énergique, on emploie le *cataplasme sinapisé*, qui se prépare en saupoudrant avec de la farine de moutarde un cataplasme émollient ordinaire ou en l'y incorporant. La durée de l'application peut être plus longue que celle du sinapisme.

Parmi les *sinapismes préparés d'avance*, le plus usité est le papier Rigollot. Pour se servir de ce papier sinapisé on le passe dans l'eau tiède ou froide et on l'applique immédiatement sur la peau ; on ne doit pas le laisser en place plus de dix minutes. Ces papiers s'altèrent par une conservation prolongée.

On emploie également les *bains sinapisés* qui se préparent en délayant 600 à 1,000 grammes de farine de moutarde dans une certaine quantité d'eau et en mélangeant ensuite le tout à de l'eau à 30° contenue dans une baignoire. Le *pédiluve sinapisé* est préparé de la manière suivante : délayer environ 100 grammes de farine de moutarde avec une certaine quantité d'eau tiède, puis ajouter au bout de quelques instants un volume d'eau à 35° suffisant pour que les deux membres inférieurs plongent dans le bain jusqu'à mi-jambe. Pour éviter au malade d'être incommodé par les vapeurs irritantes et aussi pour concentrer l'action révulsive, on recouvre le vase d'une couverture qui vient se fixer autour des genoux. La durée du pédiluve sera de dix à douze minutes environ.

La *teinture d'iode* est fréquemment mise en usage pour produire une révulsion prolongée. On s'en sert en badigeonnant la peau avec un pinceau de crin ; la partie badigeonnée est recouverte d'une couche d'ouate.

VII. — Vésication.

La *vésication* consiste à produire à l'aide d'agents irritants une modification de la surface cutanée qui se traduit par la formation d'ampoules remplies de sérosité (phlyctènes).

Pour obtenir la vésication on fait usage le plus souvent de vésicatoires à la cantharide ; plus rarement on a recours à l'ammoniaque ou au calorique.

Vésicatoires à la cantharide. — Ce sont des emplâtres qui, mis en contact avec la peau, produisent la vésication. La partie active des vésicatoires est la cantharide. La cantharide est un insecte coléoptère, présentant une coloration verte dorée très brillante. On étale la pâte de cantharide sur un emplâtre de diachylon en donnant à la couche de cantharide la grandeur indiquée pour le vésicatoire et en ayant soin de laisser dépasser l'emplâtre de diachylon de 3 à 4 centimètres dans toute la périphérie. Ce rebord indemne de pâte de cantharides adhère à la peau et fixe le vésicatoire. D'autres fois on se sert d'emplâtre vésicant préparé d'avance dans lequel on découpe un vésicatoire de la grandeur prescrite par le médecin. Pour appliquer celui-ci on le fixe à l'aide de bandelettes de diachylon entre-croisées.

On employait autrefois le vésicatoire soit sous forme de *vésicatoire permanent*, soit sous forme de *vésicatoire volant;* on ne fait plus guère usage que du dernier. *Le vésicatoire volant doit être laissé en place un temps variable suivant les sujets : chez les adultes huit heures environ;* quelquefois dix heures chez les sujets dont la peau est épaissie et dure ; chez les enfants deux heures suffisent.

Le vésicatoire détermine une vive congestion avec sensation de chaleur et de cuisson. Au bout de quelques heures, la couche superficielle de la peau (épiderme) se soulève et une certaine quantité de sérosité s'accumule entre le derme et l'épiderme. Cette sérosité vient par transsudation du sérum du sang contenu dans les capillaires environnants et aussi de la fonte de la couche profonde de l'épiderme. Ce n'est donc pas l'humeur peccante (mauvaise) qui sort en ce point, comme on le croit généralement dans le public.

Pour enlever le vésicatoire, il faut user de grandes précautions, la région est souvent extrêmement sensible et le moindre tiraillement très douloureux. On retire délicatement le vésicatoire en ayant soin d'enlever les débris d'emplâtre qui adhèrent presque toujours sur divers points. En vue de faire écouler la sérosité, il faut ouvrir largement d'un coup de ciseaux l'ampoule dans sa partie la plus déclive, ne pas détacher l'épiderme, car le derme dénudé est d'une extrême sensibilité, et la région devient très douloureuse au moindre contact. On applique ensuite comme pansement soit de l'ouate en couches épaisses, soit encore de la gaze ou du papier brouillard enduits d'une couche de vaseline boriquée, et on maintient le tout à l'aide d'une compresse et d'un bandage approprié. Si on se sert de l'ouate, qui est un excellent mode de pansement, il n'est pas nécessaire de renouveler l'appareil aussi souvent qu'avec les linges à la vaseline, dont le changement doit être fait tous les jours. La plaie guérit en moyenne vers le cinquième jour sans formation de cicatrice, laissant chez certains sujets une pigmentation qui persiste pendant quelque temps.

Pendant l'action du vésicatoire cantharidé sur la peau, il survient assez fréquemment des phénomènes particuliers du côté des voies urinaires : urines fréquentes et douloureuses, parfois albumineuses et même sanguinolentes; ces symptômes sont dus à l'absorption de la cantharidine et à son élimination par les urines; on combattra ces accidents par l'application de cataplasmes sur le ventre et par l'administration à l'intérieur de la décoction de graine de lin.

Ammoniaque. — L'ammoniaque est surtout utile pour produire une vésication instantanée dans un but de révulsion rapide. *Le vésicatoire à l'ammoniaque* liquide se prépare en versant 10 à 12 gouttes du liquide dans un verre de montre qu'on recouvre d'une rondelle de flanelle et qu'on applique alors sur la peau en le retournant sur lui-même; on peut aussi imbiber un fragment de linge ou d'amadou d'une grandeur déterminée, qui est ensuite placé sur les téguments et recouvert de taffetas gommé pour empêcher l'évaporation du liquide. On apprécie l'action de l'ammoniaque par la formation d'une auréole rouge autour du pansement ; mais il est plus sûr de souveler de temps à autre le petit appareil pour reconnaître le moment où la vésication est produite. Il faut, en moyenne, un contact de 5 à 10 minutes. Le pansement des vésicatoires à l'ammoniaque se fait comme celui du vésicatoire cantharidé.

Calorique. — On peut obtenir la vésication en appliquant sur les téguments une éponge ou un linge que l'on vient de plonger dans de l'eau de 80 à 100 degrés. Le procédé, qui porte le nom de *marteau de Mayor*, consiste à prendre un marteau qu'on plonge pendant une minute dans de l'eau à la température ci-dessus indiquée et qu'on applique pendant trois à cinq secondes ; on obtient ainsi une vésication dont on se sert quelquefois dans les cas de syncope, de collapsus, etc.

VIII. — Cautérisations.

La *cautérisation* est une opération par laquelle on détruit les tissus au moyen de divers agents tels que la chaleur, diverses substances chimiques, le courant électrique, etc.

Cautérisation par la chaleur. — Elle se pratiquait autrefois avec divers instruments de fer, rougis au feu et désignés sous le nom de cautères actuels. On se sert aujourd'hui d'un appareil très ingénieux, appelé *thermo-cautère.* On emploie aussi, dans certains cas, un appareil qui rougit par le passage d'un courant électrique, c'est le *galvano-cautère.* Ces divers instruments ont un maniement spécial qui rentre dans le domaine du chirurgien ; ce dernier indique, séance tenante, le rôle de l'infirmière.

Cautérisation par les agents chimiques. — Parmi ces caustiques il convient de citer d'abord *la potasse* employée sous forme de pastille (*potasse caustique*) ou *poudre de Vienne*. La potasse caustique ainsi que la poudre de Vienne doivent être conservées à l'abri de l'humidité.

Pour appliquer un cautère avec *la potasse caustique* on taille dans un petit carré de diachylon un orifice de dimension moitié moindre que celle qu'on veut donner au cautère; la potasse fusant facilement et étendant toujours son action, on colle le carré de diachylon sur la peau, en ayant soin de bien faire adhérer tous ses points; puis, sur la région de la peau limitée par l'orifice, on dépose un fragment de potasse caustique gros comme une lentille, et on applique par-dessus un carré de diachylon plus grand que le premier, qui ferme exactement le tout. Bientôt le malade éprouve une sensation de chaleur, de cuisson, puis au bout de quatre à six heures l'eschare étant produite, toute douleur diminue, puis disparaît; c'est à ce moment qu'il faut retirer le pansement et appliquer sur la plaie soit un carré de diachylon, soit un pansement à la vaseline phéniquée.

Pour mettre un cautère à la *pâte de Vienne* on taille d'abord dans un morceau de diachylon une ouverture un peu inférieure à celle que doit avoir l'eschare, et on l'applique soigneusement sur la région à cautériser. Puis on délaye dans un récipient quelconque une quantité suffisante de la poudre avec un peu d'alcool concentré jusqu'à consistance de pâte molle. Cette pâte est ensuite appliquée à l'aide d'une spatule sur la peau à nu, dans l'ouverture faite au diachylon, de manière à former une couche de 1 à 2 millimètres. Au bout de dix minutes environ l'eschare est formée, on retire le diachylon, on nettoie le pourtour de l'eschare et on applique un pansement sec. La partie escharifiée se détache au bout de dix à douze jours.

Un autre agent de cautérisation chimique est le *nitrate d'argent* employé sous forme de crayon (voir *Instruments*). Pour cautériser une plaie avec le nitrate d'argent, il faut passer légèrement le crayon sur la face des bourgeons charnus, en évitant de les faire saigner. Il faut respecter, sauf indications spéciales, les bords de la plaie, car c'est de la périphérie au centre que se fait la cicatrisation. En cautérisant les bords, on ralentit les progrès de la cicatrisation. Quand la surface de la plaie est trop humide, il faut l'étancher légèrement avant de cautériser; sinon, le caustique, fondant rapidement, fuserait au delà des limites voulues. Enfin si la région est trop sèche, il faut mouiller légèrement le crayon. Après s'être servi du crayon, on le sèche avec un peu de ouate ou un petit linge, afin d'éviter que l'humidité ne le désagrège.

IX. — Injections et irrigations des canaux et cavités.

Fosses nasales. — L'injection dans les fosses nasales se pratique avec une seringue d'une capacité de 80 grammes environ, dont la canule est renflée en olive à son extrémité. Le malade étant assis, la tête droite, relever légèrement le lobule du nez, introduire du côté malade la canule sur laquelle on serre l'aile du nez avec le pouce et l'index de la main gauche, de manière à obturer l'orifice nasal de ce côté ; avec la main droite, armée de la seringue, injecter lentement le liquide qui ressort par l'autre narine laissée ouverte, le voile du palais se tendant par un mouvement réflexe et fermant toute communication avec le pharynx. On se servira toujours de liquide tiède, et on dirigera le courant bien horizontalement sur le plancher des fosses nasales.

Oreille. — Pour faire une injection dans le conduit auditif externe on se sert d'une seringue en ébonite à bout renflé, de 20 grammes de capacité environ. Le piston doit être poussé avec lenteur, et il faut avoir soin, pour redresser le conduit auditif, d'attirer le pavillon de l'oreille en haut, en arrière et un peu en dehors. On emploie souvent l'injection forcée dans le but d'expulser les corps étrangers qui ont été introduits dans l'oreille. L'eau chassée avec énergie passe en arrière du corps étranger, le repousse d'arrière en avant avec plus ou moins de force, et le ramène dans le conduit ou dans la conque, où on le prend avec les doigts. On enveloppe le malade avec une alèze passée autour du cou, et on emploie pour faire l'injection une seringue en métal ou en ébonite à extrémité mousse pouvant contenir environ 150 à 200 grammes d'eau. L'eau doit être tiède.

Rectum. Lavements. — Suivant la quantité de liquide injectée on les désigne sous le nom de quart de lavement (125 gr.), de demi-lavement (250 gr.), de lavement entier (500 gr.). Lorsque l'injection rectale est constituée par une solution médicamenteuse destinée à être absorbée, elle ne doit pas dépasser 125 grammes.

Un des temps importants de l'injection rectale est l'introduction de la canule qui doit être exécutée suivant certaines règles dont l'ignorance a causé parfois des accidents graves. Le rectum, à sa partie inférieure, est dirigé de bas en haut et d'arrière en avant dans l'étendue de 3 à 4 centimètres, puis reprend une nouvelle direction en arrière. La canule, convenablement huilée, sera donc introduite dans la direction d'une ligne allant de l'anus à l'ombilic et sur une profondeur de 3 centimètres au moins, pour dépasser le sphincter, sans quoi l'injection ne pénétrerait pas ; si on la dirigeait en arrière, elle pourrait traverser la paroi de l'intestin.

Par suite de l'obstruction partielle de l'extrémité inférieure du rectum par des hémorrhoïdes, des matières fécales, etc., on est obligé parfois d'injecter le lavement à une certaine hauteur ; on introduit alors une grosse sonde en gomme ou une canule en caoutchouc durci, suffisamment longue, sur laquelle vient s'adapter l'embout du tube de l'irrigateur.

X. — Injections hypodermiques.

Leur but est d'introduire dans les tissus sous-cutanés de petites quantités de liquides médicamenteux destinés à agir sur l'organisme entier après absorption. L'infirmière sera surtout appelée à pratiquer des *injections de morphine*.

Les instruments nécessaires à la pratique de ces injections sont de petites seringues graduées, armées d'aiguilles tubulées, et dérivant toutes de la *seringue de Pravaz*, dont elles ne sont que des modifications. La seringue dont on se sert le plus habituellement se compose d'un corps de pompe en cristal, protégé par deux tiges verticales. Ces tiges sont reliées ensemble par deux ajutages qui ferment l'appareil en haut et en bas ; l'ajutage inférieur présente une canule destinée à s'adapter dans la canule de l'aiguille ; l'aiguille s'ajuste à frottement sur l'embout de la seringue. L'ajutage supérieur est percé d'un trou dans lequel s'engage la tige du piston. Le piston de la seringue primitive se mouvait par rotation, chaque demi-tour donnant une goutte de liquide ; dans les instruments actuels, il se meut par simple pression et chaque dixième des divisions marquées par les chiffres 1, 2, 3, etc., fournit l'issue d'une goutte. *La contenance de la seringue est d'un centimètre cube* (*1 gramme*).

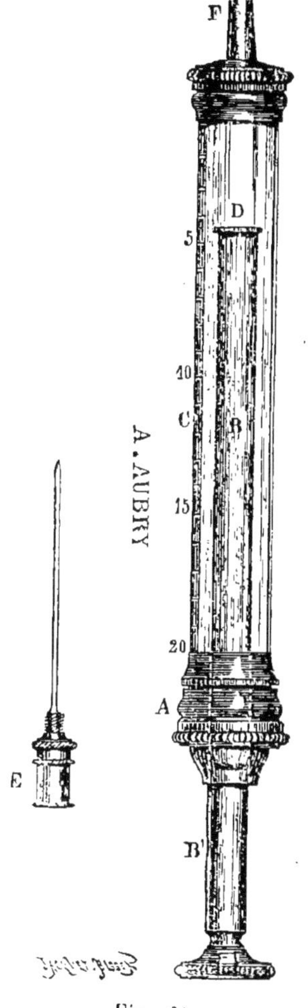

Fig. 61.

La seringue et les aiguilles seront toujours soigneusement désinfectées et tenues extrêmement propres; la peau de la région à piquer sera aussi nettoyée. On choisira, comme sièges de prédilection, les régions riches en tissu cellulaire; le voisinage des vaisseaux sanguins doit être évité.

La seringue étant chargée du liquide médicamenteux, puis armée de l'aiguille, on fait un pli à la peau en la pinçant dans toute son épaisseur entre le pouce et l'index de la main gauche, et, tenant l'instrument de la main droite, on enfonce l'aiguille perpendiculairement à la base du pli jusqu'à ce qu'elle ait pénétré sous le derme. Après la pénétration, le pli est relâché, l'aiguille est maintenue en place par une légère pression des doigts, puis on pousse le piston jusqu'à ce que tout le liquide à injecter ait pénétré. L'aiguille se retire en lui faisant suivre la même direction que lors de son introduction ; il faut avoir soin d'appuyer l'index gauche au niveau de la piqûre, afin d'éviter la sortie du liquide.

Après chaque injection, la seringue et l'aiguille seront nettoyées et un fil d'argent sera introduit dans l'aiguille pour empêcher son oblitération.

La solution de morphine habituellement employée dans les hôpitaux est une solution au cinquantième : soit 1 gramme de chlorhydrate de morphine pour 50 grammes d'eau. Pour faire avec cette solution *une injection sous-cutanée d'un centigramme*, il faut *remplir la seringue à moitié*, étant donné que la capacité de la seringue, ainsi que nous l'avons déjà dit, est d'un gramme.

L'infirmière s'assurera toujours, avant de faire une injection, du dosage de la solution qu'elle va employer; elle ne doit jamais aller au-delà des doses indiquées par le médecin, elle doit également résister à toutes les sollicitations du malade ou de son entourage et ne dépasser en aucun cas le nombre d'injections que porte l'ordonnance du médecin ou du chirurgien.

XI. — Vaccination.

La vaccine est une affection produite chez l'homme par l'inoculation du *vaccin*, c'est-à-dire de la sérosité empruntée originairement au pis des vaches atteintes de *cow-pox*. *La vaccination est l'inoculation du vaccin;* cette opération, quand elle réussit, confère l'immunité contre la variole pendant un certain nombre d'années.

C'est *Jenner* qui, à la fin du siècle dernier, découvrit le vaccin. Longtemps avant sa découverte on trouve des traces de la connaissance du cow-pox et de sa vertu prophylactique contre la variole, mais c'est à

Jenner que revient la gloire incontestée aujourd'hui d'avoir étayé sur des preuves irréfutables la réalité de la légende populaire et d'avoir par sa découverte doté l'humanité d'un préservatif sûr contre les ravages de la petite vérole.

La vaccination se pratique avec du virus vaccinal emprunté soit à l'homme, soit aux animaux de l'espèce bovine (veaux et génisses). Il y a donc deux variétés de vaccination : 1° *la vaccination avec du vaccin humain ;* 2° *la vaccination animale.*

La vaccination se fait avec une lancette ordinaire en fer de lance ou avec une lancette cannelée. Le vaccinifère sera un enfant vigoureux, bien portant, indemne de toute éruption cutanée. Le vaccin dont il est porteur doit être *au sixième ou septième jour* de son évolution, les pustules choisies devant être bien formées. Les soins antiseptiques ont une importance capitale : on lave préalablement avec un petit tampon d'ouate hydrophile ou un linge fin imbibé d'une solution antiseptique, les pustules et leur pourtour, ainsi que le bras du sujet à vacciner. La lancette est minutieusement désinfectée, flambée si c'est nécessaire et bien essuyée.

On peut vacciner sur toutes les régions du corps, mais le lieu d'élection est la face antéro-externe du bras, au niveau de l'insertion inférieure du muscle deltoïde. Après avoir chargé la lancette du vaccin qu'on a recueilli directement sur une pustule et après avoir bien fixé la peau avec la main gauche, on fait au lieu d'élection une piqûre sous-épidermique très superficielle. On introduit la pointe de la lancette très obliquement sous l'épiderme, en la faisant pénétrer à peine à 1 ou 2 millimètres de profondeur ; on laisse le contact se produire quelques instants, on retire délicatement et on essuie les deux faces de la lancette sur la petite plaie, puis on laisse sécher.

A la suite de l'insertion du virus vaccin il s'écoule assez souvent un peu de sang. On laisse le sang se dessécher au point où a été pratiquée l'incision avant de faire reprendre ses vêtements à la personne vaccinée, qui doit avoir eu soin de se couvrir d'une chemise de tissu fin, pour éviter tout frottement rude sur la région, siège de l'insertion vaccinale. Toute cause d'irritation, en un mot, doit être éloignée en vue de laisser s'accomplir d'une façon régulière l'évolution vaccinale.

On fait, en général, trois piqûres à chaque bras distantes les unes des autres de 2 à 3 centimètres, de manière que l'inflammation qui se produit au pourtour de chaque bouton ne puisse rejoindre celle du bouton voisin.

Marche de la vaccine. — Pendant deux ou trois jours, on ne voit guère que la piqûre entourée d'une zone légèrement rosée. Vers la fin du troisième jour ou au commencement du quatrième on voit apparaître au niveau des piqûres une tache rouge, qui devient papuleuse, puis se transforme du cinquième au sixième jour en une vésicule aplatie, transparente. Le bouton vaccinal ainsi constitué s'agrandit du centre à la périphérie d'une manière régulière et atteint sa maturité dans le cours du septième jour ou au début du huitième.

A ce moment l'aspect de l'éruption vaccinale est caractéristique. A chaque piqûre correspond une large vésicule, à contours arrondis, à surface un peu grenue, aplatie, déprimée au centre (*ombilication*), d'une couleur blanche, nacrée, plus transparente sur les bords, avec un reflet bleuâtre. Ses bords, légèrement surélevés, sont entourés d'un liseré rouge, dit *aréole*, variable comme intensité et comme extension, mais qui ne manque presque jamais à partir de la fin du septième jour. Le huitième jour l'efflorescence vaccinale continue à s'étendre. En même temps la vésicule perd sa transparence et devient *pustule*. L'aréole s'agrandit et se transforme en une plaque d'un rouge sombre, légèrement indurée, douloureuse à la pression.

Le onzième jour la dessiccation commence et s'étend du centre à la périphérie de la pustule. Le douzième ou le treizième jour la pustule, entièrement flétrie, est transformée en une croûte noirâtre, qui se dessèche peu à peu et ne tombe spontanément que dans la troisième ou la quatrième semaine, laissant à sa place une cicatrice gaufrée, d'abord brunâtre, qui plus tard prend un aspect blanchâtre, tranchant vivement sur le reste de la peau.

Telle est l'éruption de la vraie vaccine, mais parfois il se produit une éruption spéciale, dite *fausse vaccine*, soit chez des individus déjà vaccinés, soit chez ceux qui ont eu la variole ou encore chez les sujets inoculés avec du vaccin de mauvaise qualité. Les phénomènes éruptifs suivent alors une marche irrégulière et se développent dès le premier ou le second jour de l'inoculation ; il n'y a ni dépression centrale, ni aréole, ni bourrelet.

La vaccination animale a pris de nos jours une extension considérable et elle est certainement appelée à remplacer partout la vaccination avec le vaccin humain en raison de la pureté du virus, de la sécurité qu'il offre au point de vue de la non-transmission des maladies et de la quantité considérable que peut en fournir un seul animal.

L'inoculation du vaccin animal de pis à bras, soit par piqûre, soit par scarification, donne lieu à une évolution vaccinale active qui est au moins égale, sinon supérieure, à celle qui succède à la vaccination au moyen du vaccin humain; mais les phénomènes locaux semblent se produire avec un peu plus de lenteur qu'avec le vaccin jennérien, la période d'incubation est plus longue.

Les enfants nouveau-nés doivent être vaccinés dans les trois premiers mois de la naissance; en temps d'épidémie il faut les vacciner le plus tôt possible. Au bout de huit à dix ans, au plus tard, l'effet préservatif du vaccin paraît épuisé, et il y a lieu de procéder à la revaccination. La revaccination est absolument nécessaire en temps d'épidémie.

XII. — De l'anesthésie.

L'*anesthésie* consiste dans l'abolition de la sensibilité, provoquée par l'emploi méthodique d'agents spéciaux nommés *anesthésiques*.

Anesthésie générale. — Pour provoquer l'anesthésie générale on fait respirer du *chloroforme* au malade. L'administration du chloroforme sera toujours faite par le chirurgien, nous devons néanmoins décrire les phénomènes généraux produits par la chloroformisation, et indiquer sommairement les modes d'administration du chloroforme. Lorsqu'un blessé doit être anesthésié, l'infirmière veillera à ce qu'il ne prenne aucun aliment dans les cinq à six heures qui précèdent le moment de l'anesthésie, sinon on aura à redouter des vomissements.

Le blessé devra être débarrassé de tout vêtement qui pourrait le serrer; le cou et la poitrine seront entièrement à découvert. Chaque fois qu'un malade devra être chloroformisé, l'infirmière préparera à l'avance *un flacon rempli de chloroforme et des compresses.* Elle aura également sous la main, de manière à pouvoir, en cas d'accident, les présenter immédiatement au chirurgien, les objets suivants : une *pince à pansement* pour attirer la langue au dehors, *une cuillère* qui pourra servir d'abaisse-langue, *une compresse trempée dans de l'eau froide* pour pratiquer la flagellation, un ou deux *bassins vides* (en cas de vomissements).

Pour pratiquer la chloroformisation on se sert habituellement d'une compresse roulée en forme de cornet assez grand pour que l'ouverture puisse recouvrir la bouche et le nez; l'aide tient cette compresse d'une main et de l'autre il prend le pouls du malade.

On peut aussi se servir d'une compresse repliée à plat deux ou trois fois sur elle-même. On commencera par verser environ 1 à 2 grammes de chloroforme dans le cornet ou sur le milieu de la compresse. Pendant les premières inhalations l'aide tient la compresse à environ 5 centimètres de la bouche, laissant ainsi aspirer avec le chloroforme une certaine quantité d'air.

Durant toute la durée de l'opération il faut surveiller le pouls et la respiration et s'attacher aux modifications qui peuvent se produire dans la coloration de la face. Si la respiration devient difficile, avec congestion de la face, on éloigne la compresse et on fait des frictions sèches avec la main sur le thorax. Lorsque des vomissements surviennent on écarte le cornet et on tourne le malade de côté. Si le pouls s'affaiblit et que la face vienne à pâlir, on doit supprimer l'inhalation, mettre la tête dans une position déclive et faire des frictions sèches sur la poitrine et des aspersions d'eau froide sur le visage. S'il y a syncope, on donne les soins appropriés en pareil cas (voir *Syncope*, chapitre *Soins aux malades*).

L'opération terminée, on ne doit quitter le malade

que lorsqu'il est complètement revenu à lui : si le sommeil anesthésique vient à se prolonger on fera des aspersions froides sur la face pour provoquer le réveil. Quand le malade est réveillé il importe qu'il conserve encore pendant quelque temps la position horizontale. On ne permettra l'alimentation qu'une ou deux heures après le réveil. S'il survient des vomissements, il faut donner des boissons gazeuses, de l'eau de Seltz, de petits fragments de glace; ces moyens suffisent ordinairement pour calmer ces vomissements.

Anesthésie locale. — Il suffit, dans certains cas, d'insensibiliser la région sur laquelle doit porter l'opération pour éviter en grande partie la douleur. C'est ce qui constitue l'*anesthésie locale*.

L'anesthésie locale se pratique au moyen de l'*éther*, qui agit par réfrigération en vertu de sa grande volatilité. Pour faire l'*éthérisation localisée* on se sert du *pulvérisateur de Richardson*. Cet appareil se compose de trois parties : 1° un flacon, qu'on remplit à moitié d'éther; 2° un tube métallique, à double enveloppe concentrique, représentant deux tubes placés l'un dans l'autre entre lesquels existe un espace libre. Le tube intérieur plongeant dans l'éther, l'extérieur n'atteint pas la surface du liquide : tous les deux sont coudés et terminés en pointe à leur extrémité supérieure. Ce double tube traverse un bouchon qui ferme hermétiquement le flacon; 3° un système, composé de deux poires en caoutchouc reliées entre elles par un tube de même substance; l'une d'elles porte une ouverture munie d'une soupape et fait office de soufflet, l'autre constitue un réservoir à air; cette dernière est reliée au flacon par un tube en caoutchouc.

Pour mettre l'appareil en mouvement on presse sur la première poire en caoutchouc (poire à soupape);

l'air pénètre dans l'appareil et augmente la pression; le liquide monte dans le tube à plus petit diamètre, l'air passe par l'autre et entraîne le liquide en le divisant à l'infini. La seconde poire transforme la pression intermittente en pression continue.

On dirige le jet d'éther pulvérisé sur la partie à anesthésier; l'évaporation rapide de l'éther engourdit et anesthésie peu à peu la région.

L'éther se volatilisant très facilement, le flacon qui le contient ne doit jamais rester débouché. *Rappelons aussi que les vapeurs d'éther s'enflamment avec explosion au contact des lampes ou des bougies.*

L'application d'un mélange de glace et de sel marin (parties égales) peut également déterminer l'anesthésie locale. On fait avec un morceau de gaze un petit sac destiné à contenir le mélange réfrigérant; le sac rempli, on l'applique sur la région qui doit être anesthésiée.

Pour anesthésier les muqueuses, on fait souvent usage aujourd'hui de la *cocaïne*. La solution habituellement employée pour obtenir l'anesthésie des muqueuses est ainsi composée :

Chlorhydrate de cocaïne........	1 gramme.
Eau distillée....................	20 grammes.

On se sert de cette solution soit sous forme de badigeonnages, soit sous forme de pulvérisations, lorsqu'il s'agit d'insensibiliser le pharynx et le larynx. L'*infirmière ne devra jamais en faire usage que sur ordonnance du médecin ou du chirurgien.*

B. — DES PANSEMENTS.

On appelle *pansement* l'application méthodique des moyens propres à amener la guérison d'une plaie en la protégeant contre l'accès ou le développement des germes infectieux et contre les violences extérieures.

Un pansement comporte l'application de topiques médicamenteux et de matériaux destinés à leur servir d'excipient ou à absorber les sécrétions des plaies; il comporte, en outre, l'emploi de moyens de fixation.

Les pansements peuvent être groupés en deux classes : *les pansements non antiseptiques et les pansements antiseptiques.*

Les premiers, dont le *pansement au cérat ou pansement sale* constitue le prototype, sont aujourd'hui complètement abandonnés; nous n'avons donc qu'à nous occuper des pansements antiseptiques, mais avant de faire l'énumération de ceux-ci nous devons consacrer quelques pages à l'examen des matières et objets à pansement.

I. — Matières et objets à pansement.

a. — Linges et substances à pansement.

Bandes et compresses. — Les bandes sont des pièces de linge, longues, minces et étroites qu'on emploie généralement roulées sur elles-mêmes. On prépare les bandes avec des tissus divers : toile, coton, flanelle, tarlatane, etc. La toile et le coton conviennent surtout quand on veut faire un bandage contentif et compressif; les bandes de flanelle sont spécialement destinées à produire une compression douce et uniforme; les bandes de tarlatane servent aujourd'hui à fixer les pièces à pansement.

La longueur et la largeur des bandes de toile varieront suivant les usages auxquels elles sont destinées. Ces dimensions sont, pour la bande qui doit être appliquée sur un doigt, 0m,02 de largeur et 1 mètre à 1m,50 de longueur; sur le pied, la jambe, la main, le membre supérieur jusqu'à l'épaule, 0m,05 à 0m,06 de largeur et 6 mètres de longueur; sur la cuisse, le bassin, le tronc, 0m,07 à 0m,08 de largeur et 6 à 8 mètres de longueur.

Les bandes de tarlatane doivent avoir au minimum 5 à 6 centimètres de largeur, le plus souvent 8 à 12 centimètres et une longueur de 6 à 15 mètres. Les

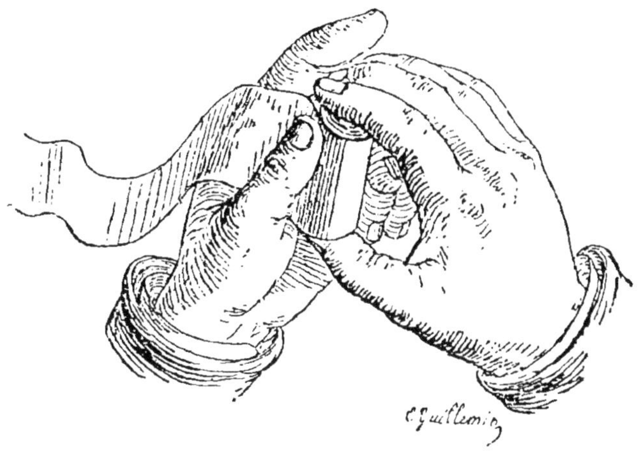

Fig. 62. — Manière de rouler les bandes.

extrémités de la bande sont appelées *chefs*, la partie roulée s'appelle *globe;* la partie intermédiaire entre le chef et le globe constitue ce qu'on appelle le *plein de la bande*.

Pour rouler une bande, on la prend par une de ses extrémités qu'on replie un certain nombre de fois sur elle-même, de manière à former un petit rouleau; quand le petit rouleau est devenu assez gros pour présenter une certaine résistance, on le prend avec la main droite entre le pouce d'une part, l'index et le médius d'autre part en ayant soin que l'angle formé par la partie déjà roulée et la partie libre de la bande regarde vers le sol. Saisie de la sorte, la partie roulée de la bande est placée dans la main gauche où elle est maintenue avec les trois derniers doigts légèrement fléchis, la partie libre passant entre l'indicateur et le pouce de cette main.

On fait ensuite pivoter le rouleau sur lui-même en lui imprimant un mouvement de rotation de gauche à droite, avec les doigts de la main droite, placés aux extrémités de son axe, pendant que l'indicateur et le pouce de la main gauche égalisent et serrent la partie libre de manière à l'enrouler bien exactement.

Si on vient à s'apercevoir que le rouleau n'est pas assez serré, on le tient immobile entre les doigts de la main droite pendant qu'on tire avec force sur la bande avec la main gauche ; puis on continue l'enroulement de la bande.

Quand on veut appliquer la bande, il faut toujours commencer cette application par l'extrémité du membre et remonter de là vers la racine ; appliquée en sens inverse, la bande peut entraver la circulation du sang.

L'application se fait de la manière suivante : on déroule le chef initial de la bande dans une étendue de quelques travers de doigt ; on le dispose un peu obliquement dans le point où doit commencer l'application de la bande et de manière que l'angle formé par la saillie du globe et la partie déroulée de la bande soit toujours tourné en dehors : on maintient le chef initial en pressant sur lui avec le pouce de la main gauche, tandis que le globe, saisi à pleine main de la main droite, décrit un certain nombre de tours circulaires ou spiraux, croisant obliquement le chef initial et le fixant d'autant plus solidement qu'ils le recouvrent un plus grand nombre de fois. Chaque tour doit recouvrir le précédent d'un tiers ou de moitié, ce qui vaut mieux.

Si la bande est destinée à recouvrir une partie conique comme la jambe, la cuisse, etc., les circulaires ordinaires ne suffisent plus ; les jets de bandes ne se moulent pas régulièrement sur les régions et bâillent en formant des *godets*. Il est nécessaire dans ces cas de pratiquer des *renversés* en repliant le jet de bande sur lui-même de la manière suivante : fixer avec le pouce de la main gauche le jet de bande sur le milieu de la face anté-

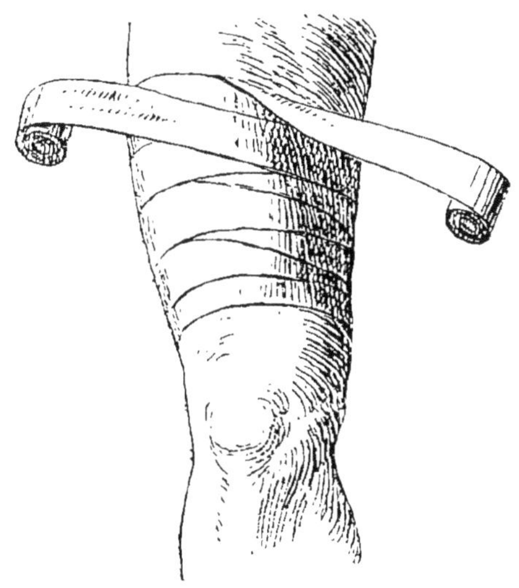

Fig. 63. — Manière de faire les renversés.

rieure du membre, dérouler 7 à 8 centimètres du globe tenu entre le pouce droit placé sur sa face antérieure et les autres doigts de la même main placés sur la face postérieure; alors relâchant légèrement la partie déroulée, faire exécuter à la main qui tient le globe un mouvement de pronation forcé, c'est-à-dire une rotation d'un demi-tour d'arrière en avant et de haut en bas, de manière que le bord supérieur de la bande devienne inférieur ; quand le renversé est ainsi terminé, la main droite tire sur le globe pour tendre un peu la bande, en même temps que le pouce gauche glisse sur le renversé pour aplanir le pli formé.

Le bandage appliqué, on arrête la bande en fixant le chef terminal avec une épingle; celle-ci doit toujours être en vue, la pointe recouverte, afin qu'elle ne puisse blesser ni le patient, ni le chirurgien qui enlève le bandage. Si l'extrémité terminale de la bande arrive en un point où il est difficile de fixer une épingle, on la replie sur elle-même de manière à la raccourcir assez pour pouvoir placer l'épingle convenablement. On peut encore fixer une bande, en en laissant pendre le chef initial que l'on noue avec l'extrémité terminale.

Les compresses sont des pièces de linge, de dimensions variables, qu'on emploie soit simples, soit repliées en plusieurs doubles, c'est-à-dire un certain nombre de fois sur elles-mêmes. Elles sont généralement taillées dans les pièces de toile, neuves ou demi-usées, et seront toujours soumises au lessivage et à une désinfection complète; les tissus de coton sont aussi utilisés pour maintenir les pansements en place. Ces linges doivent être assez fins et ne présenter ni coutures, ni ourlets.

D'après leur forme, les compresses sont désignées sous les noms de compresses carrées, triangulaires, graduées, etc.

La compresse longuette est une compresse repliée ordinairement quatre fois sur elle-même dans le sens de sa longueur.

La compresse graduée est faite avec une compresse ordinaire, repliée un certain nombre de fois sur elle-même; les replis sont fixés par quelques points de fils traversant toute l'épaisseur de la compresse. Les compresses graduées servent soit à établir une compression sur le trajet d'un vaisseau, soit dans les fractures pour maintenir les espaces interosseux ou les fragments en place.

La croix de Malte est un linge carré, fendu sur ses quatre angles ; elle est employée pour maintenir les pansements sur certaines régions, l'épaule, le talon, etc., les fentes permettant de la mouler sur les parties saillantes.

La compresse fendue est celle qui a été divisée une ou deux fois sur une certaine étendue dans le sens de sa longueur (à deux ou trois chefs).

On employait autrefois un autre genre de compresse : *la compresse fenêtrée*. C'était un linge troué, percé à l'emporte-pièce d'une multitude de trous de la dimension d'un pois ; il est aujourd'hui remplacé par la gaze.

Gaze ou tarlatane. — La gaze, mousseline ou tarlatane, joue un rôle important dans la pratique des pansements ; elle est plus ou moins fine et constituée par un tissu à trame lâche, en fil de coton, apprêté au moyen d'un bain d'amidon dont elle contient un cinquième de son poids. Elle renferme donc des impuretés et des matières fermentescibles qu'il est nécessaire de faire disparaître, quand on veut l'employer pour l'appliquer sur les plaies et pour y incorporer des substances antiseptiques. On lui fait subir à cet effet une préparation spéciale : nous n'avons pas à indiquer ici les procédés employés pour débarrasser la gaze de son apprêt ; ainsi modifiée la gaze prend le nom *de gaze hydrophile*.

L'apprêt loin d'être un inconvénient est, au contraire, une ressource précieuse lorsqu'on se sert de la gaze taillée en bandes ou en feuilles pour maintenir des pansements ou des appareils : dans ce cas, il suffit de plonger la bande dans de l'eau pure ou antiseptique au moment de s'en servir, de l'exprimer et de l'appliquer immédiatement.

Charpie. — La *charpie* est aujourd'hui abandonnée comme matière à pansement ; elle est remplacée par le coton, l'étoupe, le lin, etc. Ces diverses substances peuvent être employées sous forme de plumasseaux, gâteaux, mèches, bourdonnets, tampons, etc. Le *plumasseau* se prépare en prenant une certaine quantité d'étoupe dans la main droite et en saisissant avec le pouce et l'index de la main gauche un certain nombre de brins qu'on tire en sens inverse de manière à les ramener tous à peu près au parallélisme ; par les répétitions successives de cette petite manœuvre, on confectionne une couche d'environ trois travers de doigt de largeur et 4 à 5 de longueur.

Le gâteau est un grand plumasseau ; les *bourdonnets* sont des plumasseaux liés par leur milieu avec un fil : *les mèches* sont formées de longs brins de charpie disposés parallèlement. On fabrique encore des *tampons* soit en liant un petit plumasseau près de ses deux extrémités, soit en l'enfermant dans une petite enveloppe de gaze qu'on lie avec un fil (*pelote*) ; la *boulette* se prépare en roulant un peu de coton entre les deux mains.

Coton ou ouate. — Le coton est utilisé sous deux formes : le coton cardé et le coton hydrophile.

Coton cardé ou ouate ordinaire. — L'ouate ordinaire non dégraissée se trouve dans le commerce en feuilles longues et épaisses, gommées ou non sur leur face extérieure ; on doit préférer le coton non gommé. On l'emploie soit comme topique immédiat, dans les brûlures par exemple, dans le pansement de Guérin dont elle constitue la base essentielle ; soit comme remplissage pour les gouttières, attelles, appareils, etc. ;

soit comme moyen de protection des pansements, etc. On l'utilise encore sous forme de tampons et de pelotes, en guise d'éponge pour nettoyer le pourtour des plaies; pour cela le tampon, plus ou moins volumineux, est enveloppé d'un morceau de tarlatane fixé par un fil et doit préalablement séjourner pendant un certain temps dans une solution antiseptique. Pour découper le coton en bandes, carrés, etc., il faut déchirer la pièce dans le sens de la longueur ou la tailler avec des ciseaux.

Il est indispensable de conserver le coton enveloppé dans du papier bien fort et de ne jamais le laisser traîner dans les salles de malades ou d'opérations; on n'ouvrira les paquets qu'au moment de s'en servir et on les refermera aussitôt après. Lorsqu'on applique du coton directement sur la plaie, on doit toujours rejeter une légère épaisseur de la couche qui peut avoir été en contact avec l'air.

Coton hydrophile. — Préparé avec soin, le coton hydrophile est une substance blanche, soyeuse, légère, élastique, se laissant facilement et rapidement imbiber par toutes les solutions aqueuses, alcooliques ou antiseptiques, et s'imprégnant également bien des produits de sécrétion organique, pus, sérosité, etc. Il se prête à toutes les formes exigées pour les pansements : gâteaux, plumasseaux, etc. Employé sec, il est compressible et jouit d'une assez grande élasticité, mais sous cette forme il offre l'inconvénient de durcir au contact de la plaie par la coagulation et la dessiccation des liquides sécrétés. Aussi faut-il presque toujours l'employer humide, imbibé d'une solution antiseptique, qui ne diminue pas sensiblement ses propriétés absorbantes et sa perméabilité. Il ne peut remplir tous les usages du coton ordinaire.

Étoupe. — L'*étoupe* purifiée ou hydrophile est d'une blancheur parfaite, douce, élastique et très absorbante. Comme toutes les substances hydrophiles, on la conservera à l'abri de l'humidité dans une enveloppe de papier parcheminé. C'est une des meilleures substances actuellement employées.

Tourbe. — La tourbe est une variété d'alluvion végétale due à l'action de l'eau et d'agents divers de fermentation sur certaines plantes (sphaignes, carex, etc.). On emploie habituellement la tourbe de Redon; c'est une sorte d'ouate, de tourbe souple, cardable, et suffisamment absorbante.

b. — Substances de protection des plaies et des pansements.

Elles sont destinées à être placées directement sur les plaies pour les protéger contre l'action irritante des principes antiseptiques ou sur les pansements pour empêcher leur évaporation. Ces substances tendent à être délaissées aujourd'hui avec les antiseptiques fixes (iodoforme et sublimé). L'enveloppe imperméable du pansement n'est généralement conservée que pour les matériaux phéniqués.

Parmi ces substances de protection nous citerons le *protective* et le *mackintosch* (voir *Pansement de Lister*), *la gutta-percha laminée, le taffetas gommé, le papier ciré, le papier parcheminé*, etc.

c. — Agglutinatifs, collodion, sparadraps.

Les agglutinatifs servent tantôt à fermer directement une plaie et tiennent lieu de pansement; tantôt, on les emploie pour rapprocher les lèvres d'une plaie, d'autres fois encore ils servent de moyens de fixation.

Collodion. — Le collodion est le résultat de la dissolution du fulmi-coton dans un mélange d'alcool et d'éther. C'est un liquide d'un blanc jaunâtre, de consistance sirupeuse. On l'applique au moyen d'un pinceau en crin. On se sert du collodion pour l'occlusion des petites plaies et ulcérations. On en fait également usage comme moyen de compression et d'immobilisation. Le collodion habituellement employé n'est pas le collodion ordinaire : on lui préfère le collodion élastique obtenu en ajoutant une partie d'huile de ricin à 10 grammes de collodion ordinaire (*collodion riciné*).

Sparadraps. — Sous le nom de sparadraps on comprend des tissus de lin ou de coton recouverts sur une de leurs faces ou sur leurs deux faces d'une couche plus ou moins épaisse de matière emplastique. Les sparadraps les plus usités sont le diachylon, le taffetas d'Angleterre, la baudruche gommée, etc.

Le diachylon est préparé avec l'emplâtre diachylon à la litharge ramolli par la chaleur et étalé sur de la toile bien tendue. La couche doit être bien égale, adhérente, et le sparadrap assez souple pour se rouler facilement.

On reconnaît que le sparadrap est de bonne qualité en le pliant sur lui-même du côté de sa face emplastique et en pressant l'une contre l'autre, avec les doigts, les deux surfaces juxtaposées ; si, en les séparant brusquement, le diachylon laisse toute sa surface emplastique sur un seul côté, c'est qu'il est de mauvaise qualité. Préparé depuis longtemps, il s'altère et devient cassant.

Lorsqu'on roule une pièce de sparadrap, il faut disposer préalablement sur la face emplastique une feuille de papier ciré ou paraffiné pour empêcher l'adhérence de l'emplâtre au dos de l'étoffe.

Pour couper une bandelette de diachylon, la feuille

choisie est exactement tendue par un aide qui en saisit une extrémité entre ses deux mains; l'infirmière saisit l'autre extrémité entre le pouce et l'index gauche, et tenant des ciseaux à demi ouverts de la main droite, elle les fait pénétrer dans l'étoffe par une simple pression, sans chercher à couper. La bandelette est ainsi taillée uniformément dans toute sa longueur, sur la largeur choisie. On peut aussi la préparer en déchirant le diachylon entre les doigts après avoir incisé légèrement le point de départ sur le bord de l'étoffe, mais elle est ainsi moins régulière et souvent l'emplâtre s'écaille. Au moment d'appliquer une bandelette, on la chauffe légèrement soit devant un foyer de chaleur, soit en la faisant glisser rapidement entre les doigts, de manière à la ramollir et la rendre plus adhérente.

Nous ne pouvons indiquer ici tous les modes d'emploi du diachylon qui peut servir tant comme moyen de compression que comme moyen de réunion. Appliqué sous forme de bandelettes de 1 centimètre 1/2 ou 2, il constitue un des meilleurs pansements pour les ulcères de la jambe. On pose les bandelettes en commençant toujours par l'extrémité du membre (milieu du pied). Le plein de la bandelette sera appliqué à la face postérieure du membre, et les deux chefs, croisés à la face antérieure, seront rabattus et collés sur les côtés. S'ils sont trop longs, on les coupera. La seconde bandelette recouvrira de moitié la première et sera posée de même, ainsi de suite jusqu'à totale occlusion des plaies. Ces bandelettes devront être serrées légèrement. Par-dessus le diachylon, on met une couche d'ouate, puis un bandage de toile assez serré. Pour enlever ce pansement et décoller les bandelettes, le meilleur moyen consiste dans l'immersion dans l'eau tiède de la partie recouverte de sparadrap.

Taffetas d'Angleterre. — Le taffetas d'Angleterre (emplâtre adhésif anglais, percaline agglutinative) est un sparadrap préparé à la colle de poisson. Pour se servir des bandelettes de taffetas, il faut les humecter d'eau ; elles ne sont guère employées que pour les petites plaies des mains, de la face et sont très adhésives.

Baudruche. — Ses usages sont restreints aux petites plaies superficielles.

d. — **Drains.**

Le drainage chirurgical a pour but de faciliter l'écoulement continu des sécrétions des plaies et de s'opposer à la rétention du pus et aux accidents qu'elle peut entraîner. Depuis l'usage des pansements antiseptiques il a pris une extension considérable et a été substitué à l'emploi des mèches.

Le moyen le plus usité pour appliquer le drainage est le *tube en caoutchouc ou drain.* Le plus souvent on emploie des drains en caoutchouc rouge ou noir ; ils doivent être percés de nombreux trous. Ils seront conservés dans une solution antiseptique. On trouve dans le commerce des drains et de calibres d'épaisseurs différents appropriés à la quantité des sécrétions et à l'étendue des cavités. Les drains doivent être placés aux parties déclives des plaies.

e. — **Matériaux de ligature et de suture.**

Fils à ligatures. — Les fils employés pour la ligature des vaisseaux sont le catgut, la soie et le crin de Florence.

Le catgut (corde à boyau, corde à violon), préconisé par Lister, est fabriqué avec des intestins de mouton ;

il en existe de différentes grosseurs appropriées à l'importance des vaisseaux à lier (3 numéros). Le catgut est roulé sur des bobines de verre et conservé dans des flacons bouchés remplis d'huile phéniquée.

La soie antiseptique est employée, en général, sous forme de fils de grosseur moyenne, il est néanmoins nécessaire d'avoir des fils de différents numéros.

Le crin de Florence n'est autre chose que la glande sétigère du ver à soie étirée, nettoyée avec soin et desséchée. Cette substance, très commune dans le commerce des articles de pêche, donne un bon fil à suture, que l'on rend parfaitement aseptique en le laissant plonger pendant cinq à six semaines dans de la solution phéniquée à 5 p. 100.

Matériaux de suture. — La réunion des lèvres d'une plaie peut être obtenue ou facilitée, suivant les cas, soit par des sutures sèches, soit par des sutures sanglantes. Les matériaux employés pour les sutures sèches sont des agglutinatifs (diachylon et collodion), des bandelettes de toile ou de tarlatane, les fils élastiques, etc.

Pour les sutures sanglantes on peut faire usage soit de fils de catgut, de soie ou de crin de Florence dont il vient d'être question ; on emploie de préférence des *fils d'argent* souples, de calibres variables, conservés sur des bobines immergées dans de la glycérine phéniquée. Les instruments qui servent à introduire les fils sont ou des *aiguilles à suture* plus ou moins courbes montées sur un porte-aiguilles, ou des aiguilles sur manche, connues sous le nom d'aiguilles de Reverdin. Tous ces intruments doivent être soigneusement purifiés; une aiguille doit toujours être stérilisée avant d'être employée; la flamme d'une lampe à alcool est un moyen simple pour obtenir cette stérilisation.

f. — Objets et appareils pour le nettoyage et le lavage des plaies.

Éponges. — L'emploi des éponges dans les pansements nécessite les plus grandes précautions, car elles s'imprègnent facilement des produits de sécrétion des plaies et constituent alors des sources d'infection par inoculation fort dangereuses.

Les éponges dites éponges de toilette sont les meilleures. Pour qu'elles puissent être utilement employées en chirurgie antiseptique elles doivent être soigneusement purifiées. Les éponges neuves, avant d'être mises en usage, doivent subir certaines manipulations que nous n'avons pas à décrire ici. Après cette préparation, elles doivent être placées dans une solution antiseptique (eau phéniquée à 5 p. 100) qu'on renouvellera tous les quinze jours; les éponges doivent toujours être conservées dans des bocaux fermés à l'émeri. Quand elles ont été souillées par une opération il faut les laver à grande eau, on les plonge ensuite dans une lessive de soude pour les remettre après dans de l'eau phéniquée. Les éponges servent pendant les opérations à aider l'hémostase en asséchant le champ opératoire, plutôt par frottement que par pression; on les exprime préalablement. On les utilise aussi comme agents de compression.

Appareils à irrigation et à pulvérisation. — Pour certaines plaies et en particulier pour les plaies anciennes et suppurantes, le lavage avec les éponges ne suffit pas; on fait alors usage d'instruments tels qu'un irrigateur simple ou autres appareils laveurs qui puissent envoyer un jet liquide d'une force plus ou moins grande (*réservoirs laveurs fixes ou portatifs*).

Les pulvérisateurs trouvent leur place dans la catégorie qui nous occupe, car ils agissent par un lavage lent et par l'imprégnation de la surface et des alentours des plaies, grâce à la condensation des vapeurs antiseptiques. On peut employer à cet effet soit le petit pulvérisateur à main de Richardson, soit, ce qui est plus pratique, le pulvérisateur à vapeur de M. Lucas-Championnière. Les solutions qui doivent servir à la pulvérisation doivent être préparées sans alcool; le titre de la solution sera de 2 1/2 p. 100 si on emploie les pulvérisateurs à main; de 5 p. 100 si on fait usage du pulvérisateur à vapeur.

g. — Matériel accessoire.

Ce matériel comprend : 1° les *alèzes* ou draps hors de service bien lessivés et désinfectés; 2° les *serviettes et compresses* rendues *aseptiques* par une immersion prolongée dans un liquide antiseptique; 3° les *toiles cirées*, caoutchoutées, etc., destinées à être placées sous le malade pendant les opérations ou pansements; 4° *les vases* divers pour retenir les liquides pendant le lavage des plaies et dont la forme doit être assez variée pour pouvoir s'accommoder à celle des régions; ils sont en étain, cuivre, caoutchouc durci; 5° les *vases* et récipients *destinés à recevoir les solutions médicamenteuses* (en cuivre, fer émaillé, porcelaine, verre, etc.). Pour les pansements au sublimé on ne fera jamais usage de vases métalliques.

II. — Pansements antiseptiques.

L'ensemble des procédés chirurgicaux qui ont pour but de prévenir, d'empêcher ou de détruire la fermentation septique constitue l'*antisepsie chirurgicale*.

L'emploi raisonné des antiseptiques a son origine première dans les travaux scientifiques consacrés depuis le commencement de ce siècle à l'étude des complications infectieuses des plaies accidentelles ou chirurgicales. Mais en réalité, il faut arriver aux remarquables découvertes de Pasteur sur la fermentation et la putréfaction pour trouver le point de départ de la doctrine rationnelle sur laquelle s'est fondée la méthode antiseptique. Lister, en Angleterre, se basant sur ces travaux, institua dès 1865 une série de recherches sur le traitement des plaies et aboutit en 1871 à la création de la méthode antiseptique si féconde en résultats. A côté de Lister, Alphonse Guérin, en France, guidé par ses idées personnelles sur l'infection purulente, inventa en 1871 le pansement ouaté qui constitua un remarquable progrès dans la thérapeutique chirurgicale.

Depuis cette époque, de nombreux changements ont été apportés dans l'application de l'antisepsie, surtout au point de vue des agents et des substances de pansements, mais l'essence et les principes de la méthode sont restés immuables.

Le but poursuivi par l'antisepsie est de préserver la plaie, la lésion chirurgicale, de toute substance infectante ou septique, de la rendre en un mot *aseptique*.

En définitive, l'asepsie des plaies est le but poursuivi au moyen de l'antisepsie. Pour atteindre ce résultat, dit M. le docteur Barette, dans son traité de l'antisepsie chirurgicale, il y a deux voies différentes :

1° Ou bien on s'opposera à ce que les organismes septiques, les microbes pathogènes puissent arriver au contact des plaies; tout au moins on les empêchera d'y séjourner et d'y exercer par leur développement une action nocive ; on emploiera à cet effet les pansements destinés à empêcher l'accès des germes dans la plaie (*pansement ouaté d'Alphonse Guérin*).

2° Ou bien on pourra se proposer, par un autre ordre de moyens, de neutraliser les effets de la présence des organismes infectieux dans les lésions chirurgicales, de les détruire, de s'opposer à leur pullulation et dans ce but on fera usage des pansements antiseptiques proprement dits qui tendent à détruire les germes autour de la plaie et sur la plaie (*pansement de Lister et ses dérivés*).

a. — **Pansement ouaté d'Alphonse Guérin.**

Empêcher l'air d'arriver au contact des plaies ou du moins ne l'y laisser parvenir qu'après filtration, tel est l'objectif que s'est proposé M. A. Guérin. L'ouate, que les expériences de Pasteur et de Tyndall avaient montrée comme un filtre excellent de l'air, lui parut remplir toutes les conditions désirables pour atteindre son but.

Nous n'avons pas à entrer ici dans les détails de l'application de ce pansement, il nous suffira de donner les indications suivantes :

On doit avoir sous la main de l'ouate et des bandes de toile en quantité suffisante. L'ouate doit être de coton blanc, neuf, souple, en larges feuilles non gommées sur leurs faces. Les paquets soigneusement conservés, fermés et à l'abri de l'humidité, ne seront ouverts qu'au moment même où on fait le pansement pour éviter que les organismes de l'air ne viennent s'y attacher. L'ouate, avons-nous dit, doit être souple, poreuse, très compressible; aussi les paquets ne doivent-ils pas être trop serrés.

Les bandes doivent être en toile neuve ou peu usée, douées d'une assez grande résistance et par globes de 10 mètres. Elles seront conservées dans une boîte, d'où on ne les tirera qu'au moment de les employer sans les laisser traîner sur les lits des malades.

Quand une plaie est entourée d'une couche de coton assez considérable, quand elle est soumise à une compression suffisante, le pansement peut rester en place une vingtaine de jours sans qu'on ait besoin de le renouveler. Il convient néanmoins de signaler à l'infirmière les phénomènes qui peuvent nécessiter le changement de l'appareil. Ces phénomènes sont les suivants : l'élévation de la température, l'accélération du pouls, l'état général, les douleurs que peut ressentir le blessé et enfin l'existence d'un suintement sanguin ou purulent, abondant, et exhalant une certaine odeur.

b. — **Pansements à l'acide phénique.**

Les pansements à l'acide phénique dérivent tous du *pansement de Lister;* le mérite du chirurgien d'Edimbourg n'est pas seulement d'avoir imaginé un pansement spécial, mais d'avoir établi d'après des principes déterminés une méthode générale de pansement des plaies.

L'*acide phénique* est la base d'un grand nombre de préparations qui entrent dans la composition de pansements très variés. Elles sont à l'état liquide ou solide.

Solutions phéniquées. — Elles sont de nature et de doses variables. On est convenu de les colorer dans les services de façon à les reconnaître immédiatement.

Les solutions aqueuses sont à deux titres.

1° Solution forte au vingtième (50 p. 1000).

Acide phénique	50	grammes.
Alcool	50	—
Eau distillée	1.000	—

Cette solution se colore d'habitude en rouge, elle est destinée à désinfecter la peau, les plaies, les instruments, les mains et les éponges avant l'opération.

2° Solution faible au quarantième (ou 25 p. 1000).

Acide phénique	25	grammes.
Alcool	25	—
Eau distillée	1.000	—

Elle sert pour la pulvérisation (*spray*), le lavage de la plaie, des éponges et des mains pendant l'opération.

Huile phéniquée. Glycérine phéniquée. — L'huile d'olives et la glycérine dissolvent facilement l'acide phénique et les solutions ainsi faites sont, quoiqu'à un titre beaucoup plus élevé, moins irritantes que les solutions aqueuses. On les emploie rarement comme pansements, mais plutôt comme moyen de conservation de certains matériaux (catgut, soie, fil d'argent, etc.). On s'en sert aussi pour graisser les instruments (tels que les sondes, stylets, par exemple).

Substances solides imprégnées d'acide phénique. Gaze phéniquée ou gaze de Lister. — Cette substance se fabrique avec de la tarlatane ordinaire écrue ou blanchie, stérilisée au préalable. Elle est imprégnée d'un mélange, fait à chaud, de résine et de paraffine qui sont destinées à fixer mécaniquement l'acide phénique qu'on y a fait dissoudre.

Protective. — Le protective de Lister, qui s'applique directement sur les plaies, est une étoffe très mince, huilée et revêtue d'une couche de vernis-copal; après dessiccation du vernis, la soie est enduite sur ses deux faces d'une mince couche d'un mélange antiseptique. Le protective est *jaune verdâtre ou vert;* il est souple et assez transparent.

Mackintosh. — Le mackintosh est une étoffe imperméable, souple, formée d'une feuille de coton teinte en *rose*, recouverte sur une de ses faces d'une couche de caoutchouc souple et résistante. Cette étoffe qui sert d'enveloppe imperméable aux pansements peut se nettoyer afin de servir plusieurs fois; on n'a qu'à la laver dans de l'eau savonneuse, à la passer ensuite dans la solution à 2 1/2 p. 100 et à la faire sécher. Si elle se fendille ou présente quelque fissure, il faut la rejeter absolument.

Le protective trempé dans la solution phéniquée faible est appliqué sur la plaie dont il dépasse légèrement les bords; sur le protective on place plusieurs fragments de gaze antiseptique également humectée avec la solution faible. Puis on dispose huit feuilles de gaze phéniquée assez grandes pour déborder largement en tous sens la surface traumatique, et entre la septième et la huitième couches superficielles, on glisse le mackintosh ou imperméable avec sa face lisse tournée du côté de la plaie. Le tout est entouré et maintenu par des bandes de gaze ou tarlatane. Tels sont les éléments constitutifs du pansement de Lister; diverses modifications y ont été apportées depuis : la gaze phéniquée est souvent remplacée par l'*étoupe*, le *coton hydrophile phéniqués* qui offrent plus de sécurité pour la conservation de l'antiseptique dans leur tissu; le protective peut être supprimé ou remplacé par le papier à cigarette imbibé d'huile phéniquée, par la gutta-percha laminée, le taffetas gommé, le papier parcheminé imperméable.

Le pansement phéniqué peut donner lieu à certains

accidents soit locaux, soit généraux. Les accidents locaux apparaissent sous la forme de rougeurs de la peau, d'eczéma, parfois d'éruptions vésiculaires généralisées; les mains du chirurgien et des aides n'échappent pas à cette irritation. Ces propriétés irritantes sont dues aussi très souvent à la mauvaise qualité de la matière première, à l'impureté de l'acide phénique. Il faut toujours rejeter les solutions si l'on voit des globules d'acide phénique non dissous dans l'eau, s'il se forme des yeux brunâtres à la surface du liquide versé dans une cuvette.

Parmi les accidents généraux auxquels peut donner lieu l'acide phénique, nous signalerons la céphalalgie frontale (mal de tête), l'inappétence, les nausées, les vomissements. Dans les formes les plus graves la température du blessé s'abaisse notablement, le pouls devient filiforme et le malade tombe dans un état de torpeur profonde qui peut aller jusqu'au coma, etc. Un des premiers symptômes de l'intoxication générale est la *coloration vert olive des urines. Les enfants et les vieillards sont beaucoup plus sensibles que les adultes à l'intoxication phéniquée.* Si les signes d'intoxication viennent à se montrer, il faut supprimer le pansement phéniqué, combattre le collapsus au moyen d'injections hypodermiques d'éther, ramener la chaleur au moyen de frictions excitantes. Il est très utile aussi d'activer l'élimination du poison par les reins en excitant la sécrétion urinaire. Les moyens les plus rapides pour obtenir ce résultat sont l'application de compresses froides sur les membres.

c. — **Pansements au sublimé (bichlorure de mercure).**

Le *bichlorure de mercure ou sublimé corrosif* est une *poudre blanche*, cristallisée et non volatile, d'une saveur âcre, soluble dans l'eau distillée, l'alcool et l'éther.

Le sublimé est un parasiticide par excellence, sa valeur antiseptique est huit cents fois supérieure à celle de l'acide phénique. La solution habituellement employée est la *solution de 1 p. 1,000* (*liqueur de Van Swieten*). On n'aura qu'à étendre cette solution avec des proportions doubles, triples, quadruples, etc., d'eau distillée ou bouillie pour avoir des solutions de force décroissante 1 p. 2,000, 1 p. 3,000, 1 p. 4,000, etc.

Le sublimé, à cause de sa fixité assez grande, constitue une substance d'imprégnation bien meilleure que l'acide phénique; aussi a-t-on multiplié les divers matériaux de pansement au sublimé. Le coton, la gaze et l'étoupe au sublimé constituent d'excellentes substances de pansement. Le pansement au sublimé nécessite l'emploi d'un matériel spécial, car il attaque fortement les métaux et les instruments de chirurgie; on devra se servir de bassins de gutta-percha, de verre ou de porcelaine pour faire les pansements. *L'infirmière ne devra jamais oublier que le sublimé corrosif est un poison violent, qu'elle ne devra manier qu'avec une très grande prudence.* En dehors des accidents locaux (érythèmes, eczéma), cette substance peut donner lieu à des accidents généraux très graves et rapidement mortels. Généralement l'empoisonnement se manifeste par les signes suivants : inflammation de la bouche avec salivation, inflammation du gros intestin avec diarrhée verdâtre ou sanguinolente, parfois urine albumineuse, agitation, délire, etc.

On fait quelquefois usage d'un autre sel de mercure, le *biiodure de mercure* dont la puissance parasiticide est plus grande encore que celle du sublimé; on emploie *la solution de biiodure de mercure à 1 p. 25,000.*

d. — Pansements à l'iodoforme.

L'*iodoforme* est une substance qui se présente sous forme de paillettes nacrées, jaune soufre, d'une odeur pénétrante et tenace. Les modes d'emploi de l'iodoforme varient suivant la pratique des chirurgiens. On en fait usage soit en poudre finement porphyrisée, soit sous forme *d'éther*, *de glycérine*, *de vaseline*, *de collodion iodoformés*.

La *gaze iodoformée* (tarlatane imprégnée de poudre d'iodoforme) constitue une excellente et très précieuse substance de pansement; le coton et l'étoupe iodoformés sont également des matériaux très absorbants et puissamment antiseptiques.

Ainsi que l'acide phénique et que le sublimé, l'iodoforme peut donner lieu à des accidents locaux (eczéma iodoformique) ou à des accidents généraux (nausées, vomissements, sécheresses de la gorge, insomnie, agitation, parfois désordres cérébraux, tels que délire, collapsus, coma, etc.). A signaler aussi le goût d'iodoforme éprouvé par le malade quand il fait usage de couverts d'argent.

e. — Pansements à l'acide borique.

L'acide borique est une substance qui se présente sous forme de lamelles brillantes. Il est peu soluble dans l'eau à la température ordinaire. C'est un antiseptique faible. On l'emploie en solution de 2 à 4 p. 100, en le faisant dissoudre à chaud ; l'eau à 60° peut en dissoudre 10 p. 100, et, dans ce cas, l'étoupe et le coton hydrophile doivent en être imprégnés immédiatement, puis on les laisse refroidir avant de les appliquer sur les plaies. Les substances imprégnées d'acide borique et conservées après dessiccation en perdent une grande partie qui se détache facilement sous forme de cristaux.

On se sert des solutions à 2 ou 4 p. 100 pour le lavage des muqueuses oculaire, nasale, vésicale. On l'emploie souvent incorporé à la vaseline, à la glycérine. L'onguent boriqué est très utile pour combattre les irritations cutanées produites par l'acide phénique.

f. — Pansements au chlorure de zinc.

Cette substance est un agent de désinfection des plus puissants, aussi l'emploie-t-on quand il s'agit de modifier des plaies infectées de mauvaise nature. Les solutions *de chlorure de zinc* se font à des titres très variés, 1, 2, 6, 8, 10 p. 100. Les plus faibles à 1 et 2 p. 100 peuvent s'employer comme liquide de pansement humide dans certains cas où l'acide phénique ne saurait être mis en usage. Les solutions fortes à 6 et 8 p. 100 servent à toucher les plaies de mauvaise nature.

g. — Pansements antiseptiques moins usités.

Outre les substances dont il vient d'être question, il est d'autres antiseptiques d'un usage beaucoup moins fréquent; nous ne ferons qu'énumérer les principaux :

1° L'*alcool*, qu'on emploie sous forme d'alcool à 60 degrés pur ou camphré ;

2° Le *chloral* en solution de 1 à 4 p. 100;

3° Le *permanganate de potasse*, en solution faible ou forte. La solution faible est de 8 centigrammes p. 100; la solution forte caustique de 40 centigrammes p. 100;

4° L'*acide salicylique* qui, en raison de son peu de solubilité, n'est guère utilisable que sous forme de pansement sec, soit en poudre, soit généralement incorporé à la gaze ou à l'étoupe;

5° Le *salol*, poudre cristalline blanchâtre qui ne produit pas d'irritation de la peau ainsi que cela arrive quelquefois avec l'iodoforme, et qui n'a pas, comme celui-ci, une odeur pénétrante et désagréable.

III. — Règles générales pour l'application des pansements antiseptiques.

Après avoir succinctement passé en revue les différents matériaux et substances antiseptiques communément employés en chirurgie soit sous forme de *pansements humides* (*solution phéniquée*, *solution de sublimé*, etc.), soit sous forme de *pansements secs* (*poudre d'iodoforme*, *gaze iodoformée*, *gaze phéniquée*, etc.), il nous reste à dire quelques mots de certaines règles générales dont on ne peut s'affranchir quand on veut faire une antisepsie rigoureuse. Ces règles trouvent leur application soit dans les plaies opératoires, soit dans les plais accidentelles.

Il faut veiller avant tout à la propreté absolue et à la désinfection stricte de tout ce qui doit approcher la plaie : mains des aides, vêtements, instruments et objets de pansements.

L'infirmière doit être revêtue d'un costume facile à nettoyer et à désinfecter : la toile remplit le mieux ces conditions. Elle rejettera les pièces de son costume dès qu'elles seront souillées par les déjections des malades ou les produits septiques des plaies.

Elle prendra fréquemment des bains et veillera soigneusement à la propreté de ses mains. *La désinfection des mains* mérite d'ailleurs une mention spéciale : sans elle pas de chirurgie antiseptique. Pour assurer cette désinfection, les mains seront plongées pendant 4 à 5 minutes dans de l'eau chaude savonneuse et brossées avec du savon ; puis on les lavera soit avec de l'eau chlorée (eau chlorée et eau distillée parties égales), soit avec de l'eau phéniquée à 5 p. 100, soit avec une solution de sublimé à 1 p. 1 000.

Les rainures des ongles seront l'objet d'un nettoyage minutieux, car elles forment des réceptacles bien appropriés pour les germes. Il faut avoir soin de faire l'occlusion antiseptique des petites plaies, coupures, par exemple, que l'on peut avoir aux mains, autrement ces lésions pourraient devenir une cause d'infection. Pendant une opération, chaque fois que les mains auront été souillées, il est nécessaire de les tremper à nouveau dans la solution antiseptique. Il faut se garder aussi d'essuyer les mains au sarreau ou au tablier.

Pour la désinfection des instruments on procédera ainsi : les instruments polis, lisses ou nickelés, à manche uni, sont complètement désinfectés en les lavant avec de l'eau chaude et du savon et en les plaçant ensuite dans une solution phéniquée à 5 p. 100. Les pinces à mors cannelés et autres instruments du même genre seront nettoyés avec une brosse et du savon, passés à l'éther ou à l'alcool ; s'ils étaient déjà souillés ils seront séchés et placés dans la solution phéniquée à 5 p. 100. Si pendant le cours d'une opération un instrument quelconque était confié pour un instant à une infirmière, elle devra avant de le rendre au chirurgien le plonger dans une solution antiseptique ; l'instrument sera remis directement par l'infirmière au chirurgien, tout contact étranger devant être soigneusement évité. Dès que les instruments ne sont plus utilisés, on les débarrasse de leurs souillures à l'eau chaude, on savonne et on brosse les mors à cannelures, puis on les sèche avec du linge aseptique.

Tous les matériaux à pansements (linges, étoupe, gaze, etc.) seront conservés dans des enveloppes closes (papier parchemin, taffetas gommé et boîtes en zinc ou en bois). Les récipients ne seront ouverts qu'au moment de la préparation du pansement, pour être immédiatement refermés. Les solutions antiseptiques seront tenues dans des récipients bien clos, on ne devra présenter que des solutions tièdes au chirurgien et pour cela on plongera les flacons dans un vase contenant de l'eau chaude.

Les éponges, les drains, les fils à sutures et à ligatures devront séjourner dans des solutions antiseptiques.

Les malades doivent toujours être tenus dans le plus grand état de propreté par des bains et des lavages fréquents, surtout la veille d'une opération. Lavage très large et très prolongé avec le savon d'abord, puis avec la solution phéniquée ou le sublimé, de la région où va porter le bistouri. Sur les confins de cette région sont disposées des compresses trempées dans la solution antiseptique. Il ne faut pas oublier, en effet, que dans le cours d'une opération la main du chirurgien peut s'égarer à chaque instant sur les régions voisines; partout il faut qu'elle rencontre des surfaces aseptiques, où elle ne puisse ramasser aucun germe suspect.

Pendant les opérations, pour prémunir le champ opératoire ou les plaies contre l'accès des germes, Lister a préconisé *le spray* ou pulvérisation phéniquée qui, commencée avec l'opération, finit avec elle; beaucoup de chirurgiens ont abandonné le spray et l'ont remplacé par des lavages fréquents de la plaie avec une solution antiseptique.

Après l'opération lorsqu'il s'agit d'une plaie opératoire, après le lavage antiseptique de la plaie lorsqu'il s'agit d'une plaie accidentelle, on procède à l'application du pansement prescrit par le chirurgien.

Ce pansement sera exécuté avec douceur, mais néanmoins avec une certaine rapidité, de manière à ne pas laisser la plaie trop longtemps exposée. Après son application, le pansement sera fixé à l'aide d'un bandage approprié qui devra toujours exercer un certain degré de compression.

On met ensuite le blessé dans la position la plus favorable pour sa plaie : pour les membres ce sera une élévation modérée obtenue au moyen de coussins de balle d'avoine recouverts de toile cirée ou au moyen d'alèzes repliées sur elles-mêmes. Dans le cas de lésion grave, plaie opératoire ou accidentelle, il faut toujours assurer l'immobilisation des parties avec une gouttière ou tout autre moyen. *L'immobilité et le repos sont les aides les plus sûrs d'un pansement.* Le lit sera garanti par un drap d'alèze avec ou sans toile cirée suivant l'abondance de la suppuration. La région malade sera aussi protégée par un cerceau contre le poids des draps et des couvertures.

Le renouvellement des pansements se fera suivant les indications du chirurgien. Les pansements secs ont l'avantage, quand ils sont bien exécutés, de ne pas avoir besoin d'être renouvelés souvent. Le pansement humide doit être changé tous les jours, quelquefois même deux fois par jour si la suppuration est abondante et sanieuse. Pour assurer de bonnes conditions d'antisepsie à ce pansement, il est bon d'employer des compresses imbibées à l'avance d'une solution antiseptique et conservées dans un bocal d'où on les retire à cet effet.

Quand on procédera au renouvellement du pansement, il faut éviter d'imprimer des secousses au blessé. Les bandes sont enlevées en les réunissant en paquet au fur et à mesure qu'on les déroule et en faisant passer successivement cette pelote d'une main dans l'autre; si l'on s'est servi de bandes de tarlatane mouillées, il vaut mieux les couper sur un point opposé à la plaie. On retire avec précaution les autres pièces du pansement en se servant de pinces et non pas des doigts. Les pièces collées sur la plaie, si elles ne cèdent pas à une traction légère, seront imbibées d'eau tiède antiseptique pour éviter non seulement la douleur au blessé, mais aussi des déchirures partielles de la surface bourgeonnante, déchirures qui donnent lieu à de petites hémorrhagies et sont fréquemment la porte d'entrée des germes infectieux.

Nous ne parlerons ici ni de la literie ni des locaux destinés aux blessés; nous renvoyons pour cette question au chapitre *Hygiène*.

IV. — Moyens accessoires de pansements.

a. — Onction.

L'onction se pratique en étalant avec douceur une couche plus ou moins épaisse d'un médicament de consistance huileuse (*liniment*) ou d'une *pommade* sur une région malade.

b. — Embrocation.

On l'exécute en exprimant au-dessus d'une partie malade une compresse ou une éponge imbibée d'un liquide médicamenteux généralement huileux, et en laissant ensuite appliquée sur la région la pièce à pansement dont on vient de se servir.

c. — Cataplasmes.

L'usage du cataplasme est devenu beaucoup moins fréquent depuis quelques années.

Les substances les plus généralement employées pour les *cataplasmes dits émollients* sont : la farine de lin ou la fécule de pomme de terre sous forme d'amidon. On prépare *le cataplasme à la farine de lin* en mélangeant celle-ci à l'eau de manière à obtenir une pâte moyennement épaisse, on chauffe à la température bouillante en ayant soin d'agiter continuellement la pâte avec une spatule ou une cuillère en bois. Si le cataplasme est destiné à être mis sur une plaie, on peut le préparer avec de l'eau boriquée ou phéniquée à 2 p. 100; on étendra en outre, sur la plaie, une gaze imbibée d'huile phéniquée.

Le cataplasme s'applique soit à nu, soit, ce qui est préférable, entre deux linges : on l'étale d'abord sur une compresse, puis on étend sur la pâte une gaze ou un linge fin qu'on fixe en relevant en encadrement les bords de la compresse. En général, le cataplasme est appliqué chaud; comme il agit surtout par l'eau qu'il renferme, il est nécessaire d'empêcher l'évaporation de celle-ci, pour cela on recouvre le cataplasme d'une feuille de taffetas ciré ou gommé, ou de gutta-percha laminée. On renouvelle les cataplasmes deux fois par jour, quelquefois trois, suivant les indications. Souvent le médecin ordonne d'y ajouter certains médicaments pour assurer l'effet calmant. Tel le *cataplasme laudanisé* qui s'obtient en versant *vingt à trente gouttes de laudanum* sur le cataplasme.

Le cataplasme d'amidon se prépare de la manière suivante : amidon ou fécule, 100 grammes ; eau, 100 grammes ; délayer la fécule dans un peu d'eau froide, puis projeter la pâte dans le restant de l'eau et faire bouillir pendant quelques minutes.

On trouve actuellement dans le commerce toute une série de préparations sèches de cataplasmes qu'il suffit de tremper pendant deux à trois minutes dans de l'eau chaude avant de les appliquer : tels sont, par exemple, le cataplasme Lelièvre et le cataplasme Hamilton.

Le cataplasme sinapisé sera étudié avec le sinapisme.

d. — Fomentations.

On donne le nom de *fomentations* à l'application sur une partie du corps de la chaleur sèche ou humide. Les fomentations ont pour but de réchauffer une partie qui a subi l'influence du froid. On pratique *les fomentations sèches* en appliquant sur les régions malades des linges très chauds, des briques chauffées et entourées d'un linge, des sachets de sable fin, des cruchons ou des sacs en caoutchouc remplis d'eau chaude.

Les fomentations humides sont froides ou chaudes. Pour faire une fomentation froide on recouvre la partie malade de linges imbibés d'eau froide pure ou mélangée d'alcool. On en fait surtout usage pour les contusions, les entorses, etc. Les fomentations humides chaudes peuvent remplacer les cataplasmes. On emploie comme liquide soit l'eau pure, soit l'eau chargée de principes médicamenteux (eau phéniquée, eau boriquée, eau de sureau, eau de mauve, etc.). On imbibe du liquide choisi un linge un peu épais, tomenteux, de la flanelle par exemple, qu'on recouvre, après application sur la peau, d'une substance imperméable afin d'empêcher le refroidissement et l'évaporation.

c. — Fumigations.

Le mot fumigation se dit de la production, sous l'influence de la chaleur et aux dépens d'une ou de plusieurs substances, de fumées, de gaz et de vapeurs qui se mélangent librement à l'air dans un espace clos, plus ou moins grand. Nous n'avons pas à nous occuper ici de ce que l'on appelle les fumigations désinfectantes ; il en est question au chapitre *Hygiène*, à l'article *Désinfection*.

Nous n'avons en vue que les fumigations faites dans un but thérapeutique, et qui consistent dans l'application de gaz ou de vapeurs sur une partie du tégument externe ou sur les parties accessibles des muqueuses : conjonctive, pituitaire, muqueuse du pharynx, du larynx et des bronches. Les bains de vapeur par encaissement et les bains de vapeur partiels ne sont autre chose que des fumigations de vapeur d'eau générales ou partielles ; ils seront décrits à l'article *Bains* (voir *Soins aux malades*).

On distingue les *fumigations* en *humides ou* en *sèches* suivant qu'elles renferment un liquide en vapeur ou qu'elles n'en renferment pas. Les premières sont essentiellement constituées par des vapeurs aqueuses ou alcooliques, employées comme telles ou servant de véhicule à quelque autre substance médicamenteuse. Les fumigations sèches, au contraire, consistent en fumées ou en gaz obtenus par la combustion de principes médicamenteux ou de substances qui en sont imprégnées. Nombreux sont les appareils destinés aux fumigations, nous ne pouvons les décrire ici ; d'ailleurs, dans bien des cas, il n'est pas besoin d'appareil spécial et le moyen le plus primitif est celui qui sert aux fumigations du nez, des yeux, de la tête, en un mot. C'est un bassin rempli d'eau chaude aromatisée au-dessus de laquelle le malade met sa tête recouverte d'une serviette pour emmagasiner les vapeurs. Tous les autres appareils ont le même principe. Il s'agit de traiter ainsi le corps tout entier, ou un seul membre.

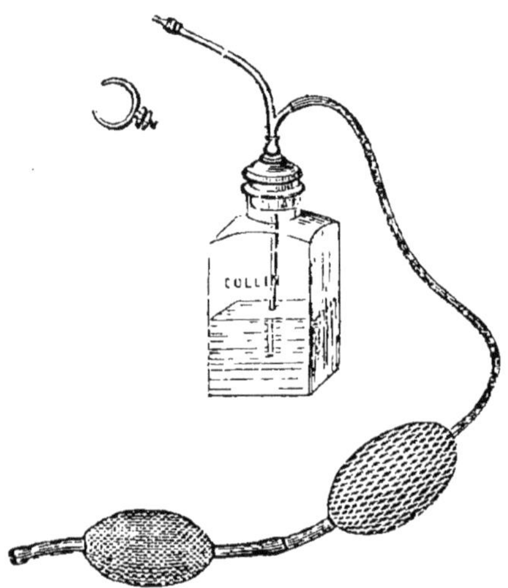

Fig. 64. — Pulvérisateur de Richardson.

ans le premier cas, le corps, sauf la tête qui reste au dehors, est enfermé dans une boîte ou chambre de fumigation où l'on fait arriver les vapeurs de soufre, d'iode, etc.

Cette méthode est facile à appliquer quand le malade peut se rendre dans les établissements installés à cet effet. Mais s'il ne peut quitter le lit ou la chambre, le problème se complique. Si le malade peut être assis sur une chaise, on le revêt d'une couverture qui fait cloche autour de ses épaules ; le récipient contenant le corps à volatiliser est placé sous la chaise; si le malade ne peut sortir du lit, les draps sont fixés sous son menton, puis levés en voûte au-dessus de son corps par des cerceaux comme ceux qui se mettent au-dessus des plaies ou fractures pour les protéger, et on obtient ainsi une sorte de chambre de fumigation où un tuyau peut conduire les vapeurs médicamenteuses. Mais s'il s'agit de vapeurs de soufre ou d'iode, il faut dégarnir la chambre de tout objet métallique, car la surface en serait vite noircie et altérée. Si la fumigation n'est destinée qu'à un membre, il est facile de faire circuler les vapeurs autour de lui dans un manchon d'étoffe serré du bas et du haut.

f. — **Inhalations.**

On donne le nom d'*inhalation* à l'introduction et, par suite, à l'aborption des fluides et des liquides par la voie pulmonaire. Le mot pulvérisation a une signification moins étendue que le mot inhalation ; dans l'espèce, il est usité pour désigner la pénétration dans les bronches des liquides réduits en poussière.

Pour l'*inhalation des vapeurs et des gaz* le procédé le plus simple consiste à chauffer au bain-marie ou à l'aide d'une lampe à alcool le liquide contenu dans un vase à goulot suffisamment grand ; un cornet en papier fort, ouvert à ses deux extrémités, est placé au-dessus du vase, et recueille les vapeurs qu'on respire ainsi facilement.

Les inhalations d'oxygène se font au moyen d'appareils spéciaux parmi lesquels nous signalerons l'appareil de Limousin. Le gaz est livré dans un sac en caoutchouc muni d'un tube à robinet ; ce tube aboutit à une tubulure d'un flacon laveur dont l'autre tubulure porte un tube en caoutchouc terminé par l'embouchure d'inhalation.

Pour l'*inhalation du liquide pulvérisé*, il est nécessaire d'employer des appareils spéciaux dits *pulvérisateurs*. Ils sont basés sur la pulvérisation des liquides produite soit par l'arrivée d'un courant d'air projeté par une soufflerie, soit par un jet de vapeur. Les pulvérisateurs par projection d'air sont pour la plupart d'une construction assez analogue à celle de l'appareil Richardson employé pour l'anesthésie locale. Les pulvérisateurs à vapeur sont basés sur un mécanisme identique à celui que nous avons indiqué à propos du pulvérisateur antiseptique qui en est dérivé.

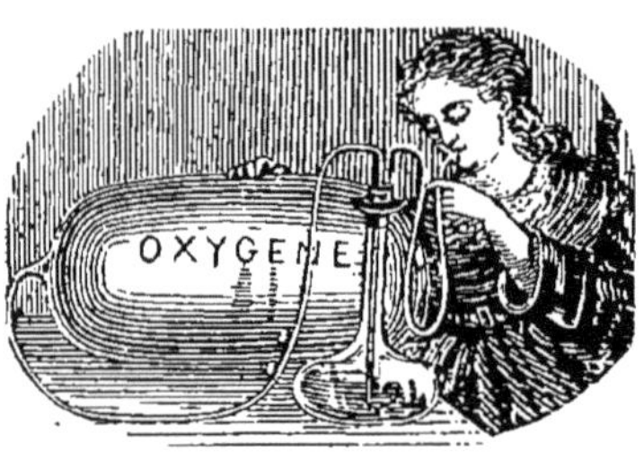

Fig. 65.

Quel que soit l'appareil employé pour l'inhalation, le malade sera assis, la tête légèrement inclinée en arrière, respirant naturellement, mais avec des inspirations profondes et en évitant la respiration nasale ; la bouche sera placée à environ 2 à 3 centimètres en avant du tube à pulvérisation : la durée est de douze à quinze minutes par séance.

g. — **Irrigations.**

On appelle *irrigation* l'écoulement permanent d'un filet d'eau sur une partie du corps.

Avant de commencer une irrigation, il faut garantir de l'humidité le lit et les vêtements du malade par des draps d'alèze et une toile cirée, disposés de telle sorte que l'eau trouve un écoulement facile dans un réservoir placé près du lit du malade.

La partie est recouverte d'une compresse, destinée à empêcher l'eau de tomber de tout son poids sur les organes malades, et à l'étaler sur une plus grande surface.

L'appareil à irrigation se compose d'un réservoir d'eau, d'un conducteur qui amène le liquide sur la partie malade, et d'un vase destiné à recevoir l'eau qui a baigné l'organe. — Le conducteur peut être un tube en verre recourbé sous forme de siphon, un tube en caoutchouc, une bande, une ficelle. Un seau de zinc ou de bois, une fontaine à robinet, etc., peuvent servir de réservoir. Celui-ci doit être élevé au-dessus du malade ; il est posé sur un meuble rapproché du lit ou accroché à un clou fixé dans le mur, ou attaché à la corde qui, dans les hôpitaux, est placée au-dessus du lit des malades et leur permet de se soulever. L'eau doit tomber goutte à goutte et d'une faible hauteur. Les irrigations pratiquées dans les cavités et conduits naturels (fosses nasales, rectum, etc.) ont été décrites plus haut.

Immersion et balnéation. — Nous n'avons pas à nous occuper ici de la question de la balnéation, qui sera traitée à propos des soins à donner aux malades, nous dirons quelques mots seulement des bains au point de vue de leur emploi en chirurgie et en particulier des *bains antiseptiques.* Certaines parties du corps, comme les membres, peuvent facilement être plongées dans une certaine quantité de liquide qui les immerge totalement. Ce bain antiseptique a le grand avantage de nettoyer complètement l'épiderme, de s'infiltrer dans les anfractuosités les plus profondes des plaies et d'aller y poursuivre les germes septiques. De même, il entraîne les produits de sécrétion plus ou moins altérés de ces plaies, et amène une détente locale très favorable au malade.

Pour qu'ils aient une action efficace, ces bains

doivent être pris à une température moyenne de 34 à 35 degrés; on devra veiller à ce qu'elle ne diminue pas trop notablement, soit en ajoutant de temps en temps une nouvelle quantité de liquide chaud, soit en plaçant sous le bain une lampe le maintenant à une même température. La durée des bains est d'une heure au minimum; dans les cas graves, elle pourra être portée à deux et trois heures.

On peut composer les bains antiseptiques de bien des façons différentes : on peut faire usage soit d'eau phéniquée à 2 p. 100, soit d'hydrate de chloral à 1 p. 100. M. le professeur Trélat emploie dans son service un bain antiseptique composé de 5 litres d'eau dans laquelle on mélange 1 litre de solution phéniquée à 5 p. 100 ou 250 grammes d'alcool camphré (Barette).

Les bains antiseptiques peuvent rendre de grands services dans certaines plaies contuses, ainsi que dans les cas de grandes brûlures.

C. — BANDAGES ET APPAREILS

a. — Bandages.

On appelle *bandages* des pièces de linge arrangées suivant un ordre méthodique sur une partie quelconque du corps, dans le but de remplir une ou plusieurs indications, comme par exemple de maintenir un pansement ou un topique exactement appliqués dans une région déterminée, d'exercer une compression, de donner à certaines parties une position ou une attitude particulière (Guillemin).

Nous ne reviendrons pas ici sur la manière de rouler les bandes ni sur l'application de celles-ci, ce sujet ayant déjà été traité à l'occasion des matières et objets de pansement.

Il nous semble inutile de faire une classification des bandages, nous nous contenterons d'indiquer les bandages les plus simples et les plus communément usités; mais avant de passer à cette description, il convient d'indiquer les règles générales dont on ne doit pas se départir dans l'application des bandages et qui peuvent se résumer de la manière suivante :

1° Il faut mettre le blessé dans la situation la plus favorable à l'application et se placer soi-même de manière à pouvoir agir sans gêne d'aucune sorte et sans avoir à se déranger ultérieurement ; en règle générale, pour les membres, il faut se mettre en dehors et avoir toujours la face plus ou moins tournée vers le blessé.

2° On appliquera le bandage avec légèreté, dextérité, sans secousses ; on le serrera d'une manière égale et suffisamment pour que les mouvements du malade ne le dérangent pas. Trop lâche, le bandage se desserre, ne tient pas; trop serré, il peut produire de graves accidents pouvant aller jusqu'à la gangrène.

3° Sur les membres, l'application des bandes se fera toujours de bas en haut, c'est-à-dire de l'extrémité vers le tronc, afin d'éviter une gène de la circulation et la production d'un œdème.

4° Pour enlever le bandage, disposer les aides et le blessé comme lors de l'application ; les pièces d'appareils sont enlevées doucement, sans brusquerie, et en sens inverse de leur mode d'application.

Rappelons, avant de commencer leur description, qu'on donne le nom de bandages simples aux bandages faits avec une seule pièce de pansement, bande ou pièce de linge. Suivant la direction que l'on donne aux tours de la bande, on a les *bandages circulaires*, *obliques*, *spiraux*, *croisés en 8 de chiffre*, *noués*, qui forment autant de variétés.

Les bandages circulaires sont constitués par des tours de bande qui entourent circulairement une partie du corps en se recouvrant complètement ou en partie. Les plus employés sont : 1° *le circulaire du front ;* 2° *les circulaires des doigts et des membres.* Au front, la bande aura 2^m,50 à 3 mètres, sur 4 centimètres. Aux membres, même largeur, même longueur. Aux doigts, longueur, 30 à 40 centimètres ; largeur, 1 centimètre et demi. Là, comme pour arrêter la bande il est impossible de l'épingler, difficile de la coudre, on laissera pendre au début le chef de 5 centimètres, de façon à le retrouver quand la bande sera toute posée pour le nouer avec l'autre chef.

Les bandages obliques ne diffèrent des bandages circulaires que par la direction oblique des circonvolutions ou tours. Ils ne sont employés que pour maintenir des topiques sur le cou ou dans l'aisselle. Longueur, 5 à 6 mètres.

Les bandages spiraux, nommés aussi bandages roulés, sont constitués par des tours de bande formant une spire autour de la partie sur laquelle ils sont appliqués. Suivant que les circonvolutions se touchent seulement par leurs bords, ou se recouvrent à moitié, ou sont écartées les unes des autres, le bandage spiral est dit *continu* dans le premier cas ; *imbriqué*, dans le second ; *écarté*, dans le troisième. Si ce bandage spiral doit maintenir un topique, on fera un spiral écarté ou continu. Mais si l'on veut exercer une compression, on devra faire usage du *bandage spiral imbriqué.* Le bandage spiral compressif se fait à nu ou sur la peau recouverte d'une couche de ouate. Un bandage spiral doit toujours être commencé et terminé par quelques tours circulaires qui en assurent la solidité. C'est surtout aux membres que l'on applique les bandages spiraux.

Aux doigts, le bandage spiral se fait avec une bande de 1m,50 de long et large de 2 à 3 centimètres. On commence par faire quelques circulaires autour du poignet, en ayant soin de laisser pendre le chef initial. Puis, la bande est conduite sur la face dorsale de la main; arrivé au doigt, on la conduit de sa base à son extrémité par quelques spirales écartées jusqu'au sommet, d'où on la ramène par des spires imbriquées jusqu'à la base, et de là, pardessus la face dorsale de la main, au poignet, où, après quelques circulaires, on noue le chef avec le chef initial qu'on a laissé libre.

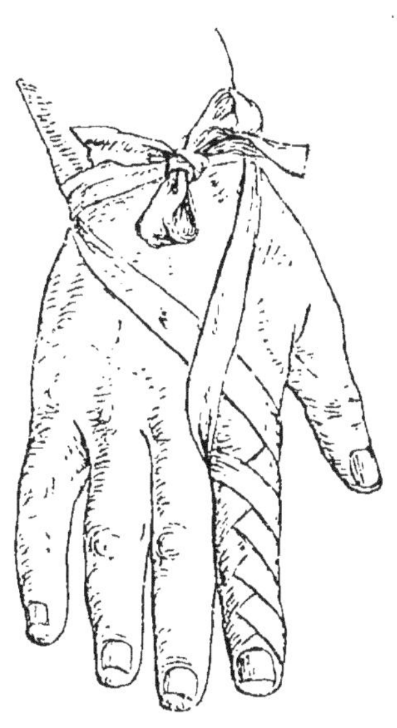

Fig. 66. — Double spirale d'un doigt.

Quand on a à faire un bandage spiral à tous les doigts, au lieu d'arrêter la bande revenue au poignet, on la conduit de nouveau, pardessus la face dorsale de la main, à la base du doig suivant. On a ainsi un *gantelet*. Il faut alors une bande de 12 mètres. Le gantelet est peu employé.

Pour le spiral de la main, on commence par deux circulaires autour de la racine des doigts, on fait des renversés et on termine par des circulaires autour du poignet; pour le spiral de l'avant-bras, commencer par deux circulaires autour du poignet, monter le long de l'avant-bras en décrivant des spiraux, faire des renversés imbriqués qui se recouvrent à moitié, et terminer par des circulaires au pli du coude.

Le *spiral du pied* offre quelques difficultés, car on est embarrassé pour couvrir le talon si on n'a pas procédé ainsi qu'il suit : *commencer toujours par envelopper le talon* d'un ou plusieurs tours circulaires partant de la malléole interne, passant sous le talon et recouvrant la malléole externe. Ceci fait, la bande décrit autour de l'articulation tibio-tarsienne un 8 de chiffre répété

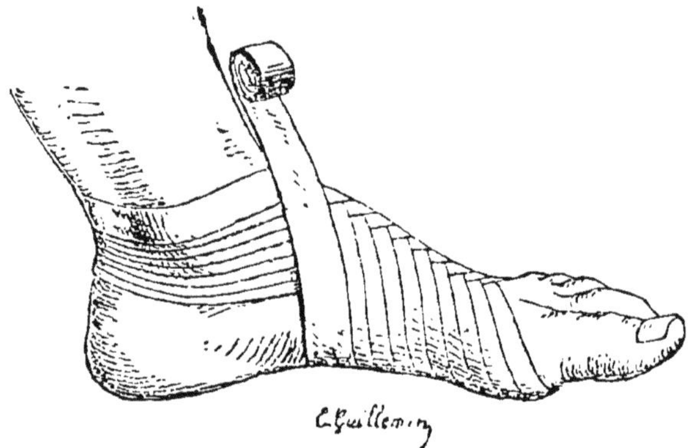

Fig. 67. — Bandage croisé du pied.

suffisamment, puis, menée d'un seul jet jusqu'à la base des orteils par-dessus la face dorsale du pied, elle remonte par des spires imbriquées : arrivée au talon, elle passe, sans désormais s'en occuper, directement au bas de la jambe. On peut de là la conduire sur tout le reste du membre inférieur. Le spiral du pied et de la jambe nécessite 5 à 6 mètres de bande.

Les bandages croisés ou en huit de chiffre sont ainsi nommés parce que la disposition et le croisement des tours de bande figurent assez exactement un 8 de chiffre. On emploie ces bandages, soit pour maintenir des pièces de pansement, soit pour exercer une compression sur une région limitée. Nous ne nommerons que les plus usités, qui suffiront pour donner une idée des autres.

Le *spica de l'aine*, ou *bandage croisé de la cuisse*, peut servir de type. On prend une bande de 9 mètres de longueur, de 4 à 5 centimètres de largeur. La bande fixée préalablement autour de l'abdomen par quelques circulaires vient passer obliquement de dehors en dedans et de bas en haut sur la région de l'aine, gagne le côté opposé et contourne la face postérieure du bas-

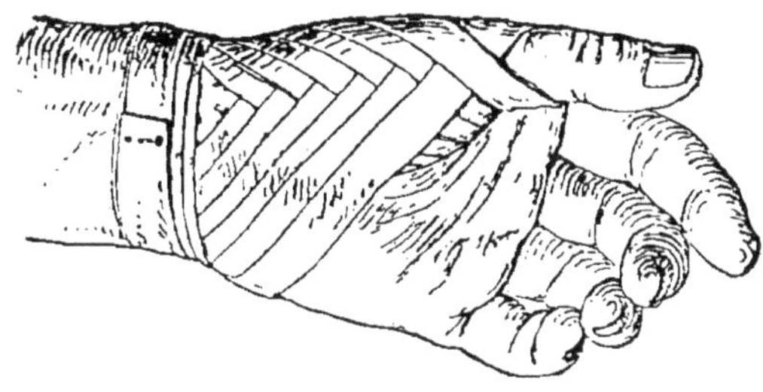

Fig. 68. — Spica du pouce.

sin. Descendant ensuite obliquement au-devant de l'aine en croisant le tour précédent, elle arrive au côté interne de la cuisse et contourne la face postérieure du membre pour revenir à son point de départ et ainsi de suite.

Si le bandage embrasse les deux cuisses le spica est dit *spica double*.

Pour appliquer un 8 *de l'aisselle du cou* on fixe d'abord le chef sur le cou avec une ou deux circulaires. Revenue en avant, la bande est portée en biais par dessus l'extrémité externe de la clavicule, en arrière de l'articulation scapulo-humérale, puis ramenée dans le creux de l'aisselle, puis en avant de l'articulation, où elle croise la clavicule pour passer derrière le cou et revenir à son point de départ. La bande s'arrête au bras, par quelques circulaires.

Le spica de l'épaule (8 *d'une épaule et de l'aisselle du côté opposé*) est un bandage qui forme deux anneaux dont l'un embrasse une épaule et l'autre le cou et l'épaule du côté opposé.

Bande longue de 8 mètres, large de 4 à 5 centimètres.

Après avoir fait deux circulaires à la partie supé-

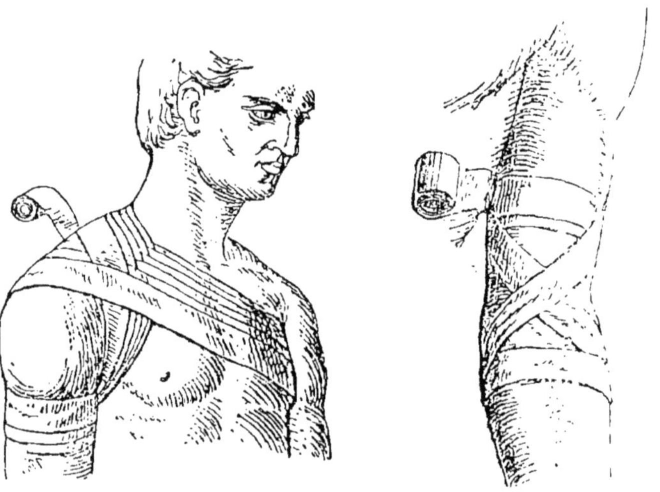

Fig. 69. — Spica de l'épaule. Fig. 70. — Bandage croisé du coude.

rieure du bras du côté malade, de droite à gauche ou de gauche à droite suivant le côté, on remonte ensuite derrière et sur l'épaule, on conduit la bande sous l'aisselle du côté sain, en passant sur la partie antérieure de la poitrine; on passe derrière le dos, puis sur l'épaule, en entre-croisant le premier jet de bande, on revient à l'aisselle; on continue à décrire les mêmes contours, en recouvrant aux deux tiers les jets de bande.

Croisé du cou et de l'aisselle. — Bande longue de 4 à 6 mètres, large de 6 centimètres : fixer le chef initial à la partie supérieure du bras du côté malade, par deux circulaires, diriger la bande sur l'épaule correspondante, sur le cou que l'on contourne pour revenir entrecroiser sur l'épaule le premier jet de bande, la porter dans l'aisselle et continuer ainsi jusqu'à l'épuisement de la bande.

Croisé 8 ou antérieur du coude (*bandage de la saignée*). — Bande de 5 centimètres de large et de 2m,50 de long. Fléchir le bras au quart environ; fixer le chef initial par deux circulaires entourant la partie supérieure de l'avant-bras, remonter ensuite en avant du pli du coude, gagner le bord interne ou externe (suivant le côté) de la partie inférieure du bras autour de laquelle on décrit un circulaire, puis revenir sur la face antérieure de l'articulation, croiser le premier jet montant, regagner la partie supérieure de l'avant-bras, faire un nouveau tour circulaire et revenir au bras en continuant les croisés.

Nous ne ferons que citer le *spica du pouce ;* le *spica de la main ;* le *spica de l'orteil.*

Bandage de l'étrier (*8 du cou-de-pied*). — Ce bandage forme un huit dont un des anneaux embrasse la jambe au-dessus des malléoles, tandis que l'autre anneau entoure la plante et le dos du pied ; les croisés se font au-devant de l'articulation du pied avec la jambe.

Avec une bande longue de 2 mètres, large de 4 centimètres, on fait d'abord à la partie inférieure de la jambe un circulaire pour fixer le chef initial de la bande, puis on passe sur le dos du pied, sur la plante pour revenir ensuite sur le dos croiser le premier jet et on termine l'application du bandage par un circulaire autour de la jambe.

Le bandage de l'étrier peut souvent être remplacé par la *cravate du pied.* Le milieu d'un linge plié en cravate est appliqué sous la plante du pied; les extrémités, ramenées et entre-croisées sur le dos du pied, sont nouées autour de la jambe.

Nous laisserons de côté les *bandages récurrents*, appliqués soit dans le *bonnet des moignons*, soit dans la *mitre d'Hippocrate* pour la tête. Ces bandages ne sont plus employés, ils sont très longs à appliquer et se dérangent facilement.

Pour les moignons, après amputation, une fois les lambeaux réunis par suture, il n'est nul besoin de pareille complication dans la bande. Les pièces de gaze phéniquée, l'ouate, etc., sont maintenues par des bandes de tarlatane décrivant des spires écartées.

Quant à la *capeline*, *mitre d'Hippocrate*, un simple bonnet de coton, un mouchoir, rendent le même service pour maintenir les pansements appliqués sur le crâne.

Mais il existe pour la face quelques bandages utiles à connaître : les *croisés des yeux*, ou *monocles* et *binocles, le croisé de la mâchoire inférieure ou chevestre.*

Le *croisé des yeux simple*, ou *monocle*, exige une bande de 4 mètres sur 5 centimètres de large. On applique le chef au-dessus de l'oreille du côté malade, et on fait quelques circulaires d'arrière en avant; on conduit, par dessus le front, la bande au-dessus de l'oreille du côté sain, puis par derrière la nuque, au-dessous de l'oreille du côté malade; de là on la ramène en avant, par dessus l'œil à recouvrir, puis derrière la nuque, etc. On termine par des circulaires horizontales.

Avec une bande de 8 mètres, après qu'un œil est ainsi couvert et qu'on a fait quelques circulaires, on recouvre de même façon l'autre œil par des jets obliques qui se croisent avec ceux du premier monocle à la racine du nez, et on a le *binocle*. On termine toujours par des circulaires pour tout maintenir. Mais il faut bien dire que ce bandage est peu solide et assez long à appliquer, inconvénients qui suffisent pour le reléguer dans l'arsenal de la vieille chirurgie et pour le remplacer par le bandeau simple, circulaire horizontal.

Par contre les *chevestres* sont d'une très grande utilité dans les fractures de la mâchoire inférieure. Nous ne décrirons que le *chevestre double*, à deux globes, le seul d'une solidité assez grande pour le but qu'on se propose. Bande longue de 8 mètres et large de 4 à 5 centimètres, roulée à deux globes. Application : Placez sur le front le plein de la bande intermédiaire aux deux globes; portez-les à la nuque où ils s'entre-croisent; de là conduisez les deux globes sous le menton où ils s'entre-croisent encore et ramenez-les sur le front en passant sur les deux angles des mâchoires entre l'angle externe de l'œil et l'oreille du même côté. Arrivé au-dessus du front, entre-croisez de nouveau les bandes et portez chacun des deux globes à la nuque, etc. On fait ainsi trois tours, puis on se dirige du menton vers la nuque, de la nuque vers le front pour terminer par deux circulaires autour de la tête.

On peut, si cela est indiqué, faire une *mentonnière* avec ce même bandage. Pour cela, quand les deux globes sont derrière la nuque, on fait avec l'un d'eux un circulaire arrivant sous la lèvre inférieure; on en fait autant avec l'autre, etc., jusqu'à ce que le menton soit tout couvert, et on continue le bandage comme ci-dessus.

Les bandages pleins sont exécutés avec des pièces de linge, de formes variables : ce sont des carrés, des triangles, des écharpes, des cravates, etc.

L'écharpe qui, parmi les bandages pleins, est le plus communément employée, est destinée à soutenir le membre supérieur et, dans certains cas, à le fixer en même temps contre le tronc. *La petite écharpe* qui sert à soutenir la main et le poignet consiste en une simple compresse longuette, fixée par ses extrémités, au moyen d'épingles, aux vêtements qui recouvrent la poitrine, et formant une anse dans laquelle sont sou-

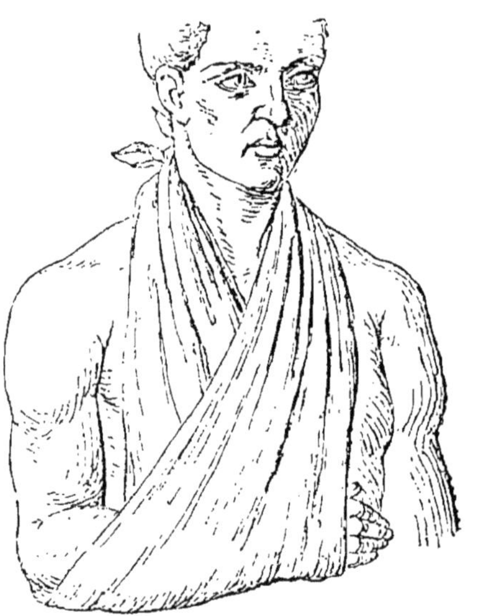

Fig. 71. — Moyenne écharpe.

tenues la main et la partie inférieure de l'avant-bras. *La moyenne écharpe* ou *écharpe ordinaire* se fait avec une pièce de linge en forme de triangle. On place sous la main du côté malade le milieu de la base du triangle; les deux extrémités, passant l'une au devant, l'autre en arrière de l'avant-bras, sont conduites la première sur l'épaule du côté sain, la seconde sur l'épaule opposée, et fixées l'une à l'autre derrière le cou. Le sommet, qui regarde du côté du coude, est replié entre le plein du bandage et l'avant-bras (fig. 71). On voit immédiatement que ces deux écharpes seraient tout à fait insuffisantes dans le cas où il faudrait immobiliser les articulations du poignet et du coude; elles ne peuvent servir qu'à soutenir la main et l'avant-bras (Guillemin).

Pour les affections de l'avant-bras (fractures), du coude, de l'épaule (luxations), qui exigent l'immobilité

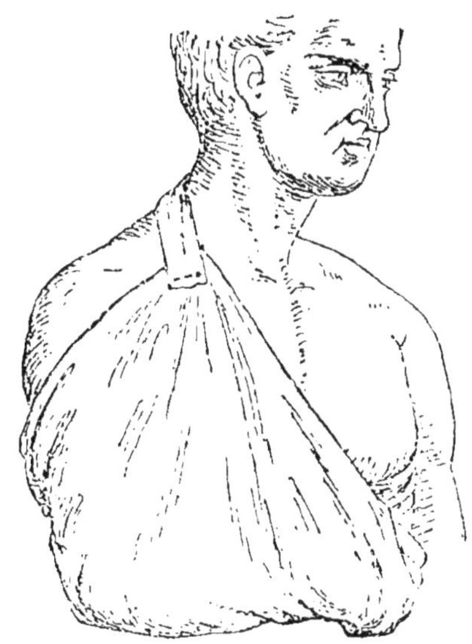

Fig. 72. — Grande écharpe triangulaire du bras et de a poitrine.

de tout le membre, on se servira d'écharpes dont la description suit : 1° *La grande écharpe triangulaire du bras et de la poitrine* constituée par une pièce de linge en forme de triangle ayant 1 mètre de longueur d'une extrémité à l'autre et 70 centimètres du sommet à la base. On place le milieu de la base du triangle au-dessous du sein du côté malade; les deux extrémités, conduites horizontalement autour du thorax, vont se fixer l'une à l'autre derrière l'épaule. L'avant-bras malade est alors fléchi et appliqué contre la base du bandage. Relevant le sommet du triangle, on le conduit en avant de l'avant-bras et du coude, qui sont ainsi embrassés dans une sorte de gouttière, et on va le fixer, en passant par dessus l'épaule malade, à la partie postérieure horizontale du bandage au moyen de l'adjonction d'un lacs ou d'un bout de bande s'il n'est pas assez long (fig. 72).

2° *La grande écharpe oblique du bras et de la poitrine*

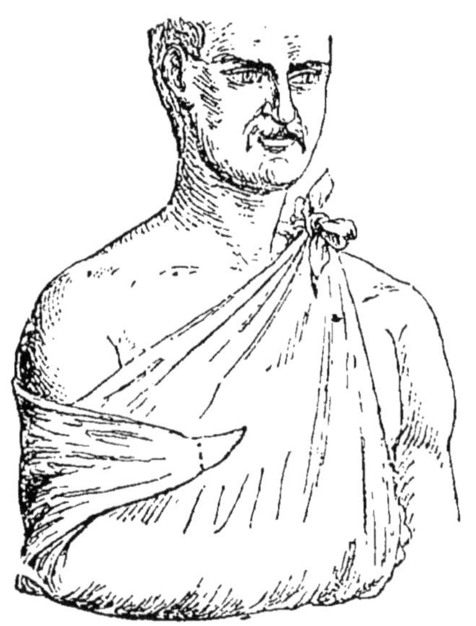

Fig. 73. — Grande écharpe oblique du bras et de la poitrine.

pour laquelle on fait usage d'une pièce de linge de 1 mètre carré environ pliée en triangle. On place obliquement, sous la main du côté malade, le milieu de la base du triangle, le sommet dépassant le coude dans une grande étendue; les deux extrémités, après avoir embrassé l'avant-bras et la main dans une sorte de gouttière à concavité tournée en haut, sont conduites obliquement, l'une en avant, l'autre en arrière de la poitrine, pour aller se fixer l'une à l'autre sur l'épaule du côté sain. Le sommet, embrassant le coude et la partie inférieure du bras, est ramené au devant de la poitrine, où il est fixé par une épingle au plein du bandage (fig. 73).

Parmi les bandages pleins de la tête, nous citerons *le couvre-chef* pour lequel il suffit d'avoir à sa disposition un mouchoir carré de 60 centimètres de côté; il s'applique ainsi qu'il suit : poser le mouchoir sur la tête de manière que le bord antérieur, placé horizon-

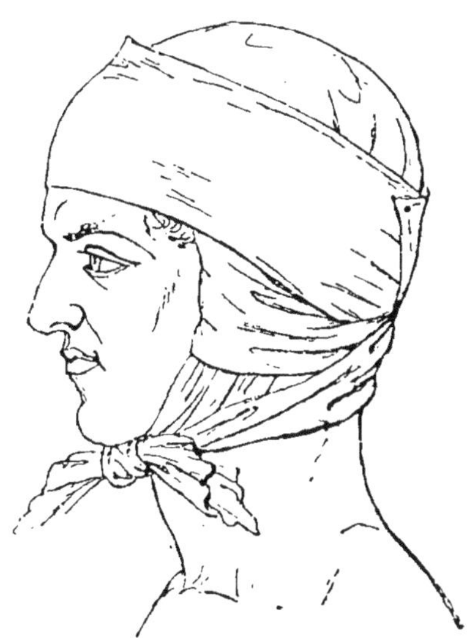

Fig. 74. — Couvre-chef.

talement, tombe jusqu'à l'extrémité du nez, relever et replier ce bord de telle sorte que le repli corresponde à la base du front, puis en conduire les deux angles à la partie postérieure de la tête où ils sont fixés l'un à l'autre avec une épingle. Prendre ensuite les deux angles postérieurs et les ramener en avant sous le menton où on les réunit l'un à l'autre par un nœud (fig. 74).

Pour le cou, le bandage le plus usité consiste en un simple mouchoir plié en cravate et appliqué circulairement autour du cou. Si la plaie est située sur les parties latérales, le milieu de la cravate est appliqué au niveau de la blessure ; les deux extrémités sont portées l'une en avant, l'autre en arrière et nouées dans l'aisselle du côté opposé à la blessure en s'entre-croisant d'abord ou non sur l'épaule (Gross, *Manuel du brancardier*).

La cravate de l'aisselle se fait ainsi qu'il suit : le milieu d'un linge triangulaire plié en cravate est placé dans l'aisselle, des deux extrémités l'une passe sur la partie antérieure de l'épaule, puis sur le dos pour arriver vers l'aisselle du côté opposé, l'autre est amenée sur l'épaule d'arrière en avant, croise la première, passe sur le devant de la poitrine, et arrive à son tour vers l'aisselle du côté opposé où les deux bouts du bandage sont noués ensemble.

Pour la *cravate du coude*, le milieu d'un linge plié en cravate est appliqué sur la face antérieure de l'extrémité supérieure de l'avant-bras; les extrémités, conduites d'abord en arrière, viennent s'entre-croiser au devant du pli du coude et sont fixées autour du bras.

Parmi les bandages du membre inférieur qui peuvent être exécutés avec des linges pleins, nous citerons : la *cravate du pied* et le *bonnet du pied.*

La cravate du pied a déjà été décrite à propos du bandage de l'étrier.

Bonnet du pied. — Un linge triangulaire est placé sous la plante, la base derrière le talon, la pointe en avant des orteils. Celle-ci est relevée par-dessus l'extrémité du pied ; les extrémités sont ramenées autour du bas de la jambe d'arrière en avant, entre-croisées sur le cou-de-pied et nouées autour du pied.

Pour fixer un pansement sur la jambe, il suffit le

plus souvent d'entourer le membre avec une compresse ou un mouchoir.

Le bandage de corps est un des bandages pleins les plus usités; il est formé d'une pièce de linge d'environ 20 centimètres de largeur et suffisamment longue pour faire le tour du tronc; une serviette ordinaire pliée dans le sens de la longueur peut être employée pour faire un bandage de corps. Pour appliquer celui-ci, on glisse la partie médiane de la bande au-dessous du corps du malade et on ramène les deux extrémités en avant, au-dessus de la partie que l'on veut envelopper; le bandage est fixé au moyen d'épingles après qu'on aura eu soin de bien effacer tous les plis qui pourraient gêner le malade. Pour empêcher le bandage de corps de se déplacer, on le fixe à l'aide de bretelles attachées en avant et en arrière; si le bandage est destiné à l'abdomen, on remplace les bretelles par des sous-cuisses.

On donne le nom de *bandages composés* aux bandages formés par la réunion de plusieurs pièces ou par une seule pièce de linge présentant des divisions. A cette variété de bandages appartiennent les *bandages en T:* ceux-ci, comme l'indique leur nom, sont formés par la réunion de deux bandes ou pièces de linge fixées l'une à l'autre à angle droit; le point de jonction d'une extrémité de la bande verticale avec la bande horizontale a lieu, en général, sur la partie moyenne de celle-ci. La branche qui doit agir pour maintenir les pansements sera toujours plus large que l'autre.

Le T est dit simple, double, triple, suivant qu'il a une, deux, trois branches verticales.

Le bandage de corps que nous avons décrit plus haut est, en réalité, un bandage en T.

Le bandage en T du bassin sert à maintenir un topique sur l'anus ou le périnée par la branche verticale, tandis que la branche horizontale entoure le tronc. *Le bandage en T de la main et des doigts* s'emploie soit pour fixer les pansements, soit pour empêcher la réunion cicatricielle des doigts ou des orteils dans le cas de brûlure.

Le bandage en T de la tête entoure circulairement la tête par sa bande transversale, tandis que sa bande

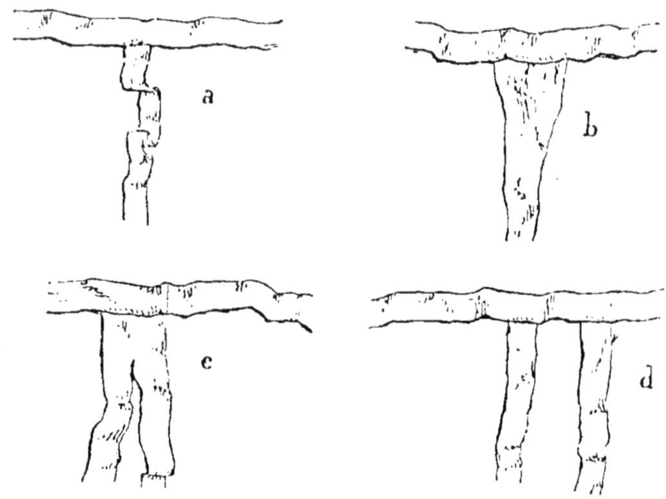

Fig. 75. — Différentes espèces de bandages en T.

verticale maintient un topique sur la joue ou sur l'oreille pour aller ensuite rejoindre la bande transversale sur le côté opposé à celui dont elle est partie.

Pour recouvrir une grande partie du front et du sommet de la tête on peut se servir d'un mouchoir fendu incomplètement sur deux côtés. Le centre du mouchoir est appliqué soit sur le front, soit sur le sommet de la tête, soit sur la nuque; deux des extrémités sont nouées sous le menton, les deux autres sur la nuque ou sur le front suivant les cas.

Les *frondes* sont constituées par des pièces de linge plus longues que larges dont les extrémités sont fendues en deux ou trois chefs jusqu'à une certaine distance de la partie moyenne qui constitue ce que l'on appelle le plein de la fronde. *La fronde du menton* est un des meilleurs bandages de la face, soit pour maintenir des pièces de pansement, soit comme moyen de contention dans les cas de fracture de la mâchoire inférieure (fig. 76).

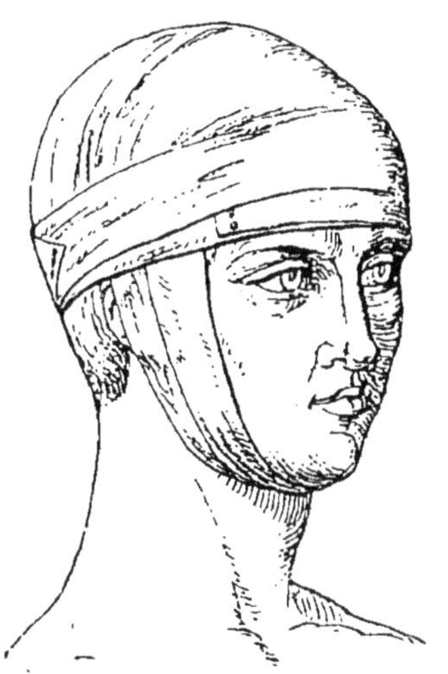

Fig. 76. — Fronde de Galien ou bandage des pauvres.

La fronde du menton est constituée par une bande de 1 mètre de long sur 10 centimètres de large, dont chacun des chefs est fendu longitudinalement jusqu'à 4 centimètres du milieu de la bande; le plein a ainsi 8 centimètres de longueur.

On applique le plein de la bande sur le menton, les deux chefs supérieurs sont portés à droite et à gauche sous les oreilles, vers la nuque où ils s'entre-croisent, puis on les ramène sur les tempes et sur le front, où ils sont fixés. Les deux chefs inférieurs sont conduits verticalement en avant des oreilles et de là sur le sommet de la tête, où on les fixe.

b. — **Appareils à fractures.**

Avant d'indiquer quels sont les appareils employés dans le traitement des fractures, des luxations et des affections articulaires, il n'est pas inutile de rappeler la conduite à tenir lorsqu'on se trouve en présence de cas de ce genre, loin de l'ambulance ou de l'hôpital.

Ici, pas de règle absolue : c'est à l'initiative individuelle de trouver par quels moyens le blessé pourra être transporté sans trop de souffrances, ou sans aggravation de son état.

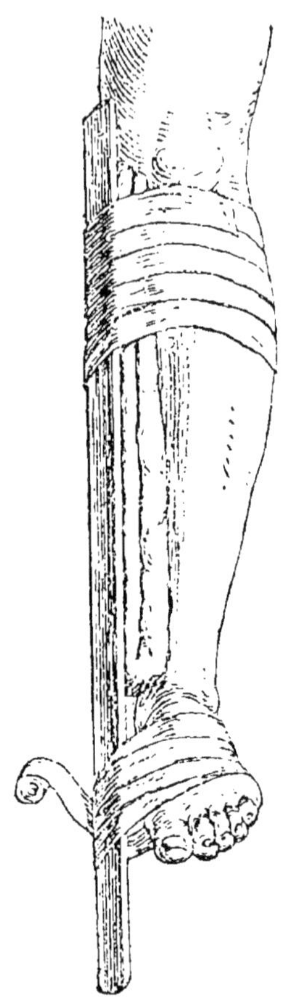

Fig. 77. — Appareil de Dupuytren pour les fractures de l'extrémité inférieure du péroné.

Néanmoins il est certains principes sur lesquels on ne saurait trop insister, car leur application s'impose dans tous les cas.

Lorsque l'on a affaire à une *fracture*, par exemple, il faut relever le blessé, le mettre dans des conditions telles que la douleur soit diminuée, et qu'il puisse être transporté. Il importe tout d'abord d'*immobiliser* le membre blessé. On doit se rendre compte, autant que possible, de la lésion et pour cela découvrir la région malade. Or il est souvent impossible de déshabiller un blessé dans ces conditions sans provoquer d'intolérables souffrances. Il est nécessaire alors de couper les vêtements, manches, pantalons, chaussures. D'autres fois, au contraire, il sera possible de tirer doucement les manches, en faisant soutenir le bras par des aides, et en ayant soin de commencer toujours par la manche du côté sain; de même pour le pantalon. Cela fait, le membre est placé dans la rectitude et soutenu par des *appareils improvisés*, destinés à empêcher un déplacement douloureux, souvent dangereux : dans le cas de fracture de jambe, en effet, le déplacement peut produire la déchirure de la peau par les fragments osseux, et convertir une fracture simple, d'un pronostic relativement bénin, en une fracture compliquée, toujours plus grave.

Que faut-il pour organiser ces appareils improvisés?

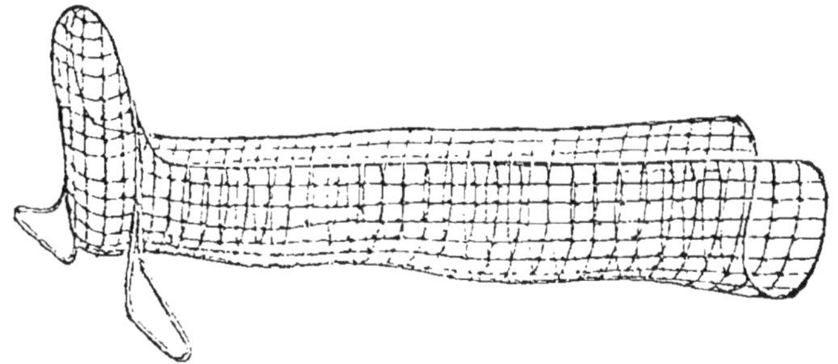

Fig. 78. — Gouttière destinée aux fractures de la jambe.

Des *moyens de contention rigides*, du *remplissage* pour empêcher les froissements, et des *liens* pour maintenir l'ensemble de l'appareil.

Pris au dépourvu, on devra donc choisir autour de soi le premier objet venu, présentant la rectitude, la rigidité et la longueur appropriées au membre fracturé, planchettes taillées, morceaux de carton, bâton, etc.

Les chirurgiens militaires se sont ingéniés à établir des règles pour l'emploi des armes de guerre comme *moyens de contention* dans les différents cas de fracture des membres. On peut utiliser des feuilles de carton, de toile, de zinc, pliées en forme de gouttière et recevant le membre dans leur concavité.

La pression de ces corps durs doit être atténuée par l'interposition de linges, vêtements, au besoin, de paille, d'herbe, jouant le rôle de *remplissage* entre les saillies et dépressions du membre et l'attelle rigide.

Enfin, le tout doit être fixé par des *liens* échelonnés de bas en haut, et pour lesquels on *utilisera* les courroies, ceintures, cordes, etc., que l'on aura à sa disposition. Pour les fractures du membre supérieur, le but sera le plus ordinairement atteint par une écharpe facile à établir. On prend pour cela une serviette, un grand mouchoir, un morceau d'étoffe quelconque, que l'on plie en triangle : les deux chefs les plus longs sont noués derrière le cou du blessé et l'avant-bras fléchi, placé horizontalement dans la concavité de l'écharpe. Le troisième chef est replié en avant, enserrant le coude, et fixé au moyen d'une épingle.

Cette écharpe sera employée dans tous les cas de fracture du bras, de l'avant-bras, de la clavicule, et généralement dans les luxations du membre supérieur.

L'appareil improvisé étant mis en place, on doit procéder au transport du blessé en employant les moyens que l'on peut avoir à sa portée, transport à bras, brancards, litières, cacolets, etc.

Le blessé une fois rendu à destination, installé sur le lit, et déshabillé, on procédera enfin à l'application de l'appareil réellement chirurgical, approprié à la lésion.

En raison de la difficulté de réduire les fractures et de donner au membre une position qui en assure le libre fonctionnement après consolidation, l'appareil est appliqué le plus souvent par le chirurgien lui-même. Cependant comme le chirurgien peut être absent dans certains cas, comme l'appareil peut s'être défait, il est bon de savoir quelles règles générales doivent être suivies dans l'application d'un appareil quelconque destiné à maintenir une fracture.

Dans tous les cas, l'appareil doit être disposé de telle sorte qu'il ne puisse se déplacer dans les mouvements que fait le malade et, néanmoins, ne pas être trop serré : en effet, la douleur provoquée est bientôt intolérable, la circulation du sang est arrêtée, l'extré-

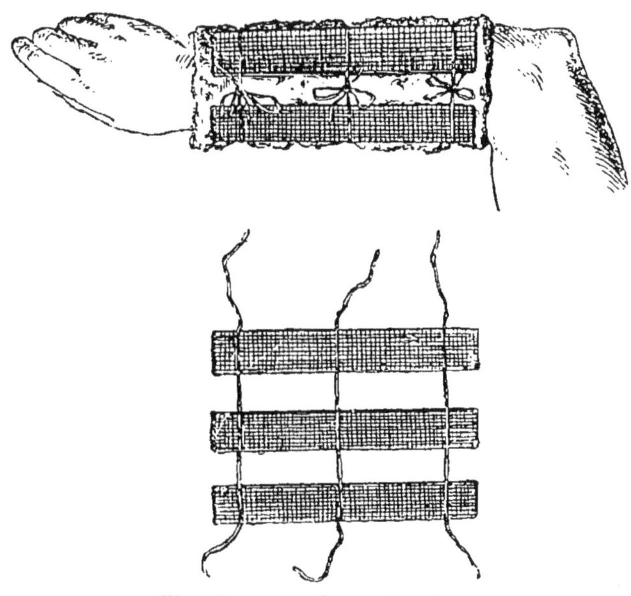

Fig. 79. — Attelles conjuguées.

mité du membre se cyanose, se refroidit et l'engourdissement devient complet. Plus tard, les parties en contact avec les attelles se gangrènent et des eschares se forment. Il faut donc garnir avec grand soin les parties saillantes superficielles, et serrer les lacs (ou bandes) avec la plus grande circonspection. On se rendra compte, du reste, d'une constriction trop violente, en voyant l'extrémité des doigts ou des orteils bleuir et se refroidir, quelque temps après la pose de l'appareil.

Les appareils à fractures peuvent être distingués en appareils *extemporanés* et appareils *mécaniques*.

Les premiers seuls nous occuperont : composés d'éléments simples pouvant être réunis facilement, ils doivent nous être connus dans leurs détails, et toutes

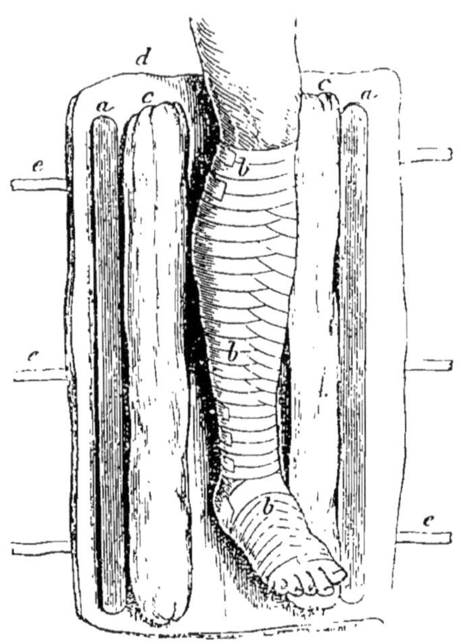

Fig. 80. — Fracture d'une jambe, pansement contentif par la bande roulée *b* ; *c*, les coussins ; *a*, les attelles. Le tout sera enveloppé par le drap *d*, et attaché avec les rubans *e*.

les pièces qui les composent doivent être préparées à l'avance.

Ces appareils sont *amovibles*, ou *inamovibles*.

Les *appareils amovibles* se composent d'attelles, de coussins, de bandes, de compresses, de pièces de linge et de lacs destinés à relier le tout.

Les *attelles* sont des lames flexibles ou résistantes destinées à maintenir le membre dans la rectitude. Ces lames sont ordinairement en bois de chêne, épaisses de 3 à 4 millimètres, d'une largeur variant de 3 à 6 centimètres, et d'une longueur dépassant celle du segment de membre à immobiliser. Les angles doivent être arrondis.

On emploie également du carton épais, qui, ramolli dans l'eau chaude, se moule sur les parties et garde en séchant la forme qui lui a été donnée. On s'en servira avantageusement chez les enfants, ou dans les cas de fracture des doigts. On a employé également le cuir, le fer-blanc, ou la gutta-percha.

Le *drap-fanon* est une pièce d'étoffe assez large pour faire deux fois le tour du membre et un peu plus longue que les attelles qu'elle est appelée à maintenir. Nous en verrons l'usage en décrivant l'appareil de Scultet.

Les *coussins* sont, les uns destinés à supporter le membre et doivent être larges, épais, remplis de crin ou de balle d'avoine ; les autres entrent dans la composition même de l'appareil, et sont destinés à être placés entre les attelles et le membre. Ces derniers sont d'une longueur en rapport avec celle du membre, et doivent être demi-pleins de balle d'avoine, afin de se mouler exactement sur la forme de la région.

Les *liens* seront des rubans de fil assujettis par une rosette, ou mieux munis d'une boucle qui permet de serrer à volonté sans qu'il se produise de relâchement.

Les compresses et les bandes n'offrent rien de particulier à signaler. Les bandelettes de diachylon sont d'un usage fréquent, et doivent être coupées sur une longueur de 60 centimètres et une largeur de 2 centimètres.

Ces différents éléments sont associés de différentes façons suivant les cas ; ils entrent tous dans l'*appareil de Scultet* employé surtout pour les fractures du membre inférieur, et dont nous devons donner une description exacte.

Appareil de Scultet. — Pour le préparer, on dispose sur une table :

1° A égale distance les uns des autres trois à cinq rubans de fil assez longs pour être noués par dessus l'appareil, ou des lacs munis de boucles

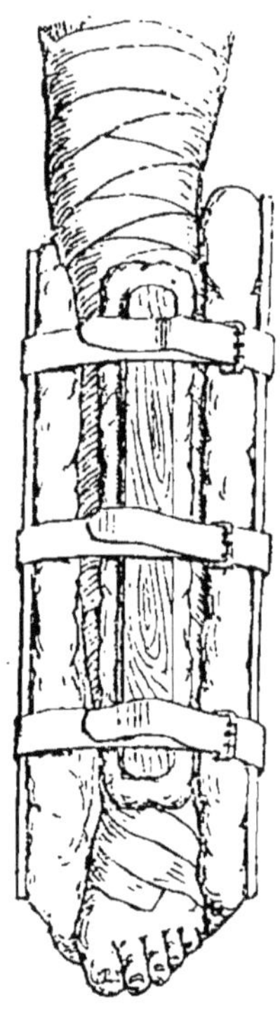

Fig. 81. — Appareil de Scultet.

2° Le drap-fanon transversalement par-dessus ;

3° Des bandelettes séparées larges de deux à trois travers de doigt et assez longues pour faire une fois et demie le tour du membre. On les applique transversalement imbriquées les unes sur les autres, de telle sorte que les plus inférieures recouvrent les supérieures dans la moitié de leur étendue ;

4° Sur les bandelettes, on dispose au niveau de la fracture trois ou quatre compresses longuettes de la même longueur que les bandelettes, et imbriquées comme elles dans le même sens ;

5° Des attelles : deux attelles latérales dépassant un peu la longueur du segment du membre fracturé (plus longues que le membre inférieur tout entier pour les fractures de cuisse) ; une troisième attelle antérieure moins longue ;

6° Des coussins longs tels que nous les avons décrits.

Tout étant ainsi disposé, on place les deux attelles sur les côtés du drap fanon et les extrémités des bandelettes ; à côté des attelles on met les coussins correspondants, puis on roule le drap; et les bandelettes autour des attelles et des coussins, et on fixe le tout en en serrant les courroies. L'appareil est ainsi prêt à être appliqué.

Pour éviter alors toute erreur, on devra faire une marque pour reconnaître quelle est l'extrémité inférieure de l'appareil.

La longueur de l'appareil doit être de 60 centimètres pour une fracture de jambe, de 1 mètre pour une fracture de cuisse.

L'application d'un appareil de fracture doit être précédée de la *réduction* de cette fracture (voir *Fractures*).

La réduction étant opérée, ou mieux pendant qu'elle s'opère, l'appareil de Scultet est déployé auprès du lit du malade et glissé au-dessous du membre. Ce membre maintenu par les aides à ses deux extrémités est déposé sur l'appareil. On mouille légèrement les bandelettes avec de l'eau alcoolisée; le chirurgien, placé du côté de la fracture, et l'aide, du côté opposé, saisissent les deux extrémités de la bandelette la plus inférieure. Le premier enroule cette bandelette obliquement autour du membre en tirant légèrement, puis prend l'autre extrémité des mains de son aide, pour la croiser de l'autre côté. Il faut avoir bien soin, en repliant les extrémités derrière le membre, de ne pas faire de faux plis. Toutes les bandelettes mises en place, les attelles sont enroulées dans les bords du drap-fanon, parallèlement au membre, autant de fois qu'il est nécessaire pour qu'en se rapprochant de ce membre elles laissent un espace juste suffisant pour glisser les coussins en les foulant un peu.

Un autre coussin et une attelle étant placés à la partie antérieure du membre, on serre les courroies en assurant la constriction nécessaire.

Le pied est maintenu par une compresse posée en étrier et fixée par des épingles aux deux extrémités du drap-fanon qui recouvre les attelles.

Enfin des coussins sont disposés au-dessous de l'appareil pour maintenir le membre dans l'immobilité.

Gouttières. — Les gouttières sont des appareils de forme demi-cylindrique destinés à contenir les membres

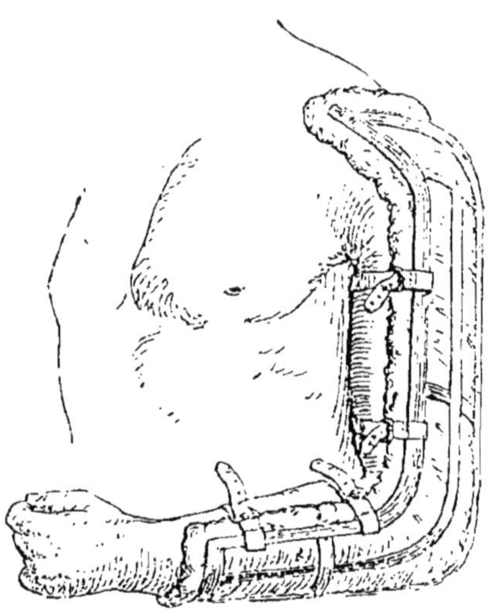

Fig. 82. — Gouttière en lames métalliques pour les fractures de l'humérus.

dont ils embrassent la demi-circonférence. On se sert soit de gouttières métalliques, soit de gouttières en bois, soit de gouttières que le chirurgien fait lui-même en modelant autour d'un membre des matières malléables ou solidifiables, telles que le carton, le plâtre, la gutta-percha, la toile métallique, etc.

Gouttières en toile métallique. — Elles sont en toile métallique galvanisée ou étamée représentant un demi-cylindre soutenu sur ses bords par un cadre ou châssis en fer résistant. La force et le diamètre varient suivant la longueur et le volume des gouttières, c'est-à-dire suivant qu'elles sont destinées à un segment de membre ou à tout un membre, aux extrémités supérieures ou aux extrémités inférieures.

La forme dépend aussi du membre qu'elles doivent contenir : pour le membre supérieur elles sont plus ou moins infléchies au niveau du coude et il est nécessaire d'en avoir une pour le côté droit et une pour le côté gauche. Les gouttières de membre inférieur sont rectilignes et présentent une semelle pour maintenir le pied, une dépression ou bien un orifice circulaire au niveau du talon, et un léger relief au point correspondant au creux poplité.

Les gouttières destinées à contenir tout le membre inférieur doivent embrasser le bassin, la partie interne de l'appareil s'arrêtant au périnée, d'où la nécessité d'avoir une gouttière spéciale pour le côté droit et pour le côté gauche. Ces gouttières présentent habituellement au point de jonction de la semelle avec le reste de l'appareil deux petites ailettes latérales destinées à assurer leur stabilité.

Les grandes gouttières sont généralement préparées et garnies d'avance d'une sorte de matelas en crin.

Pour les gouttières de dimensions plus restreintes on les garnit habituellement au moment d'en faire usage. Un grand linge en toile est étendu sur le fond de la gouttière ; on dispose ensuite sur cette toile des feuilles d'ouate en quantité suffisante pour faire un matelas qu'on recouvre d'une pièce de taffetas gommé destinée à empêcher la souillure de l'appareil.

Ainsi préparée la gouttière est glissée sous le membre et elle est assujettie au moyen de lacs fixés sur les bords de l'appareil.

Les gouttières de Bonnet sont destinées à immobiliser simultanément les deux membres inférieurs, le bassin et une partie du tronc.

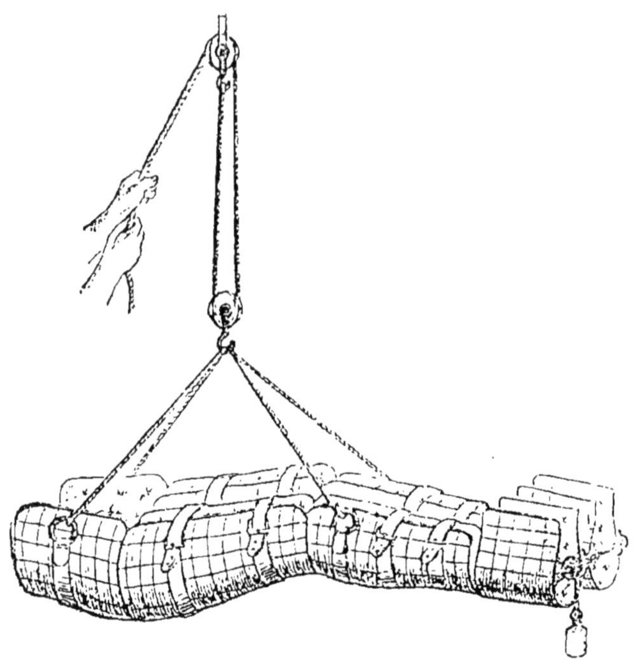

Fig. 83. — Appareil de Bonnet pour les fractures du fémur.

Les appareils inamovibles ou solidifiables sont destinés à prendre dans un véritable moule le membre fracturé, ramené à sa forme normale.

Différents procédés ont été employés pour arriver à former autour du membre une carapace résistante se modelant exactement sur lui, suivant le creux et les saillies qu'il présente. On a fait autrefois usage d'appareils constitués avec des bandes trempées dans de l'amidon ou de la dextrine; mais aujourd'hui les appareils amidonnés et dextrinés ne sont plus employés et on leur préfère de beaucoup les appareils silicatés ou plâtrés.

L'*appareil silicaté* est d'un emploi courant aujourd'hui : le membre est d'abord entouré de feuilles d'ouate d'une épaisseur considérable. Une première bande sèche est roulée et serrée autour de cette ouate de façon à présenter une surface unie et régulière. On imprègne ensuite des bandes de tarlatane de silicate de potasse. Les bandes bien imprégnées et débarrassées de l'excédent de silicate sont appliquées sur le bandage roulé placé tout d'abord. La solidification s'effectue en sept à huit heures, mais la dessiccation exige environ vingt-quatre heures et parfois n'est complète qu'après le second jour. Pour enlever un appareil silicaté, il suffit de faire prendre un bain au malade.

L'*appareil plâtré* a sur l'appareil silicaté le grand avantage de se solidifier rapidement, instantanément, pour ainsi dire.

Le meilleur plâtre à employer est le plâtre à mouler ; il doit être conservé en sacs dans des caisses en bois ou en fer-blanc, à l'abri de l'humidité, si l'on veut éviter qu'il s'évente et perde ainsi la propriété de se solidifier.

Les appareils plâtrés s'emploient le plus souvent sous forme *d'attelles* ou *de gouttières plâtrées*. Les attelles se fabriquent avec de la tarlatane repliée un certain nombre de fois sur elle-même ; huit épaisseurs pour le membre supérieur, quatorze à seize pour le membre inférieur. A défaut de tarlatane on peut faire usage de vieux linges, de vieilles compresses (deux à trois épaisseurs de vieux linges peuvent remplacer la tarlatane).

Les gouttières plâtrées s'emploient bien plus souvent que les attelles. Elles se confectionnent comme les attelles avec des feuilles de tarlatane qu'on réunit entre elles par quelques points de couture ; le nombre des feuilles à employer est le même que pour les attelles.

La bouillie plâtrée, dans laquelle doivent être trempées les attelles ou gouttières, se prépare dans un vase en grès ou en terre: après y avoir versé la quantité d'eau jugée nécessaire pour la confection de l'appareil, on y ajoute progressivement le plâtre, puis on fait le mélange avec la main en enlevant les grumeaux et les parties dures; la bouillie, pour être utilisable, doit avoir une consistance crêmeuse. On y plonge alors les attelles ou les gouttières et on les applique en les ajustant à la forme du membre. La solidification des appareils plâtrés est complète au bout de dix à quinze minutes, la dessiccation a lieu au bout de vingt-quatre heures.

BOITE DE SECOURS

DE L'UNION DES FEMMES DE FRANCE

I. — Compartiment supérieur.

Acide phénique (1), acide borique, sublimé corrosif (2),

(1) Acide phénique (neigeux en solution à 9/10). Une cuillerée à café de cette préparation dans 100 grammes d'eau donne la solution phéniquée forte.

La solution faible s'obtient en employant 200 grammes d'eau pour une cuillerée à café (voir *Pansements phéniqués, Petite chirurgie*).

(2) Sublimé corrosif, solution mère colorée avec du bleu d'aniline et additionnée de chlorure de sodium.

Sublimé	200 gr.
Bleu d'aniline	0,15
Chlorure de sodium	40 gr.
Eau	1000 gr.

Mettre une cuillerée à café seulement de cette préparation dans un litre d'eau pour faire la solution au millième habituellement employée dans les hôpitaux.

iodoforme, alcool, glycérine, vaseline blanche, collodion, ammoniaque, chloroforme anesthésique, éther sulfurique. Laudanum de Sydenham, sulfate de quinine, sous-nitrate de bismuth, ipéca, eau de mélisse, calomel, chlorhydrate de morphine (1), pilules d'opium (2), tartre stibié (émétique) (3). Catgut, amadou, tubes à drainages (4), gutta-percha, tourbe de Redon, gaze iodoformée, tarlatane, coton hydrophile. Seringue en métal, trousse, sinapismes, carton.

Cuvette double : Lampe à alcool, tire-bouchons, cisailles, tubes divers, cuiller, seringue de Pravaz, aiguilles de Reverdin, thermomètre.

II. — Compartiment moyen.

Bandages, appareil de Scultet, compresses.

III. — Compartiment inférieur.

Case n° 1 : Bandes de toile.

Case n° 2 : Crin de Florence, soie phéniquée, fils d'argent, épingles, aiguilles pour sutures. Bande de Nicaise.

Case n° 3 : Bandes de tarlatane.

(1) Chlorhydrate de morphine (25 paquets de 10 centigr. chacun).

(2) Extrait d'opium (200 pilules de 2 centigr. 1/2 chacune).

(3) Tartre stibié : 30 paquets de 5 centigr. additionnés chacun de 45 centigr. de sucre de lait.

(4) Tubes à drainages n°s 10 à 16. 2 mètres de chaque à mettre dans la glycérine antiseptique (les drains sont en caoutchouc rouge).

IV. — Compartiment de réserve (1).

Coton hydrophile, tourbe de Redon comprimée, tourbe de Redon non comprimée; sondes en caoutchouc, toile métallique, attelles diverses; coussins, éponges, bandages divers.

(1) Le compartiment de réserve se trouve derrière les compartiments moyen et inférieur.

QUATRIÈME PARTIE

ÉLÉMENTS DE MÉDECINE

PAR LES Drs DREYFUS-BRISAC, LETULLE ET NEUMANN

Membres de la Commission médicale d'Enseignement de l'Union des Femmes de France.

Terminologie médicale usuelle. Indications séméiologiques. — On ne trouvera, dans cette partie du Manuel, que les notions médicales absolument indispensables à une infirmière hospitalière. Notre but est double : 1° indiquer à celles qui doivent être quelque jour nos aides le sens des expressions scientifiques usuelles dont on se sert sans cesse dans la pratique hospitalière ; 2° leur apprendre à reconnaître, au lit du malade, les principaux phénomènes ou *signes* pathologiques qui doivent plus spécialement attirer leur attention.

Si, pour une infirmière, c'est tentative vaine et dangereuse que de vouloir faire de la médecine, il n'en est pas moins vrai qu'elle *doit* être en mesure de fournir au chef du service les renseignements les plus précis et les plus circonstanciés sur ce qui s'est passé pendant son absence. Ainsi restreinte, sa mission n'en est pas moins très importante ; car, d'une part, elle peut parfois mettre sur la voie de faits pathologiques qui risqueraient d'être méconnus, et d'autre part c'est par son récit seul que plus d'une fois le médecin acquerra la notion d'incidents passagers dont il n'existe plus trace au moment de sa visite. Tel est le cas pour certains accès de *fièvre intermittente*, pour certaines éruptions fugaces, etc.

C'est à ce seul point de vue, essentiellement pratique, sans prétention scientifique aucune, que nous nous placerons.

Les maladies se révèlent par un certain nombre de manifestations, phénomènes morbides auxquels on donne le nom de *symptômes* ou *signes*. En médecine, la *séméiologie* constitue l'étude des symptômes. Un grand nombre de signes ne peuvent être perçus que par le médecin à l'aide de l'oreille (auscultation), au moyen du toucher (palpation) ou par certaines manœuvres plus compliquées (la percussion, par exemple). Aucun de ces signes dits *objectifs* ne doit trouver place ici.

Nous ne nous occuperons que d'un petit nombre de symptômes fournis par l'inspection du malade ou décrits par le malade lui-même (signes *subjectifs*, la douleur, par exemple). Encore nous contenterons-nous d'esquisser les symptômes d'observation toujours facile, mais ayant une réelle importance et pouvant être reconnus par l'infirmière hospitalière avant l'arrivée du médecin.

Pour simplifier cette étude un peu aride, nous éviterons de nous astreindre à un ordre trop scientifique qui nécessiterait des explications multipliées et par cela même bientôt inintelligibles. Nous étudierons tout d'abord l'*aspect extérieur* des malades ; puis nous passerons successivement en revue dans chaque *appareil* ou *système* anatomique les principaux phénomènes utiles à bien connaître qui lui appartiennent ; après quoi nous tracerons rapidement quelques-uns des signes caractéristiques des principales maladies aiguës que l'infirmière peut être appelée en cas d'urgence à observer dès son entrée en fonction. Nous terminerons par quelques indications sur la *convalescence*, les *rechutes* et les *récidives*.

§ 1. — Symptômes fournis par l'aspect extérieur des malades.

Les symptômes que fournit l'aspect extérieur, « habitude extérieure », sont de la plus haute importance. Nous les considérerons d'abord dans tout le corps, puis successivement dans chaque région.

L'habitude extérieure, considérée en général, comprend l'attitude, le volume du corps, la couleur de la peau, les éruptions, les tumeurs et les solutions de continuité, etc.

Attitude. — Dans l'état de santé, l'attitude est libre, aisée pendant la veille; pendant le sommeil les membres sont demi-fléchis et le corps incliné sur l'un des côtés, ordinairement sur le côté droit. La maladie peut changer ces positions habituelles du corps.

Le *décubitus dorsal* (on désigne sous le nom de décubitus la position que le malade prend au lit) s'observe dans les maladies aiguës graves, dans les affections typhoïdes, dans certaines maladies douloureuses comme le rhumatisme articulaire aigu, la péritonite aiguë, qui empêchent tout mouvement.

En général, la tendance qu'ont les malades, atteints d'affections graves, à se coucher sur le côté (décubitus latéral) est un bon signe du relèvement des forces.

Dans la *pneumonie* le décubitus a lieu généralement sur le côté malade ; il semble que cette attitude soulage la douleur ; dans la *pleurésie* il en est de même et, si l'épanchement est considérable, il devient impossible au malade de se porter sur le côté sain.

Dans l'*asthme* et dans les maladies des voies circulatoires la position demi-assise est le plus souvent préférée par le malade.

Dans certaines affections du larynx (période de suffocation du *croup*), les enfants couchés dans le décubitus dorsal ont la tête renversée en arrière. Le décubitus varie dans les affections abdominales. La *colique saturnine* se reconnaît presque par la seule position des malades sur le ventre, les mains fortement appuyées contre la paroi abdominale. Il semble que la pression atténue la douleur, tandis que dans la péritonite, ainsi que nous l'avons dit plus haut, et dans les inflammations intestinales, le décubitus dorsal, les jambes demi-fléchies, est celui que les malades affectent de préférence.

Volume du corps. — On conçoit aisément tout ce que présente de variable le volume du corps envisagé chez chaque individu; l'âge, le sexe, le tempérament, la profession, etc., sont autant de causes qui peuvent apporter des modifications dans le volume total du corps ainsi que dans celui de certaines régions. Ces différentes modifications peuvent se rencontrer avec la santé et, en parlant ici des changements observés dans le volume du corps, nous n'avons en vue que ceux qui surviennent relativement à l'état habituel de chaque individu.

L'*augmentation de volume* peut dépendre de causes diverses : l'accumulation de la graisse dans les mailles du tissu cellulaire sous-cutané, l'afflux du sang dans certaines parties, le développement de tumeurs solides, l'épanchement de sérosité ou de gaz dans le tissu cellulaire.

L'augmentation du volume du corps qui dépend de l'afflux du sang est ordinairement peu considérable ; elle est accompagnée de l'injection de la peau et se remarque surtout au visage, au cou, aux mains. On l'observe principalement au début des *fièvres éruptives* et des inflammations. Quelquefois la tuméfaction est locale et peut alors devenir considérable, ainsi qu'on le voit dans l'*érysipèle*, dans le *rhumatisme articulaire*, etc.

L'*hydropisie* est une cause assez fréquente d'augmentation dans le volume du corps; elle provient de l'accumulation de la sérosité du sang dans le tissu cellulaire ou dans les cavités naturelles du corps. Quand l'épanchement occupe une région limitée, on le désigne sous le nom d'*œdème* (œdème de la face, œdème des malléoles ou chevilles). L'œdème étendu à toute ou presque toute la surface du corps porte le nom d'*anasarque;* enfin lorsque l'épanchement siège dans une cavité séreuse, il prend des désignations spéciales; ainsi l'hydropisie du ventre est appelée *ascite ;* celle de la plèvre, *hydrothorax;* celle des articulations, *hydarthrose*, etc.

L'œdème du tissu cellulaire se reconnaît à la pâleur et à la demi-transparence de la peau ; l'application du doigt y détermine, sans effort et sans causer aucune douleur, une dépression qui disparaît lentement dès qu'on cesse de comprimer. Quelquefois cependant les téguments présentent une dureté, une résistance remarquable qu'on rencontre plus spécialement lorsque la sérosité occupe la paroi de l'abdomen. L'infiltration est d'autant plus considérable et plus abondante qu'elle se fait dans un tissu cellulaire plus lâche. Ainsi les paupières sont quelquefois infiltrées au point de recouvrir complètement le globe oculaire.

C'est au niveau des malléoles que débute ordinairement l'œdème ; comme il peut n'apparaître qu'après une station debout prolongée, le soir en particulier, il importe que l'infirmière puisse en reconnaître l'existence.

La *diminution de volume* du corps est un phénomène très fréquent dans les maladies; en général ce n'est qu'à l'époque de la convalescence que cette diminution est bien sensible dans les maladies aiguës; elle peut cependant, parfois en quelques jours, en quelques heures, être portée à un degré considérable après des évacuations excessives. Le plus souvent elle a lieu avec lenteur et constitue l'*amaigrissement* ou *émaciation*, symptôme qui peut exister à des degrés très différents; le degré extrême est désigné sous le nom de *marasme*.

C'est particulièrement dans les maladies chroniques que l'émaciation est très prononcée (cancer, phthisie, etc.).

Symptômes fournis par l'examen de la peau. — La couleur de la peau peut offrir de grandes variétés; dans un grand nombre d'états morbides l'épiderme offre sous ce rapport des changements remarquables.

La *peau* est *pâle*, blême ou blafarde dans la première période ou période de frisson des *fièvres intermittentes*. Cette pâleur, jointe à une demi-transparence, se rencontre également chez les anémiques et dans certaines espèces d'hydropisie. Chez les femmes chlorotiques, c'est-à-dire ce que l'on appelle d'ordinaire les *pâles couleurs*, la peau a soit une teinte pâle légèrement verdâtre, soit une teinte cireuse. C'est surtout aux oreilles que la pâleur est prononcée, et parmi les muqueuses, celles des yeux et des gencives se distinguent entre toutes par leur décoloration.

La pâleur de la peau peut être due à une hémorrhagie, celle-ci doit être soupçonnée et cherchée avec le plus grand soin, *surtout chez les opérés* qui sont soumis aux pansements par occlusion. Dans ces cas, la décoloration de la peau jointe aux autres symptômes (vertige, lipothymie, ou syncope, sueurs froides, petitesse du pouls, etc.) doit faire soupçonner qu'une hémorrhagie s'est produite; si on retire alors l'appareil, on constate la perte de sang. Il est donc de la plus haute importance de surveiller la teinte des téguments dans ces circonstances, puisque la vie du malade en dépend, étant donné que l'appareil cache la plaie et que l'hémorrhagie peut continuer sans écoulement de sang apparent.

Dans certaines formes de maladies du cœur, dans le choléra, la peau, surtout à la face, présente une teinte bleuâtre à laquelle on a donné le nom de *cyanose*. La cyanose dépend de la stagnation du sang dans les vaisseaux capillaires, arrêt produit par quelque obstacle apporté à la circulation pulmonaire.

D'autres fois la peau est d'un jaune plus ou moins foncé, ce qui constitue l'*ictère*. C'est par les conjonctives que débute ordinairement la jaunisse; elle n'est guère appréciable à la lumière artificielle, aussi faut-il appeler sur ce point l'attention du médecin qui, non prévenu, pourrait méconnaître l'existence de l'ictère. Dans l'ictère la teinte de la peau est, suivant les cas, jaune pâle, jaune foncé, jaune vert. Dans certaines maladies cachectiques indépendantes de l'ictère elle est jaune sale, ou d'autres fois *bronzée*.

La peau présente dans quelques cas des taches rouges, noires, bleuâtres qu'on nomme *ecchymoses* et qui dépendent de la sortie du sang hors de ses vaisseaux; elles sont produites le plus souvent par des contusions, des pressions et autres causes extérieures, quelquefois aussi elles sont dues à une cause interne, à une altération du sang, comme dans le scorbut, le purpura.

La peau est fréquemment le siège d'*éruptions*, comme dans la *variole*, la *rougeole*, la *scarlatine* et l'*érysipèle*, etc. Mais, comme celles-ci peuvent être fugaces, il importe que la garde-malade en étudie les caractères, pour donner des renseignements précis au médecin. A cet égard elle doit s'attacher aux points suivants :

1° Coloration de l'éruption (rouge plus ou moins intense, violacée, etc.).

2° Disposition en *taches* séparées par des intervalles de peau saine ou en *plaques* larges sur un fond plus ou moins congestionné.

3° Existence ou absence de démangeaisons.

4° Tuméfaction de la peau.

5° Points où l'éruption a commencé.

6° S'efface-t-elle sous la pression du doigt?

On doit encore joindre à ces symptômes fournis par le tégument cutané les *excoriations*, les *gerçures*, les *ulcères*, etc.

On nomme *excoriation* cette légère altération qu'offre la peau dépouillée de son épiderme et des couches les plus superficielles du derme ; elle a souvent lieu dans les maladies graves et précède ordinairement la formation des eschares.

On appelle *gerçures* des solutions de continuité qui surviennent dans diverses parties, et qui semblent, par leur forme allongée et étroite, être le résultat d'une distension excessive de la membrane tégumentaire ; dues le plus souvent à l'action du froid, elles occupent quelquefois le dos de la main, et plus fréquemment les points où la peau se continue avec les membranes muqueuses, comme les narines, les lèvres, le mamelon.

Les *ulcères* sont des solutions de continuité produites par une cause interne ou par une irritation locale.

Enfin la peau présente chez les malades des altérations appréciables au toucher. Au lieu de rester souple et douce comme dans l'état de santé, elle devient souvent sèche, rude et rugueuse soit dans les premiers stades des maladies aiguës, soit dans le cours de certaines maladies chroniques. Rappelons ici pour mémoire la sensation de chaleur tantôt humide, tantôt sèche que la peau présente chez les fébricitants, et le refroidissement extrême de la face et des extrémités, qui est souvent un des premiers signes de l'agonie.

Passons rapidement en revue diverses régions du corps pouvant fournir quelques *signes* importants. Commençons par la *face :*

Face. — C'est de toutes les régions du corps celle qui mérite de fixer plus particulièrement l'attention.

Sa richesse en vaisseaux sanguins se dilatant et se rétrécissant avec une grande rapidité, en muscles susceptibles de mouvements brusques et variés, la présence des organes des sens ouverts à toutes les impressions sont les causes qui font du visage, chez l'homme sain, le miroir de l'âme et chez l'homme malade le miroir de phénomènes morbides.

Les signes tirés de l'inspection de la face peuvent être fournis par l'ensemble du visage ou par chacune de ses parties constitutives.

La symétrie normale des deux côtés de la face cesse d'exister dans le cas de paralysie. Il y a une immobilité complète de tout le côté paralysé ; la physionomie de cette moitié de la figure devient en quelque sorte muette, tandis que de l'autre côté elle conserve son expression naturelle. La différence est bien plus accentuée encore quand les muscles du côté sain se contractent avec force et particulièrement dans l'action du rire.

Parmi les altérations nombreuses que l'état de maladie peut apporter dans le *facies* des individus, il en est quelques-unes qui ont reçu des dénominations particulières : telles sont la stupeur, la face vultueuse, la face grippée, etc.

La *stupeur* est marquée par le défaut d'expression des traits. La physionomie porte l'empreinte de l'abattement, la face est pâle, livide, quelquefois très rouge ; les traits paraissent inertes, les yeux sont ternes, à demi fermés, la cornée est flétrie, les paupières sont immobiles; les narines tantôt dilatées, tantôt affaissées, sont pulvérulentes, les poils qui en garnissent l'entrée se recouvrent de poussières atmosphériques que la respiration trop faible ne chasse plus; le menton est pendant, la bouche entr'ouverte, ce qui contribue à dessécher la langue et à lui donner un aspect dur et corné : tel est le facies des *états typhoïdes*, aussi difficile à décrire que facile à reconnaître.

La *face vultueuse* est caractérisée par la turgescence et la rougeur de cette région, la saillie des yeux, l'injection des conjonctives, la distension des paupières et l'expansion de tous les traits. On l'observe surtout dans certaines maladies inflammatoires.

La *face grippée*, qui appartient spécialement aux maladies aiguës ou chroniques des intestins, à la péritonite, au choléra, aux empoisonnements, offre des caractères tout opposés : la figure est contractée, le nez effilé, le teint pâle ou livide, les muscles sont immobiles, les traits tirés en haut ou ramenés vers la ligne médiane, exprimant une vive souffrance.

La face fournit encore des signes relatifs aux changements survenus dans son volume, sa couleur, etc.

Le *gonflement* partiel *de la face* s'observe dans la variole, dans l'érysipèle, dans l'albuminurie, etc.

Au point de vue de la *coloration*, la face présente

dans l'état de maladie les mêmes changements que les autres régions : mais elle offre en outre des modifications qui peuvent ne pas s'étendre au reste du corps. La *rougeur de la face* est un symptôme très fréquent, par exemple dans les paroxysmes des maladies aiguës. La rougeur occupe les pommettes dans les redoublements fébriles de la plupart des maladies chroniques. La rougeur vive et circonscrite des pommettes jointe à la pâleur des autres parties est un symptôme fréquent dans les maladies consomptives, par exemple la phthisie pulmonaire.

La *couleur jaune* dans la jaunisse est ordinairement sensible à la face et spécialement sur les sclérotiques avant de l'être ailleurs; elle y est encore apparente lorsqu'elle a complètement cessé sur le reste du corps.

Un mot maintenant des *éruptions de la peau*. Elle est le lieu de prédilection de l'*érysipèle* (1). C'est *à la face*, sous le menton, au front et sur les joues que se montrent d'abord les *taches de la rougeole;* c'est à la face aussi qu'on voit poindre ces macules, puis ces petites saillies dures et coniques qui révèlent la *variole* à une époque où l'éruption n'est pas encore apparente ailleurs, sauf au niveau de la gorge.

Chacune des parties de la face fournit aussi un grand nombre de signes dont nous allons énumérer les plus intéressants.

Yeux. — Dans l'état de maladie le globe de l'œil et les parties qui le protègent présentent des changements remarquables. Les yeux perdent ordinairement leur éclat et deviennent ternes, éteints dans la plupart des maladies chroniques et aux approches de la mort.

Considérés au point de vue de leur volume, les yeux

(1) Dont l'éruption respecte ordinairement le menton.

sont saillants et proéminents avec rougeur de la conjonctive dans l'*asphyxie* par strangulation, dans les angines graves, dans certaines affections du larynx, etc., chaque fois, en somme, qu'un obstacle quelconque s'oppose au cours du sang veineux.

Les yeux s'enfoncent au contraire dans leurs orbites pendant les *maladies adynamiques*, telles que la fièvre *typhoïde* par exemple et particulièrement dans les maladies qui s'accompagnent d'abondantes évacuations intestinales, comme dans le *choléra*.

La *sclérotique*, ordinairement blanche, est jaune dans l'ictère, bleuâtre chez les sujets lymphatiques; la conjonctive est rouge et tuméfiée dans les *ophthalmies*, etc.

La *cornée* transparente offre quelquefois des taches laiteuses plus ou moins étendues produites par la guérison d'ulcères superficiels; elle se dessèche et devient opaque au moment de la mort.

La *pupille*, normalement ronde, mobile et sensible à la lumière, devient quelquefois très large, insensible aux rayons lumineux et entièrement immobile. L'ouverture pupillaire peut varier de grandeur sous l'influence de certains médicaments : ainsi la *belladone* produit la dilatation de la pupille; l'*opium*, au contraire, la rétrécit. La pupille se contracte dans l'*agonie* pour se dilater au moment de la mort. Les variations brusques de la pupille ont une grande valeur pour le diagnostic de certaines maladies cérébrales.

Nez. — Le nez, qui concourt peu à l'expression de la face, ne fournit qu'un très petit nombre de symptômes. Il est gonflé et luisant au début d'un érysipèle qui ne s'étend pas encore au reste de la face.

Il s'effile et s'allonge dans l'agonie. Le passage de l'air imprime aux narines pendant l'inspiration et l'expiration des mouvements peu prononcés, presque insensibles dans l'état de santé; mais elles sont agitées de mouvements rapides et comme convulsifs, dans les affections qui rendent la respiration difficile. Dans le *croup*, dans les angines graves, dans l'agonie, les voies respiratoires sont obstruées par des mucosités de plus en plus abondantes. Les *narines* sont quelquefois remplies par un enduit noirâtre dans le cours des fièvres graves.

Lèvres. — L'augmentation du volume des lèvres et particulièrement de la lèvre supérieure s'observe souvent chez les scrofuleux; chez eux aussi elles sont souvent, comme les narines, le siège d'éruptions chroniques. Livides, violacées dans les maladies du cœur, elles sont pâles, décolorées dans le frisson, dans la chlorose. Ordinairement humides, elles se dessèchent dans les inflammations et les affections fébriles; dans la fièvre typhoïde, elles se gercent et se recouvrent d'un enduit noirâtre. Enfin on voit souvent dans les états fébriles se produire sur les lèvres de petites élevures qui se dessèchent ensuite : *boutons de fièvre* du profane, *herpès fébrile* du médecin.

Le *tremblement* des lèvres est un signe certain de l'affaiblissement de l'innervation (maladies du système nerveux, affections adynamiques). Telle est aussi la signification de leur contraction violente, irrégulière (rictus).

Menton. — Le menton participe aux changements qui surviennent à la face; il en est peu qui lui soient particuliers. Il présente dans l'agonie, au moment des dernières inspirations, un abaissement convulsif qui précède immédiatement la mort.

Oreilles. — Les oreilles sont froides, pâles et cyanosées dans l'asphyxie, dans les maladies du cœur, dans le choléra, etc. Souvent on voit le conduit auditif être le siège d'un suintement purulent plus ou moins considérable chez quelques scrofuleux, ce qui constitue l'*otorrhée*. Dans quelques cas enfin il y a un écoulement séreux ou roussâtre à la suite d'une chute sur la tête par exemple (fractures de la base du crâne). Les *régions parotidiennes* offrent, dans quelques affections, un gonflement remarquable, qui peut avoir son siège dans les glandes salivaires elles-mêmes ou dans le tissu cellulaire ambiant. Ce gonflement s'observe quelquefois dans le cours de certaines maladies aiguës (fièvre typhoïde, scarlatine, variole, etc.). Il est le phénomène le plus tangible d'une maladie infectieuse connue sous le nom d'*oreillons*.

Cou. — Le gonflement du cou s'observe d'une manière permanente dans le *goître* et les engorgements ganglionnaires chroniques, momentanée dans les adénites et les inflammations aiguës de la région.

Poitrine. — Nous n'avons pas à donner ici les déformations dues au *rachitisme* ou à certaines maladies chroniques des voies respiratoires comme l'*asthme*. Dans le cours des affections aiguës, qui entravent la respiration, qui amènent la *dyspnée* ou l'asphyxie, on voit les muscles du thorax agités de contractions précipitées, irrégulières, fort différentes des mouvements à peine perceptibles qui accompagnent la respiration normale.

C'est à la base du thorax que se voit d'ordinaire le *zona*, éruption caractérisée par une demi-ceinture de vésicules d'herpès et s'accompagnant souvent de douleurs vives.

Abdomen. — Dans les fièvres éruptives, l'éruption caractéristique ou *exanthème* peut envahir le ventre, mais n'offre rien de spécial.

Dans la fièvre typhoïde, c'est surtout à la base de la poitrine et sur le ventre que paraissent les petites taches rouges dites *taches rosées lenticulaires* à peu près caractéristiques de la maladie.

Le volume du ventre peut augmenter ou diminuer dans l'état de maladie; l'augmentation est soit partielle soit générale. Dans ce dernier cas, elle est due soit aux gaz accumulés dans le canal digestif, soit à un liquide épanché dans le péritoine. L'accumulation de gaz dans les intestins augmente le volume et la résonnance du ventre; on nomme *tympanisme* ou *météorisme* cet état de ballonnement de l'abdomen. L'accumulation de liquide dans le péritoine constitue l'*ascite*.

Le ventre est fréquemment le siège d'un gonflement partiel. Les hypochondres sont tuméfiés dans les maladies du *foie* et de la *rate*. On observe souvent le gonflement de la région épigastrique dans les dyspepsies. La vessie, distendue par l'urine, peut former à l'hypogastre une tumeur ovoïde qui s'élève quelquefois jusqu'au nombril. Les intestins, l'estomac, l'utérus, les ovaires peuvent former aussi des *tumeurs* dans les diverses régions du ventre; il en est de même des *kystes*, des *collections purulentes* qui se développent dans la cavité abdominale.

La diminution de volume du ventre peut également être générale ou partielle. Elle se produit dans beaucoup de maladies chroniques par l'effet de l'amaigrissement général. Le ventre s'affaisse, « il se rétracte en bateau », dans quelques affections aiguës, dans la *péritonite*, dans les violentes coliques et en particulier dans celle qui est causée par le *plomb*.

Membres. — Le gonflement partiel des membres limité aux articulations se rencontre dans le *rhumatisme articulaire* aigu, l'*hydarthrose*, les *tumeurs blanches*, etc.

Les extrémités des membres présentent aussi sous le rapport du volume quelques changements dignes d'être notés : gonflement du gros orteil dans la *goutte*, tuméfaction des mains dans la *scarlatine* et surtout dans la *variole*.

Les altérations de couleur que présente la peau sont, dans quelques affections, plus prononcées aux extrémités que sur le reste des membres et sur le tronc ; telles sont la coloration livide qui a lieu dans le frisson, les marbrures que l'on observe dans quelques fièvres adynamiques, la teinte bleuâtre qui survient dans le choléra asiatique, dans les maladies du cœur, etc.

Ongles. — Les ongles n'ont qu'une importance assez restreinte en symptomatologie ; ils sont pâles ou livides dans le froid qui marque le premier stade des fièvres intermittentes. Dans certaines maladies chroniques et particulièrement dans la *phthisie pulmonaire*, les ongles sont quelquefois courbés de manière à ce que leur face dorsale offre une convexité assez prononcée pour que leur extrémité s'infléchisse vers la pulpe des doigts (*doigts hippocratiques*).

§ II. — Symptômes fournis par les organes de la locomotion.

Les organes de locomotion sont, d'une part, les *os* et leurs annexes, et de l'autre les *muscles* : les premiers, organes passifs ; les seconds, organes actifs des mouvements volontaires.

Os. — La déformation des parties et la gêne des mouvements sont les deux principaux symptômes des maladies du système osseux (fractures, luxations). Les solutions de continuité des os s'appellent *fractures* : si les rapports respectifs des surfaces articulaires sont détruits, il y a *luxation*. Quand les os sont soudés au niveau des articulations, de telle sorte que celles-ci soient privées de mouvement, on les dit atteintes d'*ankylose*. Une altération analogue à celle qui, dans les parties molles, s'appelle ulcère, envahit quelquefois certaines parties du système osseux et a reçu le nom de *carie*. Si les os viennent à être privés de toute vitalité, on les dit frappés de *nécrose*.

Muscles. — Les muscles offrent dans leurs fonctions des changements beaucoup plus nombreux et plus variés. Leur action peut être augmentée, diminuée, abolie ou pervertie de diverses manières.

L'abolition complète de la contractilité musculaire et par suite du mouvement constitue la *paralysie*, dénomination qui s'applique à l'abolition de la sensibilité comme à celle du mouvement, et à la perte simultanée de ces deux fonctions.

La paralysie limitée à un côté du corps prend le nom d'*hémiplégie;* quand elle est bornée aux deux membres inférieurs, elle prend celui de *paraplégie;* quand le bras d'un côté, la jambe de l'autre sont paralysés, on dit qu'il y a *paralysie croisée.*

La paralysie est quelquefois limitée à un petit nombre de muscles (paralysie des muscles qui étendent le poignet chez les individus empoisonnés par le plomb, par exemple).

Tremblement. — Le tremblement est également le résultat d'une perversion de la contraction musculaire. Ce symptôme, qui peut être partiel ou général, se produit dans le *frisson* des fièvres intermittentes ; il est encore souvent déterminé par l'action du *mercure* et du *plomb* sur l'économie, par l'abus des *liqueurs alcooliques;* il a lieu fréquemment chez les *vieillards* par le seul effet des progrès de l'âge (tremblement sénile); il est enfin commun dans certaines maladies du système nerveux.

Crampes. — La contraction involontaire, spasmodique et douloureuse d'un ou de plusieurs muscles, surtout des mollets, porte le nom de *crampe.* Les fibres musculaires se roidissent et forment une saillie douloureuse à la pression. La partie affectée est complètement immobilisée, toute tendance au mouvement et à l'extension des muscles devenant une source de douleurs vives, intenses. Les crampes surviennent ordinairement la nuit sous l'influence de causes variées. On observe les crampes dans diverses affections des muscles et du système nerveux; on les voit également dans le *choléra*, dans certains *empoisonnements* (strychnine). Une douleur très vive peut être le point de départ d'une crampe.

La *carphologie* est une agitation automatique et continuelle des mains et des doigts qui tantôt semblent chercher des flocons dans l'air, et tantôt roulent ou palpent de diverses manières et sans but les couvertures et les draps du lit.

La carphologie est un symptôme grave qui annonce souvent une terminaison fatale.

Convulsions. — Les convulsions consistent en des contractions involontaires des muscles assez énergiques pour produire un changement de position du tronc ou des membres. Tantôt ces contractions alternent avec le relâchement des muscles (convulsions cloniques), tantôt elles sont permanentes (convulsions toniques), en sorte que la partie affectée est dans un état de rigidité absolue.

Dans l'attaque d'*épilepsie* on observe à la fois des convulsions toniques et cloniques. L'épileptique pâlit, pousse un cri et tombe comme foudroyé; la perte de connaissance est subite et absolue, puis la période convulsive commence. Ce sont d'abord des convulsions toniques prédominantes d'un côté du corps; tous les muscles participent à la roideur de l'épileptique: les muscles des yeux, de la face, du cou, du thorax, de l'abdomen et des membres. Au moment où commencent les convulsions toniques, la pâleur de la face fait place à une congestion violente. A la période de roideur succède la période clonique qui débute par des secousses fortes, rapides, de courte durée, séparées par des intervalles calmes, bientôt suivies de convulsions qui agitent le corps plus ou moins violemment et prédominent le plus ordinairement dans une moitié du corps.

L'attaque est ordinairement suivie d'un sommeil profond qui peut durer plusieurs heures et qu'il faut respecter.

Les *convulsions* se voient fréquemment chez les enfants et surtout chez les enfants très jeunes, sous l'influence des causes les plus diverses; elles sont étendues à tout le corps ou limitées à quelques groupes musculaires, en particulier à ceux du globe de l'œil.

Le *tétanos*, un des plus terribles accidents qui puissent compliquer les plaies, est une maladie infectieuse caractérisée par la contraction permanente de tous les muscles (voir *Éléments de pathologie chirurgicale*, page 182).

La *contracture* consiste dans la rigidité permanente et chronique des muscles; ces organes, dont la longueur et le volume diminuent en même temps qu'ils deviennent plus durs, forment alors, au-dessous des téguments soulevés, des cordes inflexibles qui s'opposent à l'extension des membres. La contracture a une grande importance dans les maladies typhoïdes; elle indique un trouble profond de l'innervation.

§ III. — Symptômes fournis par l'examen de la sensibilité.

Le système nerveux présente trois ordres d'organes dont le concours simultané assure la production et la perception des sensations normales. Ces trois ordres d'organes sont : 1° les extrémités nerveuses; 2° les nerfs conducteurs, 3° les centres nerveux. Les extrémités nerveuses reçoivent les *impressions* venues du dehors ou sont impressionnées par les modifications qu'éprouvent à l'état normal les divers tissus, ces impressions sont transmises par les nerfs à l'axe cérébro-spinal qui perçoit finalement ces impressions ; dès lors la *sensation proprement dite* en résulte. Ainsi : extrémités nerveuses sensibles, nerfs conducteurs (centripètes), centres sensitifs des masses encéphalo-médullaires, tels sont les trois instruments dont l'intégrité est nécessaire pour le bon fonctionnement de la sensibilité normale.

La *sensibilité* peut être modifiée profondément de trois manières principales; elle peut être abolie, exaltée, ou pervertie ; dans le premier cas on dit qu'il y a perte de la sensibilité (*anesthésie*). L'anesthésie est soit partielle, soit généralisée, bilatérale ou unilatérale (*hémianesthésie*), respectant ou non (anesthésie *sensorielle*) les organes des sens. Au contraire, quand la sensibilité est exaltée, il y a *hyperesthésie*. En outre de ces altérations *quantitatives*, il y a des altérations *qualitatives*, les *perversions* diverses de la sensibilité.

Les *sensations intérieures*, chez l'homme bien portant,

consistent en des besoins qui se rattachent à l'exercice régulier des fonctions; chez l'homme malade, ces besoins sont troublés avec les fonctions dont ils dépendent; il se manifeste, en outre, d'autres sensations anormales et qu'on appelle *douleurs*.

Les causes qui produisent la douleur dans l'état de maladie sont des plus variées.

Ainsi la douleur peut tenir à une altération des tissus (plaies, inflammations, ulcérations, affections organiques), à une action trop vive ou trop longtemps soutenue (une contraction énergique et prolongée par exemple peut déterminer de la douleur). Il est une classe de douleurs qui présentent cette particularité d'être ressenties plus ou moins loin du point qui leur a donné naissance : ainsi un grand nombre de maladies du foie provoquent des souffrances dans l'épaule droite. Il n'est pas rare que les individus amputés d'un bras ou d'une jambe rapportent à la main ou au pied absent la douleur qu'ils éprouvent dans leur moignon.

Variable également est la douleur dans ses caractères; on a donné des noms particuliers à ses formes principales: la douleur est *tensive*, quand elle est accompagnée d'un sentiment de tension et de gonflement dans la partie malade (érysipèle, inflammation, gonflements qui précèdent la suppuration).

La douleur *gravative* ou sentiment de pesanteur est plus particulièrement observée quand il existe des collections liquides dans les cavités naturelles ou accidentelles.

La douleur *pulsatile*, dans laquelle le malade ressen des battements qui correspondent aux pulsations artérielles, est ordinairement le signe d'une inflammation qui va passer à la suppuration.

Quelquefois la douleur est comparable à celle que produiraient une lance, une étincelle, qui traverseraient les tissus où elle siège ; dans ce cas elle est dite *lancinante*, ou *fulgurante* (névralgies, cancers).

La douleur, bien que spontanée et étrangère à toute espèce de causes traumatiques (coups, blessures), ressemble quelquefois parfaitement à celle que produirait un corps contondant ; dans ce cas elle est dite *contusive ;* elle se fait le plus souvent sentir dans les membres au début des maladies aiguës.

Dans certains cas, la douleur ressemble à celle que causerait l'application immédiate d'un charbon incandescent sur les tissus, c'est la douleur *brûlante*.

La douleur *prurigineuse* ou *prurigo* n'est autre chose que la démangeaison : elle se montre surtout dans les maladies de la peau.

La douleur *cuisante* ou *mordicante* s'observe quand une partie de la peau est dénudée de son épiderme (vésicatoires, brûlures).

Suivant la partie qui en est le siège, la douleur a reçu des noms différents. Ainsi l'on nomme *céphalalgie*, la douleur qui occupe la tête. La céphalalgie est un phénomène très commun ; elle se montre dans un si grand nombre de maladies qu'on pourrait dire qu'il n'existe pas un trouble dans l'économie qui ne s'accompagne de douleur de tête. Elle constitue l'un des phénomènes prédominants de la méningite ; elle existe également dans tout processus fébrile.

L'*hémicrânie* est une douleur bornée à un des côtés de la tête : c'est le phénomène capital de la migraine.

On désigne sous le nom de *point de côté* la douleur qui occupe la partie latérale du thorax ; celle qui a son origine dans l'estomac porte le nom de *gastralgie*.

On appelle *névralgies* des maladies caractérisées par une douleur vive continue ou intermittente siégeant sur le trajet d'un nerf. Il importe dans ces cas de bien déterminer en quelles régions sont les maximums de douleur, et particulièrement à la pression, qui constituent les *points douloureux*. Parmi les névralgies les plus communes il faut mentionner la névralgie qui occupe le nerf sciatique ou *névralgie sciatique* (points douloureux au pied, à la jambe, au genou, à la cuisse, à la fesse) ; la *névralgie intercostale*, la *névralgie du nerf trijumeau* qui siège à la face.

Parmi les *perversions* de la sensibilité, qui offrent une extrême variabilité, nous nous bornerons à citer : le *malaise général* et les *inquiétudes* des membres qui accompagnent diverses maladies, les *fourmillements* ainsi nommés parce que la sensation éprouvée par les malades est semblable à celle que produiraient une multitude de fourmis qui s'agiteraient en tous sens dans la partie souffrante et les *engourdissements ;* l'*anxiété* qui consiste en un malaise extrême, souvent plus pénible et plus difficile à supporter qu'une douleur aiguë et qui, occupant en général la totalité du corps, semble néanmoins porter spécialement sur la région épigastrique et oblige les malades à changer presque continuellement de position ; enfin l'*angoisse*, état complexe qui est ordinairement accompagné de palpitations, de dyspnée, d'une altération profonde des traits et d'une respiration plaintive.

Sensations extérieures. — Dans l'état de santé, les organes des sens reçoivent l'impression des objets extérieurs et la transmettent au cerveau avec promptitude et précision ; dans l'état de maladie, l'impression des objets extérieurs peut devenir fatigante, la perception confuse, irrégulière ou fausse.

La vue, l'ouïe, l'odorat, le goût, le toucher, peuvent offrir chez l'homme malade les mêmes troubles que les autres fonctions ; c'est ici que nous devons mentionner, pour l'oreille, la *surdité*, qui tient à une altération des organes de l'ouïe ou à un trouble profond de l'innervation (fièvre typhoïde), les *bourdonnements d'oreille*, dus soit à des lésions auriculaires, soit à de l'anémie ; pour l'organe visuel, la *cécité* complète ou incomplète, les *mouches volantes* devant les yeux, la sensation de brouillard, etc., phénomènes tous importants en clinique ; pour le goût et l'odorat, les perversions très diverses de ces deux sensibilités spéciales. Ces symptômes, essentiellement variables, ne se prêtent pas à une exposition concise.

Enfin il faut mentionner ici le *vertige*. Difficile à définir, il est caractérisé par une sensation toute spéciale ; le malade voit tourner les objets autour de lui ou parfois se sent entraîné lui-même par un mouvement de rotation. A cette sensation se joignent parfois des battements de cœur assez violents, des éblouissements, la vue des sillons lumineux et enfin un sentiment de défaillance (anémie, maladies des centres nerveux, maladies du cœur, etc.).

§ IV. — Symptômes fournis par les fonctions intellectuelles.

Délire. — C'est le *trouble* des facultés intellectuelles. Il y a une grande différence dans l'aptitude à délirer que présentent les différents individus. Les uns divaguent à l'occasion du plus léger malaise; d'autres, au contraire, traversent les maladies les plus graves sans présenter aucun désordre de l'intelligence.

Le délire est fréquent dans les affections cérébrales

(congestion cérébrale, inflammations aiguës ou chroniques des méninges).

Toutes les maladies aiguës peuvent donner lieu au délire ; il suffit pour cela qu'elles soient accompagnées d'une vive douleur, d'une fièvre intense ou que le malade soit très impressionnable. Mais il y a certaines affections dans lesquelles cette complication est particulièrement fréquente (érysipèle de la face ou du cuir chevelu, insolation, fièvres éruptives, etc.). Il se voit aussi dans l'empoisonnement par l'alcool, par les narcotiques, etc.

Le délire peut se produire aussi à la suite de fractures, de luxations, de plaies, d'opérations de tous genres, en un mot de presque toutes les affections chirurgicales.

Ce n'est pas seulement dans les cas où l'économie est dans un état d'excitation que le délire a le plus de tendance à éclater ; c'est aussi dans ceux où les forces sont épuisées. Les dernières périodes des affections chroniques et des suppurations graves ; la dépression de l'économie d'une manière générale et, en particulier, celle qui tient à l'inanition, sont autant de causes fréquentes du délire.

Les deux principales variétés de délire sont le délire *doux* et le délire *furieux*.

Le délire doux n'est quelquefois marqué que par un changement dans les gestes, dans les actions, dans le langage du malade ; il agite les bras, les mains, cherche à descendre du lit, à se découvrir ; tantôt il est silencieux, tantôt loquace et tient des propos incohérents.

Le délire furieux se présente sous une forme toute différente ; le malade fait entendre des cris, des chants, des menaces, il tient les propos les plus extravagants, il s'emporte contre tout le monde, il se débat et fait des efforts pour sortir de son lit, il jette les objets qu'il a sous la main, il crache sur les assistants, les frappe, etc., s'il s'agit d'un blessé on peut le voir arracher son pansement. Quand le délire a été violent les malades n'en conservent généralement pas le souvenir ; il y a pour eux, dans leur existence, une lacune dont ils ne se rendent pas compte ; lorsqu'au contraire le délire n'a présenté que peu d'intensité, la mémoire peut en conserver l'impression. Le délire peut être continu ou intermittent, alterner ou non avec des moments de somnolence, etc.

L'infirmière hospitalière doit prêter grande attention à la forme qu'affecte le délire ; car souvent le médecin trouve dans les renseignements de cet ordre de précieux indices pour le diagnostic ; ainsi l'alcoolique a surtout un *délire professionnel*, en ce sens qu'il croit encore faire des actes relevant de son métier habituel : cocher, il fouette ses chevaux ; de plus il a des *hallucinations* terrifiantes, croit voir du sang, des animaux tels que des rats, des chats, etc.

Le phénomène opposé au délire, caractérisé par la diminution des facultés intellectuelles, est l'*hébétement*, qui accompagne les états nerveux graves.

En général toutes les modifications intellectuelles les plus passagères doivent être notées par la garde-malade.

§ V. — Symptômes fournis par le sommeil.

Le *sommeil* peut être troublé de diverses manières et l'*insomnie* se rattache à une foule d'affections différentes et à des causes bien variées. Les soucis, les préoccupations, l'ingestion de certaines boissons comme le café ou le thé, par exemple, la douleur, la toux, la difficulté de respirer, peuvent provoquer l'absence de sommeil. Voilà bien des causes d'insomnie : indépendamment de celles-ci il en est d'autres, telles que les maladies aiguës, les fièvres graves et en général les affections qui s'accompagnent d'une grande élévation de température. Dans tous ces cas on peut observer l'insomnie et les troubles du sommeil. Le sommeil peut également être troublé par les rêves et par le cauchemar.

Le *cauchemar* est un rêve accompagné de sensations pénibles et ces sensations peuvent varier à l'infini dans leur nature, dans leur degré, dans leur siège. Les patients s'imaginant qu'un corps lourd, qu'un animal volumineux pèse sur leur poitrine, éprouvent une angoisse des plus fatigantes et des plus douloureuses, une véritable terreur ; un réveil brusque, en sursaut, termine la scène. Le cauchemar est fréquent chez les enfants, ce qui tient sans doute à l'activité plus grande de l'organisme, à la diversité et à la vivacité des impressions; il se voit également dans les affections nerveuses. Il accompagne quelquefois les grands désordres de la circulation et de la respiration. Mais de toutes les causes physiques appréciables du cauchemar, la plus commune assurément est le mauvais état des voies digestives et surtout de l'estomac.

Le coma est le phénomène opposé à l'insomnie; c'est le *sommeil morbide* à son plus haut degré.

Le *coma* est caractérisé par un état de sommeil continu et profond, d'où il est difficile ou impossible de faire sortir le malade. C'est la lourdeur, la profondeur, la continuité de ce sommeil qui en constituent les traits spéciaux. Le malade paraît entièrement soustrait aux influences du dehors, absolument privé des facultés de l'homme simplement endormi, ces facultés semblent plutôt suspendues qu'abolies; dans tous les cas il est toujours possible, en réveillant ce dernier, de lui en rendre à volonté la pleine et entière jouissance; chez l'individu frappé de coma, toute sollicitation extérieure est impuissante à produire le réveil, ou, pour le moins, ce résultat cesse de se maintenir dès que l'excitation se supprime.

Les caractères du coma se montrent plus ou moins accusés, plus ou moins intenses; de là des différences de degrés qu'on distingue par des noms divers (somnolence, coma proprement dit, carus, léthargie, etc.).

Les bases qui servent à cette classification, d'ailleurs artificielle, sont : la profondeur et la continuité du sommeil morbide, la difficulté plus ou moins grande que l'on éprouve à réveiller le malade, à fixer son attention et à obtenir de lui quelques réponses, la rapidité relative que ce dernier met à retomber dans son état primitif, le niveau de la sensibilité générale, le degré de la résolution musculaire. Le coma est un état très grave, souvent avant-coureur de la mort, dont il a déjà du reste les apparences, et avec laquelle on pourrait le confondre à un examen *superficiel*.

§ VI. — Symptômes fournis par l'appareil circulatoire.

A l'état morbide, la fonction circulatoire peut offrir des désordres nombreux; quelques-uns portent sur la circulation tout entière, d'autres ne sont sensibles que dans telle ou telle de ses parties constitutives : le cœur, les artères, les veines ou les vaisseaux capillaires. En tête des symptômes fonctionnels fournis par le cœur, nous devons signaler les *palpitations*. Les palpitations s'accompagnent souvent d'essoufflement et de difficulté de la respiration (*dyspnée*). Nous reviendrons sur le phénomène de la dyspnée, si fréquent dans les maladies du cœur, en traitant des symptômes fournis par la respiration, et nous ne nous occuperons ici que des *palpitations*. On désigne sous ce nom un trouble des battements du cœur, portant sur leur fréquence qui est augmentée, leur rhythme qui est altéré, et leur violence qui est accrue, trouble pénible pour le malade qui éprouve un malaise plus ou moins considérable, consistant en une sensation d'étouffement, de resserrement de la poitrine ou de la gorge. Tantôt elles sont purement *subjectives*, c'est-à-dire perçues par le malade seul ; tantôt elles s'accompagnent d'une accélération du cœur, d'une exagération de l'impulsion cardiaque que les assistants peuvent constater. Les palpitations sont bien rarement continues ; le plus ordinairement elles se présentent sous forme d'accès, qui peuvent se produire plusieurs fois dans la journée ou à des intervalles plus éloignés. Ces accès durent quelques minutes, un quart d'heure et même plus longtemps ; ils apparaissent sous l'influence des marches rapides, de l'action de gravir un escalier, des efforts, des émotions morales telles que la joie, la colère, la frayeur, la tristesse.

Les *palpitations* s'observent très fréquemment en dehors des maladies du cœur ; ainsi elles peuvent tenir à une altération du sang (anémie) ; elles peuvent être d'origine nerveuse, ou provenir de l'ingestion de certaines substances (thé, café, etc.).

Les autres phénomènes présentés par le cœur sont

exclusivement du ressort du médecin (percussion, auscultation, palpation) ; ils ne doivent pas trouver place ici. Les *artères* nous offrent un signe de la plus haute importance : le *pouls*. C'est la sensation de soulèvement brusque que le doigt éprouve lorsqu'il palpe une artère reposant sur un plan osseux résistant ; l'artère que l'on choisit d'ordinaire est la *radiale* à la partie inférieure et externe de l'avant-bras. Tâter le pouls, c'est se rendre compte de l'état de la circulation artérielle, et par suite de l'impulsion cardiaque. Comme dans toutes les affections qui touchent sérieusement le système nerveux, d'une manière directe ou indirecte, le jeu du cœur est altéré, l'examen du pouls a une importance capitale, non seulement pour l'état des maladies de l'appareil circulatoire, mais encore pour le diagnostic et le pronostic de toutes les maladies en général.

A l'état normal, chez l'adulte, le pouls bat de 66 à 80 pulsations; chez le vieillard il s'accélère souvent ; chez l'enfant en bas âge, il atteint de 100 à 120. La moindre émotion l'accélère; d'où le « pouls du médecin » ; aussi serait-il utile que la garde-malade sût tâter le pouls quand celui qu'elle veille n'est sous le coup d'aucune émotion, comme celle que produit la visite médicale.

Le pouls est souvent *accéléré;* en dehors des accélérations passagères produites par la course, l'ascension des étages, etc., qui n'ont guère d'importance clinique, il peut atteindre le chiffre de 90, 100 et jusqu'à 160 pulsations à l'état morbide. Cela s'observe surtout soit dans la fièvre, soit dans les *anémies* profondes. Les pulsations peuvent être si nombreuses qu'on n'arrive plus à les compter.

Le *ralentissement* du pouls se rencontre dans des

états très divers; il n'a de gravité immédiate que quand il s'accompagne de phénomènes syncopaux, ou qu'en même temps le pouls devient irrégulier et intermittent.

L'inégalité des intervalles compris entre deux pulsations, *irrégularité*, l'arrêt du pouls à certains moments, *intermittences*, ont une grande valeur. Parmi les autres modifications pathologiques du pouls, faciles à constater, citons celles qui tiennent à la force d'impulsion du sang; l'artère est très tendue dans les états inflammatoires; au contraire l'impulsion est très faible, à peine perceptible parfois, soit dans les maladies du cœur, soit dans les affections adynamiques. C'est en suivant le pouls, qu'on peut souvent se rendre compte de la déchéance progressive des forces et prévoir un dénouement fatal à brève échéance.

Enfin le pouls est souvent perceptible à l'œil; ainsi on voit le cou agité de battements très nets dans certaines maladies du cœur, battements dus au trouble de la circulation dans les artères carotides.

Aux *veines* se rapporte un phénomène dont nous avons déjà antérieurement parlé : l'*œdème;* aux *capillaires*, les états de congestion ou d'anémie des téguments, qui ont été également mentionnés.

Il nous reste à parler de la *syncope* et de la *lipothymie*. La syncope est caractérisée par une suspension subite et momentanée de l'action du cœur, une interruption de la respiration, de la motilité et de la sensibilité. La lipothymie ou défaillance est le degré le plus léger de la syncope. La syncope diffère de l'apoplexie et de l'asphyxie par l'ordre dans lequel se succèdent les divers phénomènes qui caractérisent ces trois syndromes : dans l'apoplexie c'est l'action cérébrale qui est la première interrompue; dans l'asphyxie, c'est la fonction respiratoire; dans la syncope, c'est la fonction circulatoire.

La syncope est une sorte de « pause de la vie »; elle paraît toujours résulter de la cessation passagère de l'action du sang sur le cerveau, d'où la cessation immédiate de l'influence cérébrale et partant la *perte de connaissance*, le phénomène constant de la syncope.

L'individu qui éprouve une syncope commence par ressentir un malaise inexprimable, ses yeux s'obscurcissent, se couvrent comme d'un nuage, des tintements d'oreilles se manifestent, le visage pâlit, les lèvres se décolorent, la pensée s'évanouit, le sentiment s'éteint, le cœur se ralentit et cesse de battre, le pouls devient imperceptible, tout le corps se refroidit et se couvre de sueur; les membres tombent comme des masses inertes; les genoux se dérobent sous le poids du tronc, toutes les articulations se fléchissent, la respiration se ralentit, puis s'arrête; l'individu perd entièrement connaissance.

La *mort apparente* produite par la syncope est de courte durée. En effet, quelques secondes ou quelques minutes au plus se sont-elles écoulées, que les battements du cœur se réveillent ou augmentent d'énergie; ils deviennent perceptibles, la respiration se rétablit; les yeux s'ouvrent; les idées, vagues d'abord, reviennent promptement; les malades semblent sortir d'un sommeil profond. La plupart n'accusent aucune douleur, quelques-uns sont brisés, courbatus, comme s'ils s'étaient livrés à un violent exercice, ou bien ils sont comme oppressés et ont la sensation d'un poids sur la poitrine.

§ VII. — Symptômes fournis par l'appareil respiratoire.

Les maladies qui retentissent sur l'appareil respiratoire présentent, en dehors des signes que fournissent l'auscultation et la percussion et dont nous n'avons pas à nous occuper ici, un certain nombre de grands symptômes qui se retrouvent dans la plupart d'entre elles ; ce sont : la *douleur* ou *point de côté*, la *toux* et l'*altération de la voix*, l'*expectoration* et la *dyspnée.*

La *douleur thoracique* ou *point de côté* qui se montre non seulement dans les maladies propres de la poitrine, mais encore dans certaines affections étrangères à cette région, appartient surtout à l'inflammation du poumon ou de la plèvre (pneumonie ou pleurésie). Elle est ordinairement vive, poignante, et siège le plus souvent au niveau et au voisinage du mamelon : elle s'exaspère par la toux, par les mouvements respiratoires et fréquemment par la pression.

Toux et altération de la voix. — La toux consiste en une succession d'expirations violentes, courtes et fréquentes, dans lesquelles l'air expiré produit, en traversant le larynx, un bruit particulier. Un des phénomènes qui accompagnent constamment la toux est une occlusion momentanée, ou tout au moins un rétrécissement notable de la glotte. Ce rétrécissement ne concourt pas seulement à produire un son particulier ; il retarde ne outre la sortie de l'air, qui s'échappe ensuite avec une plus grande rapidité, et entraîne plus facilement au dehors, en leur communiquant l'impulsion qu'il a reçue, les mucosités amassées dans les divers points des voies qu'il parcourt.

La toux présente plusieurs variétés qu'il est important de noter; elle peut n'être que la conséquence de la souffrance d'un organe autre que les organes respiratoires (toux nerveuse, toux stomacale, toux vermineuse, etc.), mais plus souvent, elle reconnait pour cause un état morbide quelconque de l'appareil respiratoire.

La toux est *humide* ou *sèche* selon qu'elle est suivie ou non de l'expulsion d'une certaine quantité de mucosités. Elle est sèche dans certaines laryngites et au début de la phthisie; elle est également sèche et très pénible dans la pleurésie, dans les premiers jours de la pneumonie, au début des affections bronchiques, etc.

Dans beaucoup de maladies, elle se répète rapidement un grand nombre de fois, de manière qu'une seule inspiration est suivie de cinq ou six inspirations successives, ce qui constitue les *quintes* ou accès de *toux*. Ces quintes sont accompagnées de rougeur de la face et des yeux, de larmoiement, de céphalalgie, de tintements d'oreilles et quelquefois de vomissements comme on le voit dans la *coqueluche*, dans la phthisie pulmonaire et dans quelques variétés du catarrhe des bronches. Une inspiration longue, sifflante, convulsive, termine la quinte dans la *coqueluche;* il se produit un court instant de repos, mais aussitôt une seconde quinte éclate, qui sera suivie de plusieurs autres, tant qu'un véritable vomissement de mucosités ou de matières alimentaires n'aura pas terminé l'accès. Des hémorrhagies et plus particulièrement des hémorrhagies par les fosses nasales (*épistaxis*) viennent parfois compliquer la toux de la coqueluche, mais le compagnon le plus ordinaire de cette crise est le vomissement.

La toux présente dans certaines affections un ton et un rhythme tout particuliers. C'est ainsi que, dans la dernière période de la phthisie, lorsque le poumon est creusé de cavernes, la toux donne à l'oreille une sensation toute spéciale de creux ; la toux de la *rougeole* a un timbre rauque et bruyant ; dans le *croup* elle est rauque, sourde, comme étouffée ; tandis qu'elle est éclatante et sonore dans le *faux croup*.

La *voix* est enrouée dans la *phthisie* et en particulier dans la phthisie laryngée ; elle est voilée et éteinte dans le croup, bruyante, analogue, comme timbre, à l'aboiement du chien dans le faux croup. Chez les individus profondément affaiblis, elle devient singulièrement faible et entrecoupée ; aux approches de la mort elle est souvent à peine perceptible.

Expectoration. — Les crachats sont des matières solides ou liquides qui se sont formées ou qui sont parvenues dans l'intérieur des cavités aériennes, le pharynx, l'arrière-bouche ou la bouche, d'où elles sont expulsées par des actes successifs ou séparés que l'on appelle expectoration ou crachement.

Par *expectoration* on entend l'acte en vertu duquel les matières contenues dans les voies respiratoires situées *au-dessous de la glotte* sont expulsées hors des cavités qui les renferment. L'*expuition* est un second acte qui fait suite au précédent, et qui consiste dans l'expulsion des matières parvenues à l'isthme du gosier et dans l'arrière-bouche : ces matières, ainsi parvenues jusque dans la cavité buccale, en sont rejetées par un dernier effort auquel on donne le nom de *crachement*.

Les *crachats* offrent des variétés très nombreuses qu'on a distinguées par des dénominations particulières.

On nomme *séreux* les crachats clairs et semblables à de l'eau ; *muqueux*, ceux qui ont une consistance plus épaisse ; *visqueux*, ceux qui adhèrent au vase qui les contient : cette viscosité est quelquefois telle qu'on peut renverser le vase sans que les crachats tombent; on dit qu'ils sont *spumeux*, lorsqu'ils sont mêlés de bulles d'air qui leur donnent l'aspect d'une mousse; *purulents*, lorsqu'ils contiennent du pus; *sanglants* ou *sanguinolents*, quand ils renferment du sang, etc.

La *couleur des crachats* et leur *quantité* offrent aussi beaucoup de variétés; ainsi dans la *bronchite aiguë*, la toux, d'abord sèche, ne tarde pas, au bout d'un ou de plusieurs jours, à être suivie d'une expectoration formée par des crachats muqueux ; les quintes deviennent moins pénibles, moins fréquentes ; la sécrétion bronchique augmente; elle est blanche, opaque, verdâtre.

Dans la *bronchite chronique* (catarrhe), dans la *phtisie pulmonaire*, les malades rendent en général des crachats jaunes, verdâtres, très abondants, qui sont le véhicule des bacilles tuberculeux, germes contagieux de la tuberculose; aussi les crachats des phtisiques doivent-ils être détruits avec le plus grand soin (ébullition, incinération).

Dans la période convulsive de la *coqueluche*, le malade rejette après chaque accès de toux un liquide glaireux, filant, incolore, transparent, peu ou pas aéré, en quantité considérable.

Dans la *pneumonie*, les crachats sont formés par un mélange de sang et de mucus, offrant une coloration rouge comparée à la brique pilée ou à la rouille.

Dans le *croup*, les enfants rejettent, à la suite de violents efforts de toux, des fausses membranes blanches ou grises dont la consistance est extrêmement variable : tantôt ce sont des membranes dures et difficiles à déchirer, tantôt ce sont des masses friables et molles.

Quand les crachats, au lieu d'être simplement striés de sang ou sanguinolents comme dans la pneumonie, contiennent du sang pur en certaine abondance, on dit qu'il y a crachement de sang ou hémoptysie. L'*hémoptysie* est un symptôme commun à un certain nombre de maladies parmi lesquelles il faut citer en première ligne la phtisie pulmonaire et les maladies du cœur.

Très souvent l'hémoptysie est précédée d'un état de malaise, d'un sentiment de gêne, d'oppression et de chaleur dans la poitrine. Il y a de la dyspnée, une toux sèche, des palpitations; les malades ont une saveur salée ou un goût de sang; cependant il n'est pas rare aussi de voir l'hémorrhagie débuter brusquement sans être annoncée par aucun trouble appréciable.

Les caractères de l'hémoptysie sont variables. Tantôt le rejet du sang a lieu comme dans l'expectoration ordinaire : le malade tousse et chaque secousse de toux amène un crachat sanguin; c'est ainsi que les choses se passent quand l'épanchement de sang se produit graduellement et est de moyenne abondance. Tantôt, et c'est là ce qui arrive quand l'hémorrhagie est abondante et brusque, le malade est pris de suffocation; il fait un violent effort d'expulsion et rejette en une seule fois une quantité considérable de sang qui s'échappe quelquefois par les narines en même temps que par la bouche : on dit alors, expression impropre, qu'il y a vomissement de sang.

Quelquefois le sang remonte de lui-même dans les voies aériennes et arrive dans le pharynx d'où il est rejeté, sans toux et sans effort, par une simple expuition.

Le sang exhalé dans les voies aériennes est presque toujours d'un rouge vermeil, *écumeux*, à cause de son mélange intime avec l'air. Cependant lorsque, avant d'être rendu, il séjourne pendant un certain temps dans les bronches ou dans le poumon, il prend souvent alors une couleur d'un brun foncé.

Quelle qu'ait été la marche d'une hémoptysie et pour peu qu'elle ait été abondante, il est rare qu'elle cesse brusquement. D'ordinaire et alors même que le flux sanguin peut être considéré comme terminé, on voit persister pendant quelques jours une expectoration de crachats sanguins de plus en plus altérés, indiquant que les voies aériennes se débarrassent peu à peu du sang qui y a séjourné et subi les transformations propres au sang épanché hors des vaisseaux.

Dyspnée. — On dit qu'il y a dyspnée toutes les fois que la pénétration de l'air dans les poumons exige pour s'accomplir des efforts plus considérables qu'à l'état normal. La respiration est simplement *laborieuse* lorsque les efforts que fait le malade pour respirer ne l'obligent point à se tenir sur son séant. Souvent même cette dyspnée ne se révèle que lorsque les malades pressent leur marche, et surtout lorsqu'ils montent un escalier. Si la gène de la respiration les force à se mettre sur leur séant dans leur lit, c'est l'*orthopnée*, qu'on observe plus spécialement dans la période avancée des affections du cœur, de la phtisie pulmonaire, dans l'asthme.

La dyspnée est constante dans le croup, dont elle constitue le phénomène dominant ; elle est la source d'un danger immédiat. Toutes les deux ou trois heures, puis à des intervalles bien plus rapprochés, on voit survenir des accès de suffocation terribles. Au bout de quelques jours de lutte, si la maladie ne se termine pas par la guérison, c'est l'asphyxie qui termine la scène.

La dyspnée est également très intense et très redoutable dans la bronchite capillaire.

Les accès de dyspnée, qui constituent l'*asthme*, ont une physionomie toute spéciale. Ils apparaissent à des intervalles plus ou moins éloignés, surtout la nuit. On n'observe pas ici quarante ou cinquante respirations par minute, comme dans certaines maladies du cœur ou des bronches : le nombre des respirations est au contraire souvent moindre qu'à l'état normal; l'inspiration est pénible et sifflante, l'expiration plus pénible encore, convulsive et trois fois plus prolongée que l'inspiration. L'angoisse est extrême, on croirait que l'asphyxie est proche, il n'en est rien, car après une ou plusieurs heures de cette lutte pénible, la respiration devient plus libre et la détente se fait.

L'*asphyxie* est constituée par la suspension des phénomènes de la respiration et, par suite, des fonctions cérébrales. Elle est caractérisée par une extrême dyspnée, avec congestion livide des téguments, devenus insensibles, refroidissement de la peau et secondairement enfin tous les symptômes de la syncope.

§ VIII. — Des symptômes fournis par l'appareil digestif.

Dans l'état de maladie, tous les actes de la digestion et les organes qui concourent à son exercice peuvent offrir des troubles plus ou moins accusés.

Faim. — L'appétit ou désir de prendre des aliments est rarement augmenté chez l'homme malade. Cependant l'augmentation de la faim existe quelquefois et constitue ce que l'on appelle la *boulimie*. Ainsi la boulimie est un symptôme presque constant du *diabète sucré ;* elle existe également chez certains aliénés. Ce trouble fonctionnel se montre parfois chez les personnes atteintes de *tænia* ou ver solitaire.

La diminution de la faim, l'*anorexie*, accompagne un grand nombre de maladies aiguës ou chroniques. Dans toutes les affections où le mouvement fébrile est très accentué, l'appétit fait complètement défaut (*inappétence*), parfois même le dégoût des aliments est absolu.

Signalons seulement certaines perversions de cette fonction, la *malacia*, la *pica*, qui portent les malades à se nourrir de substances non comestibles ou répugnantes (craie, matières fécales, résines), etc.

Soif. — A cette perte de l'appétit, qui constitue un des caractères de la fièvre, correspond en général une soif très vive. La soif est également augmentée dans les hydropisies, dans la diarrhée, la dysenterie, dans le choléra et enfin dans le diabète sucré, dont cette augmentation constitue un des symptômes les plus importants.

En dehors de ces symptômes généraux que fournit l'appareil digestif, chacune de ses parties constitutives nous en offre de fort importants.

Nous allons les passer rapidement en revue, en commençant par la partie supérieure du tube digestif, et en suivant l'ordre *anatomique*.

Commençons tout d'abord par la *bouche*. *Dents*. — Les dents peuvent être atteintes de maladies qui leur sont communes avec d'autres organes, la carie, par exemple; elles semblent quelquefois avoir perdu leur poli, glissent difficilement les unes sur les autres et non sans quelque douleur, ainsi qu'on le remarque quand elles ont été mises en contact avec un acide.

Les dents peuvent osciller dans leurs alvéoles par suite d'un ramollissement des gencives, ainsi que cela s'observe dans certaines inflammations de la bouche ou *stomatites* (stomatite scorbutique, stomatite mercurielle).

On donne le nom de *fuliginosités* aux dépôts noirâtres qui recouvrent les dents, les gencives, les lèvres dans certaines maladies graves.

Gencives. — Les gencives sont gonflées, mollasses et facilement saignantes dans la stomatite mercurielle et dans le *scorbut ;* dans l'un et l'autre la bouche exhale une odeur particulière. Dans les cas d'empoisonnement chronique par le plomb, elles présentent un liséré ardoisé qui siège au niveau de la sertissure des dents, particulièrement des incisives et des canines inférieures.

Langue. — L'état de la langue, dans les maladies, a de tout temps, et à juste titre, appelé l'attention des médecins. L'importance des signes qu'elle fournit a été peut-être exagérée, mais en les réduisant à leur juste valeur, la langue offre encore un grand nombre de renseignements intéressants.

Dans l'état de santé, la langue présente généralement une couleur rosée, une surface unie en apparence, mais en réalité parsemée d'une foule de petites saillies qui constituent les *papilles* linguales ; elle est humide dans toute son étendue et libre de ses mouvements.

Dans les maladies chroniques, la langue conserve souvent son état naturel ; parfois même au cours de certaines affections graves des voies digestives (cancer de l'estomac, par exemple), il n'existe aucun changement notable dans l'aspect de la langue. On ne peut donc dire d'une manière absolue que la langue soit le « miroir de l'estomac ».

Les principales modifications que cet organe présente dans l'état de maladie sont relatives à son *volume*, à sa *forme*, à ses *mouvements*, à sa *couleur*, aux *enduits*, aux *éruptions*, à son *humidité* ou à sa *sécheresse*, enfin à sa *sensibilité tactile et gustative* et à sa *température*.

Le *volume* de la langue augmente dans certaines affections inflammatoires dont elle est le siège. D'autre part le rapetissement de la langue est un symptôme fréquent dans les fièvres graves; en général elle est en même temps tremblante et sèche (fièvre typhoïde, par exemple).

La langue présente chez l'homme malade des variations de *forme* qui dépendent de deux ordres de conditions : en premier lieu, de la sécheresse ou de l'humidité de sa surface et de la consistance des enduits qui la tapissent; en second lieu du mode de contraction musculaire. La langue humide est en même temps large, la langue sèche, au contraire, s'étale moins, par le fait même de sa rétraction.

Le tremblement de la langue et la gêne de ses mouvements est un symptôme fréquent dans les fièvres graves et dans un certain nombre d'affections des centres nerveux.

Dans les hémiplégies, il existe généralement une déviation de la langue : lorsque l'organe est poussé hors de la bouche sa pointe est entraînée du côté paralysé.

La *couleur* de la langue peut être altérée soit par un changement opéré sur son tissu même, soit par un enduit qui la couvre.

La pâleur et la décoloration de la langue n'ont guère lieu que dans l'anémie et la chlorose.

La rougeur générale de la langue tient à l'hypérémie de la muqueuse : on observe ce symptôme d'une manière remarquable dans la *scarlatine* pendant la période d'éruption et pendant la desquamation, alors que l'épithélium se dessèche. La rougeur de la langue se montre également dans les affections gastro-intestinales de nature inflammatoire.

Des *enduits* de compositions diverses peuvent se former sur la surface de la langue. Ceux qu'on observe le plus communément sont dus à l'accumulation de produits normalement formés ou sécrétés (épithélium, mucus). Le mucus qui humecte la muqueuse linguale devient opaque et se concrète en formant des couches plus ou moins régulières, plus ou moins épaisses, *saburres*. A mesure qu'il séjourne au contact de l'air, cet enduit se charge de poussières atmosphériques et devient grisâtre ; il augmente par l'adjonction de parcelles alimentaires et se fonce en couleur d'autant plus qu'il devient plus sec. Ainsi se trouve constitué un dépôt, dont la couleur varie depuis le blanc grisâtre jusqu'au brun foncé et auquel on a donné les noms d'*enduit muqueux*, *enduit bilieux*.

L'enduit muqueux s'observe dans les maladies catarrhales des voies digestives, dans les diverses affections fébriles qui s'accompagnent toujours d'un *embarras gastrique* plus ou moins marqué.

L'enduit qui recouvre la langue peut tenir quelquefois à la végétation d'un parasite végétal ainsi que cela se voit dans le *muguet*. Le parasite du muguet se rencontre très fréquemment sur la langue, principalement sur ses bords et sa face dorsale, où il forme des plaques blanches, crémeuses qui, en s'étendant de proche en proche, peuvent arriver à recouvrir, comme un tapis de neige, la muqueuse linguale dans toute son étendue.

Les *aphthes* se développent fréquemment sur les bords et sur la pointe de la langue.

Disons en passant qu'il ne faut pas confondre avec ces colorations, ces enduits d'origine pathologique, les changements de couleur dus à l'ingestion de certaines substances (vin, chocolat, etc.).

La *sécheresse* de la langue se montre avec des nuances très diverses d'étendue et d'intensité. A son degré le plus faible, elle est seulement marquée par la sensation qu'accuse le malade, par une sorte de bruit qui accompagne les mouvements de la langue, et qui est dû au décollement de cet organe légèrement agglutiné aux autres points de la bouche, et notamment à la muqueuse du palais. Le doigt, posé sur la langue du malade et relevé lentement, semble être retenu par une matière collante : ce n'est qu'une simple diminution d'humidité plutôt qu'un véritable état de sécheresse. A un degré plus avancé l'enduit est plus visqueux, la langue devient poisseuse, et enfin tout à fait sèche, rugueuse ou râpeuse.

Parmi les *solutions de continuité* qu'on peut rencontrer sur la langue, nous rappellerons celles qui résultent des morsures que se font les *épileptiques* pendant l'accès. Mentionnons également les ulcérations qui se remarquent sur les côtés du frein chez les enfants atteints de coqueluche.

Il est rare que la langue offre, dans sa *température*, des changements assez remarquables pour appeler l'attention ; il est cependant à noter que sa température s'abaisse dans les maladies qui entravent l'hématose (maladies du cœur, etc.).

Le refroidissement de la langue, que l'on peut facilement constater à la main, est un des signes caractéristiques de la période algide de certaines maladies, comme le choléra.

Arrière-bouche. — Les parties qui forment l'arrière-bouche sont aussi le siège de quelques symptômes appréciables à la vue ; elles se couvrent d'exsudations blanchâtres, de fausses membranes dans diverses *angines*. Dans les maladies éruptives, on voit se développer sur la membrane buccale, et en particulier sur le palais et l'isthme du gosier, une éruption semblable à celle dont la peau est déjà ou va être prochainement le siège. La scarlatine occupe le premier rang sous le rapport de la constance de ces manifestations et de l'importance qu'elles peuvent acquérir.

Déglutition. — La déglutition est ralentie et ne s'opère qu'avec difficulté dans presque toutes les maladies du pharynx et de l'œsophage. La gêne de la déglutition a été désignée sous le nom de *dysphagie.* Elle présente plusieurs variétés assez remarquables : certains malades peuvent avaler les liquides, et ne peuvent point avaler les substances solides ; c'est ce qu'on observe souvent dans l'angine ; chez d'autres, comme on le voit dans divers états paralytiques, la déglutition des solides est encore possible, mais celle des liquides ne peut plus avoir lieu. L'impossibilité absolue d'avaler les liquides, jointe à l'horreur pour toute espèce de boissons, constitue l'*hydrophobie*, un des symptômes fréquents de la *rage* chez l'homme.

Digestion stomacale. — Parmi les troubles de la digestion stomacale il faut citer les nausées, les régurgitations, les vomissements. Quant aux phénomènes douloureux qui s'observent du côté de l'estomac, il en sera question plus loin en même temps que des douleurs qui se manifestent dans les autres portions du tube gastro-intestinal et de ses annexes.

La *régurgitation* est l'acte par lequel certaines substances gazeuses ou liquides, rarement solides, remontent par gorgées, de l'estomac ou de l'œsophage dans la bouche, sans être accompagnées des efforts qui sont propres au vomissement. On donne le nom de *renvois* aux matières rejetées par la régurgitation. Les renvois sont gazeux, liquides ou solides.

Les nausées consistent dans de simples envies de vomir; elles sont suivies ou non de *vomissements*.

Le *vomissement* est l'acte par lequel les substances liquides ou solides contenues dans l'estomac sont rejetées par la bouche avec effort et en certaine quantité.

Il se produit dans des circonstances très diverses, et peut avoir son point de départ soit dans l'estomac lui-même, soit dans les organes plus ou moins éloignés. On l'observe dans l'indigestion et dans un grand nombre d'affections de l'estomac, dans les maladies des organes contenus dans la cavité abdominale (maladies du péritoine, des intestins, du foie, des reins, de la vessie, de l'utérus). Les affections thoraciques, et spécialement la phtisie pulmonaire et la coqueluche, donnent lieu souvent, par l'effet des quintes de toux, à des vomissements répétés. Dans les maladies cérébrales le vomissement est fréquent; ainsi il constitue un des principaux symptômes de la méningite.

Dans la plupart des empoisonnements il se produit des vomissements.

Le médecin a grand intérêt à savoir si le vomissement s'est fait sans efforts, ou si, au contraire, il a été précédé des prodromes qui le rendent ordinairement si pénible : vomissement *facile*, vomissement *difficile*.

Les *matières vomies* doivent toujours être conservées, pour que le médecin puisse par lui-même s'assurer de leur nature.

Ce sont tantôt des résidus de la digestion, comme dans l'indigestion ou dans le début des maladies aiguës, tantôt des mucosités, de la bile, des substances vénéneuses dans les cas d'empoisonnement.

Quelquefois on trouve dans les matières vomies des

vers lombricoïdes, des calculs biliaires, etc., plus souvent on y trouve du sang. Le vomissement de sang s'appelle *hématémèse*. Le sang vomi peut provenir d'une hémorrhagie qui s'est faite dans l'estomac, il peut aussi avoir été déversé dans l'estomac et avoir son origine dans une altération d'un organe voisin. Le vomissement de sang se présente différemment suivant les cas. Parfois le sang rendu est rouge et liquide, mais non spumeux comme dans l'hémoptysie; cela arrive quand l'hématémèse suit de près l'hémorrhagie; au contraire, quand le sang a séjourné dans l'estomac au contact du suc gastrique et des aliments, il est rejeté sous forme d'un liquide noirâtre analogue au marc de café ou à la suie délayée dans de l'eau. Quelquefois une partie du sang passe de l'estomac dans l'intestin, et le malade rend alors le sang par les selles (*melæna*).

Chaque fois donc qu'un malade présente une hématémèse, il faut s'assurer de l'état des matières fécales.

Évacuations. Selles. — Lorsque les évacuations alvines sont plus fréquentes, plus liquides, plus abondantes qu'à l'état normal, il y a *diarrhée*. Il ne faut pas oublier d'ailleurs que le nombre et le caractère des garde-robes varie avec l'âge et les individus. Les enfants ont presque toujours des selles plus liquides et plus fréquentes ; de même certains adultes ont régulièrement deux selles semi-liquides par jour. L'état morbide commence là où les selles ont augmenté de nombre et changé de caractère.

L'état inverse constitue la *constipation*.

Diarrhée et constipation sont deux phénomènes d'une extrême fréquence ; car, s'ils sont souvent sous la dépendance d'affections intestinales, ils peuvent aussi reconnaître comme cause des perturbations du système nerveux entraînant la paralysie des muscles de l'intestin.

La constipation surtout est d'une extrême fréquence à un certain âge, et en particulier dans le sexe féminin. C'est un état morbide qu'on néglige trop souvent de traiter.

Chez quelques sujets, il y a un besoin continuel d'aller à la selle, des efforts presque constants et souvent vains pour y satisfaire, puis des contractions spasmodiques de l'anus, désignées sous le nom d'*épreintes*, de *ténesme*. Cet état révèle une irritation du rectum due à des selles diarrhéiques souvent répétées, ou à des évacuations dysentériques.

L'excrétion alvine a lieu, dans quelques circonstances, sans la volonté du malade. Il en est ainsi dans certaines fièvres graves, dans le déclin de quelques maladies chroniques.

Les *matières fécales* ou excréments offrent, dans l'état de maladie, des altérations très nombreuses, relatives à leur nature, à leur consistance, à leur quantité, à leur couleur, à leur odeur, à leur forme, aux corps étrangers qui s'y trouvent. Elles peuvent être aqueuses comme dans certaines diarrhées, semblables à du blanc d'œuf comme dans un grand nombre d'affections chroniques de l'intestin ; elles offrent quelquefois des aliments à demi digérés (*lientérie*). Parfois elles renferment du *pus*.

Composées de *sang* mêlé à des mucosités, elles constituent un des symptômes caractéristiques de la *dysentérie*.

Du sang s'écoule pur et liquide par l'anus quand il vient du rectum, dans le flux hémorrhoïdal en particulier ; il est noir et altéré quand il vient de l'estomac, comme on l'observe souvent, par suite d'une hématémèse, chez les sujets atteints du cancer stomacal.

L'*hémorrhagie intestinale* donne lieu à un écoulement plus ou moins abondant de sang noirâtre par l'anus.

Chez les *cholériques* les selles se composent d'un liquide aqueux, presque incolore, dans lequel nagent en quantité variable des flocons blanchâtres comparables à des grains de riz (selles riziformes).

Les matières fécales peuvent contenir des corps étrangers venus du dehors ou de l'intérieur du corps ; parmi ceux-ci nous avons à signaler les *calculs biliaires* et les *vers intestinaux*. Rien de plus variable que la configuration des *calculs biliaires :* ils peuvent, en effet, affecter toute espèce de forme. Ils sont rarement blancs; quelques-uns sont noirs ou bruns, du moins extérieurement; la plupart offrent différentes nuances de jaune et de vert. Leur consistance est ordinairement peu considérable.

Parmi les *vers intestinaux* les uns, qui se trouvent par fragments dans les matières fécales, sont blancs, larges, rubanés comme les *tænias*.

Les autres vers sont les *lombrics* ou *ascarides lombricoïdes* et les *oxyures vermiculaires*. Les ascarides habitent l'intestin grêle, ils peuvent s'y élever jusqu'au nombre de plusieurs centaines. L'ascaride est un ver blanc rosé, cylindrique, effilé à ses deux extrémités, de 15 à 20 centimètres de longueur.

L'*oxyure* est un petit ver blanc qui n'a que 5 à 10 millimètres de longueur, il est très commun chez l'enfant et son siège habituel est le rectum et l'anus, où il provoque de vives démangeaisons.

On conçoit que la *coloration* des selles varie avec leur contenu ; elle est très importante dans la *jaunisse*. La bile ne parvenant plus dans les intestins, les selles sont décolorées, prennent une teinte blanc jaunâtre, ressemblent à de la terre glaise ou à de l'argile. Inversement, dans les cas rares où la bile est sécrétée en excès (polycholie), les matières fécales sont très colorées.

Les changements qui surviennent dans les matières fécales ne dépendent pas seulement de la maladie et peuvent être aussi l'effet des remèdes. Il ne faut pas oublier que certains médicaments leur communiquent une coloration particulière : la *rhubarbe* leur donne une *couleur jaune rougeâtre;* les préparations de *fer*, le *sous-nitrate de bismuth*, une *couleur noire ;* le *calomel* les rend d'un *vert* très foncé.

Les diverses parties du tube digestif et de ses annexes peuvent être le siège de *phénomènes douloureux.*

La douleur d'estomac se présente quelquefois avec un caractère particulier qui lui a fait donner une dénomination spéciale, celle de *gastralgie* ou *crampes d'estomac;* cette douleur est ordinairement très violente ; elle est comparée par les malades à la douleur que causent les crampes des muscles du mollet, et détermine ordinairement la flexion forcée du tronc en avant pendant tout le temps qu'elle dure. D'autres fois à la douleur épigastrique s'ajoute un point douloureux dans le dos.

Les crampes d'estomac se produisent lorsque l'estomac est vide ou plein, sont soulagées ou exaspérées par une pression légère ou forte sur la région épigastrique : autant de caractères que le médecin doit rechercher, car ils ont, en pratique, une grande importance.

La *colique* est une douleur abdominale vive, exacerbante, souvent mobile, se traduisant par une sensation de constriction, de resserrement, ou de déchirure et même d'expulsion. A ces caractères il faut ajouter une tendance marquée qu'a la douleur à irradier en divers sens.

Comme pour la gastralgie, il importe de bien déterminer les caractères de la colique, et surtout de chercher s'il existe un foyer douloureux, c'est-à-dire si la douleur est beaucoup plus vive en un point donné, ou si elle est diffuse, occupant une grande partie de l'abdomen.

La douleur du ventre est un des principaux symptômes de la *péritonite*. Cette douleur, généralement bornée à un point de l'abdomen, comme l'ombilic, l'hypogastre, les hypochondres, ou les flancs, est vive, pongitive, lancinante et très superficielle, les mouvements, les secousses de la toux, les efforts de vomissement ou ceux que nécessitent la miction ou la défécation, une pression même très modérée l'exaspèrent toujours. Aussi voit-on des malades ne pouvoir supporter le poids des cataplasmes, des fomentations et même celui des couvertures de leur lit.

Lorsqu'un calcul biliaire cheminant à travers les canaux cystique et cholédoque se trouve être plus volumineux que le calibre de ces canaux, il produit par sa présence et par ses aspérités une irritation qui se traduit par un appareil symptomatique dont l'ensemble constitue la *colique hépatique*.

Le début en est brusque ; les malades accusent une douleur vive, déchirante, qui siège à l'épigastre et à l'hypochondre droit, irradie dans la partie correspondante du dos, et quelquefois jusqu'à l'épaule et au cou. Les douleurs acquièrent rapidement une vive intensité, certains malades souffrent tellement qu'ils poussent des cris aigus, se roulent dans leur lit et cherchent par les positions les plus variées à calmer leurs souffrances.

Nous ne ferons que signaler la *colique néphrétique*, causée par une altération de l'appareil rénal, mais qui souvent a une physionomie clinique analogue à celle de la colique hépatique. Seulement le siège de la douleur est différent; celle-ci occupe la région lombaire et, de plus, divers autres phénomènes, du côté des voies urinaires, viennent confirmer le diagnostic.

Aux coliques produites par des troubles de la fonction digestive se joignent le plus souvent d'autres accidents tels que diarrhée, constipation rebelle, etc. Souvent aussi on a des *borborygmes*. Ces bruits produits par les mouvements des gaz et des liquides dans l'intestin sont communs, même chez les personnes en santé, en particulier chez la femme, et surtout chez les individus sédentaires et sujets à la constipation.

Lorsque le bruit n'est pas spontané, mais provoqué par la pression des mains sur les parois abdominales, on a le *gargouillement*, qui s'observe chaque fois qu'il y a accumulation à la fois de gaz et de liquide dans une région de l'intestin.

§ IX. — **Signes fournis par l'appareil urinaire.**

La fonction urinaire comprend deux temps : production ou *sécrétion* de l'urine, expulsion au dehors de ce liquide, ou *miction*. Nous aurons donc à étudier successivement les anomalies de la miction, et les troubles de la sécrétion rénale.

Signes fournis par la miction. — Quand l'émission est pénible, on dit qu'il y a *dysurie*. Tantôt l'urine s'écoule lentement, goutte à goutte ; tantôt il existe un besoin continuel et douloureux d'uriner et le liquide n'est rendu qu'en petite quantité, avec une sensation de chaleur ou de cuisson au niveau de la vessie ou de l'urèthre (*ténesme vésical*). La dysurie, le ténesme vésical s'observent soit dans des affections qui portent sur l'appareil excréteur de l'urine, soit dans des affections qui atteignent le système nerveux, lequel préside à la miction.

La gêne à la miction peut être telle que les malades ne rendent qu'une très faible quantité d'urine ; cet état constitue la *rétention d'urine*. Celle-ci passe parfois inaperçue à un examen superficiel : car si, du fait de la paralysie vésicale, le réservoir urinaire se remplit de liquide, il arrive un moment où il se vide par regorgement et l'issue d'une certaine quantité d'urine peut faire méconnaître la réplétion de la vessie, phénomène d'une grande importance.

L'état inverse, caractérisé par l'excrétion d'urine en dehors de la volonté, *incontinence d'urine*, se voit le plus souvent dans des affections de la moelle, ou dans des états généraux graves, lorsque l'innervation est profondément troublée.

Signes fournis par l'excrétion urinaire. — Nous avons ici à passer en revue les altérations *quantitatives* et *qualitatives* des urines.

Quantité des urines. — A l'état normal, la quantité d'urines rendues par jour est de 1,200 à 1,500 grammes environ, de 1,000 à 1,400 centimètres cubes. Elle varie d'ailleurs, même chez l'individu sain, suivant un grand nombre de conditions; ainsi elle est beaucoup moins grande chez les jeunes enfants. Elle dépend de la température extérieure; car les sueurs abondantes la restreignent, tandis qu'au contraire les boissons copieuses activent la diurèse. Nul n'ignore que les émotions morales augmentent considérablement l'excrétion urinaire.

A l'état pathologique, la sécrétion rénale peut arriver à des chiffres fort élevés; cette *polyurie*, qui atteint 10 à 12 litres et même davantage, a souvent une grande importance clinique; car elle peut mettre sur la voie de maladies qui passent longtemps inaperçues, telles que les diabètes. D'autre part, on voit parfois, à la fin des fièvres franches, se produire une polyurie passagère; cette excrétion abondante est en général d'un très bon augure; elle juge la maladie, en éliminant les déchets accumulés dans l'organisme; c'est une polyurie *critique*.

L'état contraire à la polyurie s'observe beaucoup plus souvent. En dehors du cas où les malades ne sécrètent pas d'urine, *anurie*, phénomène qui n'appartient guère qu'à l'hystérie, on peut dire que d'une manière générale, dans les fièvres, la quantité des urines tombe au-dessous de la normale.

Altérations qualitatives des urines : 1° Couleur. — L'urine normale est un liquide jaune pâle ou jaune ambré ; mais à l'état sain elle varie suivant son degré de concentration, sa quantité, l'alimentation. Celle du matin est plus foncée, celle du repas un peu moins ; celle qui succède à l'ingestion de boissons copieuses est très pâle. Enfin celle des enfants est moins colorée que celle des adultes.

A l'état pathologique, l'urine éprouve des changements notables dans sa coloration. D'ailleurs on comprend que les urines rendues en très grande abondance soient très peu colorées, parce que le pigment urinaire n'est pas produit en quantité correspondante à l'urine sécrétée, et que, par des raisons analogues, lorsque les urines sont rendues en très petite quantité, elles ont une teinte plus foncée que dans les conditions normales. Mais de plus dans les fièvres, et chaque fois que les globules du sang, origine des pigments urinaires, sont détruits en grande quantité, les pigments s'accumulent dans les urines; par suite celles-ci sont très colorées.

D'autre part, beaucoup de matières colorantes animales ou végétales peuvent passer dans les urines. Ainsi l'ingestion d'*acide phénique* à dose élevée rend les urines noires. De même la présence du sang leur donne une coloration rouge foncé ou noir (urines sanguinolentes, sanglantes). Enfin, dans la jaunisse, la bile passant dans les urines se traduit par une teinte jaune foncé, à reflets verdâtres très nets.

2° *Transparence.* — La transparence normale de l'urine peut, chez le malade, être troublée par divers produits pathologiques; nous mentionnerons ici les débris épithéliaux provenant du rein, dans les affections de cet organe, les particules de graisse (urines graisseuses ou chyleuses), des globules de mucus dans des maladies de la vessie, enfin des dépôts rougeâtres, formés de poussière ou de graviers, chez les calculeux.

Enfin, comme caractères extérieurs d'observation facile, nous signalerons l'odeur spéciale, *de bouillon*, qu'offrent les urines chez les albuminuriques, la production abondante de mousse et la fermentation rapide de ce liquide, chez les diabétiques. Ces signes sont d'autant plus précieux qu'il s'agit, dans ces cas, de maladies souvent latentes et sur la piste desquelles un pareil renseignement peut conduire le médecin.

Quant à la recherche de divers produits anormaux, albumine, sucre, bile, ou à l'analyse des principes normaux des urines, elles sont exclusivement du ressort du médecin et ne doivent pas nous arrêter ici. Mais comme ces investigations ont souvent la plus grande importance et que d'autre part les caractères extérieurs des urines servent souvent de guide à l'intervention thérapeutique, il est du devoir de la garde-malade de toujours garder les urines de son malade, et cela, il n'est pas besoin de le dire, dans des vases bien nettoyés au préalable.

§ X. — La fièvre.

La *fièvre* ou *état fébrile* est ce qu'on appelle en terminologie médicale un *syndrome*, c'est-à-dire un ensemble de symptômes morbides caractérisé essentiellement par : 1° une élévation de la température du corps; 2° une accélération du pouls; 3° des troubles des diverses fonctions de l'organisme (troubles digestifs, troubles de l'innervation, troubles des différentes sécrétions glandulaires).

L'*élévation de la température du corps* au-dessus du chiffre normal (qui oscille, comme on le sait, entre 36° et 37°,5 centigrades) constitue le fait capital de la fièvre. On peut donc considérer comme indiquant un état fébrile toute température, *prise à l'aide d'un bon thermomètre*, qui se maintient plusieurs heures à 38° ou au-dessus.

Les malades ont souvent conscience de l'augmentation de la chaleur de leur corps. Le médecin le perçoit également en appliquant le *dos* de la main sur les régions du corps *non découvertes*. Toutefois, pour mesurer exactement l'intensité de la fièvre, pratique absolument nécessaire dans le traitement de certaines maladies (la fièvre typhoïde, par exemple), il faut employer le *thermomètre*. L'infirmière doit savoir manier cet instrument, car il est souvent important de connaître les variations diurnes, vespérales ou nocturnes de la température fébrile.

On se sert ordinairement de thermomètres à mercure, divisés en cinquièmes ou dixièmes de degré, soit de thermomètres ordinaires, soit des thermomètres à *maxima*. Les premiers présentent cet inconvénient qu'il faut lire sur place le degré de la température, chose difficile dans des chambres obscures, parce que, dès que le thermomètre est retiré, la colonne de mercure descend à la température de la pièce où l'on se trouve. Le thermomètre à maxima présente un grand avantage : on peut, grâce à une disposition spéciale, le porter à la lumière sans que la colonne s'abaisse. Cette disposition consiste dans l'existence d'une petite colonnette de mercure, appelée *index*, qui est distincte de la colonne principale. Quand le thermomètre est en contact avec le corps, le mercure se dilate, il chasse devant lui l'index. Lorsque le thermomètre est retiré de l'aisselle, la colonne principale s'abaisse, l'index demeure immobile ; le niveau supérieur de l'index indique la plus haute température atteinte ; on peut porter le thermomètre à la fenêtre pour lire le chiffre où il s'est arrêté, ou le remettre dans son étui ; le médecin, à la visite ultérieure, pourra, par lui-même, se rendre compte de la température au moment où a été faite la mensuration.

Une fois la température connue, il faut ramener l'index au-dessous de la température normale. A cet effet, on secoue l'intrument à pleine main, de haut en bas, à plusieurs reprises, jusqu'à ce que la ligne supérieure de l'index affleure 36° environ (1).

La température peut être prise dans le rectum ou toute autre cavité naturelle. Quand on la prend dans

(1) Une manœuvre moins dangereuse consiste à imprimer au thermomètre verticalement maintenu de petites secousses en le laissant tomber dans la paume de la main un nombre de fois suffisant.

le rectum (enfants, malades délirants), il suffit d'introduire la boule entière de l'instrument à maxima dans l'anus et de la laisser pendant cinq minutes. Généralement, c'est dans l'aisselle qu'est appliqué le thermomètre. On enfonce dans le creux axillaire, préalablement essuyé, la boule du thermomètre ; puis on rapproche le bras correspondant de la paroi thoracique, de manière à ce que la main s'appuie sur l'épaule du côté opposé, et on maintient le bras dans cette position au moyen de la main restée libre qui vient embrasser le coude correspondant au thermomètre. L'observateur doit tenir lui-même le bras du malade appliqué contre le thorax, quand celui-ci est trop faible pour le faire, et s'assurer de temps en temps que l'instrument ne s'est pas déplacé (1).

Lorsque depuis une ou deux minutes la colonne mercurielle ne monte plus, on peut lire la température ; le laps de temps nécessaire est de *dix à douze minutes.*

Ajoutons qu'il y a grand intérêt à rechercher la température du matin (de 7 à 9 heures) et celle du soir (de 5 à 7 heures), chaque jour aux mêmes heures. La seconde est presque toujours plus élevée que la première.

Chaque fois que l'infirmière croit que chez un de ses malades il se produit de la fièvre ou une modification profonde de l'état général, son devoir est de prendre la température ; elle peut ainsi déceler un mouvement fébrile, passager, qui, sans cette investigation faite à temps, aurait passé inaperçu. Les bouffées de chaleur au visage, les frissonnements, et surtout les frissons, les sueurs abondantes, le délire, sont autant de signes

(1) Un bon procédé consiste à coucher le corps de l'instrument à peu près parallèlement au bras maintenu contre le tronc ; de cette façon, la boule ne peut glisser en arrière de l'aisselle.

qui doivent décider la garde-malade à se servir du thermomètre, *sans attendre l'ordre du médecin.*

Lorsque la température reste fort élevée, quand elle dépasse par exemple 40°, 40°,5, on dit qu'il y a *hyperthermie.* Ces températures élevées (40°,8 et même 41°) ont une grande importance, car elles indiquent toujours une perturbation profonde dans les fonctions organiques.

Il est bon de savoir, d'autre part, que la température peut tomber très bas (au-dessous de 36 à 35°,6 par exemple et même plus bas) dans certaines maladies graves, comme à la suite de grandes hémorrhagies, mais même dans le cours de maladies aiguës. Ces *écarts de température* qui peuvent donner chez le même malade 36° le matin, alors que le soir le thermomètre atteindra 40°, 40°,5, acquièrent une réelle valeur au point de vue du pronostic et du traitement. Toutes ces variations ne doivent donc pas échapper à l'infirmière, qui apprendra à établir sur des feuilles spéciales le *tracé de la température.* La fièvre est dite *continue* quand la courbe obtenue sur le tracé ne présente que peu d'écarts entre les températures du matin et du soir; elle est appelée *rémittente* alors que la fièvre n'existe chaque jour, qu'à certaines heures; elle est enfin *intermittente* lorsqu'elle apparaît sous forme d'accès séparés par des intervalles plus ou moins réguliers (journées ou demi-journées) d'*apyrexie* (absence de fièvre) complète.

L'*accélération du pouls* est un phénomène fébrile important, mais il ne peut suffire à lui seul pour caractériser l'état fébrile. Le pouls se précipite en effet dans la plupart des maladies du cœur lorsque cet organe devient insuffisant pour sa tâche, et dans certaines maladies également chroniques du système nerveux.

Il n'en est pas moins vrai que, dans l'état fébrile, l'accélération du pouls croît d'une manière assez habituellement parallèle à l'ascension thermique. L'ambulancière doit donc savoir compter le pouls et l'*inscrire sur la feuille de température* attribuée à tout fébricitant dans chaque service hospitalier. Les autres caractères du pouls fébrile sont du ressort du médecin ; toutefois il est bon que l'infirmière sache apprécier les *irrégularités* et les *inégalités* des pulsations.

On doit noter, pour tout fiévreux admis dans le service, l'état des voies digestives toujours plus ou moins troublées, ainsi que l'état du système nerveux central (délire, agitation, insomnie, etc.); on doit enfin savoir examiner et surtout conserver avec soin le produit des sécrétions glandulaires (salive, crachats, urine). Nous n'avons pas à revenir sur ces différents points qui ont été suffisamment détaillés plus haut. Disons seulement un mot de certaines sensations anormales qui accompagnent le mouvement fébrile à son début. Tantôt c'est une sensation plus ou moins accusée de froid, avec malaise intense; tantôt les bulbes des poils font saillie sur la peau pour donner la sensation de la chair de poule; tantôt enfin, le corps est agité d'un tremblement involontaire, avec ou sans claquement des dents, pendant que le malade accuse une impression très pénible de froid : c'est le *frisson* proprement dit, qui, en médecine, a une importance capitale, par exemple chez les blessés, où il peut annoncer les plus graves complications.

Un *accès de fièvre* complet passe par trois phases : frisson, chaleur sèche, sueurs. La garde-malade doit se rendre compte de l'intensité de ces phénomènes et ne pas oublier que, pendant la période de frisson, la température s'élève déjà au-dessus de la normale. Elle doit pouvoir dire au médecin combien de temps a duré chaque période de l'accès ; car souvent ce sont ces renseignements qui seuls peuvent le guider dans son diagnostic.

§ XI. — Esquisses symptomatiques de quelques maladies aiguës.

L'infirmière hospitalière peut être appelée, dès son entrée en fonctions, à prendre certaines mesures prescrites par le chef du service auquel elle est attachée sitôt l'arrivée de tels ou tels malades atteints de maladies aiguës infectieuses. Il est donc utile pour elle d'avoir quelques notions préalables sur les grandes maladies qu'elle aura à soigner, en particulier les *fièvres* les plus communes dans nos climats et lors de grandes agglomérations de troupes en campagne.

Il nous a paru bon d'esquisser, dans leurs traits caractéristiques, la *fièvre typhoïde*, les *fièvres éruptives* telles que la *scarlatine*, la *variole*, la *rougeole*.

La *fièvre typhoïde*, maladie infectieuse dont les germes (ou micro-organismes pathogènes) sont aujourd'hui bien connus, présente, comme toutes les maladies causées par l'introduction de microbes dans l'intérieur de l'organisme, une phase d'*incubation*, pendant laquelle se font la culture et la pullulation des bacilles spéciaux qui lui donnent naissance. Cette phase d'incubation, dont la durée variable oscille entre 12 et 20 jours, passe d'ordinaire inaperçue. Une deuxième phase ou d'*invasion* lui succède, pendant laquelle la maladie commence ses ravages; la fièvre s'élève en 4 ou 5 jours à 39°,5 ou 40°, quelquefois plus haut ; on note souvent des épistaxis, la faiblesse du malade s'accus de plus en plus et l'oblige bientôt à se mettre au lit.

Alors commence la période d'*état* de la maladie, dans laquelle les symptômes caractéristiques de la fièvre typhoïde se montrent plus ou moins accusés suivant la forme que revêtira la pyrexie. La face exprime la *stupeur*, les traits sont immobiles, ont perdu leur expression; la langue devient collante, rouge à la pointe et sur les bords ; l'appétit est perdu, l'intestin diarrhéique ou constipé se distend et produit un ballonnement du ventre qui ne fait pour ainsi dire jamais défaut, l'abdomen devient sensible à la pression (signe que l'infirmière doit bien se garder de rechercher, à cause des dangers que toute manipulation ferait courir au malade pendant toute la durée de la maladie). L'abattement des forces, le mal de tête, l'insomnie, le vertige, dès que le malade se soulève, le délire, complètent l'ensemble des symptômes intéressants pour l'infirmière.

Cette période d'état se prolonge un nombre de jours variable, 10 ou 12 jours en moyenne, pendant lesquels la température demeure élevée, oscillant peu du matin au soir, mais dépassant d'ordinaire 38°,5, d'où le nom de fièvre *continue* qui a été donné par quelques auteurs à la fièvre typhoïde.

C'est vers le quinzième ou vingtième jour de la maladie que la *défervescence*, ou période d'oscillations descendantes, commence à se produire; un amendement plus ou moins notable accompagne la *chute* progressive de la température, en même temps qu'un amaigrissement parfois très rapide se montre, qui annonce souvent que la convalescence est proche.

Celle-ci ne doit être considérée comme réelle que quand dans leur ensemble tous les symptômes graves, tels que le délire, la diarrhée abondante et séreuse, la sécheresse de la langue et de la bouche (fuliginosités), s'atténuent d'une manière manifeste en même temps que la température demeure, matin et soir, au-dessous de 38°.

La thermométrie, à laquelle toute infirmière doit être rapidement initiée, est un moyen d'examen, de contrôle, on peut même dire de traitement, indispensable pour *tous* les cas de fièvre typhoïde *sans exception*.

Fièvres éruptives. —Les trois fièvres éruptives importantes pour l'infirmière sont la *variole*, la *rougeole*, et la *scarlatine*. Ces maladies infectieuses, contagieuses, sont caractérisées par deux séries de phénomènes importants : leur évolution thermométrique et leur *exanthème* (ou éruption) généralisé.

La *variole* ou *petite vérole* (qu'il ne faut pas confondre avec la *varicelle* appelée aussi petite vérole volante) présente, comme toutes les maladies microbiennes, une période d'*incubation* dont la durée fut autrefois bien déterminée, alors qu'on pratiquait l'inoculation de la maladie chez les sujets sains dans l'espoir de leur donner une forme légère qui les mît à l'abri des accidents graves de la variole spontanée. Cette incubation, c'est-à-dire le temps qui s'écoule entre le moment où les germes varioliques pénètrent dans un organisme humain et le début apparent de la maladie, dure de 8 à 12 jours.

La fièvre se divise en quatre périodes: 1° fièvre initiale ou *invasion*; 2° période d'*éruption* caractéristique; 3° période de *suppuration*; 4° période de *dessiccation* de l'éruption.

1° L'*invasion* est brusque, la température monte soudain à 39° ou 40°, parfois même 41° et 42°; en même temps éclate un frisson violent, une forte céphalalgie (mal de tête) et une horrible douleur lombaire (rachialgie).

Cette fièvre et le mauvais état général qui l'accompagne persistent ainsi, sans grand changement, de 2 à 5 jours pleins, et alors l'éruption apparaît.

Plus l'éruption tardera à se montrer et plus bénigne sera la forme de la maladie. Dans les cas graves, c'est souvent dès la fin du deuxième jour que les boutons varioliques se montrent ; dans les formes légères, l'éruption tarde jusqu'au 4e et même au 5e jour.

2° *Éruption.* L'éruption apparaît d'abord *à la face ;* ce sont de petites papules ou boutons saillants, rosés, qui ne tardent pas à se couvrir d'une petite vésicule saillante tout d'abord, mais bientôt déprimée à son centre, *ombiliquée ;* chaque vésicule se remplit de liquide clair, lequel, au bout de quelques heures, deviendra *purulent* (suppuration, formation des *pustules* varioliques). Fait caractéristique dans la variole *discrète*, la fièvre tombe aussitôt que l'éruption paraît à la face. Ce signe important fait défaut lorsque la variole doit être *confluente*, c'est-à-dire caractérisée par un nombre extrêmement considérable de papules à la face et sur le reste du corps : dans ce cas la fièvre persiste aussi intense pendant qu'avant l'éruption.

3° *Suppuration.* Au bout de 2 ou 3 jours, lors de variole discrète, la fièvre remonte à des degrés plus ou moins élevés; c'est la période dite de suppuration, pendant laquelle la presque totalité des boutons varioliques (papulo-vésicules) deviennent des *pustules*, c'est-à-dire des foyers de suppuration. Les paupières, la face tout entière, les mains, puis les pieds se tuméfient, se boursouflent; l'épiderme soulevé par le pus forme une série de croûtes qui dégagent bientôt la plus infecte odeur. C'est vers le 8e jour de la maladie que commence cette période de suppuration, elle se prolongera jusqu'au 12e ou 15e jour dans les cas les plus favorables.

4° *Dessiccation.* Alors l'éruption se dessèche, les croûtes très adhérentes s'éliminent peu à peu, laissant à nu une série de cicatrices rougeâtres aussi nombreuses qu'il y a eu de pustules. La convalescence est très rapide, elle commence dès que la fièvre a disparu. La varioloïde (ou variole modifiée, habituellement grâce à une vaccination jennérienne antérieure) représente une variole qui avorte en ce que les papules ne dépassent pas la phase de vésiculation et, ne suppurant pas, ne donnent jamais lieu à la fièvre de suppuration si grave dans la variole vraie.

La variole diffère de la *varicelle*, avec laquelle elle ne semble offrir aucun degré de parenté, puisque ni l'une ni l'autre ne se vaccinent réciproquement. L'éruption de la varicelle est constituée par des vésicules, c'est-à-dire par de petites poches pleines de liquide clair qui bientôt devient purulent et forme ainsi des *bulles* qui ne s'ombiliquent jamais et qui débutent non par la face, comme la variole, mais indifféremment par tout le corps, en particulier sur le tronc. La varicelle est aussi bénigne que la variole est redoutable.

La rougeole offre une *incubation* qui oscille entre 10 et 14 jours environ. Elle est surtout contagieuse *avant* même que l'éruption se soit produite, c'est-à-dire pendant la période des prodromes.

1° La période d'*invasion* ou prodromique se caractérise par une fièvre qui s'élève plus lentement que la variole et monte en 2 ou 3 jours à 39° ou 39°,5, rarement plus haut. Cette période dure de 4 à 5 jours, pendant lesquels le malade offre tous les signes de l'état fébrile (mal de tête, inappétence, bouche mauvaise, soif vive, etc.). En outre les signes prodromiques importants que voici et qui permettent souvent un diagnostic hâtif : les malades sont pris de larmoiement, coryza, éternuements, autant de signes d'une irritation catarrhale intense des voies respiratoires ; en même temps la voix devient enrouée, le larynx éprouve une sensation de picotements, de chatouillement qui sollicite les quintes de toux. La toux est sèche, quinteuse, rauque (toux férine).

2° Puis arrive l'*éruption* vers le quatrième ou cinquième jour. Elle commence par la face et surtout par les plis du cou, des oreilles, de la bouche et du nez, pour de là gagner le tronc et les membres. L'éruption se caractérise par de petites taches, à peine saillantes, rosées, dont les bords sont irréguliers, et ne formant jamais de vésicules ni de pustules. Les taches ne restent pas longtemps rosées, elles s'éteignent vite en prenant souvent un ton brunâtre.

Pendant ce temps la température reste élevée, elle atteint sa plus haute expression vers le septième jour, en pleine éruption. Les manifestations catarrhales s'accusent également de plus en plus, le coryza, l'angine, la laryngite et la trachéo-bronchite *morbilleuses* évoluent et donnent lieu à des produits de sécrétion abondants.

Vers le huitième jour de la maladie, l'éruption commence à pâlir, et le neuvième jour, d'ordinaire, la défervescence est complète.

3° Alors la *desquamation* s'accuse, l'épiderme qui recouvrait les taches morbilleuses se détache sous forme de lamelles extrêmement petites, *furfuracées*, souvent presque inappréciables.

La *scarlatine* tire son nom de la couleur écarlate de l'éruption qui la caractérise.

L'*incubation* de cette maladie infectieuse est bien moins connue que pour la rougeole et la variole. Elle est souvent extrêmement courte, et des observateurs dignes de foi ont démontré qu'elle peut ne pas dépasser *vingt-quatre* heures.

1° La période d'*invasion* commence par une ascension brusque de la température, qui peut donner 40°, 41° et 42° d'emblée, avec ou sans frisson violent. Presque en même temps une angine apparaît, caractérisée par une rougeur intense diffuse de la gorge, des amygdales, du voile du palais. Cette période fébrile dure souvent deux jours.

2° C'est vers la fin du deuxième jour, quelquefois beaucoup plus tôt encore, que l'*éruption* se montre. L'ordre d'apparition générale n'a rien de réglé, toutefois le tronc, le cou, les membres au niveau de leurs plis de flexion (aisselles, aines) sont les points où l'on doit rechercher les premières traces de l'exanthème. L'exanthème est d'un ton rouge vif, granité, formant ainsi des *placards* larges qui peuvent se réunir les uns aux autres et couvrir la totalité du corps, donnant ainsi à la surface de la peau un ton rouge écarlate des plus remarquables. La face est habituellement respectée.

Au bout de deux ou trois jours, l'éruption commence à pâlir en même temps que la température commence à décroître.

3° La période de *desquamation* commence vers le neuvième jour de la maladie, elle se fait par larges lambeaux d'épiderme qui peuvent dépouiller, par exemple, les doigts, sous forme de vrais doigts de gants. Cette période n'est souvent pas terminée aux pieds avant le quinzième ou vingtième jour.

Les dangers de la convalescence de la scarlatine résident dans la fréquente inflammation des reins (néphrite) caractérisée par l'apparition de l'albumine dans les urines et par l'œdème du corps, souvent déterminé par un léger refroidissement.

La convalescence. — On entend par convalescence un état intermédiaire entre la santé et la maladie. Le convalescent, s'il n'est pas encore guéri, est au moins arrivé à l'étape dernière qui précède la guérison. La meilleure preuve que la convalescence des maladies n'est autre chose que leur période terminale, leur phase de réparation, c'est que le blessé ou malade convalescent est, pour un certain nombre de jours encore, exposé à des accidents redoutables qui pourront même devenir mortels. Les soins que l'infirmière donne aux convalescents doivent être plus assidus, plus méticuleux encore que pendant la maladie elle-même. Les responsabilités qu'elle encourt sont aussi d'autant plus grandes.

Le convalescent est souvent pâle, amaigri, ses forces sont chancelantes, et cet état d'*anémie* nécessite les plus grandes précautions; la *syncope*, parfois mortelle, pouvant survenir à l'occasion d'un effort un peu brusque, d'un déplacement un peu trop rapide, principalement dans l'acte de s'asseoir ou de se lever.

L'appétit du convalescent demande également à être surveillé, comme d'ailleurs toutes ses fonctions digestives; tantôt on doit, par une sage et prudente progression, graduer l'alimentation, modérer les repas au risque de les multiplier plutôt que de surcharger les voies digestives; tantôt, au contraire, le rôle de la garde-malade doit être d'exciter le goût, de réveiller l'appétit encore mal assuré du convalescent, en le questionnant et en lui offrant différentes combinaisons culinaires qui flatteront son estomac et contribueront ainsi à relever ses forces.

Les fonctions intestinales doivent, chaque jour, attirer l'attention de la garde; la constipation chez certains convalescents (ceux qui relèvent de la fièvre typhoïde, par exemple) étant un véritable danger. La diarrhée n'est pas rare dans la convalescence, soit que la préparation ou la quantité des aliments produise l'indigestion intestinale, soit même que l'assimilation en demeure encore difficile ou trop laborieuse.

Le convalescent est très impressionnable aux changements brusques de température. La garde doit redoubler de précautions lorsqu'il s'agit de changer l'air de la pièce habitée par le malade, et surtout lorsque les premières sorties au grand air sont autorisées.

Il n'est pas jusqu'à l'état moral, jusqu'aux occupations intellectuelles du convalescent qui ne doivent être sagement réglementés. Le sujet est d'ordinaire très impressionnable ; son intelligence se fatigue vite, le mal de tête apparaît rapidement lors d'effort cérébral un peu soutenu. L'hygiène du cerveau est aussi importante chez le convalescent que l'hygiène de la peau et des muqueuses ; tout l'organisme, renaissant à la vie, est d'une vulnérabilité telle que les précautions, même exagérées, ne suffisent pas toujours pour le mettre à l'abri des accidents qui le menacent encore.

Parmi les dangers les plus immédiats, en dehors des accidents imprévus (tels que la syncope, la mort subite, etc.), le danger de la convalescence de certaines maladies aiguës graves réside dans la *rechute*.

La rechute de la maladie (pneumonie, fièvre typhoïde, etc.), c'est le réveil de la même maladie ; la réapparition des phénomènes caractéristiques du mal donne lieu tantôt à une nouvelle poussée très atténuée, très légère ; tantôt, au contraire, à une seconde attaque aussi grave et parfois beaucoup plus redoutable que la première. On pourrait croire, étant donnés la faiblesse et l'épuisement des forces causés par la première maladie, que les rechutes doivent toujours être très dangereuses pour la vie des convalescents redevenus malades. Il n'en est, heureusement, pas régulièrement ainsi. Toutefois, toute maladie qui réapparaît alors que la convalescence commençait déjà remet en question la vie du malade et rend de nouveau grave une situation qu'on allait pouvoir considérer comme heureusement réglée.

On ne doit pas confondre la *rechute* d'une maladie avec sa *recidive;* la rechute est un accident de la convalescence, la récidive frappe pour la seconde, la troisième fois une même personne définitivement guérie depuis un temps plus ou moins long. La pneumonie, l'érysipèle, plus rarement la fièvre typhoïde, exceptionnellement les fièvres éruptives, sont considérés comme les maladies infectieuses récidivantes les mieux connues. La gravité plus ou moids notable de la première attaque n'assure nullement la bénignité de l'attaque ultérieure, et réciproquement.

De la mort. Signes de la mort. — Au point de vue médico-légal, le seul signe indiscutable de la mort est le commencement de la putréfaction du corps. Cependant lorsque, après une agonie plus ou moins longue, un certain nombre de signes s'accusent, comme l'arrêt complet de la respiration, la disparition définitive du pouls, la perte du réflexe cornéen, le relâchement de la mâchoire inférieure, le refroidissement rapide des extrémités du corps, les probabilités en faveur de la mort *réelle* sont des plus grandes, bien que tous ces signes aient pu se trouver notés dans un certain nombre de cas de morts *apparentes*. Lorsque la cornée devient terne et que les globes oculaires perdent leur consistance, quand la peau des parties déclives du corps se couvre de larges marbrures violacées ou brunâtres, en même temps que les réservoirs abdominaux (rectum, vessie) se sont vidés, la mort est pour ainsi dire certaine, car les signes de la désintégration des tissus ne tardent pas à se manifester. L'infirmière aura, malheureusement trop vite, l'occasion de reconnaître, sans crainte d'erreur, les signes de la mort réelle.

CINQUIÈME PARTIE

SOINS AUX BLESSÉS ET AUX MALADES

PAR M. LE Dr P. BOULOUMIÉ
Secrétaire général de l'Union des Femmes de France

Ces leçons comprennent tout ce que doit savoir faire une personne surveillant ou soignant un malade, c'est-à-dire les précautions générales à prendre autour de lui, pour lui et pour son entourage, et les soins spéciaux à lui donner.

C'est le cas de rappeler en les commençant ce précepte d'Hippocrate (dit le père de la médecine), qui montre si bien l'importance de toutes choses dans les soins à donner aux malades : « Il faut non seulement faire soi-même ce qui convient, mais encore être secondé par le malade, par ceux qui l'assistent et par les choses extérieures. » Il faut enfin vous convaincre que tout ce qui est en nous et tout ce qui nous entoure nous sert ou nous dessert suivant les circonstances et, le plus souvent, suivant la manière dont nous en usons.

Dans les leçons d'anatomie et de physiologie, vous avez appris la structure du corps humain et le fonctionnement de ses parties essentielles. Dans le cours d'hygiène vous avez appris comment l'organisme peut être maintenu en santé; enfin dans les leçons de médecine et de chirurgie vous avez appris les soins à donner dans les maladies et les blessures qui vous ont été décrites. Il ne reste donc plus qu'à vous enseigner ici les soins généraux à prendre des malades et les petits moyens si utiles pour les soulager et les aider à guérir.

SOINS GÉNÉRAUX.

Je commencerai par les agents extérieurs sur lesquels la garde-malade, infirmière, hospitalière ou autre, doit veiller attentivement et constamment.

Habitation du malade. — L'infirmière hospitalière n'est pas appelée à faire choix d'une habitation pour le malade : il en est de même de la garde-malade. Mais si l'habitation leur est imposée à l'une et à l'autre, il n'en est pas toujours de même du choix de la chambre ou de l'emplacement du lit et de la disposition intérieure qui peuvent être laissés à leur expérience.

Dans une chambre comme dans une salle il ne faut pas d'ornements inutiles qui puissent devenir dangereux faute de pouvoir être facilement nettoyés. Mais il ne faut pas non plus que l'absence de certains ornements habituels donne à la pièce un aspect de tristesse.

Tout dans une chambre de malade doit être surveillé : l'état des murs, l'état des croisées et des portes, qui doivent pouvoir s'ouvrir et se fermer facilement, sans grincement et sans bruit ; se fermer de manière à éviter ces petits courants d'air auxquels les malades sont si sensibles : l'état des cheminées dont il faut trouver le moyen d'assurer un tirage régulier, pour éviter d'avoir à ouvrir les fenêtres pour chasser la fumée quand on allume le feu, etc., etc.

D'une manière générale, il faut que le chauffage d'une chambre de malade soit assuré par une cheminée plutôt que par un poêle : il en est autrement des grandes salles pour le chauffage desquelles, s'il n'y a pas de calorifère, un poêle est souvent indispensable. Mais dans ce cas les plus grandes précautions doivent être prises pour éviter d'une part que le feu, qu'on ne voit pas, ne s'éteigne, et d'autre part que le tirage ne soit réduit et n'amène ainsi dans la salle un dégagement d'acide carbonique et surtout d'oxyde de carbone, gaz extrêmement toxique et d'autant plus dangereux qu'il est inodore. Tous ces poêles dits poêles mobiles et poêles à tirage réduit doivent être bannis des chambres de malades. Ils peuvent cependant être utilisés pour le chauffage des vestibules et des pièces non habitées dont les portes sont fréquemment ouvertes. Mais ils doivent quand même être toujours minutieusement surveillés et maintenus au plein tirage.

Parquets. — Les parquets doivent être mis et entretenus dans un parfait état de propreté et fréquemment lavés avec une solution de bichlorure de mercure au millième, comme il sera dit un peu plus loin.

Ameublement. — Le *lit* d'un malade doit être de préférence en fer, modérément large et modérément haut, de manière à être d'un accès facile pour le malade, le médecin et les aides : pour la même raison il doit être séparé des murs ou des cloisons par trois côtés au moins, être mobile et généralement place de manière que la tête dirigée contre le mur regarde l'intérieur de la salle.

Le lit comprend généralement un sommier ou à son défaut une paillasse, un matelas, un traversin, un ou plusieurs oreillers suivant les cas, parfois un drap d'alèse, enfin des draps et des couvertures.

Les matelas pour malades sont parfois des matelas d'eau ou d'air, de varech, de plantes aromatiques, quelquefois des matelas divisés ou cloisonnés.

Les matelas d'eau et d'air sont en caoutchouc : ils sont généralement employés quand il s'agit d'éviter les effets nuisibles de la compression sur certains points du corps (douleurs ou excoriations dans les régions sacrée, fessière, trochantérienne).

Le matelas d'eau présente l'avantage de pouvoir maintenir une température sensiblement uniforme, dans le lit du malade; il doit être garni généralement d'eau à la température du corps. Il faut prendre toutes les précautions nécessaires pour éviter de déchirer l'enveloppe, et la moindre humidité doit éveiller l'attention de l'infirmière, la plus petite fissure pouvant donner lieu à une rupture. Accident très rare avec de bons appareils et des infirmières soigneuses.

Les matelas de varech et de plantes aromatiques ne sont guère employés que chez les enfants scrofuleux ou affaiblis, les premiers cependant sont parfois employés en raison de leur prix peu élevé.

Les matelas cloisonnés sont généralement formés de trois parties, dont une correspond au siège. Ils sont destinés soit à permettre le changement d'une partie souillée, soit à permettre des pansements sans avoir à déplacer le malade.

La manière de disposer le lit des malades diffère suivant le genre de maladie ou de blessure dont ils sont atteints. Un malade respirant difficilement par suite d'asthme ou d'une maladie de cœur, par exemple, devra être couché la tête très relevée, presque assis. Un malade atteint de fièvre typhoïde ne pourra être couché sur un lit en pente sans risquer de glisser sur les pieds du lit, par conséquent l'attitude horizontale sera la plus favorable. Un malade atteint de fracture de membre inférieur sera couché sur un lit horizontal ou un matelas assez dur, ou au besoin sur une planche placée entre la paillasse et le matelas du côté du membre fracturé.

Couvertures. — Les couvertures de lit pour malades doivent être autant que possible légères en même temps que chaudes, non imperméables et suffisamment larges pour que le malade ne risque pas de se découvrir en l'absence de l'infirmière et de se refroidir.

Meubles divers. — Il doit y avoir dans une salle de malade tous les meubles nécessaires, mais rien de superflu.

Tables. — Une table doit être constamment libre pour y déposer tout ce qui est nécessaire au service des malades.

Table de nuit. — Le vase de nuit ne doit jamais être laissé que couvert sous le lit du malade. Si une table de nuit est nécessaire, elle doit être ouverte à claire-voie, sans porte et sans tiroir, un escabeau peut très bien la remplacer. Elle doit toujours être tenue avec la plus *scrupuleuse propreté.* Le *vase* sera vidé et lavé plusieurs fois dans la journée et soigneusement désinfecté s'il y a lieu. Lorsqu'il s'agit de maladies telles que la fièvre typhoïde, la dyssenterie, le choléra, des soins plus minutieux encore doivent être pris des urinoirs et des bassins dont une partie plus ou moins étendue est inaccessible à la vue. Il en est de même de la chaise percée qu'il est utile d'avoir à portée d'une salle ou d'une chambre de malade.

Des chaises et des fauteuils doivent se trouver en petit nombre dans les salles : en aucun cas ils ne doivent gêner la circulation.

Les *tapis* en général ne doivent pas trouver place dans les salles de malades, surtout les tapis fixes. Les carpettes qu'on peut enlever et battre avec soin, laver et mettre au grand air de temps à autre peuvent être tolérées.

Les *rideaux* quels qu'ils soient ne doivent pas entrer dans l'ameublement des chambres ou salles de malades, surtout dans les salles ou pavillons consacrés aux maladies contagieuses; les paravents valent mieux, ils sont pour ainsi dire même indispensables. Si les rideaux sont maintenus pour une raison quelconque il faut qu'ils soient blancs et unis, afin que leur propreté puisse être facilement surveillée et qu'ils soient facilement démontables afin d'être plongés souvent dans une solution antiseptique au bichlorure de mercure 1 °/₀₀.

Si un lit se trouve placé près d'une fenêtre ne fermant pas exactement, on pourra, à défaut de paravent, empêcher l'air du dehors d'arriver directement sur le malade en plaçant suivant les indications de M. E. Trélat un rideau allant du sol à hauteur de l'appui de la fenêtre et laissant en haut un libre accès à la lumière directe et au soleil.

Vases divers. — Les divers vases servant à l'usage des malades doivent être couverts pour éviter dans certains cas ces émanations nuisibles, dans d'autres cas la chute des poussières atmosphériques dans ce qu'ils contiennent.

Accessoires. — J'ai dit qu'il ne fallait pas d'ornements inutiles dans les chambres ou salles de malade, parce qu'il faut que celles-ci soient tenues dans un état de propreté parfaite et que l'entretien des objets inutiles est cause d'une perte de temps et souvent d'une fatigue préjudiciable aux malades. Cependant il ne faut pas oublier que le malade est un prisonnier qu'il ne faut pas transformer et traiter en condamné en le privant de tout ce qui peut le distraire. Aussi quelques objets auxquels il porte un intérêt particulier, quand il s'agit d'un malade traité chez lui, ou quelques objets rompant la monotonie d'une salle d'hôpital, ont-ils leur utilité. Tels sont quelques tableaux ou gravures, quelques plantes et fleurs inodores.

Aération. — L'importance de l'aération vous a été indiquée dans le cours d'hygiène, mais il est bon de rappeler qu'un des principaux devoirs de l'infirmière est d'entretenir l'air respiré par le malade aussi pur que l'air extérieur, en évitant toutefois d'amener un abaissement de température qui pourrait être préjudiciable ou de faire arriver l'air par une salle d'où peuvent provenir, soit des émanations insalubres, soit des odeurs désagréables. Le meilleur moyen d'aération consiste à créer un appel d'air par des vasistas ou des vitres perforées placés dans le haut de la fenêtre et par les cheminées, dont on doit toujours tenir le rideau levé (en été comme en hiver), ou dans lesquelles il faut pendant la saison froide entretenir constamment du feu. Il ne faut pas oublier que les cheminées sont non seulement des moyens de chauffage, mais encore des moyens de ventilation et qu'elles ne doivent jamais être fermées dans une chambre de malades.

Il ne faut jamais confondre aérer et rafraîchir et surtout refroidir. Il faut donc pendant la saison froide s'attacher à aérer sans refroidir. Il ne faut pas que le malade s'échauffe aux dépens de sa propre chaleur en s'empoisonnant de ses propres exhalaisons pulmonaire et cutanée.

Un moyen banal en apparence mais pratique d'apprécier la pureté ou l'impureté de l'air d'une chambre de malade, consiste à la quitter un instant et à rentrer après avoir respiré de l'air pur. L'impression perçue en rentrant vous fixe immédiatement.

Éclairage. — La lumière est indispensable à la santé, le dicton populaire en fait foi : « où le soleil n'entre pas, le médecin entre souvent. » Le soleil en effet est le grand purificateur, le grand dispensateur de la force, c'est-à-dire de la vie à la surface du globe.

Le malade recherche instinctivement la lumière comme le fait la plante, il est heureux de la voir au réveil et d'être placé de manière à en jouir sans effort.

Celle qui convient le mieux au malade, comme d'ailleurs au valide, est la lumière directe, aussi faut-il éviter tout ce qui peut l'empêcher d'arriver dans la chambre.

Dans certaines maladies cependant la lumière solaire ou autre doit être atténuée, soit par la position donnée au lit, soit par l'adaptation au lit, plutôt qu'aux fenêtres, de rideaux colorés en vert ou en bleu. Mais ce sont là des dispositions spéciales que le médecin ou le chirurgien indiquent à l'occasion à l'infirmière.

Quand le malade est convalescent et peut lire, il est très important que la tête du malade soit placée à contre-jour afin que le livre reçoive directement la lumière et soit d'une lecture facile.

Quand le malade ne dort que dans la matinée il faut empêcher une grande lumière ou un rayon de soleil d'arriver sur son lit avant l'heure où il est à supposer qu'il a assez dormi.

Lumières artificielles. — Les lumières artificielles ne doivent donner lieu au dégagement d'aucune odeur désagréable, ni d'aucun gaz délétère. Leur lumière doit être fixe autant que possible; elles ne doivent en général ni fatiguer le malade par leur éclat ni l'attrister en laissant des objets à portée de sa vue plongés dans la pénombre, par conséquent indistincts.

Lampes. Doivent être surveillées et ne dégager aucune odeur ni fumée.

Gaz (ne pas le laisser en veilleuse, il vicie l'air).

Bougies. Défectueuses : risques d'incendie et taches.

Veilleuses. La nuit, le plus faible éclairage est le meilleur : la lumière vive trouble toujours dans une certaine mesure le sommeil des malades comme des gens valides.

Pétrole (il n'en faut pas dans les salles des malades, à cause du danger d'explosion et d'incendie).

Température. — La température des salles de malades doit être sensiblement constante ; elle doit être maintenue entre 16° et 17° sauf prescription différente du médecin. L'hospitalière ne doit jamais oublier les abaissements normaux de température qui se produisent vers le matin et qui contribuent au refroidissement des malades. C'est donc le moment où la température doit être surveillée le plus attentivement dans les salles et où l'on doit s'assurer si les sacs ou cruchons d'eau mis dans les lits sont encore chauds et les changer au besoin, où l'on doit parfois ajouter une couverture, remonter un couvre-pieds, etc.

*
* *

Balayage. — Le balayage est généralement mal fait et consiste le plus souvent, sans qu'on s'en doute, à répartir à peu près également dans tous les points de la salle et sur tous les objets les poussières qui, entre deux opérations du même genre, se sont accumulées en certains points.

Il faut se garder d'épousseter ; c'est, a-t-on dit avec raison, chasser les mouches dans une chambre fermée ; il faut essuyer avec précaution et autant que possible avec un linge mouillé qui retient les poussières et les empêche de voltiger.

Les parquets (et les murs au besoin) doivent être lavés ainsi, de préférence avec de l'eau contenant 1 p. 1000 de bichlorure de mercure ou millième corrosif, mais je le répète, avec un linge seulement mouillé et non à grande eau, pour éviter qu'il ne reste de l'humidité, puis essuyer à sec.

Il faut aussi avoir grand soin de ne pas faire de bruit en balayant et de ne pas heurter les meubles et surtout les lits des malades; enfin de faire cela comme tout ce qu'on a à faire auprès des malades, adroitement, sans lenteur ni précipitation exagérée.

Des pulvérisations désinfectantes peuvent être faites utilement avec la solution de phénol ou d'acide phénique à 10 grammes pour un litre d'eau.

Il est de règle dans les hôpitaux que les soins de propreté de la salle soient pris avant la visite des médecins et qu'alors que les malades vont être examinés, que les plaies vont être découvertes, l'air des salles ait été renouvelé et que la température soit convenable; ce sont là de bonnes précautions, mais elles sont insuffisantes; il faut encore que les poussières n'aient pas été soulevées par le balayage et ne voltigent pas dans l'air en grand nombre et que, sous prétexte d'hygiène, on n'ait empêché les malades qui n'ont pas dormi pendant la nuit de dormir le matin. Il ne faut pas enfin que les fenêtres des salles soient ouvertes indistinctement auprès de tous les malades, tout cela doit être fait avec soin et intelligence.

De nouveaux nettoyages plus ou moins complets des salles doivent être faits après les repas, et l'odeur des aliments doit être chassée par une bonne aération et non par des fumigations, qui ne font que masquer les mauvaises odeurs.

Ces soins de propreté de la salle des malades sont indispensables, mais insuffisants. Ils doivent être complétés par les soins de propreté du linge de corps et de pansement et les soins que l'infirmière hospitalière et tous ceux qui approchent des malades doivent prendre d'eux-mêmes.

Le linge de corps doit être changé très souvent et toujours employé très sec et sans odeur. Les autres vêtements doivent être lavés et, s'il est possible, passés à l'étuve après avoir servi à un malade.

Dans tous les cas où la contagion est à redouter tout le linge sali doit être plongé immédiatement dans un bassin, un baquet ou un vase quelconque contenant une solution désinfectante de chlorure de zinc par exemple contenant 10 grammes de ce sel pour un litre d'eau.

Les solutions destinées à désinfecter les vases et les matières sont à 20 p. 1000 de chlorure de zinc ou 50 p. 1000 de sulfate de cuivre.

Les mêmes solutions servent au lavage des cabinets, mais elles doivent être deux fois plus fortes si elles sont destinées à être jetées dans les fosses ou les tinettes. Dans les fosses on peut empêcher l'infection en y projetant de l'huile lourde de houille (de 5 à 15 litres suivant ses dimensions).

Il ne faut jamais faire dans les chambres de malades la vidange des vases, car on multiplie ainsi les mauvaises odeurs et les chances d'infection. Les vases dans lesquels les déjections sont reçues étant toujours bien propres et désinfectés, contenant s'il est nécessaire (comme dans la fièvre typhoïde, le choléra par exemple) des substances destinées à détruire ou à annihiler les germes infectieux, sont enlevés couverts de la chambre ou de la salle quand il est nécessaire et n'y sont rapportés que nettoyés et désinfectés.

Il ne faut pas non plus pour les mêmes raisons faire un séchoir d'une chambre ou d'une salle de malades, c'est encore un moyen d'en vicier l'air, qu'il faut absolument éviter.

Soins de propreté. — Les soins de propreté et de désinfection doivent porter aussi bien sur le personnel hospitalier que sur les malades. Le personnel doit d'ailleurs donner à tous l'exemple de la propreté la plus parfaite

L'installation des malades étant ainsi réglée et assurée dans de bonnes conditions, il faut s'occuper des *soins de propreté* à leur donner. Ils doivent être des plus minutieux. — Ils sont les corollaires de l'aération.

L'état de propreté de la peau a une très grande importance.

Il ne faut pas oublier en effet que la peau sert à la respiration et à l'exhalation, et qu'elle est le point de départ de très nombreuses actions réflexes nécessaires à l'intégrité des fonctions; elle contient des glandes sudoripares en très grand nombre, deux millions environ, qui en vingt-quatre heures éliminent 1.300 grammes de sueur avec 15 à 20 grammes d'éléments solides, ce qui correspond à un quart de l'élimination qui se fait par les reins. Tout cela doit être rappelé pour faire apprécier l'importance grande et trop souvent méconnue de son extrême propreté.

Un lavage bien fait n'a jamais fait de mal à un malade et il soulage toujours. Ce lavage doit être fait à l'eau tiède et au savon et avec frottement pour pouvoir enlever tout ce qui est malpropre et gêne le fonctionnement de la peau, débris d'épiderme et poussières.

Un lavage spécial doit être fait des parties blessées ou des parties sur lesquelles doit porter une opération. Ceci a été dit au cours des leçons de chirurgie, mais il est bon de rappeler que de ces soins de propreté et des précautions antiseptiques minutieusement prises, dépendent la guérison ou la mort du blessé. La responsabilité comme l'importance du rôle de la garde-malade, de l'infirmière hospitalière, sont donc immenses en pareil cas.

Alimentation des malades. — En outre de la préparation des aliments, l'alimentation des malades comprend une foule de précautions et de petits soins. Le meilleur médicament est souvent une bonne nourriture donnée à propos, a-t-on dit ; cela est vrai dans un certain nombre de cas, mais encore faut-il qu'elle soit présentée au malade de manière qu'il la prenne sans dégoût, sans fatigue et s'il est possible avec plaisir. Il faut pour cela que le malade soit disposé ou préparé à prendre l'aliment qui lui est offert et que celui-ci soit bien présenté.

Les *soins de la bouche* des malades ont à ce point de vue comme à beaucoup d'autres d'ailleurs une réelle importance, ils ne doivent pas être négligés par l'infirmière-hospitalière, surtout dans les maladies fébriles, particulièrement dans les fièvres typhoïdes. Ils consistent en lavages des lèvres, des dents, au besoin en irrigations buccales, le malade ayant la tête légèrement penchée au-dessus d'une cuvette.

L'eau employée sera généralement de l'eau alcalinisée par 4 à 5 grammes de bicarbonate de soude pour un litre et additionnée d'une petite quantité d'alcool de menthe ou autre substance aromatique, d'autres fois d'acide borique en solution à 30 grammes pour un litre d'eau, ou d'acide thymique à 1 p. 1000.

Le médecin prescrivant telle ou telle de ces lotions ou telle autre qu'il préfère, c'est à l'infirmière hospitalière à les pratiquer aussi souvent qu'il sera nécessaire. Outre que ces précautions entretiennent dans la bouche un certain degré de fraîcheur, qu'elles évitent la formation et le dépôt de fuliginosités ; elles préservent les dents et l'organisme des fermentations et de leurs conséquences locales et générales. Elles évitent notamment ces altérations de l'émail dentaire et ces caries qui suivent souvent les fièvres prolongées et causent parfois pendant ou peu après la convalescence des douleurs névralgiques violentes et plus tard la perte des dents.

La bouche du malade étant lavée, on fait avaler plus facilement l'aliment ou le médicament prescrit.

On est parfois obligé, dans certains états comateux, pour éveiller la sensation et faire faire instinctivement au malade les mouvements nécessaires pour le retenir dans sa bouche et l'avaler, d'exercer sur les lèvres une friction douce avec la cuillère chargée des liquides à faire prendre.

Quand le malade est faible ou ne peut pour une raison quelconque se soulever pour boire à la tasse ou à la cuillère, on soulève légèrement sa tête et souvent aussi ses épaules, en passant la main gauche au-dessous de l'oreiller, pendant que la droite tient la tasse ou la cuillère; quand il a bu, on replace doucement la tête sur le lit. Si le malade doit boire à la cuillère plusieurs cuillerées, le vase dans lequel on charge la cuillère doit être maintenu à portée de l'infirmière qui fait boire, de manière que le malade n'ait pas à être soulevé et reposé à chaque cuillerée.

Que la boisson soit donnée à la tasse ou à la cuillère, il faut éviter de salir le malade, que rien ne le touche ou ne s'écoule sur lui; le fond de l'ustensile employé est pour cela toujours essuyé avec soin et l'ustensile, modérément rempli, est présenté et toujours maintenu dans une bonne direction. Par précaution cependant, il est bon qu'une serviette soit mise devant le malade.

On peut aussi faire boire au biberon.

L'alimentation des malades a lieu à heures fixes ou à des heures variables, le choix du moment étant laissé à l'infirmière. Sauf indications spéciales, il ne faut pas les réveiller pour les faire manger. Si le malade ne peut manger au moment prévu, il ne faut jamais laisser sa nourriture auprès de lui, il faut la lui rapporter dans un moment plus opportun, en petite quantité et sous l'aspect le plus engageant possible. C'est du reste une règle absolue de présenter toujours aux malades leurs aliments sous une forme engageante.

Il est fréquent que l'abstinence détruise l'appétit en concourant avec la maladie pour arrêter les sécrétions ou émousser les sensations qui le provoquent, aussi faut-il quelquefois stimuler les malades pour les faire manger. Souvent, au contraire, pendant la convalescence notamment, on est obligé de les modérer; c'est surtout par des exhortations qu'on doit agir en pareilles circonstances.

Dans une salle d'hôpital la distribution générale des aliments se fait à heures fixes et régulières.

Le transport des aliments de la cuisine dans la salle doit être opéré rapidement, par assez grandes masses ou avec des précautions suffisantes pour qu'ils n'arrivent pas refroidis et peu engageants. Leur distribution doit être faite avec la plus grande impartialité et toujours conformément aux prescriptions faites par le médecin traitant, sauf le cas d'incident survenu depuis sa visite.

La convalescence exige une surveillance toute particulière au point de vue de l'aliment; alors que les organes digestifs, longtemps inactifs et troublés dans leurs sécrétions et leur fonctionnement en général, reçoivent de nouveau des aliments, ils ne doivent les recevoir qu'en petite quantité à la fois et bien préparés aux transformations qu'ils ont à subir, c'est-à-dire bien divisés et imbibés de salive par une mastication suffisante.

Les intervalles entre les repas, réglés par le médecin, doivent être régulièrement observés. L'état des garde-robes et des urines doit être surveillé et régulièrement noté.

Attitude de l'infirmière hospitalière auprès des malades. — Par ces mots, il faut entendre l'attitude physique et l'attitude morale.

Une garde-malade doit tout faire en vue du malade et lui éviter toute fatigue, toute préoccupation, elle doit toujours être à son service sans déployer un zèle fatigant et intempestif ; tout ce qu'elle fait doit être bien conçu, bien réglé, et exécuté avec précision.

Elle doit se placer en vue du malade, de manière à pouvoir le surveiller et voir un signe par lequel il peut l'appeler : elle doit travailler à un travail régulier, un peu lent et dans tous les cas pouvant se faire sans bruit, sans déplacement et sans grands mouvements ; les ouvrages de tapisserie, de broderie sont ceux qui lui conviennent le mieux.

Tous les bruits inutiles doivent être évités et les bruits indispensables doivent être aussi réduits que possible ; les moindres bruits en effet sont une occasion de fatigue, d'énervement, parfois de réveil en sursaut et d'émotion pour le malade ; une robe qui bruisse, des chaussures qui craquent ou crient, une porte qui grince sur ses gonds, des jalousies, des persiennes qui battent fatiguent toujours et parfois exaspèrent les malades : il faut absolument que tous ces bruits leur soient évités.

Par son attitude autant que par ses actes, l'infirmière-hospitalière doit inspirer confiance au malade. Elle doit être calme, empressée sans affectation ni agitation, sûre d'elle-même et sachant toujours ce qu'elle va faire et comment elle va le faire quand elle se met en mouvement. Elle doit toujours agir avec précision et résolution. En faisant ainsi, elle donnera confiance au malade autant que par l'attention soutenue avec laquelle elle s'occupera de lui afin que rien ne manque, que tout arrive au moment voulu et que nulle inquiétude ne puisse venir à l'esprit de celui qu'elle surveille.

Il faut dans une chambre de malade éviter tout chuchotement, toute conversation d'allure et de ton mystérieux, que ce soit avec l'entourage ou avec le médecin, pour ne fatiguer ni préoccuper le malade.

Il ne faut jamais penser tout haut, c'est-à-dire parler sans savoir exactement ce que l'on veut dire et faire. Il ne faut pas davantage parler trop haut à un malade, et l'interpeller brusquement. Il ne faut pas non plus le réveiller brusquement ou dans le premier sommeil, lui parler trop longuement, exciter son attention sous prétexte de le distraire au moment où il doit s'endormir et se reposer.

Il faut éviter d'adresser au malade des questions réitérées sur son état et de le fatiguer ou de l'émouvoir inutilement sous le prétexte ou en raison de l'intérêt qu'on lui porte. Savoir laisser un malade tranquille est une grande chose et une chose rare même de la part des gens les plus intelligents. Être là toujours en éveil pour deviner ses désirs et s'y conformer s'ils sont compatibles avec les soins que comporte son état, pour faire tout ce qui a été prescrit, et pour saisir le moment de le faire sans le fatiguer, pour donner spontanément ou sur la demande du malade tels ou tels petits soins suivant les circonstances, et tout faire à propos et adroitement, voilà le rôle et le devoir d'une garde-malade ou d'une infirmière hospitalière ou autre.

Surtout quand un malade est affaibli, il ne faut pas lui parler trop bas pour ne pas l'obliger à faire un effort pour entendre, et il faut lui dire nettement ce qu'on a à lui dire, et non lui parler comme à un enfant ainsi qu'on le fait souvent; il ne faut pas lui parler longtemps et le laisser répondre trop longuement; il ne faut pas surtout entrer en discussion avec lui; s'il proteste contre ce qui est dit ou fait, il faut avec douceur mais avec énergie lui faire comprendre clairement ce que l'on veut et pourquoi il est nécessaire qu'il s'y soumette. Quand on doit parler à un malade, il ne faut jamais lui causer une émotion en lui parlant brusquement de manière à le surprendre ou à le réveiller brusquement s'il est somnolent ou endormi. Quand il va mieux, on peut prolonger la conversation en lui racontant des choses ayant pour lui de l'intérêt, mais éviter encore tout ce qui peut l'émouvoir ou le surexciter, lui raconter ce qu'on a lu dans les journaux, ce qu'on a vu dans des voyages, etc., mais ne pas le lasser par des bavardages ou des récits mal présentés.

Plus tard, on lui fait quelques lectures bien choisies et bien coupées en prononçant nettement et d'une voix suffisamment élevée. Ces lectures sont choisies d'après les goûts et l'éducation du malade. Il est bon qu'elles aient été choisies à l'avance.

Les premiers livres à donner aux malades sont des livres illustrés qui distraient sans fatiguer.

On peut ensuite progressivement permettre quelques lectures, quelques travaux manuels.

Enfin, quand le malade se lèvera, il faut au début éviter de lui parler lorsqu'il sera debout ou en marche, éviter qu'il ne se mêle d'emblée aux conversations générales et ne se fatigue en aucune manière, la fatigue pouvant ramener de la fièvre et user inutilement des forces à peine renaissantes.

Visites. — Les visites aux malades doivent être réglées avec soin ; leur nombre et leur durée doivent varier avec leur état ; parfois même, il faut les interdire complètement. Le visiteur doit toujours se placer en face du malade, parler peu et articuler nettement, bien écouter et ne pas discuter, éviter tout propos ayant rapport à la maladie et à ses conséquences ou au traitement suivi, sauf pour encourager à le suivre avec confiance ; les propos du visiteur sur ces matières pourraient être en désaccord avec ce qui a été dit par le médecin ou ses aides et ébranler la confiance qui est un sérieux élément moral de guérison.

C'est à la personne chargée de la surveillance du malade qu'incombe le droit de faire cesser la visite dès qu'elle aperçoit chez lui les premiers indices de fatigue.

En cas de maladie grave mais curable, ou de maladie incurable, mais à échéance un peu éloignée ou dans laquelle le malade se fait illusion sur son état, il faut employer avec discernement tous les moyens pour relever son moral. Le faire sortir de l'indifférence et de la passivité dans lesquelles l'a plongé la maladie est surtout indispensable à sa guérison. Dans les hôpitaux militaires, la promesse d'un congé de convalescence, d'un retour prochain dans la famille, d'une pension qui permettra de vivre honoré et à l'abri du besoin, d'une récompense, médaille, décoration, d'une citation, nous sont souvent d'un grand secours ; il en est de même dans certains cas de l'assurance formelle d'une guérison prochaine. Quand le malade se sait perdu, il ne faut user de ces moyens qu'avec beaucoup de tact, car ils peuvent aller à l'encontre du but poursuivi en lui enlevant toute confiance dans les paroles de ceux qui le soignent. Il faut alors relever leur courage en leur parlant d'une durée beaucoup plus longue qu'ils ne croient de leur état, des temps d'arrêt qui se produisent toujours dans la marche des maladies, des modifications possibles et probables à l'occasion de telle ou telle chose, et s'ils ont des idées religieuses, les engager adroitement à chercher des consolations et du courage dans l'exercice de leurs devoirs religieux.

Dans la convalescence. — Le rôle de la garde-malade est immense ; bien rempli, il peut hâter et amener la guérison définitive ; mal rempli, il peut favoriser les rechutes et causer la mort de ceux qui viennent d'y échapper.

Il faut, durant cette période intermédiaire à la maladie et à la santé, veiller au fonctionnement régulier de tous les organes qui renaissent pour ainsi dire ou reprennent leur activité troublée ou suspendue depuis un temps plus ou moins long.

Il faut ménager scrupuleusement les forces du convalescent ; il en a encore si peu et il en a tant à récupérer ! Aussi faut-il le faire coucher ou se reposer plus ou moins souvent dans la journée et le surveiller d'assez près, sans l'obséder cependant, pour prévoir le moment où surviendrait la fatigue, et ne pas attendre que celle-ci soit arrivée pour faire prendre du repos. Les muscles se fatiguent vite durant cette période et les courbatures se manifestent facilement. Durant les premiers jours de la convalescence, il faut se méfier des syncopes que peuvent provoquer la faiblesse et l'anémie du cerveau qui en est la conséquence, à l'occasion d'un mouvement brusque fait pour se lever ou se retourner, ou quelquefois d'une émotion un peu vive.

L'appétit doit être parfois stimulé, mais le plus souvent modéré, et la plus stricte surveillance doit dans ce dernier cas être exercée sur le convalescent, notamment quand il relève d'une maladie ayant spécialement porté sur les voies digestives. Une indigestion par défaut de qualité ou par excès de quantité de la nourriture peut provoquer une rechute grave dans certains cas et entraîne toujours une prolongation de l'état maladif.

Toutes les précautions doivent être prises pour que le sommeil soit respecté; il est indispensable au rétablissement du système nerveux et de toutes les fonctions, puisque toutes sont plus ou moins directement sous la dépendance de celui-ci.

Agonie et décès. — Le rôle de la garde-malade ne cesse pas auprès d'un agonisant, au contraire, que ce soit dans la famille ou dans un hôpital. Dans la famille, elle devra conserver son sang-froid au milieu des lamentations des parents, éviter autant que possible au moribond ces cruelles émotions des derniers moments et donner le ton par la correction et le calme de son attitude en montrant bien qu'elle agit et commande dans l'intérêt du malade. Elle évitera notamment ces deux tristes épisodes des derniers moments dont tout médecin a été témoin plusieurs fois au cours de sa carrière. Le premier même se reproduit si souvent, on peut presque dire si habituellement, qu'il ne mérite pas le nom d'épisode. Il s'agit de ceci : chacun, en arrivant auprès du moribond, l'appelle et, lui parlant haut, lui adresse cette question : « Vous me reconnaissez bien, n'est-ce pas ? je suis un tel, etc., etc. » Le moribond, violemment interpellé, fait effort, soulève sa paupière déjà alourdie par la mort qui l'envahit, fait ou non un signe de reconnaissance et retombe dans sa torpeur. Par un sentiment d'égoïsme irréfléchi, les derniers moments d'un être cher ont été troublés par la connaissance plus ou moins exacte de sa situation et de l'imminence de la mort que ses parents ou ses amis lui ont fait sentir, alors que la nature faisait tout pour l'endormir et lui faire franchir sans déchirement ce passage de la vie à la mort.

D'autres fois dans la famille ou l'entourage quelqu'un crie et se lamente, et si la respiration s'arrête un instant, si les traits changent d'aspect, s'il y a mort apparente, s'écrie : « Il est mort ! c'est fini ! etc. » alors que souvent le malade n'est pas mort et que, s'il ne lui reste pas la force de parler, il lui reste la faculté d'entendre. Méfiez-vous toujours de la conservation et quelquefois de l'acuité du sens de l'ouïe chez les malades et les moribonds ; parmi ceux-ci devant lesquels on disait : « Il est mort », quelques-uns ont répondu d'une voix faible : « Pas encore. »

Rôle de l'infirmière pendant l'agonie dans un hôpital et après la mort. — L'infirmière doit toujours veiller à ce que les moribonds soient entourés de tous les égards auxquels ils ont droit, fait entourer leurs lits de paravents et ne quitte pas la salle jusqu'au moment de la mort. Elle se tient même pendant toute la durée de l'agonie à portée du malade, tant pour le secourir que pour recevoir, au besoin, ses confidences.

Quand la mort est venue, elle informe immédiatement le médecin de garde, qui vient la constater, et elle porte le billet du défunt, signé du médecin, au bureau des entrées où sont remplies les formalités administratives.

L'infirmière dirige ensuite les diverses opérations qu'exige la levée du corps et le fait transporter à la salle des morts à l'heure fixée par le médecin. Elle exige des infirmières, dans l'accomplissement de ces fonctions, la plus grande décence et la plus grande réserve, elle évite soigneusement de laisser voir aux autres malades le cadavre de leur camarade. Revenant ensuite dans la salle, elle fait enlever et remplacer les fournitures du lit dans lequel a eu lieu le décès et prendre dans ces diverses opérations toutes les mesures antiseptiques prescrites.

En cas de décès par maladie contagieuse, il est bon d'ajouter aux soins ordinaires de l'ensevelissement la lotion du cadavre avec une solution forte de chlorure de zinc à 5 ou 10 p. 100, ou d'acide phénique à 5 p. 100, et d'immerger les draps et les objets qui ont été en contact avec lui, dans des solutions de chlorure de zinc à 1 p. 100, ou d'acide phénique à 2 et 3 p. 100 et d'aérer la salle autant que possible.

I. — SOINS D'URGENCE.

Les soins d'urgence diffèrent notablement suivant qu'il s'agit de *blessés* ou de *malades* atteints d'affections non chirurgicales ; le second groupe correspond à ce que l'on appelle, dans les hôpitaux civils et militaires, les *fiévreux*.

1° Supposons que l'ambulancière se trouve en présence d'un *blessé*. Avant tout autre soin, il est urgent de déshabiller le malade et de le coucher.

Les manœuvres nécessaires pour déshabiller complètement un blessé demandent une grande habitude et une extrême délicatesse. Souvent, en effet, les vêtements recouvrent encore des blessures très graves dont on peut même ignorer le siège et l'étendue. En règle générale, on doit déshabiller le blessé le plus doucement et le plus lentement possible, suivant les préceptes déjà donnés. On aura recours aux ciseaux pour fendre les effets dans le cas où la blessure sera profonde, où il y aura un gonflement considérable du membre, où la douleur sera trop vive, où il y aura une hémorrhagie abondante ou une fracture grave; mais autant que possible il faut découdre au lieu de couper.

Avant de mettre le malade au lit, il faut, autant que possible, procéder à une toilette générale (lavage et changement de linge). Toutefois, il peut être nécessaire de laisser reposer pendant quelques instants le blessé affaibli par sa blessure et fatigué par la route et les manœuvres que nous venons d'indiquer.

Ces premiers soins donnés, le blessé va pouvoir être couché; trois conditions peuvent alors se présenter : il peut le faire spontanément, sans aide ; il doit être aidé et soutenu; ou bien enfin il est inanimé ou dans l'impossibilité de s'aider efficacement, et on est obligé de le porter.

Dans ce dernier cas il est apporté sur un brancard.

Placement du blessé sur son lit : Il faut d'abord enlever le blessé du brancard.

Pour cela un, deux ou trois hommes sont nécessaires, suivant la force et l'adresse de ceux-ci et suivant la nature et le siège de la blessure; un seul homme peut enlever un blessé du brancard et le déposer sur son lit, mais il faut pour cela que l'homme soit adroit et vigoureux et que le blessé puisse le saisir et se soutenir à son cou par une main ou par les deux mains.

Il vaut mieux opérer le transbordement avec deux hommes.

Si le lit n'est pas trop large, le brancard étant déposé au pied du lit, deux hommes soulèvent le blessé après l'avoir saisi par les côtés et, marchant latéralement, le transportent la tête en avant, sur le lit qu'ils abordent par l'extrémité inférieure et le placent entre eux.

Si le lit est large, il faut s'y prendre autrement.

Le brancard étant déposé parallèlement au lit, la tête du malade dirigée vers son extrémité supérieure, les deux hommes se placent du côté du brancard opposé au lit, glissent les mains sous le malade et le soulèvent. Alors le brancard est enlevé rapidement par un aide, tandis que les porteurs avancent de quelques pas et déposent le malade sur le lit.

Quand le malade ne peut s'aider aucunement, il est bon que quelqu'un lui soutienne la tête des deux mains ou la tête d'une main et les épaules de l'autre.

En cas de fracture, de luxation ou de plaie étendue, différentes précautions s'imposent : il faut soutenir le membre blessé, pendant que les aides soulèvent le malade et le déposent dans le lit ; l'infirmière se chargera de maintenir et de protéger la partie blessée, et de faire disposer le blessé sur le lit dans la situation la plus favorable suivant la région atteinte.

Le blessé étant mis sur son lit, il faut examiner sa blessure.

Deux cas peuvent se présenter : il n'y a pas de plaie, ou bien il y a une plaie.

Il n'y a pas de plaie. — Il faut examiner avec la plus scrupuleuse attention l'attitude, les déformations, la coloration de la région blessée ; puis immobiliser le mieux possible la partie lésée et recommander le repos le plus complet.

On constatera parfois, au cours de ces manœuvres, des mouvements anormaux, des déformations particulières, une crépitation osseuse caractéristique, etc. :

autant de phénomènes que l'ambulancière notera avec soin pour en rendre compte au médecin, *mais qu'elle ne devra jamais rechercher et surtout chercher à reproduire sous aucun prétexte.*

Il y a une plaie. — Dans ce cas, deux indications urgentes se présentent : 1° nettoyer la plaie ; 2° la mettre à l'abri du contact de l'air.

Nettoyer la plaie. — On ne saurait trop recommander à l'ambulancière de pratiquer le lavage de la plaie avec un soin minutieux et sans précipitation, de façon à ne pas augmenter les douleurs et à ne l'abandonner que parfaitement propre et aseptique. *L'usage des éponges doit être proscrit* : elles contiennent souvent, alors même qu'elles paraissent parfaitement propres, des germes morbides qui, déposés dans la plaie, deviennent trop fréquemment le point de départ des accidents les plus graves. C'est à l'aide d'un tampon d'ouate hydrophile ou d'une fine compresse, souvent même d'un simple filet d'eau chaude, tiède ou froide selon les circonstances, qu'on arrivera à obtenir la propreté cherchée, mais il faut employer de l'eau bouillie ou de l'eau rendue antiseptique par adjonction d'acide phénique ou de bichlorure (20 grammes d'acide phénique pour un litre ou 1 gramme de bichlorure pour un litre).

Il est inutile de rappeler ici que l'on doit enlever tous les corps étrangers (débris de vêtements, terre, sable, fragments de bois, etc., etc.), qui se sont déposés à la surface de la plaie ou l'ont pénétrée. Ces derniers ne doivent être enlevés que par le chirurgien, leur extraction pouvant présenter des difficultés et être l'occasion de complications que l'infirmière ne pourrait combattre.

Cette plaie bien souvent saigne ; si l'écoulement sanguin est léger, peu abondant, s'il ne traverse pas, par exemple, une compresse pliée en quatre, il n'y a là rien d'inquiétant, il s'agit d'un simple écoulement de sang, et l'on peut attendre l'arrivée du médecin. Mais s'il y a hémorrhagie, l'intervention immédiate du médecin ou à son défaut de l'hospitalière est nécessaire. Que peut et doit faire celle-ci en pareille circonstance? Il est inutile de rappeler les caractères propres aux hémorrhagies artérielles, veineuses et capillaires, ils ont été indiqués dans les lésions de chirurgie. Les quelques préceptes qui suivent suffiront généralement. L'élévation du membre, la compression méthodique, l'application d'eau froide ou d'amadou, permettront dans certains cas d'attendre l'arrivée du médecin. L'élévation du membre diminue l'afflux du sang et par là en facilite la coagulation dans la plaie. L'eau froide, en faisant contracter les petits vaisseaux de la plaie, l'amadou par son action mécanique, hâtent la formation du caillot. Dans les cas où on emploie l'amadou il faut l'imbiber d'une des solutions antiseptiques formulées ci-dessus. La compression agit de la même manière; elle doit se faire à l'aide de la main appliquée soit dans la plaie, soit sur le trajet connu des vaisseaux artériels ou veineux qui sont la source de l'hémorrhagie. Les topiques astringents, tels que l'alun, l'eau de Pagliari, etc., peuvent être associés au pansement par une boulette d'ouate et à la compression; les topiques caustiques ne doivent être employés par l'ambulancière que *sur l'indication expresse du médecin;* elle doit toujours éviter l'emploi du perchlorure de fer.

Certains accidents peuvent se produire au moment de l'arrivée du blessé, en dehors de l'hémorrhagie; ce sont surtout les lipothymies et la syncope (perte incomplète ou complète de connaissance). Lorsque la *syncope* se produit, le premier soin doit être d'étendre horizontalement le malade et de faire ouvrir les fenêtres, quelquefois même de mettre la tête dans une situation plus déclive que le reste du corps. Il faut en outre desserrer largement les vêtements, solliciter le retour des mouvements respiratoires (voir *Syncope*, p. 27), par des frictions énergiques sur la face, le creux épigastrique (creux de l'estomac), la paume des mains, faire inhaler un peu d'éther ou d'acide acétique, enfin même avoir recours à la respiration artificielle.

Très souvent le blessé arrive à l'ambulance refroidi, frissonnant, surtout lorsqu'il a perdu beaucoup de sang. On doit aussitôt réchauffer et réchauffer principalement les extrémités et le creux épigastrique. Les boules d'eau chaude, les sacs de sable chaud, les briques chauffées, sont appliqués autour de lui et les boissons chaudes très légèrement alcoolisées sont données à petites doses.

2° *Soins d'urgence aux malades.* — Lorsque l'hospitalière reçoit un malade, elle est souvent appelée à lui prodiguer aussi des soins urgents : il arrive en effet souvent que certains accidents ou certains phénomènes obligent à une intervention rapide en attendant l'arrivée du médecin. Passons-les rapidement en revue :

Règle générale, dès qu'un malade entre à l'ambulance, alors même qu'il ne paraîtrait pas atteint d'une maladie fébrile, le devoir de l'infirmière est de *prendre sa température.*

On sait (voir *Thermomètre*) que la température normale du corps humain prise dans le creux de l'aisselle est de 37°,5 environ. Le thermomètre doit être laissé en place pendant dix minutes au moins. Rappelons que la température peut être lue soit l'instrument encore maintenu (thermomètre ordinaire), soit à distance, grâce à l'index maximum (th. à maxima); on doit noter avec soin les degrés et leurs divisions, afin de fournir au chef de service un renseignement d'une utilité incontestable.

Le *frisson*, dont la description a été donnée plus haut (voir *Éléments de pathologie*), doit être combattu par des moyens presque identiques à ceux indiqués pour les malades en état d'algidité : les fomentations chaudes, les boissons chaudes prises à petites gorgées, l'enveloppement avec les couvertures, les boules d'eau chaude, etc., sont les procédés les plus ordinairement employés.

La *douleur* est un symptôme dont la fréquente apparition dans un grand nombre de maladies mérite toute l'attention. En effet, bien souvent elle guide le médecin dans ses recherches et sert utilement au diagnostic. Aussi l'ambulancière devra-t-elle observer attentivement tous les caractères de la douleur accusée par le malade, et noter le siège exact, l'intensité, les irradiations, les exacerbations et les recrudescences. La douleur est-elle continue, se produit-elle par crises ou accès, s'agit-il de *points* douloureux, de *coliques* ? La douleur est-elle fulgurante, lancinante, térébrante, etc. ? autant de renseignements d'une haute importance pour le médecin, que l'hospitalière doit inscrire.

L'état de la peau doit toujours être examiné, tant au point de vue de sa température, du degré d'humidité ou de sécheresse, de sa coloration (éruptions diverses, etc.), que de sa propreté. L'ambulancière s'informera également de l'état des voies digestives; elle notera l'état de la langue du malade, surveillera les selles et les urines qu'elle fera conserver au besoin ainsi que les matières vomies. Elle notera de même les caractères de la respiration (régulière, irrégulière, haute, profonde, superficielle, lente ou précipitée), fera recueillir et conservera les crachats, observera la fréquence et l'intensité de la toux, le degré d'oppression. Elle questionnera le malade pour savoir s'il éprouve des palpitations de cœur et pourra même au besoin compter et noter le nombre des pulsations. L'état du système nerveux doit aussi attirer l'attention : la stupeur, le délire, le coma, les hallucinations, l'embarras de la parole, le mutisme, les convulsions, les paralysies, sont autant de phénomènes, décrits précédemment, qui doivent être signalés dès que l'ambulancière les constate. Certains d'entre eux réclament même une intervention de sa part.

C'est ainsi, par exemple, que le malade atteint d'un délire violent, au milieu duquel il peut être dangereux pour lui-même ou pour ses voisins, doit être maintenu soit par des aides robustes, soit par des draps noués autour du lit et passant les uns au niveau des cuisses, les autres au niveau de la poitrine. Toutefois l'application de la camisole de force ne doit être prescrite par l'ambulancière que d'après les ordres formels du médecin de garde, auquel revient d'une manière absolue la responsabilité d'une intervention toujours violente et parfois dangereuse.

Voici d'ailleurs un tableau des accidents et des phénomènes les plus divers qui peuvent se présenter et réclamer de l'ambulancière une intervention immédiate en attendant l'arrivée du médecin de garde ou du chef de service :

Syncope (défaillance, évanouissement, faiblesse). — État d'une personne qui se trouve mal. Début brusque, sans avertissement, pâleur du visage et des lèvres, sensation d'anxiété et de malaise ; tintements d'oreilles, troubles de la vue et des idées, la peau se glace et se couvre de sueurs froides, la respiration et le pouls deviennent irréguliers; les phénomènes de la vie s'arrêtent, et le malade s'affaisse sur lui-même. — *Causes :* elles sont diverses. Impressions morales, vue du sang, frayeur, émotion vive, conversation sur des sujets spéciaux, causes physiques nombreuses, chaud, froid, douleurs, indigestion, affection du cœur ou de l'estomac, hémorrhagie; au début de certaines maladies (hystérie, empoisonnements, vers intestinaux): convalescence. — *Premiers secours :* aération dans la salle même, ou transporter le malade dans un endroit frais, desserrer ses vêtements au cou et à la ceinture. Le coucher de tout son long par terre ou sur le lit et asperger sa face d'eau fraiche, lui faire respirer du vinaigre, de l'ammoniaque, de l'éther, etc... En cas de syncope prolongée : respiration artificielle, frictions sur les tempes et le front, relever les jambes pour faire affluer le sang vers la tête. Frictions énergiques sur les membres avec des flanelles chaudes imbibées de liquides aromatiques (eau vinaigrée, eau sédative, eau de Cologne, eau-de-vie). Réchauffer avec des briques, des boules d'eau chaude, des sinapismes. Sitôt que la respiration reparaît et que les mouvements du cœur s'entendent, faire boire au malade quelques gorgées ou quelques gouttes de boissons aromatiques (vin chaud, chartreuse, eau de mélisse, cordiaux, etc...).

Vertige. — Sensation de tournoiement qui fait chercher un point d'appui, amène parfois la perte de connaissance; l'individu chancelle, a le regard brillant, la face colorée, la parole hésitante, cependant raisonnable, ce qui le différencie d'avec l'ivrogne dont l'état d'ivresse est généralement révélé par l'odeur de l'haleine. — *Causes :* accidentelles, influences extérieures (chaleur, poêles, agglomération de personnes); pathologiques (affections de l'estomac, lésions cérébrales, vertige épileptique, congestion ou anémie cérébrale, hystérie). Précède assez souvent la congestion ou l'apoplexie (coup de sang), accident fréquent chez les personnes d'un certain âge. Celles qui ont l'habitude de boire et de manger avec excès sont plus facilement atteintes. — *Premiers secours :* mettre le malade au frais comme pour la syncope, l'allonger, lui faire des lotions froides sur la tête, lui mettre des sinapismes aux jambes.

Attaque d'épilepsie (haut mal, mal caduc). — Elles se rencontrent dans les deux sexes chez les enfants et les adultes. Elles ont une durée variable et présentent toujours un aspect effrayant. — *Ses caractères :* cri, chute, perte du sentiment et de l'intelligence. Après un instant d'immobilité, convulsions généralisées, membres et face, grimaces, écume à la bouche ; les mâchoires s'ouvrent et se ferment, la langue projetée au dehors est souvent mordue, les mains sont généralement fermées, le pouce en dedans recouvert par les autres doigts. — *Secours :* commencer par éloigner tout ce qui peut blesser le malade pendant la durée des convulsions, le protéger contre les chocs et les chutes, respecter le sommeil profond qui suit l'accès.

Hystérie (attaque de nerfs). — Convulsions ordinairement précédées de symptômes particuliers. Modification d'humeur, lourdeurs de tête, penchants à la tristesse, au rire, visage coloré, respiration difficile, cris, sanglots, larmes, bâillements ; sensations bizarres (sensations de boule remontant de l'estomac vers la gorge, parfois de clou). Enfin convulsions, délire violent, incohérent. Après l'attaque un peu d'abattement moral, mais rien de semblable au sommeil si lourd de l'épileptique au sortir de son accès. — *Secours :* placer le malade sur un lit, loin des murs, desserrer les vêtements, ouvrir les fenêtres et donner de l'air, vapeurs d'éther, lotions froides ou vinaigrées sur le visage. Compression du bas-ventre.

Fièvre. Ses caractères. — Accélération du pouls, élévation de température, soif vive, constipation, diminution des urines avec modification de coloration, abattement ou délire. — *Secours :* au début, au moment du frisson, envelopper le malade de linges chauds, et lui administrer des boissons aromatiques, stimulantes ; le couvrir modérement et quand la période de sueurs est arrivée et tend à finir, changer les vêtements mouillés par la transpiration.

Hémorrhagie interne. — Les hémorrhagies internes viennent de la profondeur des organes ; le sang est rejeté au dehors par la bouche, par le nez ou par tout autre orifice (l'hémorrhagie du poumon est dite hémoptysie, celle de l'estomac hématémèse, celle de l'intestin entérorrhagie, celle du nez épistaxis, celle du rein ou de la vessie hématurie, celle de l'utérus métrorrhagie). — *Secours :* placer le malade dans un endroit frais, lui faire prendre de la glace ou des boissons glacées, le laisser dans un repos absolu, lui faire observer le silence comme l'immobilité ; sinapismes aux membres, tamponnement quand il s'agit des fosses nasales, de l'utérus.

Vomissement. — Accident fréquent dans le cours des maladies. Rejet par la bouche des matières contenues dans l'estomac, ordinairement précédé de malaise, dégoût, nausées, sueurs froides, puis contractions musculaires de l'abdomen et du diaphragme. — *Soins :* favoriser le vomissement suivant les cas (voir *Empoisonnements*), l'arrêter ou l'empêcher par des boissons fraîches, gazeuses et par de la glace, liqueurs fortes, etc., mais le tout administré en très petite quantité.

Coliques. — Douleurs de tous les organes contenus dans l'abdomen. Ce mot s'applique plus particulièrement aux douleurs intestinales, mais on décrit aussi des coliques hépatiques (foie), néphrétiques (reins). — *Causes :* froid, indigestions, perforations intestinales, inflammations, intoxications (elles s'accompagnent de diarrhée ou de constipation), cheminement à travers l'uretère de calculs du rein (col. néphrétique), à travers le canal cholédoque de calculs biliaires (colique hépatique). *Soins :* moyens généraux : chaleur, frictions sèches et frictions huileuses chloroformées, cataplasmes, lavements mucilagineux, repos, chaleur, diète.

Choléra. — Précédé de diarrhée dite prémonitoire. Affection épidémique, attaque tous les individus. — *Ses caractères :* malaise, nausées, vomissements, crampes, selles liquides à grains riziformes, refroidissement des extrémités (langue, nez, membres). — *Soins :* frictions fortes et prolongées, sèches ou alcooliques, bains sinapisés, infusions aromatiques (menthe, camomille, mélisse), thé ou café, avec du laudanum au besoin s'il est prescrit par le médecin, contre les vomissements quelques fragments de glace.

II. — SOINS CONSÉCUTIFS.

Les soins journaliers nécessaires aux malades blessés ou fiévreux doivent être minutieusement prodigués suivant les instructions fournies par le chef de service.

Les *malades* et les *blessés* ont besoin de soins réguliers, méthodiques, et de soins éventuels, les uns non prévus, les autres prévus, mais ne devant être donnés que dans des circonstances déterminées qui peuvent ou non se présenter.

Les pansements prescrits par le chirurgien sont souvent renouvelés dans la journée par l'ambulancière. La plus grande douceur, les précautions les plus minutieuses surtout en ce qui concerne la propreté et l'antisepsie, sont les indications capitales que nous devons rappeler ici. Quant aux divers modes de pansements, ils ont été décrits plus haut, de même que les soins à donner dans les diverses maladies ont été décrits à l'occasion de ce qui a été dit de celle-ci.

En outre de la toilette générale des malades qui sera répétée journellement et de la toilette partielle qui sera répétée plusieurs fois par jour, sans qu'il soit nécessaire au chef de service de les rappeler, différentes pratiques hygiéniques sont confiées aux soins de l'ambulancière.

Bains de propreté ou médicamenteux.

Les bains produisent des effets différents suivant leur température; aussi les a-t-on divisés en bains *froids*, bains *tièdes*, bains *chauds* et *étuves.*

Bains tièdes, 28° à 32°. — Agréables, mais plutôt frais que chauds, ne débarrassant la peau des débris épidermiques et des substances étrangères que si on leur associe des frictions à la main ou au savon. Ces dernières sont faites à la main ou avec un gant spécial en substances végétales généralement, ou en laine. — Ces bains plus ou moins prolongés, de quinze à cinquante et soixante minutes, agissent comme calmants et reposent généralement, ce sont des bains dits sédatifs. Il faut avoir soin de leur maintenir une température égale pendant toute leur durée, pour éviter les refroidissements.

Bains chauds, 35° à 38°. — Ils élèvent la température, sont stimulants, accélèrent le pouls et la respiration ; excitants s'ils sont courts, ils deviennent sédatifs et même débilitants s'ils sont prolongés; employés pour diminuer l'excitation dans certains cas, ils n'agissent ainsi que secondairement, après une période d'excitation plus ou moins longue.

Bains très chauds, 38 à 41°, de 10 à 20 minutes de durée. — Sudorifiques, amènent excitation, congestion, fatigue.

Bains de vapeur, étuves. — Température considérable pouvant aller jusqu'à 70°. Ils agissent surtout sur l'élément douleur; provoquent les sudations et stimulent la circulation, faisant affluer le sang vers la périphérie.

Bains froids. — Les bains froids sont donnés courts; ils sont stimulants ou sédatifs suivant leur durée. Ils sont très différents suivant qu'ils sont pris en baignoire ou en pleine eau.

Lotions et ablutions. — Lavages avec de l'eau pure ou avec des substances médicamenteuses, de toute la surface du corps ou d'une partie seulement. Ils se font à l'eau froide ou à l'eau tiède, quelquefois plus rarement à l'eau chaude, et remplacent assez souvent le bain dans le traitement des fièvres (voir *Fièvre typhoïde*).

Irrigations. — Mode de pansement qui consiste à faire couler un liquide sur une plaie ou une cavité. Elles sont faites directement, c'est-à-dire à même sur la partie ou indirectement, c'est-à-dire la partie occupée étant recouverte d'une compresse. Des appareils divers sont employés pour cela. Liquides employés froids ou tièdes.

Injections. — Faire pénétrer un liquide dans une plaie ou dans une cavité dans un but hygiénique (propreté ou curatif).

Injections antiputrides (chlorure de chaux, alcool,

acide phénique). Injections irritantes (iode, nitrate d'argent), à n'employer que sur prescription du médecin.

Vêtements. — Ce n'est pas chose facile que d'habiller ou de déshabiller un malade ; douceur et patience, jamais de mouvements brusques, mais agir sans hésitation et sans se laisser intimider par les cris, mais en s'attachant à réduire toujours les déplacements et les douleurs au minimum. Pour retirer les vêtements, il faut, s'il y a une blessure, commencer par le membre sain, et pour vêtir le blessé commencer par le membre blessé. Il faut aussi avoir grand soin de ne pas laisser les malades se refroidir pendant le changement de vêtements.

Alimentation. — Administrer les aliments bien préparés et proprement servis, aux heures voulues, bien observer les indications du médecin et les notions d'hygiène. Diététique, régime qui convient aux malades, aux convalescents et aux valétudinaires, savoir satisfaire les besoins, appétits, et éviter les troubles de l'estomac. Stimuler ses fonctions ou les modérer suivant les cas ; se mettre au courant des habitudes du malade, et parfois même ne pas supprimer trop vite une habitude vicieuse (alcoolisme).

Restaurer lentement et progressivement les convalescents ; aux vieillards il faut également une alimentation en rapport avec l'énergie et le fonctionnement des organes ; ce qu'ils ont de mieux à faire, c'est de vivre sans bruit, de se modérer en tout et d'économiser en tout.

Diète. — Réduction de la nourriture à un seul aliment, ou à une certaine catégorie d'aliments, pouvant devenir d'utiles adjuvants de la médication, ou à une certaine quantité d'aliments.

On a divisé la diète en :

1° *Diète négative.* — Abstinence non pas absolue, mais simplement en rapport avec l'âge et la vigueur de l'individu, ou pour obtenir un résultat thérapeutique.

2° *Diète sèche.* — Suppression des liquides, pour diminuer certaines sécrétions normales exagérées, ou provoquer la résorption d'épanchements.

3° *Diète végétale.* — Régime des trappistes (goutte, gravelle, scorbut).

4° *Diète animale.* — Convient aux organismes épuisés (diarrhée chronique).

5° *Diète lactée.* — Cette diète ayant une importance toute particulière, l'hospitalière doit savoir que la quantité de lait à faire absorber au malade peut varier de quelques tasses, ou mieux cuillerées, à 4 et 5 litres en vingt-quatre heures. Le plus souvent et généralement il faut commencer par de très petites doses fréquemment répétées.

Il est très important que l'hospitalière sache que de l'observation régulière de la diète, prescrite au malade, ou de sa non observation, peuvent dépendre la guérison ou la mort. Au lieu du mot *diète*, le mot de *régime* est très souvent employé, notamment dans les feuilles des hôpitaux militaires ayant trait à l'alimentation.

Modes divers d'alimentation. — Quand l'alimentation ne peut pas se faire par les voies naturelles soit par suite d'une lésion locale, soit par refus obstiné du malade (comme il arrive dans certains cas de folie), soit par impuissance de celui-ci, soit parce que les parties supérieures du tube digestif ne tolèrent pas l'alimentation, ou parce que les aliments trouvent un obstacle à leur cours, soit dans l'œsophage, soit à la sortie de l'estomac, au pylore, soit dans l'intestin, on doit recourir à des modes divers d'alimentation, et le soin de veiller ou de procéder à cette alimentation est confié à l'hospitalière.

Dans les cas où le malade ne peut ou ne veut manger, mais a des organes permettant d'une part le passage d'une sonde jusque dans l'estomac, et le passage du bol alimentaire jusqu'à la partie inférieure du tube digestif, l'alimentation se fait par une sonde dite œsophagienne ou mieux par le tube dit tube de Faucher, après avoir généralement lavé l'estomac avec une solution alcaline faite de 4 grammes de bicarbonate de soude pour un tube d'eau.

Par ce moyen on pratique ce qu'on appelle le gavage chez les phtisiques par exemple, et il est remarquable que les malades sont beaucoup moins gênés par la digestion des aliments, lait, œufs, poudres de viande et poudres de légumes ainsi introduits en grande quantité, que par la digestion de quantité beaucoup plus minime d'aliments pris par la bouche. Après le gavage ils ne toussent pas et ne vomissent pas comme après les repas.

Quand il y a un obstacle siégeant dans la bouche (en cas de cancer ou d'amputation de la langue par exemple), on introduit par le nez une sonde souple en caoutchouc rouge jusque dans l'œsophage et on injecte des aliments liquides.

Quand on ne peut recourir à aucun de ces moyens parce que l'état anatomique ou l'état fonctionnel ne permet pas d'utiliser la partie supérieure des voies digestives, il faut recourir à l'alimentation par les lavements. On a beaucoup discuté la valeur nutritive des lavements, et bon nombre de médecins ne leur accordent, comme du reste au bouillon pris par l'estomac, qu'un rôle de stimulant, souvent utile. Mais si l'on est encore dans le doute quant à l'action des lavements de bouillon, de jaunes d'œuf battus, d'eau vineuse, etc., on ne peut douter, M. Dujardin-Beaumetz l'a bien démontré, de l'efficacité nutritive des lavements de peptone. Par ce mot de peptone on désigne l'albumine des aliments transformée de manière à être immédiatement absorbable et nutritive, comme quand elle est livrée à la circulation par le tube digestif. Ce qui fait que des aliments qui, pris par l'estomac, ne seraient absorbés qu'après avoir été transformés en peptones, ne peuvent nourrir étant injectés dans le rectum, c'est que celui-ci n'est pas pourvu des glandes sécrétant les sucs nécessaires à cette transformation et que dès lors les substances absorbées telles quelles par sa muqueuse sont impropres à une nutrition régulière.

L'idée est dès lors venue de faire absorber par la muqueuse du rectum des aliments albuminoïdes déjà transformés, peptonisés. La formule donnée par M. Dujardin-Beaumetz est la suivante :

Dans un bol de lait on ajoute : 2 à 3 cuillerées à bouche de peptone liquide ou 2 à 3 cuillerées à café de peptone sèche, un jaune d'œuf, 5 gouttes de laudanum et 50 centigrammes de bicarbonate de soude si les peptones sont acides.

Ce lavement est véritablement nutritif.

Suivre les indications du médecin pour les heures et l'emploi des moyens.

Administration des médicaments. — Les médicaments s'administrent le plus souvent par la bouche, mais peuvent également être mis en contact avec les muqueuses (muqueuses rectales, pulmonaire), ou encore avec le tégument externe pour être introduits dans la peau ou sous la peau.

Le rectum est la voie employée pour les actions de voisinage lorsqu'on se propose d'agir particulièrement sur la vessie, l'utérus ou le péritoine.

Avant d'administrer un médicament par le rectum on devra préalablement vider celui-ci par un lavement.

Introduction des médicaments par frictions ou injections sous-cutanées ou par vésicatoires (voy. p. 181 à 208).

L'infirmière doit, en outre des soins matériels indiqués ci-dessus, prodiguer aux malades et aux convalescents ses conseils, solliciter leur patience, leur donner bon espoir. Les quelques heures de liberté et de repos que lui laisseront ses occupations variées, elle les consacrera à des lectures à haute voix, à la correspondance des malades et des convalescents. Elle atténuera ainsi de tout son pouvoir les tristesses et les angoisses des malades, des blessés et des opérés.

Resterait à passer en revue les *soins spéciaux* à donner dans chaque maladie ou blessure et après chaque opération ; mais ce sont là des choses qu'on ne peut apprendre que par la pratique. L'initiative de l'ambulancière devant d'ailleurs disparaître et s'effacer devant les instructions précises et formelles du chef de service, il suffit qu'elle en sache assez pour obéir aux prescriptions faites par celui-ci, en se rappelant toujours les grandes règles générales données ci-dessus.

Empoisonnements. — Les empoisonnements sont des accidents fréquents, nécessitant des secours immédiats ; ils sont provoqués par des substances qui par elles-mêmes, ou associées à d'autres substances et prises à certaines doses, détruisent la santé et anéantissent la vie. Les empoisonnements sont de trois sortes :

accidentels, volontaires ou criminels (voir *Matière médicale*).

Asphyxie. — État de mort apparente ou réelle, et arrêt momentané ou définitif de la respiration, par manque d'air ou respiration d'air vicié.

Manque d'air. — Le manque d'air peut résulter : d'un obstacle à la pénétration de l'air dans les poumons, d'une pression sur la poitrine, sur la langue, de la présence d'un corps étranger dans la trachée, liquide ou solide, de liens serrés autour du cou, de séjour dans un milieu irrespirable.

L'asphyxie qui peut donc se produire par la pression, l'air vicié, la strangulation, la submersion peut être encore provoquée par la chaleur ou le froid.

Secours : Quelle que soit la cause, solliciter les mouvements respiratoires ; transporter le malade dans une pièce aérée, le débarrasser de ses vêtements et le coucher de façon à ce que le haut du corps soit relevé, la tête légèrement penchée en arrière. Recouvrir avec couvertures, paille ou foin. Ouvrir la bouche avec un coin, attirer la langue au dehors ; débarrasser le nez et la gorge des mucosités, ramener la chaleur par des briques, des frictions, etc. Si ces moyens ne réussissent pas, faire la respiration artificielle et, s'il y en a à portée, faire respirer de l'oxygène.

Respiration artificielle. — Bouche à bouche. — Un aide presse alternativement sur la poitrine et sur le ventre pour évacuer l'air respiré et faire un vide en laissant les organes reprendre leur position normale.

On peut encore faire la respiration artificielle en plaçant dans le nez un tube quelconque, un tuyau de pipe par exemple, en ayant soin de pincer les lèvres pour fermer la bouche pendant l'insufflation.

a) *Procédés scientifiques :* Le procédé de *Marshall*

Hall est basé sur la dilatation de la poitrine produite par les différentes positions imprimées au corps que l'on soumet à un mouvement de rotation à droite et à gauche et *vice versa*. Pour l'appliquer, le malade étant couché sur le ventre, on le prend par un bras pour le ramener à la position couchée sur le dos, puis on le ramène ainsi alternativement sur le ventre et sur le dos.

b) *Procédé Sylvestre* basé sur la dilatation de la poitrine produite par l'abaissement et l'élévation des bras.

c) *Inhalations d'oxygène;* ajouter : frictions énergiques jusqu'à ce que la vie se manifeste ; ne jamais désespérer et, lorsque la vie est revenue, administrer des boissons cordiales.

Diverses causes d'asphyxie. — 1° *Par gaz irrespirable :* air vicié, air confiné, agglomération, éboulements. — *Soins :* air frais, frictions, ammoniaque, allumette soufrée sous le nez, vinaigre, inhalation d'oxygène. Éviter la chaleur et ne rien donner à boire avant que le malade ait respiré.

Par acide carbonique : Produit de combustions, cuves de fermentation, plantes et fleurs surtout la nuit, essence de térébenthine, etc.

Ne jamais pénétrer dans un endroit où une première victime a perdu connaissance sans avoir pris les précautions d'usage (allumer de la paille, projeter de l'eau de chaux, de l'ammoniaque, se faire attacher par une corde, ouvrir toutes les issues, se munir d'un crochet qu'on fixe aux vêtements de la victime, etc.).

Le gaz d'éclairage, les mines, les citernes (carbures d'hydrogène) provoquent des accidents analogues, moins rapides cependant (fosses à purin, vidanges, égouts). Purification au moyen d'un fourneau allumé, asperger le malade d'eau chlorée.

2° *Par compression.* — Travaux de construction,

terrassements, éboulements, foules, paniques, incendies dans les théâtres. Accidents s'accompagnant souvent de contusions, fractures, etc.

3° *Par strangulation.* — Étranglement par compression ou liens au-devant du larynx ; quel que soit le mécanisme, le résultat de la constriction est le même, et amène la cessation de la respiration. — *Secours :* enlever l'obstacle à la respiration et ne pas attendre la présence des autorités (pendus) ; ne pas désespérer en présence d'un cadavre encore chaud ; pratiquer la respiration artificielle et des frictions énergiques et prolongées.

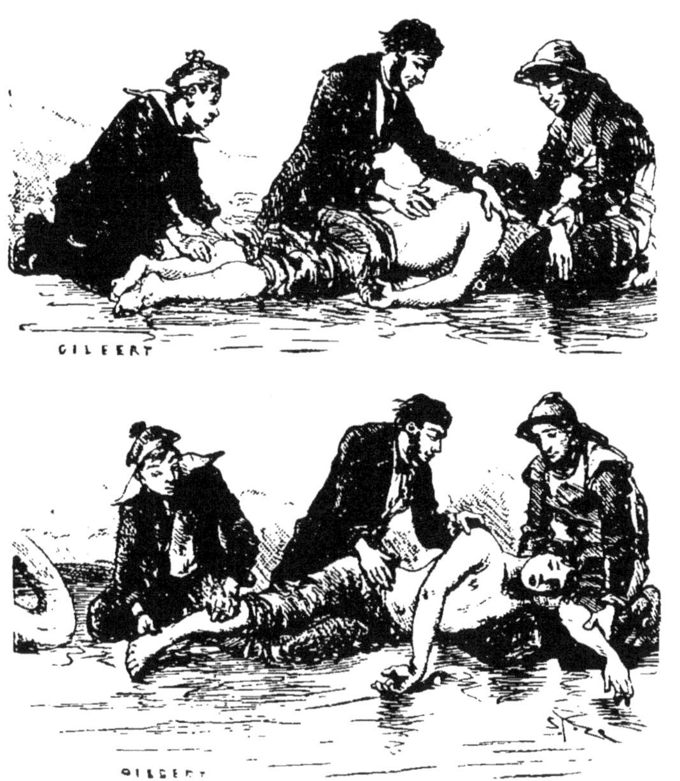

Fig. 84. — Respiration artificielle pratiquée sur un noyé.

4° *Par submersion.* — Noyés, asphyxie par milieu irrespirable, pénétration d'eau dans le poumon au lieu d'air (la syncope est un accident favorable en déterminant la suspension des mouvements respiratoires). — *Secours* : rétablir la respiration, faire des frictions, et se garder du préjugé vulgaire qui consiste à suspendre le noyé la tête en bas.

5° *Asphyxies diverses.* — Par chaleur : machines à vapeur, feu ardent. Mettre le malade au frais, compresses froides sur la tête, frictions sur les membres inférieurs, bains de pied sinapisés.

Par le froid, congélation : éviter de réchauffer trop vite, frictions avec de la neige, liquides frais, bains froids, dont on élève graduellement la température.

Contusion. — Résultat d'un choc violent contre un corps dur, non tranchant, produisant une lésion plus ou moins profonde des tissus, sans que ceux-ci soient entamés. — La gravité varie selon la nature des organes et selon la cause. Les contusions du cerveau amènent la perte de connaissance; les contusions du poumon, le crachement de sang; les contusions du ventre : hernie, selles sanglantes ou vomissements de sang, et entraînent parfois des ruptures de l'intestin; les contusions de l'œil, des troubles de la vue, des douleurs vives, des ecchymoses, etc. — Les *soins*, pour les contusions *simples :* compresses imbibées d'eau fraîche, eau blanche, alcool camphré, eau salée, alcool, eau de Cologne, etc. Exercer une forte compression sur les bosses sanguines.

Plaies. — Lésions des tissus superficiels ou profonds, diverses selon les cas (voir *Éléments de chirurgie*). — Les *soins :* lavage de la plaie par arrosement avec une boulette d'ouate hydrophile ou un linge imbibé d'un liquide tiède ou mieux avec un jet d'eau bouillie ou d'eau additionnée d'un antiseptique (irrigateur), afin d'enlever les corps étrangers et le sang coagulé. Lorsque le sang continue à couler, reconnaître sa nature, sang artériel, veineux ou mixte. Arrêter l'hémorrhagie par la compression sur la plaie ou sur le trajet connu des vaisseaux. Pour les hémorrhagies artérielles, compression entre la plaie et le cœur; pour les veineuses, entre les extrémités et la plaie; pour les mixtes, compression sur la plaie elle-même avec le doigt ou bien avec de l'amadou, du coton, de la charpie, mais toujours en ayant eu soin de plonger d'abord ceux-ci dans une solution antiseptique (voir page 265), serrés avec une bande; placer au besoin au-dessus un garrot ou un tourniquet, pour arrêter le sang en interrompant son cours dans l'artère au-dessus de la plaie. *Éviter à tout prix l'usage du perchlorure de fer*, et ne pas retirer les corps étrangers profondément fixés, respecter les lambeaux, placer le membre dans une position favorable, recouvrir la plaie de compresses imbibées de liquides antiseptiques, administrer des cordiaux.

Plaies par instruments tranchants. — Superficielles, elles sont d'un pansement facile; taffetas gommé, baudruche; profondes, il est plus difficile d'obtenir une réunion immédiate; différents modes de pansement sont appliqués par le chirurgien; en l'attendant, donner une bonne position au membre, appliquer des compresses imbibées de solution antiseptique.

Plaies par instruments piquants. — Donnent peu de sang, provoquent beaucoup de douleurs, dans certaines régions, surtout sous les ongles et dans la pulpe des doigts (pansement phéniqué, puis cataplasmes phéniqués enveloppés de baudruche).

Plaies contuses. — Arrachement, écrasement, morsures, pansements humides avec solutions alcooliques ou phéniquées en attendant l'arrivée du médecin.

Brûlures. — Trois degrés : *simple rougeur, formation d'ampoules, destruction des tissus* (voir page 233). — *Symptômes généraux, quand elles sont étendues surtout :* en outre de la douleur : fièvre, délire, convulsions, diarrhée. Enlever les vêtements avec précaution, éviter l'arrachement de l'épiderme, respecter les phlyctènes ou, autrement dit, les soulèvements de l'épiderme.

Pour les brûlures du premier degré : eau froide ou tiède, pulpe de pommes de terre, feuilles de plantes grasses, blancs d'œuf, poudre d'amidon, de bismuth.

Deuxième degré : ouvrir avec soin les ampoules dans leur partie la plus déclive, mais ne pas enlever l'épiderme. *Liniment oléo-calcaire phéniqué :* baume tranquille ou huile phéniquée, eau alunée, faire un pansement à l'ouate et le maintenir à l'aide d'une bande. Pansements rares.

Troisième degré : eau laudanisée, liniment oléo-calcaire phéniqué. Lors du pansement, séparer et isoler les doigts, si la blessure siège à la main, mettre le membre dans une position convenable, craindre la formation des cicatrices pouvant entraîner l'impuissance d'un membre par attitude vicieuse.

Brûlures par caustiques chimiques. — Laver la plaie à grande eau, et nettoyer par irrigation.

Pour les brûlures de la bouche et de la gorge, employer des liquides émollients et calmants.

Congélation, engelure. — Le froid ne produit pas seulement l'asphyxie, mais encore des altérations des tissus analogues à celles de la brûlure. Rougeur et gonflement, engelures, ampoules avec sérosité roussâtre, extrêmement douloureuses, taches blanches ou noirâtres annonçant la désorganisation des tissus (gangrène). — *Secours :* éviter de réchauffer trop rapidement. Frictions avec des liquides froids, application de liniment oléo-calcaire laudanisé et phéniqué.

Corps étrangers des voies naturelles. — Se rencontrent dans les oreilles, dans le nez, dans l'arrière-gorge et dans les voies respiratoires, viennent ordinairement du dehors, mais peuvent se développer dans l'organe (calculs, concrétions) ; leur nature varie : fragments d'os, aiguilles, pièces de monnaie, morceaux de viande, noyaux, pois, haricots, arêtes, etc. Tous les corps peuvent se rencontrer dans les cavités ouvertes; on a même trouvé des mouches ou des vers dans le conduit auditif et dans les fosses nasales.

Secours. — Faciliter la sortie du corps étranger au moyen d'irrigations, d'injections, en enduisant les parties d'un corps gras. L'infirmière ne doit jamais employer des instruments quelconques, avec lesquels elle pourrait causer des désordres, notamment la perforation du tympan, s'il s'agit de l'oreille.

Pour l'œsophage, provoquer des vomissements. Faire appeler le médecin.

Fractures. — Lésions dans la continuité des os, caractérisées par l'impuissance du membre, du gonflement et de la déformation ; crépitation produite par les surfaces osseuses. — *Secours :* transporter le malade sur un lit en soutenant le membre au-dessus et au-dessous de la fracture pour assurer l'immobilité des parties fracturées.

Dans le cas de fracture du membre supérieur, le malade sera le plus souvent en état de marcher; dans le cas de fracture du membre inférieur, il faudra le porter. Il y a différentes manières de porter : dans les bras, sur le dos, à plusieurs personnes ou avec des appareils, brancards ; et à leur défaut, sur une planche, une porte, un volet (voir *Manuel du brancardier*). Préparer tous les éléments de pansement, bandes, ouate, linges, éponges, cuvette, épingles, *appareil de Scultet*, plâtre ; mais en attendant qu'un appareil soit appliqué, maintenir la rectitude et l'immobilité du membre.

Entorse. — Résultat d'un tiraillement brusque et violent des ligaments qui entourent et fixent les articulations ; rarement accompagné de plaie, mais déchirure des muscles et des petits vaisseaux, amenant des ecchymoses. Douleur violente, impuissance du membre, gonflement, tension et rougeur de la partie. — *Secours :* eau fraîche, compresses imbibées d'eau fraîche ou d'eau blanche, d'alcool camphré ou de teinture aromatique quelconque ; immobilité, *massage* doux et prolongé (friction méthodique du membre avec la main enduite d'un corps gras).

Luxation. — Déplacement des surfaces articulaires (déboîtement), déformation de la région, impossibilité fonctionnelle, modification de longueur jugée comparativement avec le côté sain, attitude spéciale du membre luxé.

Ne *rien tenter* et *attendre le médecin*, en donnant au malade la position dans laquelle il souffre le moins.

Soins à donner à la peau. Danger du décubitus prolongé. — Eschares gangréneuses provoquées par compression ou irritation. Se remarquent le plus souvent au sacrum, aux fesses (région trochantérienne), aux genoux, aux chevilles (malléoles), au talon et à la nuque, aux points où la peau rapprochée des os subit des pressions prolongées.

Ces régions sont à surveiller dans toutes les maladies de longue durée ; l'apparition des accidents est annoncée par la rougeur, puis surviennent des ampoules, des phlyctènes, plus tard des croûtes ou eschares qui à leur chute laissent des ulcérations ; parfois on y remarque de l'inflammation (phlegmon, érysipèle).

Moyens d'empêcher ces accidents. — Éviter les causes de compression, changer souvent la position du malade dans le lit, le lever et le placer sur un fauteuil quand c'est possible, faire le lit de manière qu'aucun pli ne vienne froisser la peau, employer les différents matelas d'eau ou d'air, laver fréquemment les parties avec du vin aromatique, saupoudrer le lit avec de l'amidon, du talc de Venise ; propreté scrupuleuse.

SIXIÈME PARTIE

TENUE DES HOPITAUX AUXILIAIRES

PAR LES Drs P. BOULOUMIÉ ET W. DOUGLAS-HOGG

« L'Union des Femmes de France a pour objet la préparation et l'organisation des moyens de secours qui, dans toute localité, peuvent être mis à la disposition des blessés ou malades de l'armée française.

« En cas de fléaux ou de désastres publics, la Société pourra offrir son concours aux autorités compétentes. »

Nous avons tenu à rappeler l'article premier des statuts de la Société afin de préciser la portée et les limites de cette partie du Manuel.

Le sujet n'offre peut-être pas à beaucoup d'esprits l'attrait que présentent à un si haut degré les sciences purement médicales ; mais ce qui doit faire accepter l'aridité de cette étude, c'est son utilité et la place importante qu'elle occupe dans un enseignement qui, sans elle, demeurerait stérile.

Nous avons adopté le plan du premier cours de ce genre professé par le Dr Bouloumié, secrétaire général de l'Union, sous le titre de « Fonctions des ambulancières » ; mais nous avons dû y ajouter une étude complète des obligations administratives qui nous sont imposées par le rattachement de l'Union des femmes de France au service de santé, à titre d'auxiliaire en temps de guerre.

Nous devons à M. Desportes, officier d'administration principal à l'hôpital du Gros-Caillou, la plupart des renseignements techniques que nous avons résumés au cours de ce travail, pour répondre à ces obligations, particulièrement en ce qui concerne les formalités relatives aux entrées et aux sorties des malades.

Qu'il reçoive ici l'expression de notre reconnaissance pour sa collaboration si dévouée.

§ I. — Des hôpitaux auxiliaires et des ambulances.

Conformément au décret du 21 décembre 1886, portant règlement pour le fonctionnement de l'Union des Femmes de France (art. II), « la Société est autorisée à seconder le service de santé militaire en créant dans les places de guerre et les localités désignées par le ministre de la guerre ou les généraux commandant le territoire, suivant le cas, des *hôpitaux auxiliaires* destinés à recevoir des blessés et des malades appartenant aux armées. » Ces hôpitaux sont créés et entretenus avec les ressources locales.

Il ne s'agit ici ni d'ambulances de guerre établies au moment d'une bataille, ni d'hôpitaux de deuxième ou de troisième ligne, c'est-à-dire plus ou moins rapprochés du théâtre des opérations. Ces derniers sont administrés par le service de santé de l'armée, qui en reste seul chargé.

On trouvera, exposées aux chapitres qui traitent de l'hygiène, les instructions concernant le choix, l'emplacement, l'amenagement et généralement les conditions les plus favorables à l'établissement d'un hôpital auxiliaire (1).

Les *hôpitaux auxiliaires* que la Société mobilise dès l'ouverture des hostilités, doivent avoir été organisés à l'avance en temps de paix. Les commissions du personnel et du matériel des comités de l'œuvre s'efforcent depuis longtemps déjà de réunir les éléments nécessaires à cette prompte mobilisation de ces hôpitaux.

Le bâtiment d'hospitalisation comprend en dehors des salles de malades, qu'on divise en *service de fiévreux* (pour tous les malades indistinctement non atteints d'affections chirurgicales) et en *service de blessés :* la salle d'opérations, la pharmacie, la tisanerie, la salle de garde, la cuisine, la lingerie et leurs dépendances, la buanderie, enfin la salle des morts.

L'administration dispose en outre de bureaux, de magasins, etc.

§ II. — Règlements généraux.

Les hôpitaux de la Société dépendent sous bien des rapports de l'autorité militaire.

L'article 3 du décret visé plus haut stipule notamment que ces établissements sont soumis, en ce qui concerne la surveillance administrative, l'exécution du service, la comptabilité, aux prescriptions des articles 156 à 168 du règlement du 25 août 1884 sur le service de santé de l'armée en campagne.

Le décret établit plus loin (art. 16) que les conditions de traitement des malades admis dans les établissements desservis par l'Union des Femmes de France,

(1) Voir aussi les instructions générales pour l'organisation des services de secours auxiliaires en cas de guerre, par le Dr P. Bouloumié.

en ce qui concerne le *régime alimentaire*, les *prescriptions* et le *fonctionnement du service intérieur*, doivent, autant que possible, se rapprocher des règles fixées par le règlement sur le service de santé.

L'autorité militaire est chargée de la surveillance, au point de vue du *contrôle* et de la *discipline;* le directeur du service de santé de la région ou son délégué, de l'*hygiène* et de l'*exécution d service*. Enfin, quant aux *décès*, les obligations et les attributions des employés de l'Union sont les mêmes que celles des comptables des hôpitaux militaires. La Société reçoit de l'administration de la guerre par journée de malades traités dans ses établissements, à titre de part contributive de l'État, une indemnité fixe de 1 fr.

Il ressort des dispositions que nous venons de résumer, une assimilation étroite entre les établissements hospitaliers de l'armée et ceux de l'Union des Femmes de France.

Force nous est donc de suivre dans une certaine mesure l'organisation des hôpitaux militaires. Nous chercherons à la simplifier autant que possible, à décharger la comptabilité intérieure de toutes les écritures qui ne seraient pas absolument indispensables. Mais notre action dans cette voie est très limitée : s'il nous est permis d'adopter une tenue de livres peu compliquée mais permettant un contrôle facile de l'emploi des fonds, nous avons l'obligation de nous conformer, en ce qui touche les malades (entrées, sorties, décès), à toutes les formalités obligatoires dans l'armée

Les imprimés et registres en usage dans le service de santé et prescrits par le règlement du 25 août 1884, sont fournis gratuitement par le service de l'intendance au délégué régional ou au délégué d'armée, qui demeurent chargés d'en faire la répartition dans les établissements que dessert la Société (art. 167).

Sans s'exagérer les difficultés d'une pareille tâche, il n'est toutefois pas possible de la faire passer pour aisée. Une lourde responsabilité pèse sur le personnel dirigeant d'un hôpital; les fonctions qu'il doit remplir demandent une activité constante de l'esprit et du corps, enfin, une connaissance approfondie des rouages assez compliqués d'un établissement de ce genre.

C'est en étudiant d'avance le fonctionnement des hôpitaux militaires existants, c'est en cherchant à se familiariser avec les détails des services en temps de paix, sous la conduite et avec les explications d'un officier d'administration, que les membres de l'Union qui aspirent à se consacrer aux services administratifs peuvent espérer acquérir la somme de connaissances requises.

§ III. — Constitution des hôpitaux.

Les éléments constituants d'un hôpital sont de deux sortes : le personnel et le matériel.

Le personnel comprend : le personnel médical composé des médecins, des chirurgiens et des pharmaciens. Pour ces derniers exceptionnellement, il sera parfois préférable de les remplacer par un ou plusieurs pharmaciens voisins de l'hôpital, avec lesquels on traiterait, afin d'éviter l'achat d'un matériel d'approvisionnement de pharmacie (1).

Le personnel administratif se compose des : directrice, sous-directrice, secrétaire, préposée au service

(1) Il y aura toujours néanmoins à la salle de garde de tout hôpital un approvisionnement constamment tenu au complet de médicaments d'urgence et de médicaments usuels.

des vivres (dépense et cuisine); d'un certain nombre d'infirmières-hospitalières employées au soin des malades ou aux divers services (exploitation), d'infirmiers, de brancardiers, d'employées aux écritures, et enfin de gens de service, hommes et femmes (1). Ce personnel varie avec bien des circonstances, mais en général il est en temps de paix, dans les hôpitaux militaires, de trente-sept personnes sans compter les médecins, pharmaciens et comptables, pour les soins à donner à 100 malades. Cette proportion élevée ne peut être réduite à moins de 25 p. 100 malades.

Pendant la guerre de 1870, le nombre de nos malades et de nos blessés a atteint les chiffres suivants :

Malades et congelés.................	328,000
Blessés par l'ennemi.................	137,536
— par la marche..............	11,421

Ce qui donne un total de 476 957 hommes qui ont dû être l'objet de soins souvent très prolongés. Ces chiffres ont leur éloquence; ils indiquent clairement quelles sont et surtout quelles seront dans l'avenir les immenses obligations du service de santé de l'armée, et de quelle nécessité est l'organisation d'un corps d'infirmières-hospitalières, instruites et dévouées, capables de servir d'auxiliaires au personnel du corps de santé militaire.

Les sœurs trouveront leur place dans nos hôpitaux concurremment avec nos infirmières-hospitalières, et nous leur demanderons toujours de faire partie de notre personnel, à la condition qu'elles fournissent les garanties d'instruction que nous exigeons de nos membres.

(1) Voir le règlement de l'*Union des Femmes de France*, art. 56 à 64.

Le matériel comprend : le matériel immeuble et le matériel meuble, qui se subdivise en matériel médico-chirurgical, matériel d'administration et matériel d'exploitation.

Le matériel immeuble comprend les locaux :

Locaux médicaux : salles de malades et leurs annexes ;

Locaux d'administration : bureaux et salles diverses, dont la principale est le bureau des entrées des services administratifs ;

Locaux d'exploitation : logement du personnel employé, cuisines, buanderie, lingerie, etc., etc.

Le matériel meuble comprend au point de vue du service médico-chirurgical : instruments, moyen de pansement, pharmacie.

Au point de vue des services administratifs : tous les registres et feuilles de comptabilité, en journées, en consommations, en matières et en deniers.

Au point de vue de l'exploitation : tout l'ameublement nécessaire dans les divers services pour le couchage, le vêtement, la préparation et la distribution des aliments.

Les approvisionnements et objets de consommation.

Dans les localités où la Société crée des établissements hospitaliers, elle est tenue de fournir avec ses propres ressources les denrées et objets de consommation nécessaires au traitement des malades. Par exception, si la Société desservait des établissements dans une place investie où les ressources lui feraient défaut, l'administration militaire pourrait lui fournir les denrées et objets de consommation reconnus nécessaires.

Ces fournitures délivrées sur bons régulièrement établis et visés par le sous-intendant militaire, spécialement chargé de la surveillance de l'hôpital, seraient effectuées contre remboursement par la Société dans la limite de ses ressources financières.

Du personnel. — Le personnel comprend : un personnel *de direction, d'exécution et de surveillance* appartenant à l'hôpital, à la Société, et au service de santé de l'armée; *un personnel de contrôle* appartenant au commandement ou au service de santé de l'armée, et au service de l'intendance.

Le personnel de direction et d'exécution, chargé du service médico-chirurgical, comprend : les médecins, les pharmaciens, les infirmiers et infirmières diplômés.

Le personnel chargé des services d'administration et d'exploitation comprend les membres de la Société qui remplissent les fonctions des officiers et des infirmiers d'administration dits dans les hôpitaux militaires : infirmiers commis aux écritures, infirmiers d'exploitation ou du service général.

Le personnel de surveillance appartenant à l'hôpital comprend à des titres divers : 1° directrice et sous-directrice d'hôpital; 2° préposées aux divers services; 3° secrétaire; 4° infirmières-majors.

Le personnel de surveillance n'appartenant pas à l'hôpital comprend : le sous-officier de planton qui est en service permanent durant 24 heures, et l'officier de visite au point de vue du commandement, le directeur du service de santé ou son délégué au point de vue médical.

La directrice d'hôpital est nommée par le Conseil d'administration ou, à son défaut, par le Comité de direction ou le bureau qui en remplit les fonctions; les médecins, les chirurgiens et les pharmaciens sont nommés par le Conseil d'administration, sur la présentation des médecins, membres du Comité consultatif et de la Commission médicale de l'enseignement. Le plus ancien remplit les fonctions de médecin en chef.

La secrétaire est nommée par le Conseil, sur la présentation de la Commission administrative de l'hôpital; la préposée à la lingerie et à la buanderie, la préposée aux vivres, sont nommées par le Conseil si elles sont membres titulaires, par le Comité de direction si elles sont membres auxiliaires; les gens de service par la directrice d'hôpital.

Tout hôpital créé par l'Union est placé sous la direction d'une *Commissiou administrative* composée comme suit :

1° Une dame (membre titulaire, choisie en dehors de la présidente, de la Secrétaire et des directrices des divers services, dans les villes importantes qui seraient le siège de plusieurs hôpitaux de l'Union). — *Directrice d'hôpital, présidente honoraire;*

2° Le médecin le plus ancien, *président;*

3° Les médecins, les chirurgiens attachés à l'hôpital. le plus jeune faisant fonctions de secrétaire;

4° Le pharmacien (si un pharmacien fait partie du personnel).

Afin de fixer les idées, voici quelle serait la composition du personnel d'un hôpital auxiliaire de cinquante à cent lits :

Une directrice et une sous-directrice; un ou deux médecins, un ou deux chirurgiens, le plus ancien faisant fonctions de médecin en chef; une préposée à la lingerie et à la buanderie; une préposée aux vivres. Quinze à vingt infirmières titulaires ou auxiliaires; dix à seize infirmiers ou hommes de peine.

Parmi les infirmières un certain nombre remplissent les fonctions d'infirmières-major, d'*infirmières de visite*, pour seconder les médecins traitants, d'autres, celles de commis aux écritures sous les ordres de la directrice, de la sous-directrice et de la secrétaire.

Les développements qui vont suivre concernent chacun des emplois que nous avons mentionnés plus haut. Nous en indiquerons les principales attributions en en déterminant le caractère et l'étendue.

§ IV. — Attributions de la directrice.

La directrice d'hôpital a la direction générale des services administratifs et la surveillance générale de l'hôpital; elle est chargée de veiller à l'exécution de toutes les décisions de la Commission administrative, de représenter la Société dans l'hôpital et d'être l'intermédiaire entre celle-ci et celle-là.

Elle exerce ses fonctions sous le contrôle de la Commission administrative et du commandement, celui-ci ayant toujours droit d'entrée et de surveillance dans tous les établissements ouverts aux soldats.

Elle a autorité sur tout le personnel de l'établissement et elle est responsable envers le Conseil d'administration de la gestion des fonds, du matériel, et de la tenue de l'hôpital.

Elle signe la consigne du concierge et autres employés et fait afficher dans les salles des placards contenant des extraits des règlements relatifs à la police intérieure de l'hôpital.

Sur la demande des médecins, elle autorise la sortie et les promenades des malades et les visites qu'ils peuvent recevoir.

Elle est chargée de vérifier, s'il y a lieu, et de recevoir les objets de consommation, le matériel, etc., de concert avec le médecin en chef et la secrétaire, et avec le pharmacien s'il s'agit de médicaments.

Tous les jours, elle adresse au commandant d'armes l'état des mouvements des malades et des blessés.

Les éléments de cet état sont fournis par les registres tenus par la secrétaire.

De concert avec le médecin en chef, elle détermine les heures de visite et de distribution d'aliments et de médicaments.

Elle organise de même, s'il y a lieu, un service de garde de jour et en cas de besoin un service de nuit.

Attributions de la sous-directrice. — La sous-directrice seconde et remplace s'il y a lieu la directrice.

Elle a de plus les attributions suivantes :

Gestion des fonds nécessaires pour acquitter les dépenses qui sont autorisées soit par la directrice, soit par le Conseil d'administration.

Établissement des bons qu'elle soumet au visa de la directrice de l'hôpital pour faire toucher chez la directrice de la Commission des Finances, ou dans les lieux désignés par elle, et contre sa signature.

§ V. — **Attributions de la secrétaire.**

La secrétaire est chargée, sous la surveillance de la directrice, de la partie administrative de l'établissement, et spécialement du bureau des entrées.

Elle habite l'hôpital, elle établit la comptabilité en journées, ainsi que l'état de situations et de pièces diverses.

Elle s'occupe spécialement des écritures du bureau des entrées.

Elle peut être chargée en outre d'établir ou de tenir suivant le cas :

1° Le registre des *aliments*, *combustibles* et *matières d'éclairage;*

2° *Le registre des objets de pansements, médicaments et instruments ;*

3° *Le registre des dépôts et des successions* (dont il sera parlé plus loin) ;

4° *La situation mensuelle des malades par jour et par corps pendant le mois ;*

5° *Le registre d'effectifs des malades ;*

6° *L'état des mutations survenues parmi les militaires en traitement.*

§ VI. — **Des entrées et des sorties.**

Pour bien faire comprendre le fonctionnement administratif d'un hôpital, nous suivrons un malade de son entrée à sa sortie.

X... est un blessé adressé à un hôpital auxiliaire par l'autorité militaire : c'est le cas qui se présentera le plus ordinairement.

Il est muni d'un billet, ou en d'autres termes, d'une feuille portant d'une part tous les renseignements sur son identité et sa situation militaire, et sur une autre partie dite *talon*, le diagnostic médical. Si le malade arrive directement du corps auquel il appartient et muni de son billet, son entrée est normale, habituelle, c'est l'entrée dite par billet.

Ce billet, dit billet d'entrée, reste au bureau des entrées comme pièce comptable, et il est remplacé par un nouveau billet, dit *billet de salle*, établi au bureau des entrées et fixé à la tête du lit occupé par le malade pendant toute la durée de son séjour.

S'il vient directement à l'hôpital, soit du régiment en dehors de l'heure règlementaire des entrées, soit du lieu où il est tombé malade ou blessé, il n'est pas muni d'un billet d'entrée régulier, mais d'un billet indiquant la nécessité urgente de son admission et son entrée est dite *entrée d'urgence.*

Dans ce cas, le billet d'entrée est régulièrement établi au corps, mais envoyé ultérieurement, et l'établissement du billet de salle est fait comme ci-dessus. Si le malade arrive d'un hôpital ou d'une ambulance où il a déjà été inscrit, son entrée est dite *entrée par évacuation.*

Quel que soit son mode d'entrée, le blessé est conduit ou porté à un bureau spécial dit *bureau* des entrées, où on l'inscrit en lui faisant déposer les objets de valeur dont il est porteur.

Puis il passe au vestiaire où il quitte son uniforme, revêt ses vêtements d'hôpital après avoir eu les pieds et les mains soigneusement lavés, sauf contre-indication spéciale; il passe ensuite à la salle de garde où il subit un examen sommaire de la part du médecin.

Arrivé dans la salle désignée par le médecin de garde, et où il doit être mis en traitement, le blessé est couché, pansé s'il y a lieu et pourvu, par les soins du médecin de garde, d'une prescription alimentaire et médicamenteuse inscrite sur un *bon*. Toutes les prescriptions faites en dehors de la visite sont établies sur *bon* (le bon est un carré de papier signé du médecin de garde et qui est annexé le lendemain au relevé).

Ayant reçu ainsi les premiers soins, le blessé attend la visite du médecin, chef du service, soit à la visite du soir appelée *contre-visite*, soit à celle du matin, et suit son traitement jusqu'à guérison, convalescence ou passage de la maladie à l'état chronique.

Pendant toute la durée de son séjour à l'hôpital, il conserve son billet dit *billet de salle* fixé généralement à la tête de son lit.

Quand la sortie vient à être ordonnée par le médecin

traitant, ce billet est complété par la mention de la maladie, de la date de la sortie et la signature du médecin, puis renvoyé au bureau des entrées, où la sortie est inscrite en regard de l'entrée.

Le lendemain, les effets, argent, etc., sont rendus au blessé qui rentre au régiment, muni du billet de salle.

Tous les malades sont informés que des ministres des divers cultes sont désignés pour faire le service des établissements de l'Union. Dès qu'ils le désirent, surtout si la terminaison de la maladie doit être fatale, ils sont mis à même de recevoir les secours de leur religion.

Le règlement dispose en effet (art. 63) que les secours religieux sont assurés par des ministres des divers cultes reconnus par l'État, spécialement désignés à cet effet.

En cas de décès, la Société est chargée de faire procéder à ses frais à l'inhumation ainsi qu'à la célébration du service mortuaire (art. 17 du décret).

Instructions générales concernant les entrées et les sorties. — *Entrées.* — En principe, nul n'est admis dans une formation sanitaire sans un *billet d'entrée* régulièrement établi (*Entrée par billet*). Toutefois, dans les cas urgents, les malades et les blessés sont reçus sans billet, et leur position est ultérieurement régularisée (*Entrée d'urgence*).

Le billet d'entrée est signé du commandant de l'Unité administrative ou du chef de service dont relève l'intéressé. Le certificat de visite est rempli par un médecin militaire. Tous les entrants sont inscrits sur le registre des entrées des malades :

Dans une colonne spéciale, on inscrit les militaires non catholiques qui sont protestants, israélites ou musulmans; ces renseignements sont indispensables non seulement pour permettre aux ministres des différents cultes d'apporter aux militaires malades les consolations de leur religion, mais pour célébrer s'il y a lieu leur service mortuaire.

La secrétaire garde le billet d'entrée et établit un *billet de salle*, sur le verso duquel elle inscrit tous les objets dont le malade est porteur (argent, bijoux, valeurs quelconques).

Ces valeurs sont remises à la secrétaire qui en donne un reçu provisoire et les inscrit sur un registre, puis les remet à la directrice qui en a le dépôt.

La secrétaire inscrit les effets et objets déposés au vestiaire par le malade.

En remplacement des vêtements militaires laissés au vestiaire, il est remis au malade :

Un mouchoir;
Une chemise;
Une cravate;
Une capote;
Un pantalon;
Une paire de bretelles;
Des chaussettes;
Une paire de pantoufles;
Un gilet de flanelle (s'il y a lieu);
Un bonnet de coton.

L'infirmière chargée du vestiaire réunit en un paquet tous les effets appartenant à l'entrant et y attache une étiquette inventaire.

Ce paquet est rangé dans le magasin à ce destiné.

Les effets des malades *atteints de maladie contagieuse et transmissible sont désinfectés* avant d'être mis en magasin; il en est de même de ceux des autres malades lorsque le médecin le juge nécessaire.

Le linge sale est mis à part pour être blanchi avant d'être réuni aux autres effets.

Sorties. — Lorsqu'un malade doit quitter l'hôpital, il en est fait mention sur le cahier de visite et sur le billet de salle.

Ce billet de salle est transmis aussitôt à la secrétaire, qui y inscrit le mot *sortie* après les mots Billet de salle.

Les billets de salle ainsi transformés en billets de sortie ne peuvent être signés par le médecin traitant qu'après avoir été préalablement remplis.

La secrétaire adresse aux corps de la garnison auxquels appartiennent les sortants, l'état nominatif des hommes désignés pour sortir le lendemain, afin qu'un gradé vienne les prendre à l'hôpital.

Les billets de sortie sont soumis au visa du sous-intendant militaire.

Le malade sortant donne décharge des objets et valeurs qui lui sont rendus sur le registre des dépôts.

L'enregistrement de la sortie est immédiatement fait sur le registre des entrées en regard de celui de l'entrée.

Les billets de sortie sont remis, suivant le cas, aux hommes au moment où ils quittent l'hôpital ou au fourrier chargé de venir les recevoir. Dans le cas d'évacuation collective, ils sont mis à l'appui de la feuille d'évacuation. Ils sont conservés au corps.

Plusieurs autres genres de sortie peuvent être prononcés suivant les cas :

Congés. — Si le médecin juge qu'un malade a besoin d'un long repos, de l'air natal, etc. Il le constate par un certificat et le propose pour un congé de convalescence. Le général commandant la subdivision fait contre-visiter le malade en sa présence. Si le congé est accordé, le corps auquel appartient le militaire est avisé immédiatement par l'hôpital.

Réformes. — Si le malade est jugé incapable de rester au service, il est présenté à une Commission spéciale, qui, après la contre-visite faite par les médecins désignés à cet effet, décide s'il y a lieu de lui accorder un congé de réforme n° 1 ou n° 2). N° 1, dans le cas de maladie ou infirmité contractée dans le service ; n° 2, dans le cas contraire. Le 1er seul ouvre des droits à une gratification.

Évasions. — Lorsqu'un militaire malade s'évade, la directrice en informe immédiatement le commandant d'armes, le commandant de la gendarmerie et le conseil d'administration du corps auquel appartient le militaire.

Décès. — Dès qu'un décès a lieu, l'infirmière en avertit le médecin de garde, qui, après l'avoir constaté, fait transporter le corps dans la salle des morts.

Le billet sur lequel le médecin certifie le décès est remis à la secrétaire qui en informe immédiatement la directrice.

Celle-ci donne sans délai avis du décès à la famille ; cet avis est adressé par le télégraphe (contre récépissé) au maire de la commune où sont domiciliés les parents du décédé.

La directrice adresse dans les vingt-quatre heures à l'officier de l'état civil du lieu une déclaration certifiée par le médecin traitant et la directrice. L'officier de l'état civil constate le décès conformément à la loi.

Inscription sur un registre spécial. — Dès la déclaration faite à l'officier de l'état civil, la secrétaire inscrit le décès sur un registre qui doit être tenu avec la plus scrupuleuse exactitude.

Annotation du médecin traitant. — Le médecin annote l'inscription en désignant la maladie ou la blessure qui a occasionné la mort, et signe.

Extraits. — Aussitôt après l'inscription du décès sur

le registre, il est établi par la secrétaire deux extraits dudit registre, lesquels, après avoir été certifiés par le médecin en chef et la directrice, sont adressés, l'un sans délai au maire du domicile du décédé, et, s'il est né hors de France, au ministre de la guerre, qui le transmet au ministre des affaires étrangères.

Le second mensuellement au directeur du service de santé, qui l'adresse au ministre de la guerre.

Le jour du décès appartient à l'hôpital.

Notification des entrées et des sorties. — La directrice doit sans délai donner connaissance des entrées et des sorties des malades, savoir :

1° Pour les militaires des corps qui ne sont pas stationnés dans la place : aux conseils d'administration.

2° Pour les marins reçus dans les hôpitaux étant en route : aux commissaires de marine du lieu de destination.

3° Pour les engagés volontaires et les jeunes soldats tombés malades en se rendant à leur destination : au commandant de recrutement.

4° Pour les officiers en non-activité ou jouissant d'une solde de réforme, et pour les militaires titulaires d'une gratification de réforme : au sous-intendant militaire de leur subdivision de région.

5° Pour les militaires pensionnés : au ministre des finances (direction de la dette inscrite).

Dans le cas où la sortie a lieu par *évacuation*, celle-ci est *individuelle* ou *collective*.

L'évacuation individuelle est mentionnée sur le billet de salle qui est remis au malade sortant, ou au gradé qui vient le chercher.

Dans le cas d'évacuation collective, la directrice établit en double expédition, sur les indications du médecin-chef, une feuille d'évacuation qui est signée par celui-ci, et visée par le sous-intendant militaire chargé de la surveillance de l'hôpital. Elle est adressée au directeur du service de santé, qui provoque les ordres du ministre.

Ces feuilles sont remises à l'officier qui dirige l'évacuation, et qui doit en laisser une à l'hôpital d'arrivée et rapporter l'autre signée de la directrice et du médecin-chef du dit hôpital.

Quel que soit le mode de sortie, les valeurs et objets déposés à l'entrée, et dont le détail est porté au dos du billet, sont rendus au malade.

Effets appartenant à l'État. — La direction provoque du sous-intendant militaire des ordres pour la destination à donner aux effets d'habillements laissés par les militaires décédés ou évadés.

Effets appartenant aux successions. — La secrétaire doit compte aux héritiers des effets, papiers et valeurs laissés par les décédés et n'appartenant pas à l'État.

Tous ces objets formant la succession sont inscrits sur un registre relatant l'emploi qui en a été fait et dont le détail doit coïncider avec toutes les inscriptions faites au nom du décédé, soit sur le registre des effets déposés, soit sur le registre des dépôts, soit sur le carnet des inventaires.

S'il a été trouvé un testament, la directrice en fait la remise au président du tribunal civil.

Mention en est faite sur le registre désigné ci-dessus, ainsi que du nom et de la demeure du notaire auquel le président du tribunal a renvoyé ledit testament.

Héritiers. — La secrétaire adresse au maire de la commune du dernier domicile du décédé, avec l'extrait du registre du décès, l'état de tous les objets compris dans la succession, en indiquant ceux qui sont susceptibles d'être vendus à défaut de réclamation dans le délai de six mois.

Pour les successions, la secrétaire fait parvenir aux héritiers, en même temps que l'extrait du registre des décès et l'inventaire de la succession, un certificat spécial d'hérédité, en leur indiquant les pièces à fournir, et les conditions différentes dans lesquelles elles doivent être établies, suivant que la succession excède ou n'excède pas 50 francs.

Les remises aux héritiers porteurs des pièces certifiant l'hérédité sont justifiées par des récépissés inscrits au bas de l'état mentionné précédemment.

Ventes. — Les objets non réclamés dans le délai de six mois sont vendus aux enchères en présence du sous-intendant militaire.

Cette vente est constatée par un procès-verbal dressé par le sous-intendant militaire.

Le montant appartient aux successions : le procès-verbal de vente dressé par la directrice est visé par elle et, dans le délai de cinq jours, la somme provenant de la vente est versée entre les mains de l'agent du Trésor au compte de la caisse des dépôts et consignations et au nom des successions. Une des deux expéditions du procès-verbal de vente est revêtue du récépissé de l'agent du Trésor et constitue la décharge de la directrice.

§ VII. — Attributions de la préposée à la lingerie et à la buanderie.

La préposée à la lingerie et à la buanderie est chargée de la réception, de l'entretien, de la distribution du linge de ménage, de corps et de pansement.

Elle est responsable du matériel qui lui est confié.

Elle veille à ce que le linge et les vêtements des entrants soient immédiatement lavés et désinfectés et leur soient, à leur sortie, rendus en parfait état de propreté et d'entretien.

Elle règle les entrées et les sorties de linge de la même manière, par la délivrance et la réception de *bons*.

Elle dispose séparément le linge neuf, en bon état de service, et le linge usé, le linge de ménage, de corps et de pansement.

Elle évite absolument le contact du linge de ménage et de corps avec le linge à pansement, même à la buanderie.

Elle a soin que le linge ne conserve après le lavage ni odeur ni humidité.

Elle répare ou fait réparer toutes les pièces qui ne sont pas hors de service et ne donne, autant que possible, que du linge hors d'usage pour être débité en bandes, compresses ou lambeaux.

La préposée à la lingerie et au matériel doit faire de fréquents recensements du matériel qui lui est confié, s'assurer si le nombre des objets portés sur le compte ouvert avec chacun y existe réellement et pour s'informer de l'état dans lequel sont tous ces objets.

S'il en est qui soient dégradés ou mal entretenus, elle les fera changer.

A mesure que le linge sale est apporté, il est compté, vérifié, et l'aide lingère timbre la note de l'infirmière qui le lui a remis et y inscrit le mot : *juste*.

L'infirmière présente la note à la préposée, qui l'attend au magasin du linge propre et qui lui remet les mêmes quantités des mêmes objets portés sur la note du linge sale.

Le linge sale provenant des entrants est toujours

réuni au moyen d'une plaque en zinc portant un numéro avant de l'envoyer à la buanderie.

Le numéro de la plaque est reproduit sur un carnet avec le nom du malade.

Du linge. — Les approvisionnements de toute nature concernent les commissions du matériel des divers comités de l'Union. Elles restent chargées de fournir à un établissement hospitalier donné tout le matériel nécessaire au fonctionnement des services.

Voici quelques chiffres, en ce qui concerne le linge.

L'approvisionnement du linge de salle peut être ainsi calculé pour 10 lits :

Draps de lit	40
Couvertures de laine	20
— de coton	10
Traversins	10
Oreillers	6
Taies d'oreillers	10
Draps d'alèze	10
Matelas	12
Paillasses	10
Serviettes	30
Torchons	20
Chemises	30
Mouchoirs	30
Chemises de flanelle	10
Ceintures de flanelle	10
Vêtements d'hôpital	20
Tabliers pour infirmières	20
Manches —	20

Tous les accessoires nécessaires à l'entretien de ce linge, des épingles, des rubans de fil, des aiguilles et du fil, doivent y être ajoutés.

L'approvisionnement du linge à pansement doit être calculé différemment suivant le genre de malades ou de blessés ; pour les blessés militaires, il était calculé autrefois de manière que chaque homme pût être pansé au moins une fois par jour, et cela pendant un temps moyen de six semaines. Aussi, pour un hôpital d'une vingtaine de lits, l'approvisionnement devait-il être fait pour mille pansements.

Pour mille pansements, il serait bon de réunir :

Ouate	35	kilogrammes.
Bandes	70	—
Compresses	40	— (ce qui correspond à 1,500 compresses) (1).

Les bandes de diverses dimensions doivent être préparées dans les proportions suivantes :

	Longueur.		Largeur.		Nombre.
Bandes de	6	mètres sur	0,06	centimètres.	40
—	5	—	0,06	—	400
—	4	—	0,05	—	400
—	3	—	0,04	—	120
Bandes	plus larges de		0,08	—	10 p. 100
—	à deux globes				5 —

Les 1,500 compresses peuvent être dans les proportions suivantes :

Longueur.		Largeur.		Nombre.
0,20	centimètres.	0,10	centimètres.	500
0,30	—	0,10	—	500
0,30	—	0,15	—	250
0,20	—	0,07	—	250
Écharpes		75		
Bandages		50		(2)

A côté du linge à pansement, il est nécessaire de faire une certaine provision d'objets de pansements, tels que des coussins, des éponges, des épingles, du fil et

(1) D'une manière générale, il faut compter actuellement environ 125 grammes par pansement de tarlatane, ouate, tourbe.

(2) Il est surtout important aujourd'hui d'avoir une ample provision de tarlatane que l'on peut débiter au besoin.

des aiguilles, des arceaux, gouttières, attelles, de toile cirée, d'une certaine quantité de plâtre pour la confection d'appareils, de carton...

§ VIII. — Attributions de la préposée aux vivres.

La préposée aux vivres a pour mission de pourvoir dans les meilleures conditions possibles l'hôpital des approvisionnements nécessaires, de provoquer, avec l'appui de la directrice du matériel, des dons d'objets de consommation, de veiller à la conservation de ceux qui sont en provision, de ménager les ressources sans faire des économies préjudiciables aux malades; de s'ingénier à donner au prix des moindres dépenses la nourriture la plus saine et la plus variée aux malades, en ayant soin de la leur présenter sous la forme la plus appétissante possible et de veiller à ce que les distributions soient faites régulièrement et rapidement.

Elle a la responsabilité du matériel dont elle est chargée.

Tous les matins, elle reçoit des *infirmières de visite* les relevés des prescriptions alimentaires faites lors de la visite des médecins; ces relevés lui servent à établir le rôle des consommations pour la journée.

L'attention de la préposée aux vivres doit se porter plus particulièrement sur la nature et la qualité des objets de consommation lors de leur réception. Elle devra, par exemple, savoir distinguer une viande saine d'une viande sanieuse, etc.

Lors d'un arrivage de vin, la préposée aux vivres, de concert avec la directrice, en prélèvera un échantillon qu'elle enverra au laboratoire de chimie le plus voisin, pour y être analysé.

Le lait sera aussi l'objet d'une attention toute particulière et soumis à de fréquentes analyses de contrôle.

La préposée aux vivres devra ensuite surveiller la conservation des objets de consommation pour éviter leur altération.

Elle veillera à ce que les garde-manger, la boucherie, les armoires et les coffres aux provisions soient tenus avec une propreté méticuleuse.

Elle tiendra exactement note de ce qu'elle délivre en prenant pour base la distribution de la veille ; sauf à noter les quantités qui ont été en excédent et que la cuisinière a dû mettre en réserve.

Il n'est pas possible que l'on attende les relevés pour remettre à la cuisinière ces divers objets dont la préparation précipitée nuirait à leur bonne qualité. Il y a peu d'inconvénients et même quelques avantages à avoir toujours une petite quantité d'aliments en plus pour pourvoir à des besoins imprévus, pourvu qu'à la cuisine ils soient bien conservés dans l'intervalle d'une distribution à l'autre.

§ IX. — Fonctions des infirmières-hospitalières.

Les infirmières-hospitalières ayant pour mission d'exercer les fonctions occupées dans un hôpital militaire par les infirmiers, il n'est pas inutile de rappeler ici quelles sont ces fonctions.

Les infirmiers militaires sont distingués en infirmiers de visite ou infirmiers panseurs et infirmiers d'exploitation.

Les infirmiers de visite sont les aides du médecin : ils sont chargés de la tenue des cahiers de visite, de l'établissement des relevés de prescriptions et de l'exécution des pansements.

Avant l'arrivée du médecin, ils doivent inscrire sur leurs cahiers les malades entrés dans le service depuis la dernière visite.

L'infirmier de visite chargé des pansements reçoit quotidiennement une quantité de linge propre égale à celle qu'il a employée la veille, complète son approvisionnement en ayant soin que toutes les pièces présumées nécessaires à ses pansements soient à la disposition du médecin.

L'infirmier-major de visite surveille ou dirige l'exécution des prescriptions, la distribution des médicaments, donne des indications au médecin, lors de la visite, sur ce qui s'est passé dans le service depuis la veille, sur les phénomènes qu'ont pu présenter certains malades.

Il veille au bon ordre de la salle, et en cas de décès à tous les soins à prendre au moment de l'agonie et après la mort : proposer les secours religieux, veiller sur l'agonisant, éloigner les curieux, se tenir près du moribond pour recevoir au besoin ses confidences, puis, la mort venue, informer le médecin de garde qui procède à la constatation du décès, fait ensuite la levée du corps sans attirer l'attention des malades et le transporte à la salle des morts, puis change les fournitures du lit du décédé.

Les *infirmières de visite* sont chargées, sous la direction des médecins, de la tenue du cahier de visite, de l'établissement des relevés journaliers des prescriptions médicamenteuses et alimentaires, de la distribution des médicaments et de l'exécution des pansements.

Chaque infirmière de visite doit avoir en sa possession une trousse (voir *Petite Chirurgie*, p. 209).

Elle doit, avant comme pendant la visite du médecin,

s'acquitter des opérations énumérées plus haut concernant les devoirs des infirmiers militaires.

Les infirmières suivent les médecins traitants dans leurs visites; l'une tient note des pansements à faire après la visite, et les deux autres inscrivent lisiblement toutes les prescriptions sur les *cahiers de visite* et les feuilles dites de musique, sur lesquelles des traits sont tracés au fur et à mesure des prescriptions, en regard des noms des médicaments, tisanes ou aliments écrits à l'avance. Ces deux dernières, après la visite, établissent les *relevés des médicaments et des aliments* prescrits. Les relevés signés par le médecin sont remis, le premier à la pharmacie ou au pharmacien chargé de fournir l'hôpital, le deuxième à la préposée aux vivres, au moins une heure avant la distribution.

Distribution des médicaments. — Les médicaments sont distribués, l'appel étant fait, le cahier à la main, par l'infirmière de visite chargée spécialement du relevé des médicaments. A moins d'ordres contraires du médecin traitant, les médicaments sont distribués le matin, aussitôt que possible après la visite, et dès qu'ils ont été délivrés par la pharmacie.

Une étiquette indique, pour chaque médicament, la nature du médicament, les doses de substances médicamenteuses qu'il renferme et le numéro du lit du malade auquel il est destiné. Les médicaments liquides destinés à l'usage externe sont toujours renfermés dans des fioles en verre coloré portant une étiquette rouge orangé (*à l'exclusion des bouteilles à vin ordinaire*), dans lesquelles il ne faut jamais mettre des médicaments dangereux par crainte d'erreur.

Les médicaments actifs ne seront jamais remis aux malades pour qu'ils les prennent à volonté. L'infirmière est exclusivement chargée de leur administration, et doit veiller à ce qu'ils soient pris aux heures fixées par le médecin traitant. Les médicaments non distribués ou non employés par les malades doivent être rapportés à la pharmacie pour y être utilisés, s'il y a lieu, ou détruits

Distribution des aliments. — La distribution des aliments est faite aussi le cahier à la main.

Elle commence par le pain et le vin : viennent ensuite les potages, le bouillon et la viande, et enfin lès légumes et les aliments légers.

Les infirmières n'ont pas le droit de modifier le régime alimentaire des malades.

Lorsque l'état d'un malade s'aggrave dans l'intervalle de deux visites, le médecin de garde est appelé à décider s'il y a lieu de modifier le régime alimentaire.

Exécution des pansements. — Les pansements qui n'ont pas été faits le matin, ou qui doivent être renouvelés, sont faits aux heures indiquées par le médecin traitant, ainsi que les frictions, lotions, etc.

A moins d'urgence, les pansements et les opérations de petite chirurgie, dont les infirmières de visite sont chargées, doivent être interrompus pendant les distributions et les repas.

Le linge, les bandes et les compresses qui ont servi sont recueillis par les infirmières qui en font le compte sur une note signée par elles ; le linge souillé est porté directement à la buanderie : dans le cas de maladies infectieuses et transmissibles, il a été immédiatement plongé dans un récipient contenant une solution désinfectante.

On le vérifie à la buanderie où la note est contresignée : sur le vu de cette note, la lingerie délivre une quantité de linge propre égale à celle du linge qui a été remis à la buanderie.

Un approvisionnement complet est mis à la disposition de l'infirmière de garde, qui doit justifier, dans les formes indiquées plus haut, des consommations qu'elle a faites dans le cours de sa garde, afin que cet approvisionnement puisse être complété tous les jours.

Composition de l'approvisionnement constituant l'appareil de garde en usage dans les hôpitaux de l'armée :

Bandes	20
Compresses diverses	25
Suspensoirs	4
Bandages de corps	10
— carrés	4
Écharpes	3
Paquets de lambeaux	1

Il est d'usage, dans les hôpitaux de l'armée, d'employer des abréviations dans l'inscription des aliments et des médicaments.

Nous n'avons pas cru qu'il était désirable de le suivre en ce qui concerne les médicaments, qui devront toujours être écrits en toutes lettres ainsi que la dose sur les cahiers de visite. S'il en résulte une petite perte de temps, cet inconvénient est largement compensé par la sécurité qui est ainsi assurée contre toute erreur : de plus, les ordonnances devant être le plus souvent préparées par un pharmacien civil, il est indispensable qu'elles soient écrites en langage courant et non en termes abrégés qui risqueraient de n'être pas compris.

En ce qui concerne les aliments, les abréviations usitées en médecine militaire peuvent être employées, à la condition que le service y trouve un avantage.

Ce sont les suivantes :

4 signifie	quatre portions.
3 —	trois —
etc.	

quatre portions correspondent à la ration entière.

Du régime. — Les malades sont traités d'après un des régimes ci-après :

Diète absolue;

Régime gras;

Régime maigre.

Lorsque le médecin ne spécifie pas la nature du régime, celui-ci est gras.

Les boissons alimentaires (vin, lait, bière) sont prescrites séparément, indépendamment des aliments et même de la diète absolue.

Relevé des aliments. — Immédiatement après la visite, l'infirmière qui est chargée spécialement de ce service doit établir le relevé des aliments sur un imprimé conforme au modèle.

Il importe que le relevé soit établi, d'une façon très exacte, mais aussi très rapide, afin qu'on puisse préparer les aliments destinés au déjeuner des malades.

Il faut d'abord faire un relevé préparatoire qui est connu ordinairement dans les hôpitaux militaires sous le nom de *musique.* La *musique* se compose d'une feuille de papier réglée sur laquelle se trouvent les indications suivantes, qui sont complétées au besoin quand le médecin prescrit un potage ou un aliment léger qui ne figurent pas sur le tableau.

Les chiffres 4, 3, 2, 1, 1-2 indiquent le nombre des portions; D, diète. L'infirmière chargée d'établir le relevé des aliments a préparé sa *musique* avant la visite; la visite terminée, elle n'a plus qu'à relier les prescriptions alimentaires sur le cahier de visite et à les noter par des signes conventionnels sur la musique.

Les signes conventionnels suivants se recommandent par leur grande simplicité.

Les régimes ordinaires avec viande sont indiqués par un trait vertical qui coupe la ligne horizontale correspondante sur la musique au régime prescrit, si la prescription le soir est la même que le matin; sinon le signe est placé au-dessus de la ligne horizontale pour la prescription du matin et, au-dessous, pour celle du soir.

Les régimes gras sans viande, ou maigre, s'indiquent par les lettres *g* ou *m* mises à côté des basses verticales du régime ordinaire.

Un régime qui est ordinaire le matin et gras sans viande le soir s'indiquera de la manière suivante : $\frac{|g}{|}$

Les diètes sont représentées par un trait vertical quand elles sont absolues, par un trait vertical suivi d'un *g*, quand le malade a du bouillon ou du potage gras, suivi de la lettre *m*, quand il a du bouillon ou de la soupe maigre et des lettres *al*, quand il n'est prescrit que des aliments légers sans bouillon, ni potage.

Les boissons alimentaires sont également indiquées par des traits verticaux même pour les potages et les aliments légers : quand les aliments sont prescrits à quatre portions, on l'indique par un petit 4 placé à droite du trait vertical.

Vérification de la musique. — Si, considérant la musique du pain et de la viande, on fait séparément la somme des signes situés au-dessus et au-dessous des lignes horizontales, on doit trouver le même total et ce total doit être égal à celui des malades.

On peut faire la même vérification avec celui des boissons.

La musique achevée, l'infirmière remplit la feuille de relevé des aliments. Les indications qui se trouvent en tête (mois, années, hôpital, nom du médecin traitant) ont été inscrites avant la visite.

L'infirmière laissant de côté pour un instant le tableau placé en titre du relevé, inscrit d'abord le nombre de portions de pain dans les colonnes disposées à cet effet. Soit :

4 portions, 5 fois dans les colonnes matin et soir;
3 — 12 — —
2 — 9 — —

etc. ; puis elle additionne ces nombres horizontalement d'abord et les multiplie par 4, 3, 2, suivant qu'ils se rapportent aux prescriptions de 4, 3, 2 portions. Elle additionne ensuite les totaux placés verticalement dans la dernière colonne. De même pour les potages, les aliments légers, etc.

Pour le relevé des boissons alimentaires, il suffit de compter les traits verticaux de la musique (vin, lait) et de porter les nombres obtenus dans les colonnes et sur les lignes correspondantes. Les aliments légers sont donnés à 4 portions s'ils sont seuls; dans le cas contraire, ils sont prescrits à 2 portions.

Le procédé suivant peut aussi être employé pour préparer le relevé des aliments. Sur une feuille de papier on trace une série de rectangles qui sont numérotés comme les lits des malades de service ; on inscrit une première fois dans chacun des rectangles la prescription alimentaire en barrant, à la visite, les aliments supprimés, et en ajoutant les prescriptions nouvelles ; la même feuille peut servir pendant plusieurs jours.

Quand l'infirmière a terminé son relevé, elle le fait signer par le médecin traitant ou le médecin de garde, puis elle le porte à la préposée à la dépense.

Relevé des médicaments. — L'infirmière chargée de faire ce relevé doit, comme celle chargée du relevé des aliments, établir d'abord un relevé préparatoire ou *musique*. A cet effet, elle écrit sur une feuille de papier les médicaments *internes* le plus en usage dans le service auquel elle appartient. Ces médicaments sont inscrits en marge dans l'ordre du relevé général journalier.

Chaque fois que le médecin prescrit un médicament interne, l'infirmière chargée de la pharmacie regarde s'il figure sur la musique; si le médicament est déjà inscrit, il suffit de tracer en regard un petit trait vertical, sinon le médicament est inscrit dans les intervalles laissés libres entre chaque groupe; un petit trait vertical est tracé ensuite sur la ligne qui correspond à ce nouveau médicament.

Pour les tisanes, on inscrit en face de chaque espèce de tisane le numéro du lit du malade. Un chiffre placé à droite et au-dessus de ce numéro indique le nombre de pots prescrits.

Cette musique sert à la confection des étiquettes et à l'établissement du relevé des médicaments.

Les étiquettes sont faites d'abord et portées à la pharmacie. Le relevé des médicaments est ensuite établi de la manière suivante : dans la première colonne on inscrit toujours, dans l'ordre du relevé général journalier, les dénominations des médicaments prescrits; dans la deuxième, le nombre de prescriptions faites à la visite du matin; dans la troisième, le nombre des prescriptions faites à la contre-visite de la veille, en ayant soin de mettre en regard, dans la colonne d'observation, la mention *par bon;* enfin, dans la quatrième, le total des prescriptions.

L'infirmière de visite chargée des médicaments établit, en outre, deux listes destinées à l'infirmière qui doit distribuer les tisanes : la première de ces listes, indiquant le total des pots prescrits, sert de bon pour toucher les tisanes à la tisanerie ou à la pharmacie; la deuxième, indiquant le numéro du lit et le nombre de pots prescrits à chaque malade, sert à faire la distribution.

En résumé, les infirmières-hospitalières, selon leurs aptitudes variables, leur degré de force morale ou physique, leur instruction, peuvent remplir leurs fonctions avec une même utilité pour le bien des malades et des blessés, dans les divers services d'un hôpital que nous avons énumérés. Le service des salles de malades ou de blessés réclame les aptitudes nécessaires aux fonctions dévolues dans les hôpitaux militaires aux infirmiers et aux sœurs. La bonne tenue physique et morale, la bonne conduite, l'obéissance indispensable à la bonne exécution des prescriptions, la ponctualité nécessaire en toute circonstance, et surtout pour faire prendre au malade un médicament à heures ou intervalles déterminés, ou pour renouveler telle ou telle pratique médicale ou chirurgicale, selon les prescriptions du médecin, sont indispensables à l'infirmière-hospitalière. Il en est de même de la patience et de l'égalité d'humeur, qui rendent moins pénible aux malades leur séjour à l'hôpital et contribuent au soulagement de leurs souffrances.

Le service de la pharmacie demande une observation scrupuleuse des prescriptions médicales, une grande attention, afin d'éviter une erreur qui pourrait être fatale aux malades ; enfin, des notions acquises par les ambulancières pour la préparation des potions et des tisanes usuelles.

En terminant, rappelons encore une fois que les infirmières-hospitalières, désireuses d'être vraiment utiles aux malades et aux blessés, n'atteindront ce résultat qu'en ne prenant d'autre guide que les instructions de leur chef de service, et qu'en se conformant scrupuleusement à ses prescriptions, sans jamais chercher à sortir de leur rôle.

SEPTIÈME PARTIE

PHARMACIE ET MÉDICAMENTS

PAR LE Dr W. DOUGLAS-HOGG

Membre de la Société de pharmacie de Paris.

I. Préliminaires.
II. Des formes pharmaceutiques.
III. De quelques médicaments usuels.
IV. Des empoisonnements et des contre-poisons.

Les notions suivantes, si élémentaires qu'elles puissent paraître, acquièrent cependant une grande importance dans la pratique hospitalière. Au chevet du malade ou du blessé, l'infirmière-hospitalière a pour mission d'exécuter les prescriptions médicales : de son instruction dépendra nécessairement l'exactitude avec laquelle elle s'acquittera de ses fonctions, non seulement alors qu'il s'agira de l'administration des médicaments, mais encore de la préparation de certaines substances pharmaceutiques ne réclamant pas absolument l'intervention du pharmacien.

Il ne saurait être question ici de pharmacie proprement dite, c'est-à-dire de l'art de reconnaître, de recueillir, de conserver les drogues simples et de préparer les médicaments composés. L'exécution de la plupart des ordonnances magistrales demande des connaissances variées et l'exercice d'une longue pratique. Mais en dehors des préparations qui doivent être exclusivement confiées au pharmacien et à ses élèves, il en est dont l'infirmière-hospitalière peut être chargée et avec lesquelles l'intérêt du malade exige qu'elle soit familiarisée. Nous nous y étendrons dans la mesure de l'espace qui nous est accordé, en nous efforçant également de fournir de rapides indications sur les autres matières, ne fût-ce que pour faire connaître les termes usuels.

Pharmacie. — La pharmacie est l'art de préparer les médicaments.

Matière médicale. — La matière médicale comprend l'ensemble des corps bruts et organisés qui fournissent les médicaments.

Médicament. — On entend par médicament toute substance employée dans un but curatif.

Médicaments officinaux et magistraux. — Les médicaments sont dits *officinaux* ou *magistraux :* officinaux, lorsque préparés d'après certaines formules consignées dans des répertoires officiels (Pharmacopée, Codex), ils peuvent se conserver longtemps sans altération ; *magistraux*, lorsqu'il s'agit d'une préparation exécutée suivant la formule particulière d'un médecin.

Drogues simples. — Les matières minérales, végétales ou animales, qui forment les corps médicamentaires, sont appelées *drogues simples :* ils servent à préparer les médicaments officinaux et magistraux fleurs, feuilles, racines, gommes) : ou des produits animaux (cire, musc, huile de foie de morue) : ou enfin des produits manufacturés (sulfate de quinine, chlorhydrate de morphine).

Ordonnances. — D'un façon générale, on entend par *ordonnance* toute prescription faite par un médecin dans un but thérapeutique.

Signes et abréviations les plus usités :

ãã ou ana veut dire : de chaque, même quantité.

Aq. pluv : *aqua pluvialis*. Eau de pluie.

Div. : *Divide*. Divisez.

F. S. A. : *Fiat secundum artem*. Faites selon l'art.

N° : (*numéro*). Nombre d'objets.

P. Æ. ou Æ. ; *Partes æquales*. Parties égales.

Pr. : Prenez.

A. S. ou S. A. (*Quantum satis*). Quantité suffisante.

A. V. (*Quantum volueris*). Quantité que vous voudrez.

= Évaluation en poids des quantités désignées ci-après.

Une cuillerée à café.........	5	grammes.
— à dessert..............	10	—
— à bouche ou à soupe....	20	—
Une poignée de farine de lin..	100	-
Une pincée de fleurs (camomille, guimauve).................	2	—
Une pincée de fleurs (arnica, mauve)..................	1	—

Il est toujours préférable, pour les médicaments à prendre par cuillerées, d'employer un verre gradué, les cuillers variant beaucoup de capacité entre elles.

On prescrit aussi souvent par gouttes.

Nombre de gouttes équivalant à 1 gramme :

Eau distillée.................	20	gouttes.
Laudanum de Sydenham......	33	—
Liqueur de Fowler à 1/100e...	23	—
Teintures éthérées de digitale, aconit, belladone..........	33	—
Teintures alcooliques........	40	—

Afin d'éviter les confusions qui pourraient se produire entre les flacons, boîtes et enveloppes quelconques contenant des médicaments pour l'usage externe, il est prescrit aux pharmaciens (arrêté ministériel, 1856) d'appliquer sur ces derniers une étiquette de couleur rouge orange indiquant d'une matière spéciale : *Médicament pour l'usage externe.*

Règle générale. — Les médicaments ne doivent jamais être à la portée du malade, mais rangés dans une armoire dont l'infirmière ambulancière aura la clef. Avant de se servir d'un médicament, elle devra se reporter à l'ordonnance du médecin et vérifier soigneusement l'étiquette et la suscription.

I. — Formes pharmaceutiques.

Les substances médicinales sont administrées dans l'état sous lequel la nature les produit ou après avoir subi différentes opérations qui modifient leur consistance, leur aspect, en un mot leur *forme.* Aussi nomme-t-on *formes pharmaceutiques* ces dispositions nouvelles appropriées à leur usage. Exemples : les poudres, les extraits, les pilules, les potions, les lotions, etc.

La nomenclature méthodique des noms donnés à ces transformations a souvent été tentée sans grand succès. Une classification de ce genre est néamnoins indispensable pour passer en revue avec ordre les divers médicaments de la pharmacopée usuelle. Le tableau qui va suivre, bien que dénué de tout caractère scientifique et nécessairement arbitraire, a été dressé dans ce but.

Tableau des principales formes pharmaceutiques.

- **FORMES PHARMACEUTIQUES GÉNÉRALEMENT OFFICINALES**
  - obtenues sans l'intermédiaire de véhicule
    - Fécules.
    - Poudres (simples et composées).
    - Pulpes.
    - Sucs.
  - obtenues par l'intermédiaire d'un véhicule
    - de l'eau...
      - Par solution....
        - Apozèmes.
        - Bouillons.
        - Émulsions.
        - Limonades.
        - Mucilages.
        - Tisanes.
      - Par distillation.
        - Eaux distillées.
        - Essences (huiles essentielles).
    - de l'alcool.
      - Par solution....
        - Teintures alcooliques.
        - Alcoolatures.
      - Par distillation.
        - Alcoolats.
    - de l'éther .... Teintures éthérées.
    - par évaporat. de la solution.. Extraits.
    - du vin.................... Vins médicinaux.
    - de la bière................ Bières médicinales.
    - du vinaigre .... Vinaigres médicinaux.
    - de la glycérine............ Glycérés.
    - de corps gras.............
      - Cérats.
      - Emplâtres.
      - Huiles médicinales.
      - Onguents.
      - Pommades.
    - de sucre (saccharolés).......
      - Gelées.
      - Mellites.
      - Pastilles.
      - Pâtes.
      - Sirops.
- **F. PHARM. GÉN. MAGISTRALES.**
  - Pour l'usage interne..................
    - Bols.
    - Electuaires.
    - Especes.
    - Pilules.
    - Potions (julep, looch).
  - Pour l'usage externe..................
    - Bains.
    - Bougies.
    - Cataplasmes (sinapismes).
    - Collutoires.
    - Collyres.
    - Ecussons.
    - Escharotiques (caustiques).
    - Fomentations.
    - Gargarismes et collutoires.
    - Liniments.
    - Lotions.
    - Moxas.
    - Sparadraps.
    - Suppositoires.

I. *Médicaments obtenus sans l'intermédiaire d'aucun véhicule.*

Fécules.

A poudres simples ; B composées.

Pulpes.

Sucs.

Fécules (voir Cataplasme de fécule, page 497).

Poudres. — Les poudres s'administrent délayées dans un peu d'eau lorsqu'elles sont solubles et n'ont pas trop mauvais goût ; dans le cas contraire, on les enrobe dans un pain azyme (pain à chanter), ou mieux dans un cachet (rondelles de pain azyme que l'on réunit en mouillant les bords). Pour les faire ingérer, les plonger dans un verre d'eau et les retirer avec une cuiller afin de ne pas les déchirer avec les doigts. Les placer sur la langue et faire avaler une gorgée d'eau.

On peut encore enrober la poudre entre deux couches de confiture, de pain de soupe bien humecté, dans une feuille de papier à cigarettes, etc.

A. Poudres simples. — 1. Exemples : *Poudre de calomel.* Les acides convertissent le calomel (protochlorure de mercure) en sublimé corrosif (bichlorure de mercure), qui est un poison actif. Il faut donc s'abstenir de prendre, lorsqu'on est sous l'influence de ce médicament, des substances acides (vinaigre, limonades, etc.).

2. Poudre de chlorate de potasse ; détone sous un choc violent.

3. Poudre gazeuse ; sert à faire l'eau de Seltz. En mélangeant dans une bouteille d'eau bouchée à la ficelle, du bicarbonate de soude et de l'acide tartrique, il se produit un dégagement d'acide carbonique qui se dissout partiellement. Ces poudres sont livrées séparément : le bicarbonate de soude dans des paquets de

papier bleu, l'acide dans du papier blanc. Il faut faire dissoudre la poudre contenue dans le papier bleu en premier, puis ajouter la poudre contenue dans le papier blanc et boucher immédiament.

4. Poudre d'ipéca opiacé : poudre de Dower, 1 gramme de cette poudre renferme 10 centigrammes d'opium brut, correspondant à 5 centigrammes d'extrait d'opium environ.

5. Poudre de seigle ergoté : ne se conserve pas. La préparer au moment de s'en servir.

6. Poudre de tartrate d'antimoine et de potasse (émétique) ; dangereuse pour les yeux (voir p. 508)

B. *Poudres composées.* — De composition extrêmement variable ; s'administrent comme les poudres simples.

Les PULPES s'obtiennent en prenant des matières fraîches, en les pilant dans un mortier si leur tissu est tendre, ou s'il est compacte, en les divisant avec la rape. Exemple : *pulpe de pomme de terre.* La *pulpe de viande crue* est rarement utilisée en raison des dangers d'absorber des vers intestinaux (ténia, etc.) ; la cuisson les détruit.

Les sucs s'extraient en pilant les plantes dans un mortier. Il s'altèrent facilement et doivent être conservés par la méthode d'Appert. (On sait que celle-ci consiste à boucher le récipient pendant que le liquide contenu est encore bouillant.)

Exemples : *suc de citron.* Séparez avec soin toute l'écorce des citrons et les semences ; exprimez les fruits dans un linge, ou mieux à la presse. Si le suc doit être clarifié, chauffez-le avant la filtration.

Préparez de même le *suc d'orange douce.*

Suc de cresson. Pilez les feuilles dans un mortier en marbre. Exprimez le suc et filtrez.

Suc d'herbes.

Feuilles fraîches de chicorée..	}	parties égales.
— de cresson...		
— de fumeterre.		
— de laitue.....		

Pilez ces plantes dans un mortier en marbre; exprimez le suc et filtrez-le au papier dans un endroit frais.

II. *Médicaments obtenus par l'intermédiaire d'un véhicule.* — 1° Par solution dans l'eau : *apozèmes*, *bouillons*, *émulsions*, *limonades*, *mucilages*, *tisanes*.

APOZÈMES. — Ce sont des préparations magistrales très chargées en principes médicamenteux comme les potions et qui diffèrent des tisanes en ce qu'elles ne servent pas de boisson habituelle aux malades.

Apozème de cousso (contre le ver solitaire).

Cousso en poudre demi-fine...	20 grammes.
Eau distillée bouillante........	100 —

Délayez la poudre dans l'eau bouillante. Ce mélange doit être donné au malade sans avoir été passé (Codex). — Laisser infuser pendant douze heures environ. On fait prendre la pâte (eau et cousso) en une fois s'il se peut, puis une heure après, 30 à 45 grammes d'huile de ricin.

En cas de nausées, faire mordre à pleines dents dans un citron.

Apozème de racine de grenadier (contre le ver solitaire).

Écorce récente de racine de grenadier..................	60 grammes.
Eau distillée...................	750 —

Pilez l'écorce et faites-la macérer pendant au moins six heures, dans la quantité d'eau prescrite.

Faites ensuite bouillir sur un feu doux, jusqu'à réduction du tiers. Passez, décantez, filtrez (Codex). On administre ensuite de l'huile de ricin comme après l'apozème de cousso.

Bouillons. — On sait que pour obtenir de bon bouillon, il faut mettre la viande dans de l'eau froide : si l'eau était bouillante, la chaleur coagulerait l'albumine de la chair musculaire et l'enfermerait comme en une coquille qui s'opposerait à l'issue des matières solubles.

Le pot-au-feu ordinaire demande six heures au moins, mais un temps variable suivant la masse de viande à cuire.

On donne le nom de *thé de bœuf* à la préparation suivante à laquelle on a recours lorsque le temps fait défaut.

On prend des tranches minces de viande maigre et on les fait griller pendant une minute ou deux, puis, après les avoir découpées en petits morceaux, on les recouvre d'eau bouillante. Couvrir et laisser en contact pendant un quart d'heure.

C'est une infusion de viande.

On peut encore mettre dans une poêle sans beurre de la viande maigre hachée menu, avec quelques tranches de carotte : faire revenir et procéder par infusion comme ci-dessus.

Émulsions. — Liquides contenant des matières grasses ou résineuses qui restent en suspension, à l'état d'extrême division.

Le *lait* est une émulsion naturelle.

Le *lait d'amandes* ou *looch blanc* se fait avec des amandes : on y ajoute souvent des médicaments tels que le kermès (oxyde blanc d'antimoine). Le looch blanc est préparé par le pharmacien ; il s'altère rapidement.

Émulsion de jaunes d'œufs ou *lait de poule.* — Battre un jaune d'œuf avec quelques cuillerées d'eau froide, puis ajouter, en versant peu à peu, un verre d'eau tiède préalablement sucrée.

Émulsion d'huile de ricin. — Mélanger un jaune d'œuf par deux cuillerées d'huile, puis ajouter lentement l'eau en agitant continuellement; sucrer et aromatiser avec de l'eau de fleurs d'oranger.

Limonades. — Les limonades sont des boissons rafraîchissantes faites avec le suc de citron ou d'autres fruits, étendues d'eau et sucrées.

Ex. : Limonade commune :

Pr.	Citrons	N° 2.
	Eau	1000 grammes.
	Sucre	50 —

On peut se borner à détacher le zeste des citrons et à laisser macérer la partie succulente du fruit coupée par tranches; lorsqu'on la soumet à l'ébullition, on obtient ce qu'on appelle une limonade cuite, boisson dont la saveur paraît moins acide et dont la consistance est plus mucilagineuse. Cette modification des propriétés de la tisane tient à ce que la liqueur acide réagit à la température de l'ébullition sur le principe mucilagineux.

Quand on prépare la limonade soit à froid, soit à chaud, en laissant le zeste du fruit, on obtient une boisson tonique par le principe amer qu'il contient.

Les semences du citron communiquent à la limonade une saveur amère; il faut avoir soin de les séparer, à moins d'indications spéciales.

Limonade tartrique :

Pr.	Sirop d'acide tartrique	100 grammes.
	Eau	900 —

Mêlez. Préparez de la même manière la *limonade citrique*, avec le sirop d'acide citrique aromatisé au citron, et la *limonade à l'orange*, avec le sirop d'acide citrique aromatisé à l'orange.

Les *limonades à la groseille, à la cerise, à la framboise*, etc., se préparent en ajoutant à 900 grammes d'eau, 100 grammes de sirop de groseilles, de cerises, de framboises, etc.

Mucilages. Mucilage de gomme. — Solution de gomme dans l'eau froide, à parties égales.

C'est aux substances mucilagineuses qu'elles contiennent qu'un grand nombre de parties végétales doivent leurs propriétés émollientes : fleurs de mauve, de guimauve, de violette ; feuilles de mauve, de capillaire ; semences de lin, de coings ; racine de guimauve, etc.

Tisanes. — Les tisanes sont des boissons préparées au moyen d'une certaine quantité d'eau tenant en dissolution une proportion plus ou moins considérable de substances médicamenteuses.

Comme elles sont destinées à servir de boisson habituelle aux malades, elles sont peu chargées afin d'être facilement tolérées ; souvent on les rend plus agréables en y ajoutant du sucre, du miel, un sirop simple ou composé. Toute substance devant servir à faire une tisane doit être mondée ou lavée, privée des corps étrangers qui peuvent lui être adhérents ou mélangés ; elle doit être divisée à l'aide du couteau, des ciseaux ou du mortier (les fleurs exceptées), afin d'offrir plus de surface à l'action du liquide. L'eau devra être choisie aussi peu chargée de sels calcaires que possible ; parce qu'en raison du sulfate calcaire qu'elle contient, elle durcit les substances en coagulant leur albumine et les pénètre mal, et, de plus, donne une saveur désagréable au médicament. Il convient de passer les tisanes à travers un linge fin avant de les administrer.

On tend généralement aujourd'hui à n'employer pour les tisanes qu'un nombre restreint de substances : les hôpitaux militaires s'en tiennent presque exclusivement à la glycyrrhizine, principe retiré du bois de réglisse.

Nous avons tenu toutefois à entrer dans quelques détails pour nous conformer à l'usage qui exige d'une infirmière-hospitalière des connaissances étendues sur ce genre de préparations inoffensives mais utiles.

Ce sont surtout des produits végétaux qui entrent dans la composition des tisanes : fleurs, feuilles, fruits, semences, écorces, bois, gommes, etc. Ces produits, dont il s'agit d'utiliser les principes actifs, sont soumis à des traitements différents selon le degré de résistance que leur tissu offre à la pénétration de l'eau, et le principe qu'on désire en retirer.

Ces divers modes de traitement sont la *solution*, la *macération*, l'*infusion*, la *décoction*.

Solution. — Cette opération consiste simplement à dissoudre une substance médicamenteuse dans l'eau. Les tisanes préparées par ce moyen sont peu nombreuses ; on traite par solution les produits suivants :

Acides végétaux.	Gomme.
— minéraux.	Mauve.
Substances salines.	Miel.
Camphre.	

Exemples : Tisane de gomme (eau de gomme ou gommeuse) :

Pr. Gomme arabique lavée.......	20	grammes.
Eau froide....................	1000	—

On lave la gomme à l'eau froide pour la débarrasser e la matière amère et on la fait dissoudre dans l'eau.

On peut obtenir plus promptement une eau de gomme avec de la gomme en poudre, mais alors le produit est trouble.

Eau albumineuse :

Pr.	Blancs d'œufs...............	n° 2.
	Eau froide..................	1000 grammes.

On bat les blancs d'œufs délayés dans une petite quantité d'eau; on ajoute la partie du liquide et l'on passe à travers une étamine.

Macération. — Elle s'exécute en laissant la substance dont on veut dissoudre les principes plus ou moins longtemps en contact avec de l'eau froide. Les tisanes préparées par ce moyen fermentent facilement. Néanmoins il est utile quand il faut extraire de certaines racines les parties solubles à l'exclusion des matières féculentes, l'amidon n'étant attaqué que par l'eau bouillante.

Exemples : Tisane de gentiane :

Pr.	Racine de gentiane incisée...	5 grammes.
	Eau froide..................	1000 —

Faites macérer pendant quatre heures et passez.

On prépare de la même manière les tisanes de : quassia amara, simarouba, rhubarbe.

Tisane de réglisse (tisane commune des hôpitaux) :

Pr.	Racine de réglisse...........	10 grammes.
	Eau froide..................	1000 —

Laissez macérer pendant deux heures, et passez; on l'obtient aussi par infusion (Codex).

Infusion. — L'infusion est une opération qui consiste à verser un liquide bouillant sur les matières dont on veut extraire les parties solubles. On emploie ce procédé dans le traitement des substances facilement pénétrables par l'eau et qui lui cèdent promptement tous leurs principes : telles sont les fleurs, les feuilles, etc.

Exemples : Tisane de feuilles de bourrache :

Pr. Feuilles sèches de bourrache. 10 grammes.
Eau bouillante............... 1000 —

Faites infuser pendant une demi-heure, et passez.

Préparez de la même manière les tisanes de :

Feuilles d'armoise.
— de fumeterre.
— de lierre terrestre.
— de pariétaire.
— de pensée sauvage.
— de saponaire.
Cônes de houblon.
Fruits d'anis.
Pétales de roses rouges.
Sommités de petite centaurée.
Graine de lin.

Tisane de feuilles d'oranger :

Pr. Feuilles d'oranger........... 5 grammes.
Eau bouillante............... 1000 —

Faites infuser pendant une demi-heure, et passez.

Préparez de la même manière les tisanes de :

Feuilles d'absinthe.
— de capillaire du Canada.
— de mélisse.
— de menthe.
Fleurs de camomille.
Fleurs de guimauve.
— de mauve.
— de sureau.
— de tilleul.
— de violette.

Tisane de bourgeons de sapin :

Pr. Bourgeons de sapin.......... 20 grammes.
Eau bouillante.............. 1000 —

Faites infuser pendant deux heures, et passez.

On prépare de la même manière les tisanes de :

Racine d'asperge.
— d'aunée.
— de bardane.
— de fraisier.
— de patience.
Racine de ratanhia.
— de saponaire.
Écorces de quinquina.
Tige de douce-amère.

Tisane de polygala :

Polygala de Virginie coupé mince. 10 grammes.
Eau bouillante.................. 1000 —

Faites infuser pendant deux heures, et passez.

On prépare de la même manière les tisanes de racines de guimauve et de valériane.

Décoction. — La décoction est une opération qui consiste à soumettre une substance à l'action continue d'un liquide bouillant pendant un temps variable.

On a recours à la décoction toutes les fois que les matières que l'on veut atteindre ne peuvent se dissoudre que par une action prolongée de l'eau et de la chaleur. C'est pour cette raison que l'on traite par décoction les semences des céréales, le lichen, le chiendent, le gaïac, les fruits pectoraux ou *espèces pectorales* (dattes, jujubes, figues, raisins de Corinthe), etc.

Exemples : Tisane de fruits pectoraux :

Pr. Fruits pectoraux............ .. 50 grammes.

Après avoir privé de leurs noyaux les dattes et les jujubes, faites-les bouillir en même temps que les autres fruits, pendant une demi-heure, dans une quantité d'eau telle qu'il reste un litre de liquide; passez à travers une étamine.

Tisane d'orge (eau d'orge) :

Pr. Orge perlé lavé à l'eau froide. 20 grammes.

Faites bouillir l'orge dans une quantité d'eau suffisante jusqu'à ce qu'il soit bien crevé et que le liquide soit réduit à un litre; passez à travers une étamine claire.

Préparez de même les tisanes de gruau, riz.

Tisane de lichen d'Islande :

Pr.	Lichen d'Islande.............	10 grammes.
	Eau commune................	q. v.

Mettez le lichen et l'eau dans un poêlon, portez à l'ébullition. Jetez cette première décoction, qui renferme la presque totalité des principes amers, et lavez le lichen avec de l'eau froide. Remettez-le sur le feu avec une nouvelle quantité d'eau ; faites bouillir pendant une demi-heure, de manière à obtenir un litre de tisane ; passez.

Si le médecin veut conserver le principe amer du lichen, il doit l'indiquer d'une manière spéciale. Certaines tisanes comprennent plusieurs substances auxquelles le même traitement ne saurait convenir : il faut employer dans ce cas le mode spécial suivant lequel chaque substance demande à être traitée.

Exemple : Tisane composée :

Pr.	Orge........................	ãã
	Racine de chiendent..........	
	Bois de réglisse.............	
	Eau.........................	q. v.

Traitez l'orge et le chiendent par décoction et ajoutez la macération de bois de réglisse.

Remarque. — Les récipients dans lesquels on opère doivent être inattaquables par les matières qu'on y traite ; on devra par conséquent se servir de poteries à l'exclusion des vases en métal (cuivre, fer étamé ou non), lorsqu'il s'agira de substances contenant un principe acide ou du tannin (ratanhia, bistorte, quinquina).

Médicaments préparés par distillation. — Les *eaux distillées* et les *huiles essentielles* composent cette classe.

Les huiles essentielles d'aneth, d'anis, de menthe sont employées par gouttes dans de l'eau, ou sur un morceau de sucre.

Médicaments obtenus par l'intermédiaire :

1° De l'alcool.

Par solution : teintures alcooliques, alcoolatures.

Par distillation : alcoolats.

2° De l'éther : teintures éthérées.

Définitions. — *Teintures alcooliques* ou *alcoolés*. On appelle ainsi des médicaments liquides qui résultent de l'action de l'alcool sur diverses substances *sèches*. Les procédés usités pour la préparation des teintures sont : la solution, la macération, la lixiviation. Le degré d'alcool doit être approprié à la nature des matières que l'on veut dissoudre ; on emploie, selon le cas, de l'alcool à 60, à 80 et à 90°.

Alcoolatures. — Ces médicaments résultent de l'action dissolvante de l'alcool à 80 ou 90° sur les plantes *fraîches*. C'est par là qu'elles diffèrent des teintures dont nous venons de parler. Les alcoolatures sont préparées le plus souvent avec des plantes actives dont les propriétés seraient modifiées par la dessiccation.

Alcoolats. — Médicaments obtenus par la *distillation* de l'alcool sur une ou plusieurs substances. Ils sont dits *simples* dans le premier cas et *composés* dans le second ; on se sert d'alcool à 60, 80 et 90°.

Toutes ces préparations demandent à être conservées dans des flacons bien bouchés et à l'abri de la lumière. Elles s'administrent le plus souvent par gouttes et il faut que l'infirmière-hospitalière sache les compter avec exactitude (voir p. 472).

Les teintures contiennent un cinquième de substances médicamenteuses : les alcoolatures parties égales. Ces dernières sont donc plus actives et généralement prescrites en quantités moindres que les teintures.

Parmi les alcoolats, nous citerons l'eau de mélisse des Carmes. On l'emploie à l'intérieur à la dose d'une cuillerée à café, à l'extérieur en frictions.

3° *Ether, teintures éthérées.*

L'éther est une combinaison formée par l'action de l'acide sulfurique sur l'alcool. Très volatil, puisqu'il bout à 35°, son maniement nécessite des précautions minutieuses. Il se dissout dans 10 parties d'eau et en toute proportion dans l'alcool.

Sa grande volatilité et le refroidissement qui en résulte le rendent très utile pour produire l'anesthésie locale. Pour obtenir une excitation passagère, on donne quelques gouttes d'éther sur du sucre, dans une cuillerée d'eau sucrée, ou des perles d'éther. On l'administre encore sous forme de sirop (sirop d'éther du Codex) et mélangé à son poids d'alcool (éther sulfurique alcoolisé ou *liqueur d'Hoffmann*). Il s'emploie aussi sous forme d'injection hypodermique et c'est alors qu'il agit le plus vite et le plus énergiquement.

On entend par teinture éthérée un mélange d'un tiers d'alcool et de deux tiers d'éther.

Ces préparations sont peu employées, sauf peut-être la teinture éthérée de digitale qui se prend par gouttes : la teinture éthérée de fougère mâle, etc.

Médicaments obtenus par l'évaporation de leur solution. Extraits. — On désigne sous ce nom le produit solide ou demi-solide résultant de l'évaporation d'un suc végétal ou d'une solution obtenue en traitant une substance médicamenteuse par un liquide susceptible d'être volatilisé ensuite, tel que l'eau, l'alcool, l'éther, etc. Les extraits entrent dans la préparation, formes confiées au pharmacien. (Pilules, potions, etc.)

Médicaments obtenus par l'intermédiaire du vin, de la bière, du vinaigre, de la glycérine. Vins, bières, vinaigres médicamenteux. — S'obtiennent en mettant ces produits en contact avec une ou plusieurs substances contenant des principes solubles dans ces véhicules. Il convient de n'en préparer que peu à la fois, parce qu'ils sont facilement altérables.

Ex. : Vin de quinquina :

Quinquina Calisaya...........	30 grammes.
Alcool à 60°..................	60 —
Vin rouge.....................	1000 —

Concassez le quinquina, versez l'alcool dessus; laissez en contact dans un vase fermé pendant vingt-quatre heures. Ajoutez le vin; faites macérer pendant dix jours en agitant de temps en temps. Passez avec expression et filtrez (Codex).

Glycérés et glycérolés. Vaseline. — Médicaments qui ont pour base la glycérine ou le glycérolé d'amidon.

Ex. : Glycérolé d'amidon :

Amidon pulvérisé............	10 grammes.
Glycérine.....................	150 —

Mélangez les deux substances; faites-les chauffer dans une capsule de porcelaine à une chaleur ménagée, en remuant continuellement avec une spatule, jusqu'à ce que la masse soit prise en gelée (Codex).

La glycérine n'est pas un corps gras; au point de vue chimique, elle est rangée parmi les alcools : c'est un liquide neutre, soluble dans l'eau et l'alcool, très avide d'eau et dans lequel se dissolvent un grand nombre de substances (iode, tannin, alcaloïdes, etc.). A peu près infermentescible, elle abrite parfaitement du contact de l'air grâce à sa consistance; mais, déposée sur la peau dénudée, à la surface d'un vésicatoire, d'une fissure de muqueuse ou d'une gerçure cutanée, ou encore introduite sous les paupières, elle cause du picotement et même de la cuisson avec irritation locale.

Vaseline. — La glycérine, encore très usitée, est souvent maintenant remplacée par un produit de la distillation de la houille, *la vaseline* qui n'a pas ses propriétés irritantes, tout en étant comme elle neutre et inaltérable.

Médicaments obtenus par l'intermédiaire de corps gras. — Cérats.

Emplâtres.

Huiles médicinales.

Onguents.

Pommades.

Cérats. — Mélange de cire et d'huile pouvant servir d'excipients à des matières médicamenteuses très diverses :

Ex. : Cérat de Galien :

Huile d'amandes douces......	400	grammes.
Cire blanche.................	100	—
Eau distillée de roses.........	300	—

Le cérat simple ne contient pas d'eau de roses. — Généralement remplacé aujourd'hui par la vaseline.

Emplâtres. — Plus consistants que les cérats, ils comprennent essentiellement tantôt des corps gras et résineux, comme les onguents dont ils ne diffèrent que par une proportion plus considérable de matières solides (emplâtres résineux, vésicatoires), tantôt un savon d'oxyde de plomb (emplâtres proprement dits).

Les *sparadraps* sont des tissus ou des papiers enduits d'une couche mince de masse emplastique.

Ex. : Sparadraps de diachylon gommé.

L'emplâtre vésicatoire ou emplâtre de cantharides est étendu par le pharmacien en une couche mince et uniforme sur du sparadrap de diachylon, en se conformant aux dimensions indiquées par le médecin.

Huiles médicinales. — Elles sont toujours délivrées par le pharmacien.

Huile de croton. — Extraite des semences du croton tiglium. C'est un révulsif énergique. L'appliquer avec un tampon ou un pinceau ou encore l'étaler sur le milieu d'un emplâtre de diachylon. L'huile de croton produit en quelques heures une éruption dense de petites vésico-pustules. On l'emploie également à l'intérieur comme purgatif drastique, par goutte. Il faut manier l'huile de croton avec précaution : elle irrite la peau violemment; sa vapeur seule cause de l'inflammation aux yeux. Veiller à ce que le malade ne se gratte pas et surtout ne porte ensuite ses mains à ses yeux ou à sa figure (voir p. 507).

Huile de foie de morue. — Se digère mieux et laisse moins d'arrière-goût lorsqu'elle est prise avec les aliments. En conséquence, on doit l'ingérer préférablement au commencement des repas. Pour en masquer le goût, on l'additionne quelquefois d'un principe aromatique : essence de citron, d'anis, de menthe. Dans le même but on enduit la cuiller de sirop d'écorce d'orange, ou l'on fait prendre à la suite de l'eau, des pastilles de menthe, une liqueur alcoolique quelconque, du vin d'orange, du café noir. Il faut donner la préférence à l'huile de foie de morue de couleur paille sur la brune; cette dernière, provenant de foies plus ou moins putrifiés, d'où sa couleur foncée et son odeur repoussante, est de qualité inférieure. Elle offense plus que toute autre le goût et l'odorat sans aucune compensation (professeur Gubler, comment. du Codex). Chez un adulte, on débute par une cuillerée à soupe puis on l'élève progressivement à deux, trois cuillerées par jour; chez les enfants on procède par cuillerées à café ou par cuillerées à entremets.

Huile de ricin. — S'administre dans un lait de poule en émulsion (voir Lait de poule, page 478) en agitant dans du bouillon bouillant, dans du café. On peut encore exprimer le jus d'un citron dans un verre, verser l'huile qui surnage et après avoir fait rincer la bouche avec un peu d'eau, faire avaler d'un seul trait. L'huile passe d'abord et le jus de citron venant en dernier, en masque la saveur. Dose : 10 à 60 grammes; 30 grammes est la dose la plus usitée. Elle peut être abaissée à 20 grammes en conservant toute son activité ; chez des sujets soumis à la diète, 15 et même 10 grammes sont suffisants.

Onguents. Pommades. — Les onguents sont des préparations obtenues par le mélange d'un ou plusieurs corps gras avec des substances résineuses, on ne fait pas entrer de savons métalliques (stéarate de plomb) dans leurs formules.

Les *pommades* ont pour base l'axonge simple ou benzoïnée, ou bien un mélange de corps gras. La vaseline, citée plus haut, tend de plus en plus à se substituer aux corps gras.

Médicaments obtenus par l'intermédiaire du sucre (saccharolés). — Gelées.

Mellites.

Opiats.

Pastilles.

Pâtes.

Sirops.

On entend sous le nom général de saccharolés, une série de médicaments ayant pour caractère commun de contenir une forte proportion de sucre (sucre de canne ou miel). La matière sucrée sert tantôt à les conserver, tantôt à en masquer la saveur désagréable. Ces formes étant pour la plupart préparées par le pharmacien, nous nous bornerons à une simple définition en nous étendant davantage sur les préparations qui pourraient être confiées à l'infirmière-hospitalière.

Ces préparations sont facilement altérables.

Gelées. — Composés dans lesquels entre, avec le

sucre, de la gélatine, parfois des principes végétaux assez divers, pectine, amidon, etc.

Gelée de carragaheen (fucus crispus ou lichen perlé).

Carragaheen.................. ...	60 grammes.
Sucre blanc..................	125 —
Eau distillée..................	q. s.
Eau de fleurs d'oranger.......	10 —

Lavez avec soin le carragaheen à l'eau froide, faites-le bouillir pendant une demi-heure dans une quantité d'eau suffisante pour obtenir, après expression, environ 250 grammes de liquide. Passez à travers une étamine, ajoutez le sucre et faites réduire à 250 grammes. Après quelques instants, enlevez l'écume et coulez dans un pot où vous mélangerez la gelée avec l'eau de fleurs d'oranger. Les proportions indiquées ci-dessus doivent produire 250 grammes de gelée (Codex).

Gelée de mousse de Corse.

Mousse de Corse mondée.....	30 grammes.
Sucre blanc..................	60 —
Vin blanc....................	60
Colle de poisson............	5 —

Lavez rapidement la mousse de corse à l'eau froide, faites-la bouillir pendant un quart d'heure dans une quantité d'eau distillée suffisante pour obtenir environ 200 grammes de liqueur. Passez avec expression. Ajoutez le sucre, le vin blanc et la colle de poisson que vous aurez préalablement divisée et fait ramollir par macération dans 30 grammes d'eau froide. Faites bouillir sur un feu modéré jusqu'à consistance de gelée; passez à travers une étamine, coulez dans un pot et portez dans un lieu frais. Avec les proportions indiquées ci-dessus, on doit obtenir 125 grammes de gelée.

Gelée de lichen d'Islande amère. On fait bouillir

dans un litre d'eau 60 grammes de lichen préalablement lavé à l'eau froide ou passé, on ajoute 125 grammes de sucre et l'on évapore jusqu'à réduction de 250 grammes. Il faut parfois, pour obtenir une consistance de gelée, ajouter 4 grammes de colle de poisson.

La *gelée de lichen non amère* s'obtient en débarrassant le lichen de son amertume, en le faisant d'abord bouillir pendant vingt minutes environ. On jette cette première eau et c'est celle d'une seconde décoction d'une demi-heure de durée environ dont on se sert avec ou sans colle de poisson.

Mellites. — Sirops dans lesquels le sucre est remplacé par le miel. Le miel rosat (roses rouges et miel) entre souvent dans la composition des gargarismes; on l'emploie également seul. en collutoire.

Pastilles et tablettes. — Délivrées par le pharmacien, ces préparations de consistance solide, sont composées de sucre et d'une ou plusieurs substances médicamenteuses.

Pastilles de bicarbonate de soude ou de Vichy. — Contiennent 25 milligrammes de bicarbonate de soude.

Pastilles de calomel. — Contiennent 5 centigrammes de calomel.

Employées chez les enfants comme vermifuge. — Administrer à jeun une demi-heure avant le repas, éviter les aliments salés ou acides (confitures).

Pastilles d'ipéca. — Chaque tablette contient 1 centigramme de poudre d'ipéca. Expectorantes; à prendre à jeun ou une heure après le repas. Même observation pour les pastilles de kermès.

Pâtes. — Jujube, lichen, guimauve, etc.

Sirops. — Les sirops doivent être conservés au frais et bien bouchés.

Sirop de chlorhydrate de morphine. — Administrez

trois heures seulement après le repas. 20 grammes du sirop du Codex contiennent 1 centigramme de chlorhydrate de morphine.

Sirop de codéine. — 20 grammes contiennent 4 centigrammes de codéine.

Sirop diacode. — 20 grammes contiennent 1 centigramme d'extrait d'opium.

Sirop d'ipéca. — 20 grammes contiennent 20 centigrammes d'extrait qui représentent 84 centigrammes de poudre d'ipéca.

Formes pharmaceutiques généralement magistrales. — A. Pour l'usage interne.

Bols.

Électuaires.

Espèces (voir p. 484).

Pilules, granules, capsules, perles.

Poudres composées (voir p. 476).

Potions.

Nous ne pouvons guère nous étendre sur ces préparations; si leur forme est toujours la même, leur composition varie à l'infini. Il nous suffira donc de donner la définition du terme, parfois un exemple, en insistant sur les notions applicables à la manière de les administrer.

Les *bols*, *pilules*, *granules* sont des médicaments de consistance de pâte plus ou moins ferme, de forme sphérique. Lorsque leur poids n'excède pas 5 centigr. les pilules prennent le nom de *granules;* au-dessus de 30 centigrammes le nom de *bols*.

Les électuaires sont d'anciens composés dont la plupart sont tombés en désuétude : la pulpe de tamarin entre dans leur composition; ils se prennent par cuillerées, comme une conserve de fruits.

Les *capsules* et les *perles* sont constituées par une

enveloppe de gélatine contenant des médicaments à l'état liquide : les perles ont des dimensions plus petites que les capsules. C'est un excellent moyen de masquer le goût de quelques substances.

Certaines personnes éprouvent de la difficulté à avaler les pilules : on peut leur conseiller, une fois la pilule dans la bouche, de prendre une grande gorgée d'eau : la pilule passera avec le liquide. On leur donne parfois dans un pruneau, une cuillerée de confiture : c'est un mauvais système puisque ces substances ne peuvent guère s'avaler sans être mâchées.

Potion. — Médicament magistral liquide destiné à être administré par cuillerées. On distingue trois formes de potions : les *juleps*, les *loochs* (voir p. 478) et les *potions* proprement dites ; ces dernières sont moins fluides que les juleps dans lesquels n'entrent jamais de poudres ou de substances huileuses capables d'en troubler la transparence.

Formes pharmaceutiques généralement magistrales. — B. Pour l'usage externe :

Bains.
Bougies.
Cataplasmes et sinapismes.
Collutoires.
Collyres.
Écussons.
Escharotiques.
Fomentations.
Gargarismes.
Liniments.
Lotions.
Moxas.
Sparadraps.
Suppositoires.

Bains. — La quantité d'eau nécessaire pour un bain d'adulte est ordinairement de 250 à 300 litres. Les bains tièdes ne doivent pas dépasser 30° à 35°; les bains chauds 35° à 40°; les bains de vapeur peuvent aller jusqu'à 75° (voir Soins aux malades).

Bain artificiel de Barèges :

Monosulfure de sodium cristallisé........................	60 grammes.
Chlorure de sodium (sel ordinaire)........................	60 —
Carbonate de soude desséché.	30 —

Mêlez. Dose pour un bain.

Bain sulfuré (bain sulfureux) :

Trisulfure de potassium solide (foie de soufre)............	100 grammes.

Pour un bain.

Bain alcalin :

Carbonate de soude....	250 grammes.

Pour un bain (Codex).

Bougies. — Tiges en caoutchouc ou en gutta-percha, quelquefois un fil métallique contourné en fine spirale, recouverts de médicaments que l'on fait pénétrer, grâce à cette disposition, dans des canaux étroits, uréthraux, fistuleux, etc. Comme toutes les substances destinées à entrer en contact avec une muqueuse, il convient de veiller à ce que les bougies soient toujours conservées à l'abri de toute souillure.

Cataplasmes. — Les cataplasmes sont des médicaments destinés à l'usage externe; leur consistance est celle d'une bouillie épaisse, qu'on compose de pulpes, de poudres ou de farines cuites, soit avec de l'eau pure, soit avec des décoctions de plantes, ou avec du lait; souvent, au moment de les appliquer, on y ajoute quelque substance médicamenteuse. Les cataplasmes préparés avec une substance émolliente quelconque sont appliqués chauds; on y ajoute souvent un peu d'huile ou une graisse fraîche : moyennant cette précaution, ils se refroidissent moins vite, et, lorsqu'on les enlève, la partie qu'ils couvraient est moins désagréablement affectée par le froid que l'air produit en absorbant l'humidité.

Pour maintenir la chaleur des cataplasmes, on les recouvre de flanelle et de taffetas gommé ordinaire.

Exemple : Cataplasme de farine de lin :

Pr. Farine de lin.................. q. v.
Eau.......................... q. v.

Délayez la farine dans l'eau froide de manière à faire une bouillie très claire, et faites chauffer en remuant continuellement jusqu'à ce que la masse ait pris une consistance convenable.

Quand le cataplasme est destiné à servir d'excipient à quelque poudre active, il faut ajouter celle-ci à la surface du cataplasme et au moment de l'appliquer.

Préparez de la même manière :

Cataplasme de fécule :

Pr. Fécule de pommes de terre... 100 grammes.
Eau........................... 1000 —

Mettez les huit dixièmes de l'eau sur le feu dans un poêlon couvert, et, aussitôt qu'elle entrera en ébullition, versez-y la fécule, que vous aurez délayée dans le reste de l'eau froide. Faites bouillir pendant quelques instants et retirez du feu en continuant à remuer la masse.

Préparez de la même manière les cataplasmes de :

Poudre de riz. Poudre d'amidon.

Ces cataplasmes ont l'inconvénient de se sécher rapidement : on y obviera dans une certaine mesure en employant au lieu d'eau simple une décoction de racine de guimauve.

Le cataplasme laudanisé est un cataplasme ordinaire sur lequel on a versé une quantité plus ou moins grande de laudanum : on peut encore peindre avec un pinceau imbibé de laudanum les parties sur lesquelles le cataplasme doit être appliqué.

Sinapismes. — On nomme sinapismes les cataplasmes faits avec de la farine de moutarde.

Pr. Farine de moutarde récente...	200 grammes.
Eau tiède.....................	q. s.

Délayez la farine de moutarde dans l'eau, pour obtenir une masse de consistance de cataplasme.

Cette préparation doit être faite avec de l'eau froide ou à peine tiède ; l'eau trop chaude et les acides (vinaigre) ont la propriété de s'opposer à la formation de l'huile essentielle qui constitue le principe âcre et rubéfiant de la moutarde.

Cataplasme sinapisé :

Pr. Cataplasme de farine de lin... q. v.

Étendez sur un linge et saupoudrez avec :

Moutarde en poudre Q. V. pour former l'épaisseur d'une pièce de cinq francs.

Remarque. — Il est important de ne se servir que de farine de lin ou de moutarde de bonne qualité. La bonne farine de lin se tasse en une seule masse dans la main fermée, et conserve sa forme après qu'on a cessé la pression. Elle est à peu près inodore, d'une saveur douce; elle graisse instantanément le papier sur lequel on la presse.

La farine de moutarde doit posséder une saveur piquante, et, délayée dans de l'eau froide ou tiède, développer une odeur vive due à la formation de son huile volatile. Cette réaction caractéristique la distingue de la farine de lin.

Collyres. — Destinés au traitement des maladies des yeux ou des paupières, ce sont des eaux, des pommades ou des poudres presque toujours préparées par le pharmacien.

Les liquides s'instillent par gouttes, habituellement au moyen d'un compte-gouttes. Pour que les gouttes pénètrent bien sous les paupières; il faut tenir celles-ci écartées au moment où l'on fait tomber le liquide sur le globe de l'œil.

Si l'ordonnance porte que l'œil sera baigné, on se sert d'une œillère ou d'un coquetier pour recevoir le collyre; le malade devra y plonger l'œil en battant les paupières pendant quelques instants.

Les pommades s'appliquent avec le doigt sur la muqueuse palpébrale préalablement renversée (gros comme un grain de blé le plus souvent).

Les poudres s'insufflent au moyen d'un tuyau de plume : on peut encore en prendre avec un pinceau et laisser tomber la poudre sur l'œil du malade, la tête renversée.

Les collyres demandent à être maniés avec beaucoup de soin et de propreté. Il est important de veiller à ce que le compte-gouttes soit rigoureusement nettoyé, qu'aucune poussière ne pénètre dans le flacon par le bouchon ou autrement.

Écussons. — Ce sont des emplâtres étendus en couches plus ou moins épaisses sur des morceaux de sparadrap que l'on taille de la forme et de la grandeur voulues.

Escharotiques. — Médicaments destinés à désorganiser les tissus avec lesquels on les met en contact pendant quelque temps ; si leur action est faible, ils sont désignés par le nom de *cathérétiques.* Les plus usités sont : parmi les acides, l'acide sulfurique, l'acide nitrique, l'acide chromique ; parmi les oxydes, l'hydrate de potasse seul ou uni à la chaux ; parmi les sels proprement dits, l'alun calciné, le nitrate acide de mercure, le nitrate d'argent (pierre infernale), le beurre d'antimoine.

Caustiques. — Les plus répandus sont : la pierre à cautère ou potasse caustique, le beurre d'antimoine ou chlorure d'antimoine, l'ammoniaque concentré à l'état liquide ou incorporé dans du suif ou de l'axonge (pommade ammoniacale de Gondret), les acides minéraux, la pierre infernale ou nitrate d'argent fondu, le chlorure de zinc ou pâte de Canquoin, le caustique de potasse et de chaux ou caustique de Filhos, la poudre de Vienne, etc.

Pâte de Canquoin :

Pr. Chlorure de zinc	50	grammes.
Farine de blé	50	—

Faites dissoudre le sel dans quantité suffisante d'eau distillée en triturant dans un mortier de porcelaine ; ajoutez la farine et faites une pâte serrée que vous étendrez en plaque. Conservez dans un flacon bien bouché.

Caustique de Filhos :

Potasse à la chaux	100	grammes.
Chaux vive pulvérisée	20	—

On fait fondre la potasse à laquelle on ajoute la chaux, puis on coule dans des tubes en verre fermés et contenant de la chaux vive pour absorber l'humidité.

Poudre de Vienne :

Potasse caustique à la chaux..	50	grammes.
Chaux vive....................	60	—

Mélangez dans des flacons bien secs. Pour s'en servir on délaye la poudre avec un peu d'alcool à 90°, de manière à la transformer en pâte molle.

Cette pâte est portée sur la peau recouverte préalablement d'un morceau de diachylon, percé d'un trou de la grandeur de l'eschare qu'on veut produire ou un peu plus petit. Le sparadrap doit être hermétiquement collé pour s'opposer à la diffusion du caustique. La durée de l'application varie selon la causticité du produit : il est bon de soulever la pâte de temps à autre pour vérifier les progrès de l'escharification. Lorsque le travail de mortification est achevé, on lave à l'eau vinaigrée, et on essuie. La région est ensuite recouverte d'une croix de Malte en sparadrap de diachylon.

Quand on se sert de potasse caustique ou pierre à cautère, il faut avoir soin d'en appliquer un fragment quatre à cinq fois plus petit que le diamètre de l'eschare qu'on veut produire, afin d'éviter qu'elle n'aille en se liquéfiant escharifier non loin les tissus qu'il fallait respecter.

Les *fomentations* s'appliquent en compresses ordinairement chaudes sur certaines parties du corps, tandis que les *lotions* sont des liquides employés froids.

Ex. : Fomentation de fleur de sureau :

Fleur de sureau..............	50	grammes.
Eau bouillante................	1000	—

Faites infuser pendant une demi-heure et passez à

travers une étamine (Codex). Imbibez des compresses qu'on applique chaudes et maintenez la chaleur en les recouvrant de taffetas gommé.

Fumigations, *injections* uréthrales, rectales (voir Soins aux malades).

Gargarismes, *Collutoires*. — Composés liquides employés en lotions dans la bouche ou le pharynx. On les fait circuler dans les cavités sans les avaler. On donne plus spécialement le nom de *collutoires* à des médicaments d'une consistance de miel et que l'on applique à l'aide d'un pinceau, pour combattre quelques affections des gencives ou de la bouche.

Liniments. — On en fait usage pour oindre ou frictionner la peau dans le but de combattre diverses affections.

En général, ils ont pour base des matières grasses.

Il convient de toujours s'informer si le médicament doit être employé en onctions, c'est-à-dire être appliqué à l'endroit indiqué au moyen du doigt ou d'un pinceau, ou bien en frictions. Cette dernière opération consiste à frotter avec la main ou un morceau de flanelle jusqu'à ce que la peau soit devenue rouge et brûlante : on verse alors le liniment et l'on continue la friction. Consulter le médecin pour savoir s'il faut ou non recouvrir les parties d'une compresse imbibée du liniment.

Liniment oléo-calcaire :

Eau de chaux................	900 grammes.
Huile d'amandes douces......	100 —

Agitez fortement dans un vase, versez le mélange sur un entonnoir à douille fermée, laissez en repos et séparez la masse molle savonneuse qui surnage et qui seule, doit être employée (Codex).

Le plus souvent on se contente de faire un simple mélange à parties égales.

Employé avec succès contre les brûlures. On l'étend sur la brûlure et on recouvre avec de la ouate.

Lotions. — Solutions appliquées sur la peau ou sur certaines plaies, soit en lavage, soit au moyen de compresses.

Lotion de borax : faire dissoudre 60 grammes de borax dans un litre d'eau chaude.

Lotion désinfectante au permanganate de potasse; un gramme de sel pour un litre d'eau. S'altère facilement et perd alors sa transparence et sa belle couleur violette pour devenir brune et trouble.

Lotion mercurielle au sublimé; attaque les métaux (vases, bijoux). Au millième; c'est la liqueur de Van Swieten dont voici la formule:

Bichlorure de mercure (sublimé corrosif)...................	1 gramme.
Eau distillée..................	900 —
Alcool à 80°..................	100 —

Dissolvez le bichlorure de mercure dans l'alcool. Ajoutez ensuite l'eau distillée (Codex).

C'est un poison très actif.

Lotion savonneuse; faire dissoudre à chaud 60 grammes de savon de Marseille dans un litre d'eau.

Lotion sulfureuse :

Trisulfure de potassium (foie de soufre)..................	2 grammes.
Eau.........................	1 litre.

Attaque les métaux.

Moxas. — Moyen de révulsion que l'on employait autrefois et qui consistait à enflammer à la surface de la peau des substances brûlant lentement (cylindres de bandelettes roulées, bourre d'armoise, moelle de sureau, etc.). Le thermo-cautère leur est aujourd'hui généralement substitué.

Sparadraps. — Papier ou toile enduits d'une couche mince de matière emplastique (voir Emplâtres).

Le sparadrap commun ou diachylon gommé est d'un usage constant pour faire les pansements.

Le taffetas d'Angleterre est un sparadrap préparé avec de la colle de poisson.

Le sparadrap vésicant ou vésicatoire a pour principe actif la poudre de cantharides incorporée à des résines. (Voir Éléments de pathologie chirurgicale).

Le sparadrap de thapsia est également usité comme révulsif.

Collodion. — Nous plaçons ce produit à la suite des préparations adhésives. C'est une dissolution plus ou moins concentrée de fulmi-coton (produit explosif provenant de l'action de l'acide azotique mélangé d'acide sulfurique sur le coton) dans un mélange en proportion convenable d'alcool, d'éther et d'huile de ricin. Il se présente sous l'aspect d'un fluide incolore, plus ou moins sirupeux. Étendu à plusieurs couches sur la peau, il forme, après évaporation de l'éther, une pellicule imperméable très adhésive, résistant à l'eau et à l'alcool.

Suppositoires. — Médicaments solides de forme conique destinés à être introduits dans le rectum. Les substances qui entrent le plus souvent dans leur composition sont, avec le beurre de cacao, le savon, auquel on incorpore parfois divers médicaments (extrait d'opium, belladone, etc.).

II. — De quelques médicaments usuels.

Acides borique, phénique, aconitine, arséniate de soude, chloroforme, cicutine ou conicine, cocaïne, codéine, acide cyanhydrique, digitale, digitaline, émétique, ergot de seigle, iodoforme, ipéca, laudanum, morphine, opium, permangate de potasse, résorcine, salol, sublimé corrosif, sulfate de quinine.

Un certain nombre de substances médicamenteuses d'usage journalier n'ont pu trouver place dans ce qui précède; il en sera dit quelques mots ci-après en les classant par ordre alphabétique.

L'indication des doses donnée pour quelques-uns n'implique en aucune manière que l'infirmière-hospitalière ait jamais à les employer spontanément de sa propre initiative. Elle suivra comme toujours, mais en cela surtout, les prescriptions du service médical. Cette addition a été faite dans le but de l'engager à redoubler de vigilance alors qu'il s'agit de médicaments très énergiques dont il est bon de connaître la dose pour apprécier les dangers de la moindre erreur.

On désigne sous le nom de *dose* la quantité pondérable de médicament qu'il faut administrer pour produire l'effet thérapeutique désiré. Plus le malade est jeune et moins les doses sont élevées : il faut les diminuer également passé un certain âge.

En désignant par 1 la dose d'un adulte (de 20 à 60 ans) celle d'un malade

Au-dessus de	14	ans sera....	1/2
—	7	—	1/3
—	4	—	1/4
—	3	—	1/6
—	2	—	1/8
—	1	—	1/15
Au-dessous d'un an sera.....			1/16 à 1/20

Acide arsénieux. — Oxyde blanc d'arsenic. C'est un poison violent et un des agents thérapeutiques les plus actifs.

Dose : 1 à 6 milligrammes par jour en pilules ou granules (granules de Dioscorides).

Liqueur de Fowler. — Solution d'arsénite de potasse. Cette liqueur contient un centième de son poids d'acide arsénieux. Très active, elle ne doit s'employer que par gouttes, de cinq à vingt par jour.

Arséniate de soude. — Sel d'arsenic.

Dose : de 0,002 à 0,010 milligrammes.

Acide borique. — Extrait du borax (borate neutre de soude). Se présente en écailles nacrées, d'un aspect gras; 1 gramme se dissout dans 25 grammes d'eau, 5 de glycérine, 16 d'alcool à 90°.

Dose : à l'int. : 0,25 à 2 grammes. A l'ext. : en injections, en pommades, en lotions.

Eau boriquée (Dr Reliquet) :

Acide borique................	40 grammes.
Eau distillée *bouillie*..........	1000 —

Acide phénique. — Le composé ainsi désigné a reçu des chimistes les noms de *phénol*, d'*acide carbolique*, etc. On le retire du produit de la distillation de la houille.

L'acide phénique pur se présente en longues aiguilles incolores, d'une odeur forte, qui rappelle celle de la créosote. Il attaque fortement la peau et les membranes muqueuses; la moindre trace d'humidité le liquéfie. Il est un peu soluble dans l'eau, mais soluble en toutes proportions dans l'alcool, l'éther, la glycérine, les huiles fixes et volatiles.

Sa solubilité dans l'eau à + 15° est d'environ 5 p. 100.

Le nombre des préparations dans lesquelles on a fait entrer l'acide phénique est considérable; les formes pharmaceutiques dans lesquelles il est le plus souvent employé sont les solutions à 1, 2,5 et 5 p. 100; l'alcool phéniqué (acide phéniqué liquide ou alcoolisé) est composé avec : acide cristallisé 9, alcool 1. On ne doit employer que l'acide cristallisé donnant une solution limpide : l'acide phénique de qualité inférieure est très toxique et douloureux lorsqu'il est appliqué sur les plaies.

Aconitine. — Alcaloïde végétal retiré de l'aconit Napel (renonculacées).

Dose : 1° amorphe : 1 à 3 milligrammes.

2° cristallisée : 1/4 à 1 milligramme par jour.

Atropine (Sulfate d') — Alcaloïde de la belladone (solanées).

Dose : 1/4 à 1 milligramme.

Chloroforme. — Composé découvert par le chimiste Soubeiran en 1832. C'est un corps liquide, oléagineux, à odeur éthérée, à saveur piquante, puis fraîche, obtenu en traitant l'alcool par les hypochlorites, particulièrement par celui de chaux. Il bout à 61°. Quand il est pur, il tombe au fond de l'eau sans la troubler. Il est employé en inhalations pour produire l'insensibilité pendant les opérations chirurgicales.

On trouve dans le Codex deux préparations contenant du chloroforme : une pommade et un liniment.

Liniment au chloroforme :

Pr. Huile d'amandes douces......	90	grammes.
Chloroforme.................	10	—

Mêlez et conservez dans un flacon bien bouché.

Cicutine ou conicine. — Alcaloïde de la ciguë (cicutées).

Dose : 1 à 5 milligrammes.

Croton tiglium (huile d'). — Huile extraite des semences de la plante : purgatif très violent.

Dose *à l'intérieur* : 1 à 2 gouttes. *A l'extérieur* : 3 à 6 gouttes, en frictions (voir p. 490).

Cocaïne. — Principe actif de la feuille de coca. Poudre blanche, peu soluble dans l'eau, soluble dans l'alcool, l'éther, les huiles, la vaséline. On emploie le chlorhydrate et le sulfate.

Dose : *à l'intérieur* : $0^{gr},05$ à $0^{gr},10$ centigrammes en solution, injection hypodermique. *A l'extérieur* : solution de 2 à 10 p. 100.

Codéine. — Un des alcaloïdes retirés de l'opium.

Dose : *à l'intérieur*, $0^{gr},01$ à $0^{gr},05$ centigrammes.

Cyanhydrique (Acide) ou acide prussique. Solution officinale à 1/100, V à XV gouttes.

Digitale (Feuilles de), scrofulariées.

Dose : poudre de feuilles 0,05 à 1 gramme.

Teinture éthérée : X à XL gouttes.

Digitaline. — Alcaloïde de la digitale.

Dose : 1° amorphe : 1 à 5 milligrammes.

2° Cristallisée : 1/4 à 1 milligramme.

Emétique (*tartre stibié*), *tartrate de potasse et d'antimoine.* — Soluble dans un peu moins de 2 parties d'eau bouillante et dans 14 parties d'eau froide. L'émétique est le vomitif le plus communément employé pour les adultes; la dose est de 3 à 20 centigrammes dissous dans environ trois verres d'eau pure, à prendre à une demi-heure d'intervalle. Si, après le second verre, il survient trois ou quatre vomissements, on ne fait pas prendre le troisième. Dès les premiers efforts pour vomir, on fait boire beaucoup d'eau tiède, et l'on continue dans l'intervalle des vomissements.

Pour les enfants de un à deux ans, 25 milligrammes dans 120 grammes d'eau, à prendre par cuillerée de quart d'heure en quart d'heure.

Substances incompatibles : les acides forts, les alcalis, les substances astringentes, les savons, la rhubarbe, le quinquina.

Ergot de seigle : Champignon parasite qui croît sur l épi de seigle.

Dose : poudre : 2 à 6 grammes.

Extrait : 0,50 à 4 grammes.

Iodoforme. — Produit dérivé de l'iode. Insoluble dans l'eau, dans la glycérine; soluble dans 80 parties d'alcool, le choloroforme, les huiles fixes et volatiles.

Dose : *à l'intérieur :* poudre 0,10 à 0,20 centigrammes.

A l'extérieur : poudre en application, en liniment, en pommade, etc.

Ipécacuanha. — Racine de l'ipécacuanha officinal (rubiacées). Vomitif expectorant.

Dose : 0,5 à 1gr,50 (voir Sirop d'ipéca, p. 494).

Laudanum de Sydenham. — Macération d'opium, de cannelle, de girofles et de safran dans du vin de Malaga. Forme sous laquelle l'opium est le plus communément administré. Il importe de ne pas confondre le laudanum de Sydenham avec une autre préparation d'opium connue sous le nom de laudanum de Rousseau, cette dernière contenant une proportion d'opium deux fois plus considérable que la première.

En effet, 4 grammes de laudanum de Sydenham correspondent à 0,50 d'opium, tandis que 4 grammes de laudanum de Rousseau correspondent à 1 gramme d'opium.

Cérat laudanisé :

Pr. Laudanum de Sydenham.....	10 grammes.
Cérat......................	90 —

Mêlez dans un mortier.

Morphine (Chlorhydrate de). - Sel de morphine (alcaloïde retiré de l'opium). Très employé.

Dose : 0,01 à 0,05 centigrammes.

Naphtol. — Produit antiseptique solide en lames grises qui s'obtient de la distillation de la houille. S'emploie en pommades et en solutions.

Opium. — Suc épaissi provenant d'incisions faites aux capsules du pavot officinal (papavéracées).

Dose : *A l'intérieur.* Élixir parégorique : 2 à 20 grammes.

Extrait, 0,01 gramme à 0,10 centigrammes.

Permanganate de potasse. — Sel cristallisé en longues aiguilles noires brillantes. — Puissant désinfectant : se dissout à + 10° dans environ 15 parties d'eau et fournit une solution colorée en violet pourpre. Employée à l'extérieur, en solutions au 1/500 et au 1/1000.

Résorcine. — Composé organique, d'un blanc éclatant, cristallisé en fines aiguilles, d'odeur légèrement phéniquée, de saveur sucrée. Elle est très soluble dans l'eau, l'alcool, la vaseline. Possède une action antiseptique et antifermentescible.

A l'extérieur : solutions à 1 ou 2 p. 100 pour les pulvérisations. Solution ou pommade à 5,10 ou 20 p. 100, pour pansements.

Mélangé dans la proportion de 1/5 avec la glycérine ou la vaseline, est employé pour l'attouchement de plaies ou des fausses membranes.

Salol. — Dérivé de l'acide salicylique; se présente sous l'aspect d'une poudre blanche d'une odeur aromatique, insipide, insoluble dans l'eau, mais soluble dans l'alcool.

La chirurgie utilise ses propriétés antiseptiques. On l'applique à l'extérieur sous forme d'une poudre composée à parties égales d'amidon et de salol ou incorporés aux pièces de pansement.

Sublimé corrosif. — Bichlorure de mercure, antiseptique des plus énergiques. Solutions à divers titres, jusqu'à 2/1000 (voir p. 517).

Sulfate de quinine. — Sel résultant de la combinaison de l'acide sulfurique avec la quinine ou principe actif découvert par les chimistes Pelletier et Caventou en 1820, dans l'écorce du quinquina.

Les arbres à quinquina appartiennent tous à l'Amérique du Sud. Pour l'usage de la médecine on admet trois sortes de quinquinas désignés sous les noms de quinquina gris (quinquina gris Huanuco ou quinquina gris brun de Lima), quinquina jaune Calisaya, quinquina rouge vrai.

Les préparations dans lesquelles entre cette précieuse écorce ou les principes qu'on en a retirés sont très nombreuses. Le sulfate de quinine est le plus usité : c'est le spécifique de toutes les maladies périodiques, à courte période en général, et des fièvres intermittentes en particulier. C'est aussi un tonique puissant. On l'administre sous forme de poudre, de pilules, de potion, etc. Dose : de 5 centigrammes à 1 gramme.

Incompatibles : alcalis, chlore, iode, tannin, iodure de potassium ioduré.

III. — DES EMPOISONNEMENTS ET DES CONTRE-POISONS.

Lorsque chez une personne bien portante on voit *tout à coup*, à la suite d'un repas ou de l'ingestion d'une substance quelconque, survenir des accidents graves, tels que : vomissements, coliques avec douleurs violentes d'estomac ou d'intestins, du délire ou une somnolence invincible, on peut *soupçonner* l'existence d'un empoisonnement.

Symptômes des empoisonnements en général. — Vomissements, diarrhée, crampes, douleur à l'épigastre, délire ou perte de connaissance.

Traitement général. — La première indication à remplir est l'*évacuation du poison;* indispensable s'il y a peu de temps qu'il a été ingéré, elle est encore utile après quelques heures.

On donne à cet effet un vomitif et on fait boire beaucoup d'eau tiède. Si le vomissement n'était pas rapide et suffisant, on le provoquerait par des moyens mécaniques, tels que la titillation de la luette avec les barbes d'une plume. On aurait recours au besoin à la *sonde œsophagienne* ou à la *pompe gastrique.*

Il convient de remarquer qu'il ne faut pas adopter comme une règle générale l'administration d'une grande quantité de liquide. Si la substance est corrosive, de nature à attaquer la muqueuse digestive, en la délayant elle devient moins dangereuse. Mais si c'est un poison qui n'agit qu'une fois absorbé et passé dans le sang, c'est faciliter cette absorption et sa diffusion que de le dissoudre dans beaucoup d'eau. Dans ce dernier cas, on ne devra insister qu'après les premiers vomissements, lorsque la substance toxique sera, selon toutes apparences, presque entièrement expulsée, dans le but de laver complètement l'estomac.

Puis on administre le *contre-poison*, ou antidote, qui doit être approprié à la nature de la substance ingérée, et qui doit neutraliser chimiquement ou transformer le poison soluble en un composé insoluble et annuler complètement ses propriétés toxiques.

Enfin, les stimulants et la respiration artificielle sont utiles dans certains cas.

VOMITIFS. — Émétique, de 3 à 20 centigrammes dissous dans environ trois verres d'eau pure. Après la première dose, si les vomissements surviennent, il est inutile d'en administrer davantage, continuer dans le cas contraire.

Ipéca, poudre : 2 grammes dans de l'eau.

Sirop d'ipéca : 10 à 50 grammes.

Moutarde, une cueillerée à bouche délayée dans un litre d'eau.

Titiller la luette avec les barbes d'une plume.

STIMULANTS. — Eau-de-vie chaude avec de l'eau, vin chaud, sel volatil (sel ammoniac 2, et carbonate de potasse 3) ammoniaque (2 gr. dans de l'eau), éther chlorhydrique (2 gr. dans de l'eau) sinapismes aux jambes, bouteille d'eau chaude aux pieds, frictions, massage.

ANTIDOTES. — La neutralisation d'un poison réclame des connaissances chimiques particulières. L'eau albumineuse (4 à 6 blancs d'œufs pour 1 litre d'eau) ou eau de blancs d'œufs est, avec le lait, la magnésie délayée dans l'eau, le contre-poison le plus facile à se procurer (une ou deux cuillerées à café de magnésie, délayée dans un verre d'eau, à boire en trois ou quatre fois à 5 minutes d'intervalle). Ou bien encore faire bouillir une cuillerée d'amidon dans un litre d'eau.

Les *acides* s'emploient comme contre-poisons des *alcalis* et réciproquement.

Antidote général contre les empoisonnements métalliques, alcalis exceptés, par cuillerée à bouche dans un peu d'eau :

Pr. Magnésie calcinée........... } ãã
Hydrate de protoxyde de fer. }
Charbon animal pulvérisé... }

Mêlez.

Tableau de quelques substances toxiques.

- **A.** Poisons inorganiques ou du règne minéral (1)............
  - Sels métalliques.
  - Alcalis.
  - Acides minéraux.
  - Cas spéciaux......
    - Acide prussique.
    - Préparations arsénicales.
    - — antimoniales.
    - Phosphore.
    - Chlore. Eau de Javel.
- **B.** Poisons organiques ou du règne végétal et animal...........
  - D'origine végétale.
    - Narcotiques..... — Contractent la pupille.
      - Opium...............
      - Ses préparations......
      - Ses alcaloïdes.........
    - Narcotico-âcres. — Dilatent la pupille.
      - Colchique (colchicine).
      - Tabac (nicotine)......
      - Digitale (digitaline) ...
      - Belladone (atropine(...
      - Ciguë (cicutine).......
      - etc.
    - Irritants........
      - Noix vomique (strychnine).
      - Fèves du Calabar (physostigmine).
    - Champignons (cryptomaïnes).
  - D'origine animale.
    - Moules .... / Viandes gâtées.. — ptomaïne.
    - Cantharides (cantharidine).

(1) **Notre collègue, M.** Prud'homme, veut bien nous communiquer ce tableau qu'il a dressé pour les élèves de son cours. Il comprend les principaux toxiques classés suivant leur action physiologique. Pour faciliter les recherches, nous les passerons en revue, par ordre alphabétique.

ACIDES (VITRIOL, ESPRIT DE SEL, EAU-FORTE, ACIDE PHÉNIQUE, SEL D'OSEILLE, EAU DE CUIVRE, BLEU DE COMPOSITION, VINAIGRE, ETC.).

Faire vomir et gorger le malade d'eau (15 grammes de savon blanc par 2 litres d'eau tiède), du plâtre, du blanc d'Espagne, délayé dans de l'eau; puis lait, huile d'olive.

ALCALIS (SOUDE, POTASSE, LESSIVE DES SAVONNIERS, EAU SECONDE DES PEINTRES, CHAUX, AMMONIAQUE, ALCALI VOLATIL, EAU SÉDATIVE).

Donner des acides. Vinaigre (4 cuillerées à soupe pour un litre d'eau), jus de citron, d'orange; lait, huile.

ARSENIC, ACIDE ARSÉNIEUX, ARSENIC BLANC.

Faire vomir; puis lait, eau albumineuse, huile d'olive. Il est important que le poison soit intégralement rejeté. Chaleur. Stimulants.

CALABAR (FÈVES DE). PHYSOSTIGMINE.

Vomitifs, quinze gouttes de belladone par la bouche ou le rectum, à répéter tous les quarts d'heure jusqu'à ce que la pupille soit dilatée ou bien, à défaut du précédent, 60 centigrammes de chloral par la bouche ou le rectum tous les quarts d'heure ou toutes les heures; stimulants, respiration artificielle.

CANTHARIDES.

Vomitifs, boissons émollientes. Pas d'huile sous aucune forme.

CHAMPIGNONS VÉNÉNEUX.

Faire vomir, puis café fort. Éviter l'eau vinaigrée et

les boissons avant l'expulsion du poison (1); stimulants.

CHLORE (EAU DE JAVEL).

Faire vomir après avoir administré une grande quantité d'eau albumineuse tiède; lait en abondance; frictions avec flanelle chaude.

CHLOROFORME.

Air frais; desserrer les vêtements, respiration artificielle, jeter de l'eau froide à la figure et sur la poitrine. Mettre la tête plus bas que le reste du corps. Tirer la langue avec une pince et dégager ainsi la bouche.

ÉMÉTIQUE (TARTRE STIBIÉ).

Encourager les vomissements par l'ingestion d'une quantité considérable d'eau albumineuse; lait, café fort, thé.

NITRATE D'ARGENT ET SELS D'ARGENT (PIERRE INFERNALE).

Faire vomir, puis eau salée (50 grammes dans un litre d'eau).

OPIUM, MORPHINE ET NARCOTIQUES (LAUDANUM, BELLADONE, JUSQUIAME, SAFRAN, CIGUË, ACONIT, DIGITALE, RUE, TABAC).

Faire vomir; café en grande quantité, lotions froides, faire marcher.

Empêcher par tous les moyens le malade de s'assoupir ou de dormir; s'il y a menace d'asphyxie, insuffler de l'air dans les poumons (respiration artificielle). Stimulants.

(1) Il y a des champignons vénéneux qui ne noircissent pas les cuillers d'argent.

PHOSPHORE (MORT AUX RATS, ALLUMETTES CHIMIQUES).

Faire vomir, beaucoup d'eau albumineuse tiède. Essence de térébenthine à la dose de 2 grammes toutes les demi-heures, purgation avec 15 grammes de sulfate de magnésie, ne pas donner d'huile qui, en dissolvant le phosphore, en faciliterait l'absorption.

STRYCHNINE (NOIX VOMIQUE).

Vomitifs, émétique, ipéca. Charbon animal à volonté. Bromure de potassium 15 grammes dans de l'eau, avec 2 grammes d'hydrate de choral. On peut maintenir le malade sous l'influence du chloroforme ou de l'éther. Respiration artificielle, si possible.

SUBLIMÉ CORROSIF, CALOMEL ET SELS DE MERCURE, VERT DE GRIS ET SELS DE CUIVRE, COLCHIQUE (COLCHICINE).

Faire vomir; blancs d'œufs délayés dans beaucoup d'eau : lait. Thé fort. Stimulants, s'il y a dépression.

VIANDES GATÉES, MOULES, CONGRES.

Faire vomir, puis limonade au citron, eau vinaigrée (4 cuillerées à soupe de vinaigre pour un litre d'eau). Stimulants.

Dans tous les empoisonnements se hâter de demander l'interne de garde.

Quelques signes de la mort réelle. — La décomposition cadavérique peut être considérée comme un signe certain de la mort, mais elle doit avoir atteint un certain degré ; une odeur de putréfaction peu marquée ne suffit pas. En général elle commence au bout de seize à vingt-quatre heures après la mort. Cependant lorsque le temps est froid et sec, que le sujet est maigre ou qu'il a succombé après des excès alcooliques, on voit la décomposition tarder beaucoup à se produire ; parfois elle ne survient qu'au bout de huit ou neuf jours.

La rigidité cadavérique est un des meilleurs signes de la mort. Il ne faut la confondre avec la rigidité produite par le froid ou le tétanos.

La coagulation du sang a également une signification non douteuse : lorsqu'on trouve le sang coagulé dans deux ou trois veines, on peut être sûr que la mort est réelle.

On peut l'être également lorsque l'injection d'un gramme environ d'ammoniaque produit, cinq heures au plus après l'époque présumée des décès, une tache brunâtre. Si la vie n'était pas tout à fait éteinte, l'injection produirait une tache érythémateuse, d'un rouge vineux.

Les signes suivants n'ont pas grande valeur par eux mêmes : mais réunis ils concourent à composer un ensemble de preuves.

La cessation de la respiration, qui ne possède qu'une importance relative.

La disparition du pouls et des bruits du cœur. Ce signe n'est pas non plus certain, car la circulation peut être excessivement faible et suffire cependant à maintenir la vie.

L'absence de turgescence des veines après la ligature du poignet.

L'abaissement de la température ; on a vu revenir à la vie des gens dont la température rectale était tombés à 33°.

La disparition de l'excitabilité électrique peut servir comme signe accessoire.

TABLE ALPHABÉTIQUE

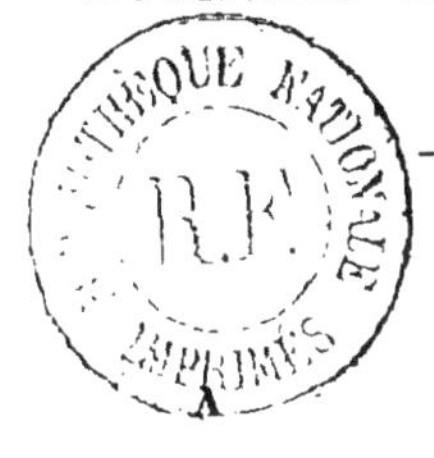

A

B

Q

R

S

T

FIN DE LA TABLE ALPHABÉTIQUE.

TABLE DES MATIÈRES

FIN DE LA TABLE DES MATIÈRES.

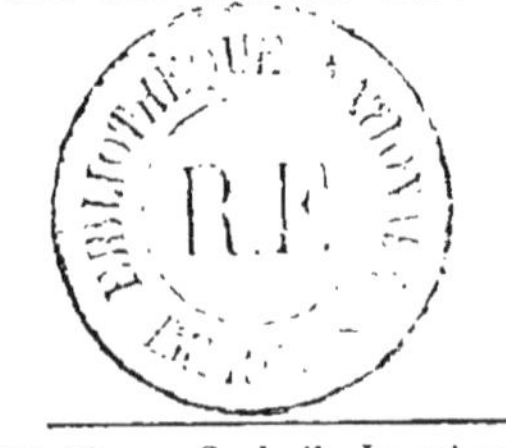

3181-89. — Corbeil, Imprimerie CRÉTÉ.

SUPPLÉMENT

MANUEL

DU

BRANCARDIER DE FRONTIÈRE

MANUEL

DU

BRANCARDIER DE FRONTIÈRE

Transformation du Matériel de service ordinaire en Matériel de secours

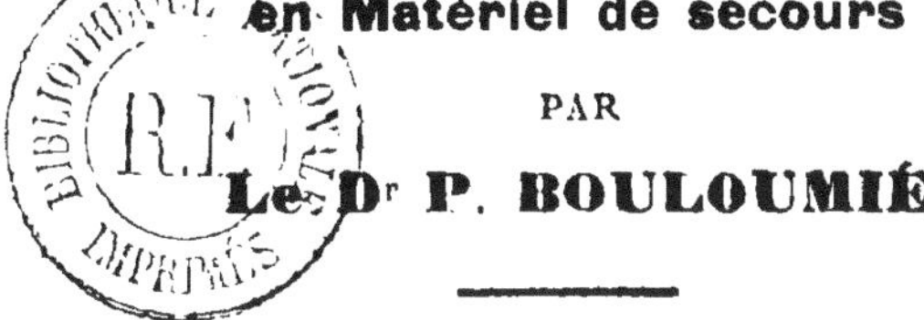

PAR

Le Dr P. BOULOUMIÉ

PRÉLIMINAIRES

L'article 101 du Manuel du Brancardier militaire porte : « A la suite des grandes batailles, il faut recourir « pour le transport des blessés aux voitures de toutes « sortes, calèches, breaks, tapissières, charrettes, etc..., « qu'on se procure par voie de réquisition. On les dis- « pose le mieux que l'on peut pour que les blessés y « soient commodément et n'aient pas trop à souffrir des « cahots et des accidents de la route. »

Le matériel, comme le personnel, peut donc être réquisitionné en temps de guerre, la loi de 1877 ne laisse pas de doute à cet égard ; mais, en matière de secours, on ne peut rien attendre de la réquisition, surtout si elle s'exerce sur un personnel non instruit. Des patriotes, d'ailleurs, ne doivent pas l'attendre ; ils doivent être prêts et s'offrir quand la patrie a besoin d'eux.

Quand éclate la guerre, il est trop tard pour s'instruire, il faut agir. Il faut alors que chacun, déjà préparé à son rôle, soit au poste qu'il peut occuper le plus utilement pour la défense commune, et notamment que les hommes encore valides, dégagés de toute obligation militaire, soient prêts à secourir et transporter les blessés, en leur évitant, en même temps que d'atroces souffrances, l'aggravation de leurs blessures.

Les médecins sont les instructeurs désignés de ces secoureurs volontaires ; beaucoup, d'ailleurs, soit qu'ils appartiennent à la réserve ou à l'armée territoriale, soit qu'ils veuillent encore servir, bien que libérés de tout service, se trouveraient aux prises du jour au lendemain, en cas de guerre, avec des difficultés qu'ils soupçonnent à peine. De plus, enfin, ils peuvent, à l'occasion d'une catastrophe ou même d'un accident, être obligés d'improviser un matériel de transport ; c'est donc à eux que je m'adresse en particulier dans ce travail, et c'est à mes confrères, tant civils que militaires, que je le dédie, en demandant à ceux qui exercent dans nos départements frontières de m'aider à organiser promptement, jusque dans les plus petits villages, des *brancardiers de frontière*, qui, le moment venu, pourront être d'une très grande utilité, spécialement au début des hostilités et après les grandes batailles.

Ils feront appel pour cela aux habitants des campagnes, dont le concours si précieux n'a pas été jusqu'ici demandé par les sociétés de secours et leur apprendront à utiliser au profit des victimes de la guerre leur matériel agricole ; ils créeront ainsi partout de très importantes ressources auxiliaires pour le service de santé de l'armée et les diverses sociétés de la Croix-Rouge française et feront un jour surgir, au moment et sur le lieu des besoins, un personnel et un matériel de transport, qui par la qualité comme par la quantité ne le céderont en rien à ceux qu'on aura préparés à grands frais et amenés à grand'peine.

ART. 1er des statuts réglant l'organisation et le fonctionnement des brancardiers de frontière :

« Les brancardiers de frontière sont institués pour

« seconder le service de santé militaire et les diverses « sociétés de la Croix-Rouge française en assurant, en « cas de guerre, principalement dès l'ouverture des hos- « tilités et après les grandes batailles, de bons moyens « de transport aux blessés de l'armée avec le matériel « agricole et industriel en usage journalier transformé à « cet effet. »

—

Ayant été puissamment aidé dans mes essais et travaux d'aménagement des charrettes et des wagons par des collaborateurs aussi dévoués que désintéressés, je tiens à les remercier ici de leur précieux concours. C'est à ce titre que j'inscris à cette place les noms de MM. le lieutenant-colonel de Villebois-Mareuil, E. Wallon, Th. Sueur, S. Perrut et ceux de M. Clérault, ingénieur en chef de la Compagnie de l'Ouest, de M. l'ingénieur Ameline, de M. Julienne. J'y ajouterai ceux de MM. Mathellon, W. Baird, A. Gérardin qui ont bien voulu faire les dessins de mes installations et celui de M. E. Hubert, directeur du *Monde illustré*, qui a mis gracieusement à ma disposition tous les clichés qui m'ont été nécessaires pour cette publication.

Transformation du Matériel de service journalier en Matériel de transport pour les blessés.

Le matériel auxiliaire de transport pour blessés comprend : les brancards, les charrettes et chariots de culture, les voitures d'industrie et les wagons.

Brancards.

Le *brancard* est constitué par 2 hampes, deux traverses et une toile. Il a une longueur totale de 2 m. 20 à 2 m. 25, dont 1 m. 80 de longueur de toile et une largeur de 0 m. 60.

Les hampes sont deux perches de 2 m. 20 à 2 m. 25 de longueur, assez solides pour porter chacune un homme assis au milieu de leur longueur.

Les traverses sont des rondins de bois de fagot ou des échalas de 0 m. 62 à 0 m. 63 de longueur, sur les extrémités desquelles on fait au couteau ou à la serpe une encoche circulaire ou rainure destinée à recevoir la corde qui les reliera aux hampes.

La toile est ou un drap, ou un grand sac, ou un assemblage de sacs, ayant 0 m. 62 de largeur sur 1 m. 80 de longueur.

Fabrication des brancards.

Hampes.

Des perches aussi droites que possible, en bois solide, éprouvées au besoin, en faisant asseoir au milieu de chacune d'elles tenue élevée un homme d'un poids moyen, et sciées à 2 m. 25 de longueur, constituent les *hampes*. Elles sont déposées à terre deux par deux, parallèlement à 0 m. 60 l'une de l'autre. A 0 m. 20 environ de l'une des extrémités de chacune d'elles est alors attachée une traverse destinée à en empêcher le rapprochement, et dite, pour ce motif, traverse d'écartement.

Pour fixer les traverses aux hampes, une corde double, embrassant la rainure de la traverse par un nœud coulant, est placée, les deux chefs ou bouts pendant en avant de la traverse à droite et à gauche de la hampe; ces chefs ou bouts sont alors amenés au-dessus de la hampe, où ils sont croisés par un demi-nœud, puis ils sont ramenés en dessus en passant l'un en avant, l'autre en arrière de la traverse, puis entre-croisés de nouveau, passés deux fois successivement et en croisant dans les quatre angles formés par la hampe et la traverse; après quoi ils entourent la hampe en arrière et en avant de la traverse et viennent se nouer en dehors.

Traverses.

Les *traverses* sont constituées par de petits rondins quelconques en bois de fagot, ou d'échalas sciés à 0 m. 62 de longueur et creusés à 0,01 ou 0,02 c. m. de leurs extrémités au couteau ou à la serpe d'une encoche circulaire ou rainure, dans laquelle est engagée une corde ou ficelle de 1 m. 50 de long doublée et disposée en nœud coulant. Une de ces traverses seulement étant fixée par ses deux extrémités à 0,20 d'une des extrémités des deux hampes, les bouts libres des hampes sont rapprochés et la toile est passée, la couture en dessous par rapport aux traverses.

Les toiles étant passées, la couture en dessous, la toile la plus forte au milieu, si elles sont de solidité différente, la deuxième traverse d'écartement est fixée comme la première.

On peut aussi former d'abord le cadre tout entier en associant ensemble les deux hampes et les deux traverses aux distances voulues et coudre ensuite la toile.

Toile.

La *toile* est formée soit par un drap, soit par un grand

sac assez résistant, soit par l'association de trois sacs ordinaires cousus comme il est dit ci-après.

Elle doit avoir 1 m.80 de longueur, et 0,60 de largeur ; mais comme il faut tenir compte de l'épaisseur des deux hampes, elle doit être cousue à 0,63 ou 0,64 de largeur.

Les éléments nécessaires à la couture des toiles sont des aiguilles à sac ou à matelas et de la ficelle de bonne qualité.

Un drap sera rarement utilisé à la fabrication du brancard, il sera plus utilement employé pour recouvrir les voitures.

Pour l'employer comme toile de brancard, il suffit de le coudre en le doublant aux dimensions ci-dessus.

Quelques grands sacs peuvent être employés en traversant leur fond aux deux extrémités par les hampes, ou en le traversant à une de ses extrémités s'il est trop large et en cousant dans toute sa longueur un des bords pour que le brancard soit plus solide et ne dépasse pas, en un point quelconque, la dimension de 0,60, ce qui gênerait considérablement le chargement sur la voiture.

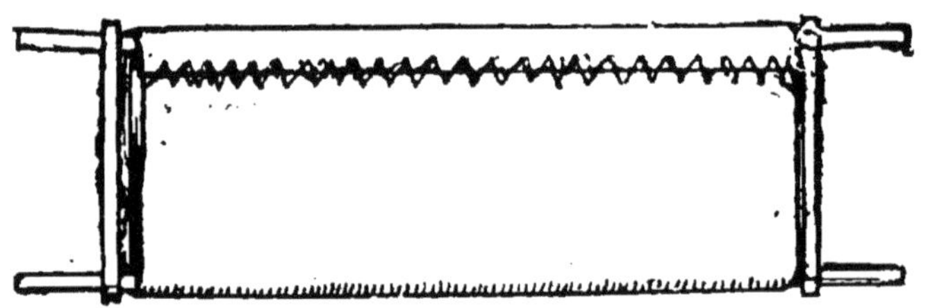

Toile formée par un seul sac (sac à houblon, à bouchons, etc.), vue de dessous.

Un sac ne mesurant que 1 m. 50 de longueur peut être employé comme le précédent ; la partie de toile manquante pour arriver à 1 m. 80 est alors remplacée par des lacets de ficelle sur lesquels repose le bottillon formant traversin.

Le procédé le plus employé consiste dans l'adjonction de trois sacs ordinaires, cousus chacun séparément.

Les sacs ordinaires ayant 0,60 de largeur, trois d'entre eux font la longueur du brancard, soit 1 m. 80.

La longueur des sacs est très variable, mais quelle qu'elle soit, elle n'empêche pas de les utiliser pour la fabrication des brancards.

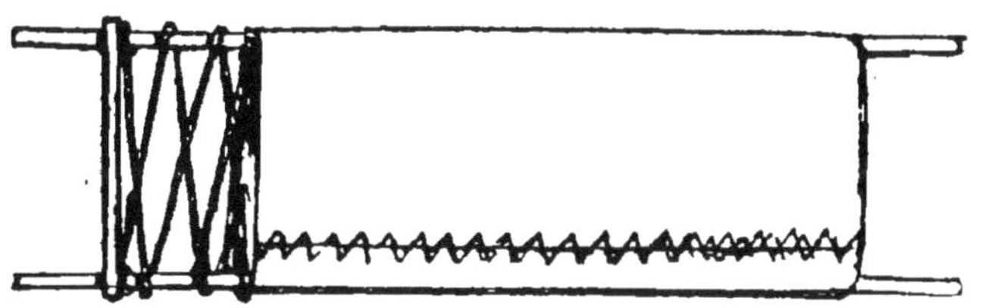

Toile formée par un seul sac de 1 m. 50 à 1 m. 60, le complément de la toile étant formé par un lacet de ficelle.

A. Un sac qui plié en deux (le fond étant ramené vers l'ouverture) n'a plus qu'une longueur de 0,64, est cousu de manière à ajouter le fond à l'ouverture.

B. Un sac qui plié de même à une longueur supérieure à 0,64, est amené à cette dimension, en superposant le fond à l'ouverture, et cousu le fond en dehors.

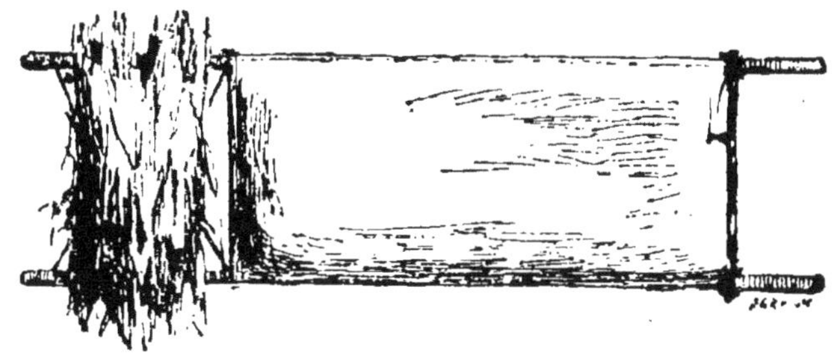

Le même brancard vu de face avec son bottillon.

Dans ces deux cas, le point en surjet est le meilleur.

C. Un sac qui plié en deux, n'a pas la longueur voulue de 0,64 est disposé de manière à laisser entre le fond et l'ouverture, un écartement variable suivant la longueur du sac, dans lequel la toile manquante est remplacée par des lacets de ficelle.

La couture se fait, dans ce cas, en lacet; pour cela, la

ficelle étant doublée, un premier point est comme dans les deux cas précédents noué solidement à un des angles du fond, puis à l'angle correspondant du sac, du

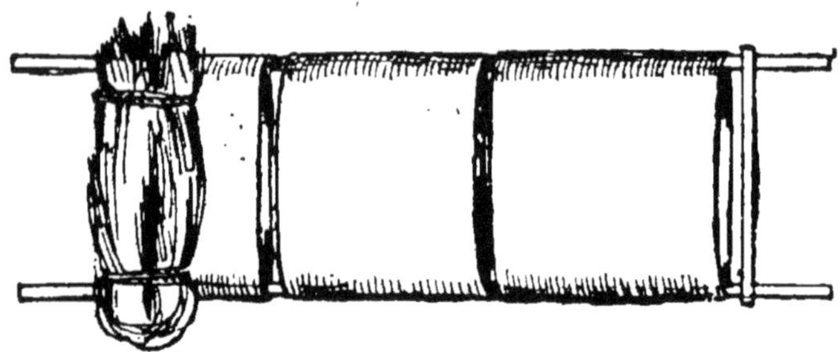

Brancard formé de 3 sacs associés, avec son bottillon servant de traversin vue de dessus.

côté de l'ouverture, en ayant soin de comprendre dans la couture les deux toiles formant le sac. Ce deuxième point est noué comme le précédent. De là, l'aiguille est portée sur le fond à 0 m. 05 c. du premier point, puis amenée sur l'autre bord à 0,10 c. du deuxième point; l'aiguille est ensuite portée obliquement de 0 m. 10 en 0,10 c. alternativement sur le fond et l'ouverture du sac

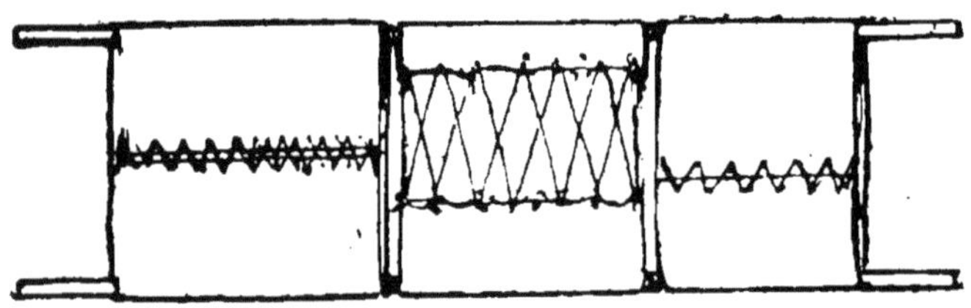

Le même vu de dessous (les trois sacs étant tous de dimensions différentes présentent les différents modes de couture à adopter pour chacun d'eux).

de manière que la ficelle forme une série de triangles; arrivée à l'extrémité du sac, elle est ajustée aux dimensions voulues de 0,64, puis nouée au niveau du fond, et au niveau de l'ouverture.

Dans le cas où les sacs seraient en toile usée ou peu serrée, et manqueraient de solidité, il faudrait à chaque point prendre en travers, deux à trois mailles, au lieu de traverser simplement les toiles avec l'aiguille.

Les sacs ainsi préparés sont disposés sur les hampes comme il est dit ci-dessus et garnis de paille au moment d'être employés.

Ainsi transformés en brancards-paillasses, ils peuvent au besoin être employés comme couchettes provisoires ; il suffit, pour cela, d'élever légèrement l'extrémité des hampes au-dessus du sol à l'aide d'un billot de bois.

Voitures.

Les *voitures* de toutes sortes peuvent être utilisées pour le transport des blessés soit parce que « le nombre des voitures d'ambulance est souvent insuffisant après les grandes batailles », soit parce que ces voitures n'ont pas pu suivre les troupes à bonne distance, comme il arrive par exemple pour la cavalerie.

Il faut donc savoir employer chacune, le mieux possible, soit telle quelle, soit transformée.

Les *breaks*, les *omnibus*, et les *voitures de luxe* en général, munies de banquettes, sont le plus souvent employées telles quelles pour le transport des blessés assis.

Les brancardiers n'ont donc à apprendre qu'à y faire monter les blessés ou à les y déposer, ou à les en faire descendre.

Une précaution à prendre pourtant, dans bien des cas, consiste dans l'agrandissement du ou des marchepieds, à l'aide de planches solidement fixées, afin de les transformer ainsi en plateforme ou escalier permettant aux blessés de monter et de descendre facilement et sans danger, et aux brancardiers de les soutenir et de les aider.

Les *voitures*, *chariots*, *chars*, *charrettes*, en usage journalier dans les campagnes, étant les plus nombreuses, sont celles qu'il est le plus utile de savoir transformer rapidement et sans frais en voitures confortables pour le transport des blessés.

Les types principaux sont les chars ou chariots à quatre roues et les charrettes à deux roues à ridelles ou échelages ; leur longueur de charge varie de 4 à 6 mètres, et leur largeur de 1 m. 20 à 1 m. 30 au haut de l'échelage.

Les ridelles occupent, sur tous les types, tout ou partie seulement de la longueur.

La disposition des voitures à ridelles occupant toute la longueur de 5 mètres et ayant une largeur de 1 m. 20 à 1 m. 30 en haut et de 0,60 c. environ en bas servira de modèle pour le transport de 5 blessés couchés.

Les voitures ayant des ridelles disposées de manière que l'écartement soit de 1 m. 20 et au delà en bas comme en haut seront disposées de la même manière ; mais elles recevront 6 blessés au lieu de 5 ; 2 pourront être couchés côte-à-côte sur le plancher couvert de paille.

La disposition générale des autres est sensiblement la même ; quelques modifications de détail seulement sont à faire pour les placer dans les mêmes conditions que les précédentes.

Le point essentiel de tous ces aménagements est la disposition à donner aux cordes formant l'appareil de suspension, dont une corde ou une paire de cordes allant d'un bout à l'autre de la voiture dans le sens de la longueur constituent la pièce capitale.

C'est ainsi que les chars lorrains sont aménagés avec une seule corde longitudinale tendue au milieu de la voiture tandis que les grands *camions sans ridelles* ou *volets* et les voitures trop étroites peuvent être transformés pour recevoir 2 à 4 brancards bien suspendus ; le camion, en plaçant en travers sur le fond, à l'avant, au milieu et à l'arrière, des billots, madriers ou rondins, équarris aux points de contact avec le plancher, sur lesquels on tend deux des cordes longitudinales; la voiture trop étroite (Voiture Franc-Comtoise) avec deux cordes et des traverses comme il sera dit ci-après.

Sur les *camions avec volets latéraux*, on peut installer six blessés, comme sur les voitures dont il vient d'être parlé (2 sur le fond et 4 en haut) et par les mêmes moyens.

Aménagement de la voiture Lorraine.

La *voiture Lorraine* ayant 5 mètres de longueur de charge et 1 m. 20 à 1 m. 25 de largeur en haut de l'échelage servira de type pour la description des aménagements.

Corde longitudinale.

La *corde longitudinale* est une de ces cordes qui suivant les pays est appelée, comble, trait de perche ou corde de charge, et qui sert à maintenir sur les voitures les chargements de fourrage.

Si une de ces cordes n'a pas la longueur nécessaire, on en associe deux, en les reliant par un nœud coulant ou autre nœud solide. Sa longueur doit être de 7 mètres au moins.

Pour la disposer dans la voiture, on la fixe à la traverse antérieure, en ayant soin de la surélever par un rondin, une planche ou un madrier de dix centimètres environ de hauteur, placé en avant des montants, et maintenu contre ceux-ci par la partie supérieure du premier fuseau des ridelles, ou autrement.

Au milieu de la voiture, elle est surélevée par un rondin placé en travers sur les ridelles, puis placée au-dessus de la traverse postérieure du berceau ou échelage, et surélevée encore en ce point par un rondin, une planche ou un madrier, de dix centimètres environ comme à l'avant ; son extrémité est enfin engagée dans le treuil sur lequel elle est nouée et tendue fortement, lorsque les cordes transversales ont été fixées.

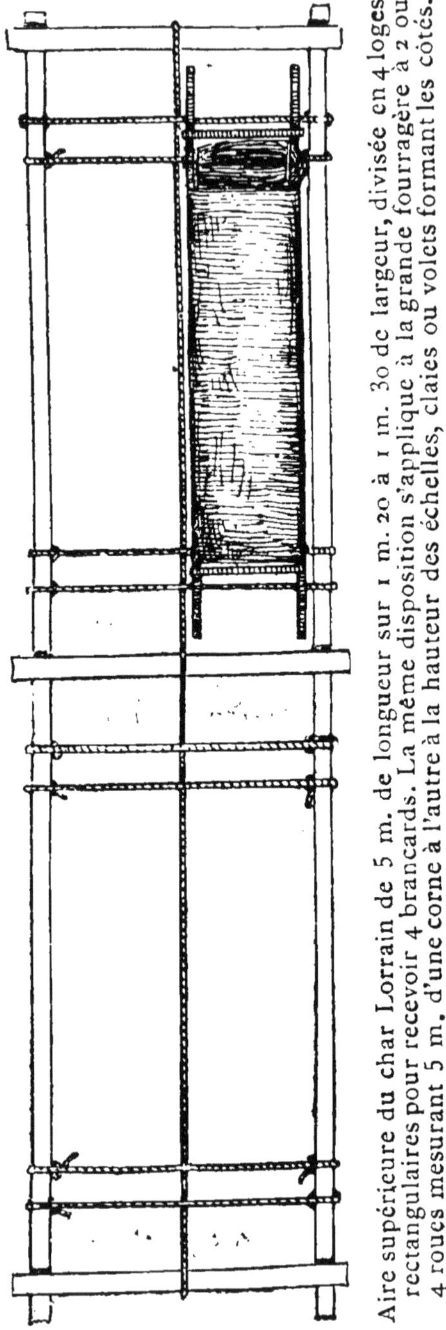

Aire supérieure du char Lorrain de 5 m. de longueur sur 1 m. 20 à 1 m. 30 de largeur, divisée en 4 loges rectangulaires pour recevoir 4 brancards. La même disposition s'applique à la grande fourragère à 2 ou 4 roues mesurant 5 m. d'une corne à l'autre à la hauteur des échelles, claies ou volets formant les côtés.

Cordes transversales.

Huit *cordes transversales* complètent l'appareil de suspension dans les voitures. Ces cordes sont des longes habituellement en usage dans les exploitations rurales. Elles ont une longueur de deux mètres cinquante à 3 mètres environ.

Elles sont disposées de la manière suivante : les deux de l'avant près du deuxième fuseau de la ridelle en partant de l'avant, les deux de l'arrière près du deuxième fuseau de l'arrière.

Les quatre autres sont fixées près du septième fuseau compté en partant de l'avant et en partant de l'arrière.

Si le nombre de fuseaux ne correspond pas à ces dispositions adoptées pour les voitures ordinaires, les cordes sont disposées de la même manière, en laissant entre l'avant de la voiture et la première corde 0,20, soit deux travers de main environ, et entre les cordes d'avant et d'arrière et celles du milieu 1 m. 80 à 1 m. 90 d'intervalle, pour que les hampes des brancards soient bien soutenues non loin de leurs extrémités et que les cordes de soutien et celles qui les doublent, pour servir d'appareils de sécurité, ne provoquent pas chez les blessés de compression douloureuse sur un point quelconque du corps.

Toutes les cordes transversales sont attachées solidement par un nœud coulant ou autre aux ridelles, aux points indiqués, en passant *par-dessus* la corde longitudinale.

Accessoires.

Chaque voiture, ainsi munie de ses cordes et de ses brancards, reçoit en outre 2 longes ou cordes de supplément ou de précaution qui sont fixées à la droite de la voiture, vers son milieu, à une distance de 0 m. 80 à 1 m. l'une de l'autre.

Une de leurs extrémités est attachée à la perche inférieure de la ridelle, l'autre à la pointe d'un des fuseaux, par un nœud coulant, qui permet de la détacher très facilement.

Par ces deux cordes sont maintenus :

1° Un fagot de bois, qui fait partie de l'armement de la voiture.

2° Une pelle.

A l'avant de la voiture sont attachés :

1° Un drapeau blanc à croix rouge et liseré bleu ;

2° Une lanterne ;

3° Une pioche ;

4° Une serpe.

La pelle, la pioche et le fagot sont destinés :

1° A combler au besoin les fossés des routes pour faciliter aux voitures le passage des champs sur les routes, et réciproquement, chose souvent nécessaire pour éviter, ou l'encombrement des voitures, ou des stationnements parfois très longs et très préjudiciables aux blessés.

2° A permettre même, par la réunion d'un certain nombre de fagots portés par chacune des voitures formant un convoi, de faire sur un ruisseau, et même sur un petit cours d'eau, un point improvisé suffisant pour que les voitures puissent passer et gagner, sans perdre de temps, une route ou un lieu de secours situé sur la rive opposée.

La voiture de tête du convoi porte à l'avant, d'un côté le drapeau blanc à Croix-Rouge de la convention de Genève et de l'autre le drapeau National.

La voiture de queue porte les mêmes drapeaux, mais ils sont fixés à l'arrière au lieu de l'être à l'avant.

Les voitures intermédiaires portent seulement le drapeau blanc à Croix-Rouge et liseré bleu qui est fixé, alternativement à droite et à gauche, à l'avant de chacune.

Disposition des brancards sur les voitures.

Cinq brancards sont disposés sur chaque voiture, du type ci-dessus. L'un, dit *brancard inférieur*, est placé entre les ridelles sur le fond de la voiture, recouvert d'une couche suffisamment épaisse de paille, ou soutenu vers ses extrémités par deux petits fagots placés en travers. Les quatre autres, dits *brancards supérieurs*, sont placés deux à deux, dans le sens de la longueur de la voiture.

Deux de ceux-ci sont dits premiers brancards, ou *brancards d'avant*; les deux autres, seconds brancards, ou *brancards d'arrière*.

Ils sont numérotés de 1 à 4, les nos 1 et 3 à gauche, les nos 2 et 4 à droite.

Les uns et les autres sont placés aussi près que possible des traverses d'avant et d'arrière de l'échelage, mais sans les toucher, afin, d'une part, de laisser autant d'espace libre que possible au milieu de la voiture, et d'autre part d'éviter la transmission aux brancards des chocs subis par l'échelage.

Dans le cas où la voiture serait trop courte et ne pourrait être allongée facilement, il faudrait placer entre les traverses et les hampes de forts tampons de paille qu'on attacherait aux ridelles, ou bien ne placer que 2 brancards à l'arrière en réservant à l'avant une banquette pour y placer des blessés à transporter assis.

Les brancards sont fixés aux ridelles chacun par des cordes-ficelle de 1 m. 50.

Ces cordes-ficelle sont doublées et attachées aux ridelles par un nœud coulant. Lors du chargement des brancards, elles sont passées autour des hampes au niveau du haut et du bas de la toile, et nouées en dehors.

Aménagement de chariots et charrettes de formes et dimensions diverses.

Les chars à ridelles ou à planches trop étroits pour qu'on puisse y loger deux brancards placés côte à côte dans la longueur (chars ayant moins de 1 m. 20 de largeur en haut des ridelles) en adoptant la disposition indiquée ci-dessus (corde longitudinale médiane, à droite et à gauche de laquelle on place un brancard) doivent être aménagés de la manière suivante :

A l'avant, on attache deux cordes par une de leurs extrémités ou l'anse d'une corde assez longue pour que doublée elle arrive à l'arrière de la voiture et puisse y être fixée par un treuil ou un garrot.

Ces deux cordes sont amenées à droite et à gauche de la voiture au niveau des côtés et relevées à l'aide d'un rondin ou madrier, de 0,10 à 0,15 de diamètre, qu'elles entourent, au besoin, une fois, pour que, tendues, elles ne puissent se rapprocher l'une de l'autre, puis elles sont conduites à l'arrière de la voiture où elles sont

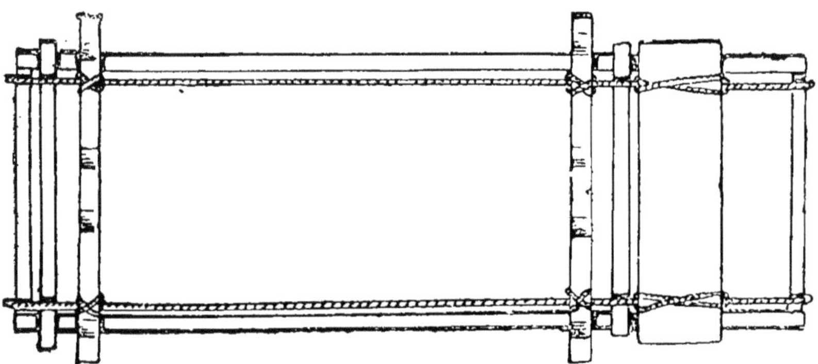

Aire supérieure du char Franc-Comtois mesurant 3 m. 50 de longueur sur 0,90 de largeur aménagée pour recevoir deux brancards disposés de front et laisser place à l'avant pour une large planche destinée à des blessés pouvant être transportés assis.

relevées et maintenues de la même manière qu'à l'avant, par un autre rondin ou madrier reposant sur l'échelage ou la caisse, et tendues par un treuil ou un garrot.

Sur ces cordes ainsi relevées de 0,10 à 0,15 au-dessus des côtés de la voiture et formant ressorts, on fixe par deux petites cordes au niveau des points correspondants aux extrémités de la toile du brancard (à 1 m. 80 environ l'une de l'autre) deux traverses de 1 m. 40 environ munies d'encoches destinées à recevoir les hampes du brancard.

Pour éviter que les cordes longitudinales ne fléchissent trop et ne viennent à toucher les ridelles ou la caisse, il faut que les traverses situées au-desous d'elles (celles qui reposent sur l'échelage ou la caisse et relèvent les cordes) soient amenées le plus près possible des traverses situées au-dessus et pour que toute la place disponible soit occupée dans les voitures, il faut que le chargement se fasse de manière à laisser autant que possible à l'avant la place nécessaire pour disposer sur les cordes une large planche pouvant servir de banc pour des blessés à transporter assis.

Le chargement se fait dans les voitures ainsi disposées comme dans les voitures dont il a été parlé ci-dessus.

Les brancards déposés sur les traverses doivent y être soigneusement attachés et, par mesure de précaution, attachés l'un à l'autre au niveau des traverses d'écartement.

Les grandes fourragères ayant une longueur de charge de 4 à 5 mètres avec échelages sur les côtés et à l'avant et à l'arrière des parties mobiles appelées cornes, échelles ou échelottes qui, partant du fond, vont obliquement en s'évasant, peuvent être employées pour le transport de 6 à 7 blessés couchés dans les conditions suivantes. Les côtés sont généralement, dans ces voitures, formés par des volets à claire-voie disposés dans le sens de la longueur. Les cornes sont généralement reliées à ces volets par des crochets en fer, mais il n'en est pas toujours ainsi ; alors il faut suppléer à l'absence de ces crochets par des rondins de bois qu'on fixe d'une part à l'échelage à la hauteur voulue et d'autre part à la corne, de manière que l'échelage soit ainsi prolongé d'une corne à l'autre sans interruption. (L'échelage de ces voitures étant généralement très élevé, il est bon de ne déposer les brancards qu'à la hauteur habituelle du crochet, soit à peu près au niveau de la 2e traverse de la corne en partant du haut ; c'est par conséquent là qu'il faut attacher, s'il y a lieu, les rondins devant remplacer les crochets absents).

Ces dispositions prises, les cordes sont placées comme dans la voiture lorraine ordinaire (une corde longitudinale au milieu, des cordes transversales au niveau de la tête et des pieds des brancards).

Le procédé de chargement et de déchargement présente dans certaines de ces voitures une difficulté spéciale qui tient à ce que le brancardier n° 6 ne peut, en raison de la position oblique des cornes, trouver place sur le fond de la voiture en avant et en arrière de celles-ci alors que cependant il y a lieu de disposer 4 brancards à l'étage supérieur. — Le chargement et le déchargement de ces voitures doivent donc d'une manière générale être faits ainsi, les chevaux étant dételés : Une corne est détachée de l'une des voitures formant le convoi et appuyée tour à tour à l'avant et à l'arrière de toutes les autres voitures pour former une échelle sur laquelle le brancardier n° 6 se place solidement pour coopérer au chargement et au déchargement comme dans la voiture lorraine.

Comme pour celle-ci, le chargement des blessés de l'étage inférieur se fait d'abord; mais souvent on peut placer sur le fond de ces voitures, en raison de leur largeur, 3 brancards relevés vers leurs extrémités par des bottes de paille ou des fagots, sans que le brancardier n° 1 soit gêné pour la manœuvre des brancards de l'étage supérieur.

Les 3 brancards placés sur le fond sont disposés dans le sens de la longueur de la voiture, le 1er à l'avant sur un côté, les 2 autres à l'arrière côte à côte, la tête des blessés étant toujours au niveau des points les plus abordables des brancards ; dans ce cas, à l'avant et à l'arrière de la voiture, comme pour l'étage supérieur.

Toutes les voitures de ce modèle étant ainsi chargées, il est procédé au chargement de celle dont on a employé l'une des cornes ; pour cela, la corne est replacée, les cordes sont disposées comme d'habitude et, suivant la longueur et la largeur de charge, 1, 2 ou 3 blessés sont disposés sur le fond et 2 à 4 à l'étage supérieur. Dans les voitures ayant 5 m. de longueur de charge, le brancardier n° 6 peut trouver, malgré les cornes, la place suffisante pour procéder au chargement de 4 brancards à l'étage supérieur ; mais comme il ne faut jamais s'exposer à laisser choir un blessé, cette disposition ne sera adoptée par le chef brancardier qu'après s'être assuré par une répétition bien exécutée qu'elle est possible et sans danger.

Les charrettes à 2 roues dites *jardinières* ou voitures de boucher sont aménagées de la manière suivante qui permet de les employer au transport de 3 à 4 blessés couchés dont 1 à 2 reposent, la tête à l'avant, sur le fond bien garni de paille et 2 à l'étage supérieur.

Une corde longitudinale est fixée à l'avant au-dessous de la caisse, amenée par-dessus le garde-crotte, renforcé, vers sa partie supérieure, par un rondin de bois le débordant légèrement des deux côtés, puis relevée en arrière par un rondin ou madrier et fixée solidement au-dessous de la caisse, puis tendue par un garrot.

Des longes de 2 m. 50 à 3 mètres sont attachées à droite et à gauche aux barres de fer supportant les gardes-crottes des côtés et aux poignées servant à monter, puis attachées aux ferrures du côté des garde-crottes, servant aussi de poignées ; de là leurs extrémités sont ramenées à 0,20 environ en arrière du garde-crotte, nouées sur la corde déjà tendue et portées parallèlement au garde-crotte vers le milieu de la voiture où elles sont nouées solidement en passant par dessus la corde longitudinale.

Cela fait, un petit rondin de bois, de 0 m. 75 de longueur environ, est fixé sur chacun des côtés de la voiture (pour en prolonger la caisse jusqu'au garde-crotte), en engageant une de ses extrémités sous la corde latérale et en tordant celle-ci autour de lui comme quand on veut serrer un garrot. Le rondin ainsi placé s'applique solidement contre la caisse par l'une de ses extrémités et contre le garde-crotte par l'autre.

L'aménagement de la voiture est complété par la fixation à droite et à gauche, à 0 m. 20 environ de sa partie postérieure, d'une ou deux longes devant former la ou les cordes transversales d'arrière.

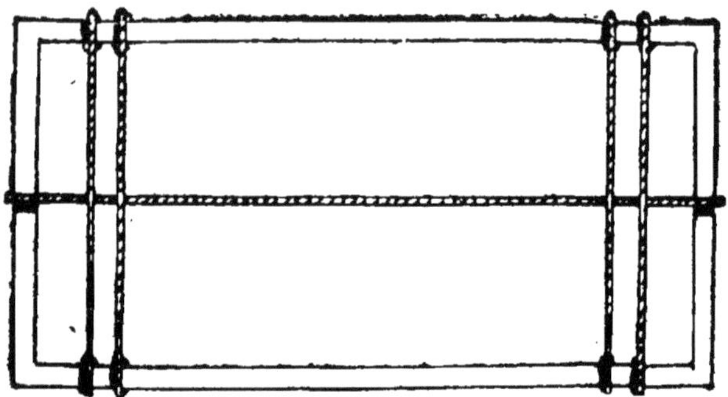

Aire supérieure d'une voiture quelconque mesurant 2 m. à 2 m. 50 de longueur et 1 m. 20 et au delà de largeur.

Pour opérer le chargement et le déchargement, il est préférable que la voiture soit dételée, mais cela n'est pas indispensable.

Pour opérer le chargement, la corde longitudinale est détendue et détachée à l'arrière, la partie postérieure de la caisse est enlevée, ou abattue si elle est à charnières ; le ou les blessés du fond sont couchés sur la paille (les moins blessés), puis la corde longitudinale est replacée et retendue et les brancards supérieurs sont mis en place par 4 brancardiers dont 2 à l'avant et 2 à l'arrière.

Quand ces voitures sont un peu trop courtes pour recevoir les brancards, il faut faire dépasser aux extrémités des hampes le garde-crotte en faisant passer les unes sous l'armature en fer de celui-ci et les autres en dehors.

Si ces voitures sont plus courtes encore, elles peuvent être néanmoins utilisées, mais en garnissant fortement de paille les extrémités postérieures des hampes qui, dès lors, pourraient reposer, sans danger de communiquer aux blessés des secousses douloureuses, sur la partie postérieure de la voiture.

Les *charrettes à deux roues*, dites *charrettes espagnoles*, en usage dans tout le midi de la France, peuvent être amenagées pour transporter, suivant leur largeur, 3 à 5 blessés, comme les précédentes.

Elles n'ont en général dans plusieurs départements frontières que 0,80 de largeur et 3 m. à 3 m. 50, quelquefois 4 mètres, de longueur de charge. Des bras ou montants se fixent sur les côtés verticalement ; la largeur est donc la même en haut et en bas. Quand elles ont un échelage, il est appliqué à l'intérieur des bras et ne laisse plus par conséquent qu'une largeur disponible de 0,72 à 0,75. Quelques-unes sont munies d'échellettes ou cornes s'évasant fortement vers le haut, de manière à donner à leur partie supérieure un espace libre de l'avant à l'arrière de la charrette allant de 4 m. 60 à 5 m. 01 et quelquefois un peu plus.

Les roues vont en s'éloignant de la charrette, du moyeu à la circonférence, suffisamment pour que, vers le tiers ou le quart supérieur de leur rayon, elles laissent entre elles un espace de 1 m. 30 à 1 m. 40 (suivant la hauteur des roues).

Sur les côtés de la charrette se trouvent : sur le brancard des attaches, anneau ou mortaise, auxquelles on peut fixer les cordes destinées à tirer sur l'échellette pour la maintenir évasée, s'il y a lieu, puis, sur chacun des côtés du plancher 4 mortaises destinées à recevoir des bras en bois quelconque et de hauteur variable. Deux sont placées en avant de chacune des roues et deux en arrière, à des distances variant de 0,60 à 0,80 c. m.

A l'arrière se nouent les deux extrémités d'une corde dont l'anse vient s'attacher et s'enrouler en avant sur un treuil.

Ces charrettes peuvent, suivant leur longueur, être aménagées pour recevoir 3 blessés couchés, 3 couchés et 2 assis ou 5 couchés.

L'espace qui sépare les deux roues vers le 1/4 supérieur de leur rayon est suffisant pour qu'on puisse l'utiliser pour y disposer deux brancards placés de front.

Qu'on utilise les échellettes ou qu'on se serve exclusivement des bras, le principe de l'aménagement reste le même ; la double corde sert de soutien et de ressort.

A l'avant et à l'arrière, des traverses en bois quelconque de 0,07 environ de diamètre et de 1 m. 20 à 1 m. 30 de longueur sont solidement suspendues par un nœud de maçon (nœud d'échafaudage) aux bras ou aux échellettes des extrémités de la charrette.

D'autres bras sont, suivant la longueur de la voiture, passés dans la première ou la deuxième mortaise en partant de l'avant, de manière à laisser entre eux et la partie postérieure de la charrette, en avant des bras de l'arrière, un espace suffisamment long pour y placer aisément les brancards (1 m. 80 cm. au moins, les hampes pouvant sans inconvénient dépasser les bras).

La double corde, nouée à l'arrière, est alors passée à droite et à gauche en dehors de l'échellette ou des premiers bras d'arrière sur la traverse d'arrière (de manière à laisser entre les deux cordes le plus d'écartement possible et éviter ainsi qu'elles n'exercent des pressions douloureuses quand les hommes seront couchés sur les brancards), puis elle est amenée jusqu'aux bras placés en avant des roues autour desquels on lui fait faire un simple tour (*pour éviter le balancement*) en la maintenant toujours en dehors et après l'avoir tendue autant que possible à la main ; puis, enfin, elle est passée sur la traverse d'avant en dehors de l'échellette ou des bras et tendue fortement à l'aide du treuil.

Sur les cordes ainsi tendues on fixe, par des cordes-ficelles, deux traverses de 1 m. 35 cm. à 1 m. 40 cm. de longueur et de 0,08 à 0,10 de diamètre, l'une en avant des roues de manière qu'elle ne puisse frotter contre elles en aucun cas, l'autre en arrière à 1 m. 80 de la première, afin qu'elles correspondent l'une et l'autre aux traverses d'écartement des brancards.

Il est bon que ces traverses soient munies d'encoches aux points sur lesquels appuieront les hampes extérieures des brancards pour éviter qu'ils ne glissent. Ces encoches seront faites d'un trait de scie et d'un coup de hachette à 1 m. 20 cm. ou 1 m. 25 cm. l'une de l'autre, et toutes deux à égale distance des extrémités des traverses.

Le chargement s'opère comme dans les autres charrettes ou chariots en commençant par placer le brancard de dessous.

Le blessé de dessous peut ici être placé sans démonter la voiture, en le faisant passer soit par l'arrière s'il n'y a pas d'échellette, soit par le côté en faisant passer le brancard obliquement en arrière de la roue. Comme dans les autres véhicules, le fond de la charrette est garni de paille ou de deux fagots pour supporter les extrémités des hampes.

Les brancards placés sont attachés ensemble par l'extrémité des hampes à l'avant et à l'arrière et chacun d'eux extérieurement aux bras ou aux traverses.

A l'avant il peut y avoir place pour une large planche servant de siège pour le transport de 2 blessés assis. Si grâce aux échellettes il peut y avoir place à l'étage supérieur pour 4 blessés couchés, l'aménagement indiqué ci-dessus est répété à l'avant et le chargement s'opère comme dans la charrette fourragère.

Toutes les voitures de culture ou d'industrie se rapprochant plus ou moins de l'un des types dont l'aménagement a été indiqué ci-dessus, c'est aux chefs brancardiers à chercher par quels moyens toutes celles qui pourront être un jour réclamées par l'armée peuvent être mises en service rapidement. Ils n'oublieront jamais que s'il faut assurer de bonnes conditions de transport, il faut aussi utiliser toute la place disponible, car les blessés à transporter sont nombreux, et parmi ceux-ci il en est un certain nombre qui peuvent être transportés assis.

2e PARTIE

RELÈVEMENT ET CHARGEMENT DES BLESSÉS

Une escouade, comprenant 7 brancardiers, est tout entière occupée pour le chargement des blessés dans les voitures.

Chacun des brancardiers est désigné par un numéro; les numéros pairs sont toujours à droite, soit de la voiture, soit des brancards, les numéros impairs à gauche.

Le n° 1 est donné au chef d'escouade, qui prend part au chargement, tout en faisant les commandements.

Le n° 7 est donné à celui des brancardiers, seul chargé du cheval pendant le chargement.

Le rôle des brancardiers de frontière consistant spécialement dans le transport des blessés de l'ambulance à l'hôpital, les blessés leur seront souvent remis sur le brancard et prêts à être chargés sur les voitures.

Maintes circonstances peuvent faire, cependant, que les brancardiers soient appelés eux-mêmes à placer les blessés sur les brancards après qu'ils ont été enlevés du champ de bataille, et qu'ils ont reçu un premier pansement, et parfois à les relever sur le champ de bataille après le combat.

Ils doivent donc savoir placer un blessé sur le brancard, et lui donner une position convenable, quel que soit le siège de la blessure, et le déposer sur son lit ; c'est là une partie importante de leur instruction.

Nota. — Il est important que la théorie d'instruction des brancardiers de frontière soit conforme à celle des brancardiers militaires ; aussi cette partie du manuel est-elle empruntée en très grande partie au manuel du brancardier militaire.

Comment on relève un blessé.

Le relèvement des blessés se fait de plusieurs manières, par deux hommes, par trois hommes ou par quatre hommes, devant toujours agir avec douceur et précision, en évitant tout mouvement brusque. Leurs mains ne seront jamais placées au niveau des blessures. Les membres blessés seront soutenus spécialement par un brancardier qui placera une main au-dessus et une au-dessous du point blessé, spécialement dans le cas de fracture du membre inférieur.

Relèvement par deux hommes.

Les brancardiers ayant déposé le brancard à terre dans le sens et près du blessé se placent l'un à droite, l'autre à gauche du blessé, et mettent un genou à terre.

Ils passent les mains au-dessous du tronc et des membres inférieurs du patient et les entrecroisent mutuellement afin de bien soutenir le blessé qui, s'il peut, s'aide en saisissant les brancardiers au niveau de la ceinture ou par le cou.

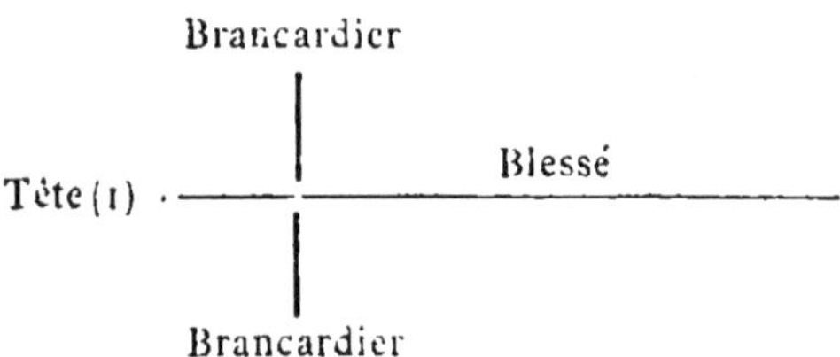

Au commandement de : « *Attention ! debout !* » les brancardiers se lèvent.

Au commandement de : « *Marche* ! » le porteur de droite part du pied droit, le porteur de gauche du pied gauche, et, marchant latéralement, ils se dirigent vers le brancard.

Ils se placent dans son prolongement, puis, s'écartant

(1) Le point indique dans toutes les figures la place de la tête.

légèrement, ils s'avancent de chaque côté du brancard qu'ils mettent entre eux.

Ils s'arrêtent au commandement de : « *Halte* ! » qui est prononcé par le brancardier n° 1. Lorsque le blessé est au-dessus du brancard, au commandement de : « *Posez* ! » ils déposent doucement le blessé sur le brancard

La deuxième partie de cette manœuvre peut être modifiée.

Après avoir soulevé le blessé, les brancardiers ne bougent point de place ; un troisième brancardier saisit le brancard et le glisse au-dessous du malade.

Relèvement par trois hommes.

Un troisième brancardier est nécessaire, si le blessé est atteint de fracture d'un membre inférieur, d'une blessure grave à la tête, à la poitrine, etc.

Dans le premier cas (*a*), placé en dehors des extrémi-

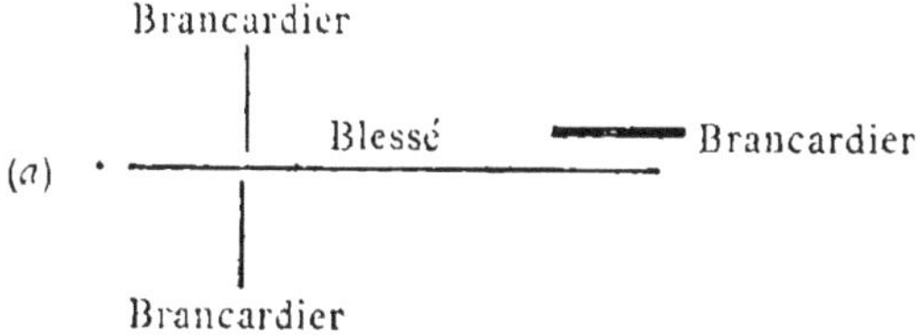

tés inférieures et du côté de la fracture, il soutiendra le membre brisé ; dans le second cas (*b*), il se portera derrière le blessé et soutiendra la tête avec ses mains en l'appuyant contre sa poitrine.

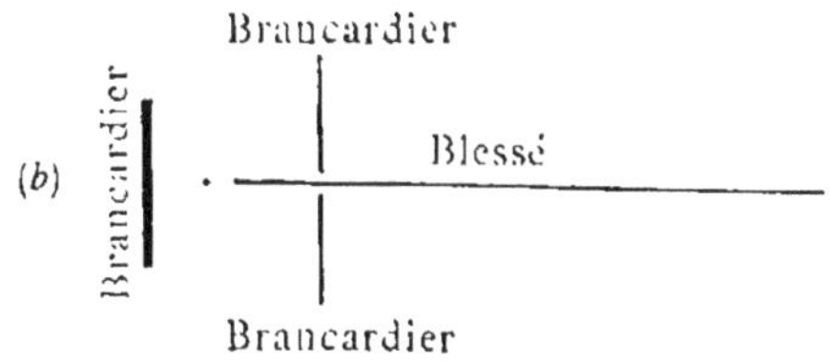

Relèvement par quatre hommes.

Lorsque le blessé est incapable de s'aider, s'il a une fracture des membres inférieurs, un quatrième et même un cinquième brancardier doivent se joindre aux précédents.

Deux brancardiers se placent alors de chaque côté du blessé, à la hauteur de la poitrine et des membres, et mettent un genou en terre.

Les deux brancardiers situés près de la poitrine, engagent les mains sous les fesses et les épaules du blessé. Les deux autres saisissent chacun un des membres inférieurs.

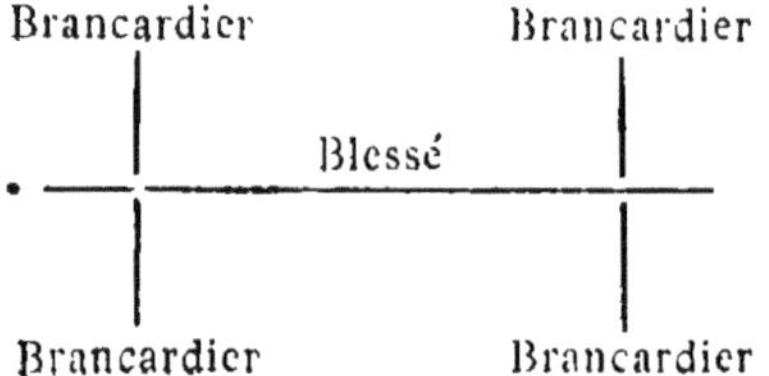

Au commandement de : « *Attention* ! *Debout* ! » ils se redressent en même temps. S'il est nécessaire, un cinquième brancardier soutient la tête.

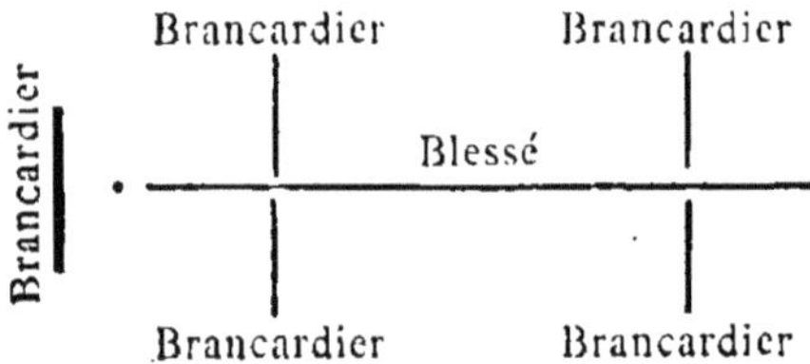

Chargement des blessés sur les brancards.

Le blessé doit être déposé sur le brancard avec précaution et douceur. *Il est important de lui donner une position qui ne lui soit point douloureuse*, qu'il puisse garder pendant son transport au poste de secours, ou à l'ambulance.

La meilleure position est le décubitus sur le dos. La tête doit être un peu soulevée, les membres supérieurs sont étendus le long du corps, les membres inférieurs allongés, ou légèrement fléchis.

On modifiera cette position suivant le siège de la blessure.

Il faut, *autant que possible, que le malade n'appuie pas sur sa blessure*, et que les parties lésées soient maintenues dans le *relâchement* et *l'immobilité.*

Lorsque la blessure siégera en arrière du corps et d'un seul côté, le blessé sera incliné du côté opposé.

Dans les blessures de la poitrine, les épaules seront un peu élevées. Dans celles du ventre, les cuisses seront fléchies et la partie supérieure du corps sera légèrement soulevée.

Si la plaie siège à la partie latérale ou antérieure du cou, on maintiendra la tête rapprochée de la poitrine à l'aide d'un bandage fait avec des mouchoirs, des bretelles ou autrement.

Les membres blessés devront reposer et être allongés dans toute leur étendue sur le brancard ; on assurera leur immobilité en les soutenant de chaque côté ; toutefois, l'avant-bras et la main peuvent être portés en avant et appuyés sur la poitrine ou le ventre.

On se servira, pour maintenir la position qui aura été donnée au blessé, de la couverture de campagne, de vêtements qui seront roulés ou pliés et placés le long des membres, ou sous le malade, ou bien des hampes même du brancard ; on emploiera comme oreillers le havre-sac ou le bottillon indiqué ou bien on associera l'un à l'autre pour relever et maintenir la tête.

Transport du brancard chargé.

Quatre brancardiers doivent être affectés au service d'un brancard qui peut être porté par deux d'entre eux seulement ou par eux tous simultanément.

Les brancardiers doivent être à peu près de taille égale ; les plus petits se placent, sauf des cas exceptionnels, à l'extrémité du brancard correspondant aux pieds du malade.

Transport par deux hommes.

Les deux brancardiers se placent entre les hampes : celui qui commande se met en avant du blessé, et prend le n° 1 ; l'autre, qui prend le numéro 2, se met en arrière.

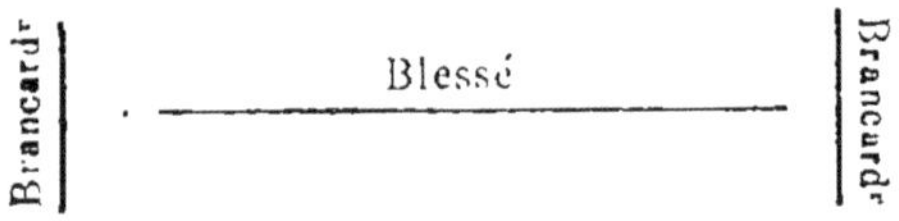

Brancard^r Blessé Brancard^r

Au commandement de : « *Attention* ! » ils se baissent, passent les bretelles sur le cou, et saisissent les poignées des hampes.

(Les *bretelles* nécessaires pour le transport, par deux hommes, du brancard chargé à une certaine distance, peuvent être faites avec des sangles à chevaux, les sangles formant les bretelles des hottes, ou avec des cordes qu'on sépare des épaules par un peu de paille.)

Au commandement de : « *Enlevez* ! » ils se relèvent et soulèvent le brancard.

Au commandement de : « *Marche* ! » ils partent, le brancardier de devant du pied gauche, et le brancardier de derrière du pied droit, afin de diminuer, en rompant le pas, le balancement du brancard.

Ils marchent d'un pas régulier, peu allongé, modérément cadencé, en fléchissant les cuisses et les genoux, le pied rasant le sol.

Au commandement de : « *Halte* ! » ils s'arrêtent.

Au commandement de : « *Posez* ! » ils déposent avec ensemble et lentement le brancard à terre.

Le brancardier qui est en avant prévient celui qui est en arrière des obstacles de la route, des accidents de terrain, indique le changement de direction et règle la marche.

Les deux autres brancardiers, qui accompagnent le blessé, se tiennent de chaque côté de lui, ou en arrière si la largeur de la route ne leur permet pas de se tenir sur les côtés du brancard ; ils portent ses armes, son fourniment, et remplacent les porteurs, lorsque ceux-ci sont fatigués.

Transport par quatre hommes.

Les brancardiers se placent à chaque extrémité du brancard et en dehors des hampes ; ils se font face. Le chef brancardier est en seconde ligne ; au commande-

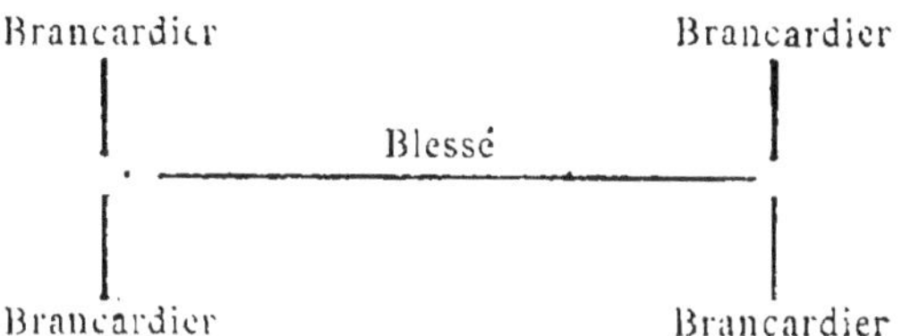

ment de : « *Attention* ! » ils saisissent des deux mains en se baissant, les poignées du brancard.

Au commandement de : « *Enlevez* ! » ils se relèvent, et soulèvent le brancard à la hauteur des épaules. Faisant un quart de tour, ils mettent la hampe sur l'épaule qui lui correspond, et l'assujettissent, en l'embrassant, avec la main du même côté.

Au commandement de : « *Marche* ! » les porteurs partent, les deux premiers du pied gauche, les deux derniers du pied droit.

Pour poser le brancard à terre, les brancardiers au commandement de : « *Posez* ! » prennent les hampes des deux mains, soulèvent légèrement le brancard, afin de dégager l'épaule. En même temps ils exécutent un quart de tour et ils font face au brancard, qu'ils abaissent ensuite avec ensemble en lui conservant son horizontalité.

Marche avec le brancard.

En marche, les porteurs doivent s'efforcer de maintenir constamment le brancard dans un plan horizontal. *Quand on gravit un terrain fortement incliné*;

cette précaution est insuffisante. Pour remédier à l'inclinaison du brancard, il faut *porter le blessé la tête en avant,* celle-ci devant être plus élevée que les autres parties du corps ; *si*, au contraire, *on descend une côte un peu rapide*, il convient de faire *passer les pieds les premiers.*

Toutefois, il y a une exception à la règle : c'est lorsque le blessé est atteint de fracture d'un des membres inférieurs. Il est nécessaire alors, pour que le corps ne pèse pas, en glissant, sur le siège de la fracture, particulièrement sur le fragment supérieur de l'os fracturé, que dans les montées et les descentes les pieds soient plus élevés que la tête.

Marche dans un escalier.

On procède de la même façon, pour monter un escalier avec un brancard ; mais si la largeur de l'escalier le permet, il y a avantage à employer quatre porteurs, deux à l'avant et deux à l'arrière, placés, soit en dehors des hampes, soit l'un en dehors des hampes et l'autre entre les deux. Les deux brancardiers d'avant montent en tenant le corps fléchi et les bras allongés pour abaisser la tête du blessé, tandis que les brancardiers placés à l'arrière maintiennent le brancard sur l'épaule, de façon à lui conserver son horizontalité. Les deux bran-

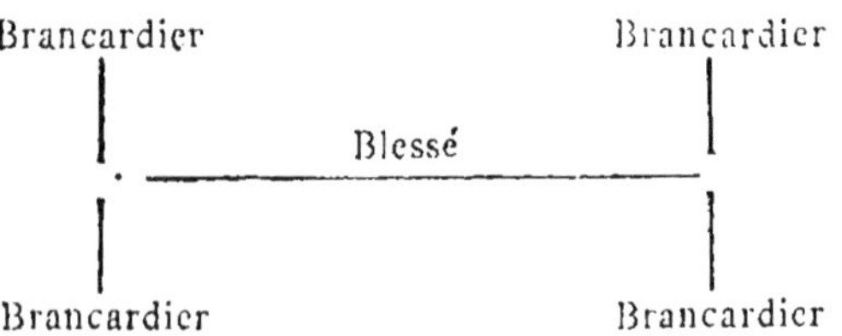

cardiers de tête étant arrivés au haut de l'escalier, il est commandé : « *Halte* ! » Les deux brancardiers d'arrière prennent alors le brancard comme les brancardiers d'avant pour arriver jusqu'au palier sur lequel ils le déposent.

Marche en terrain coupé.

Si l'on rencontre des obstacles, un mur, une haie, un fossé qu'on ne puisse pas tourner, sans perdre un temps considérable et qui ne soit pas trop difficile à franchir, on essaiera de passer. Les porteurs doivent être au moins quatre.

Si c'est une *haie*, un *mur*, près de l'obstacle, les brancardiers déposent à terre le brancard.

Un des brancardiers franchit la clôture ; les trois autres, un en arrière du brancard, les deux autres en avant, au commandement de : « *Enlevez* ! » soulèvent le brancard un peu plus haut que l'obstacle. Faisant quelques pas en avant, ils passent au commandement : « *Envoyez* ! » les extrémités antérieures des hampes au brancardier qui est de l'autre côté du mur ou de la haie

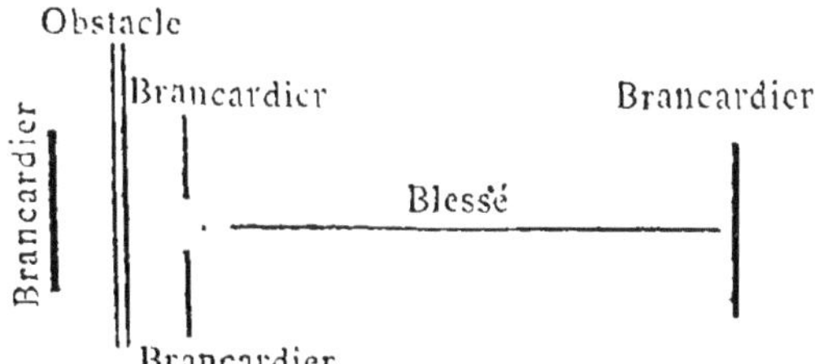

Immédiatement les deux brancardiers d'avant qui ont abandonné les hampes, se portent au delà de la clôture et restent près de celle-ci faisant face au brancard, pendant que les deux brancardiers qui soutiennent le brancard font un mouvement en avant. Ils saisissent alors les extrémités postérieures des hampes, qui, au commandement de : « *Envoyez* ! » leur sont remises par le brancardier resté derrière l'obstacle.

L'obstacle passé, le brancard est mis à terre et repris par deux ou quatre brancardiers qui continuent leur marche.

La manœuvre pour passer un *fossé trop large* pour être enjambé par le brancardier est à peu près la même.

Un des brancardiers franchit le fossé sur le bord duquel a été déposé le brancard ; deux autres descendent dedans. Si le fossé est plein d'eau, ces derniers se pla-

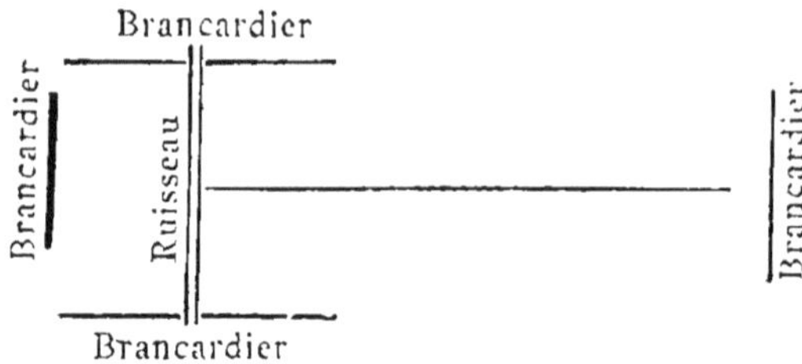

cent à cheval au-dessus de l'eau, en appuyant un pied sur chaque bord. Ils se font face en laissant entre eux un intervalle égal à la largeur du brancard.

Dans l'une ou l'autre de ces positions, ces deux brancardiers, aidés de celui qui est en deçà du fossé, saisissent d'abord le brancard par les hampes antérieures qu'ils transmettent au brancardier qui a franchi l'obstacle ; prenant ensuite les hampes postérieures des mains du brancardier, qui est en arrière, ils font passer le brancard de l'autre côté du fossé et le déposent à terre ; le quatrième brancardier, devenu libre, passe à son tour le fossé ; l'obstacle franchi, le brancard est transporté par deux ou quatre brancardiers, en suivant les règles ordinaires.

Les autres obstacles sont franchis en exécutant une manœuvre analogue.

Déchargement des brancards.

Pour enlever un blessé de dessus le brancard, on procède avec la même douceur et les mêmes précautions que pour l'y placer.

Autant que possible, un blessé ne doit être déplacé de son brancard que pour être placé dans un lit ou sur une litière et jamais pour être mis sur un autre brancard.

Un seul brancardier, s'il est vigoureux, peut enlever

le blessé du brancard ; mais il faut pour cela que le blessé s'aide en embrassant d'une main ou des deux mains le cou du brancardier.

Avec deux brancardiers, la manœuvre est plus facile et il y a moins à craindre d'imprimer aux malades des mouvements douloureux.

Si le lit n'est pas trop large, le brancard étant déposé au pied du lit, deux brancardiers soulèvent le blessé, après l'avoir saisi par les côtés, et, marchant latéralement, le transportent, la tête en avant, sur le lit qu'ils abordent par l'extrémité inférieure et placent entre eux.

Si le lit est large, il faut s'y prendre autrement :

Le brancard étant déposé parallèlement au lit, la tête du malade dirigée vers son extrémité supérieure, les deux porteurs se placent du côté du brancard opposé au lit, glissent les mains sous le malade et le soulèvent. Alors le brancard est enlevé rapidement par un aide ; les brancardiers, avançant de quelques pas, déposent le malade sur le lit. C'est de la même manière que le blessé peut être enlevé par un seul brancardier. Il est utile que le malade s'aide en embrassant le cou du brancardier avec un ou deux bras. Quand il ne peut pas s'aider, il faut qu'un homme lui soutienne la tête d'une main et les épaules de l'autre.

CHARGEMENT DES BLESSÉS SUR LES VOITURES

Les manœuvres de chargement sont exécutées par des escouades composées de 7 brancardiers distingués en brancardier n° 1 ou brancardier chef et brancardiers impairs n°s 1, 3, 5, 7 qui dans tous les mouvements se placent à gauche et brancardiers pairs n° 2, 4, 6 qui se placent à droite. Le brancardier n° 1 fait les commandements.

Chargement du blessé de dessous.

(*Brancard inférieur*).

Pour opérer le chargement des blessés, caler et enrayer la voiture, le brancardier n° 7 se tenant à la tête du cheval, desserrer la corde longitudinale, en détournant le treuil ou le garrot, la maintenir sur un des côtés de la voiture, en la plaçant sur les ridelles de manière qu'elle ne gêne pas les manœuvres de chargement du brancard inférieur.

Enlever la partie postérieure de l'échelage, traverses et montants, replacer immédiatement les chevilles pour éviter qu'elles ne se perdent.

La voiture étant ainsi disposée et le blessé étant auprès de celle-ci, le brancardier n° 1 se place sur la voiture en avant du rondin transversal du milieu, en faisant face à l'arrière ; le brancardier n° 5 se place sur la roue gauche, le brancardier n° 6 sur la roue droite.

Les brancardiers n°s 2 et 3 se placent face au brancard, à la tête du blessé, le n° 2 à droite, le n° 3 à gauche, le brancardier n° 4 aux pieds, dans la direction du brancard regardant le blessé.

Au commandement : « *Attention* ! » ils se baissent et saisissent les hampes.

Au commandement de : « *Enlevez* ! » (1er temps), ils

élèvent avec ensemble et douceur le brancard, un peu au-dessus du lit de paille disposé sur le fond de la voiture.

Au commandement : « *Envoyez* ! » (2e temps), ils portent le brancard vers l'intérieur de la voiture, en même temps que les brancardiers 5 et 6 saisissent les hampes, et continuent le mouvement en avant, tout en soulevant les cordes, si elles risquent de frotter contre la figure du blessé ; puis (3e temps), le brancardier no 1 saisit à son tour l'extrémité des hampes, et pendant que les brancardiers placés sur les côtés 2 et 3, 5 et 6, supportent le brancard, en aidant au mouvement, il l'attire à lui, en même temps que le brancardier no 4, resté à l'arrière, le soutient et le pousse en avant.

Au commandement : « *Posez* ! » (4e temps), les six brancardiers déposent avec ensemble et douceur le brancard sur le lit de paille, de manière que l'extrémité postérieure des hampes n'empêche pas de replacer la partie postérieure de l'échelage et que leurs extrémités antérieures n'empêchent pas le brancardier no 1 de se mouvoir au milieu de la voiture.

Replacer la partie postérieure de l'échelage, et la traverse postérieure destinée à élever la corde ; replacer la corde longitudinale, en ayant soin de ne pas la laisser tomber sur le blessé, et la tendre fortement (le brancardier no 1 s'assure qu'elle est suffisamment tendue pour former ressort en s'asseyant dessus et en faisant quelques mouvements). Replacer la traverse du milieu sous la corde tendue.

Chargement des blessés de dessus.

(*Brancards supérieurs*).

Les deux brancards supérieurs d'avant sont chargés les premiers.

Le brancardier no 1 reste sur la voiture, et fait face à l'avant ; le brancardier no 6 se place sur l'avant-train de la voiture, en faisant face au brancardier no 1.

Les brancardiers 2 et 4 se placent à la droite du brancard en regardant la tête du blessé, les nos 3 et 5 à la gauche, puis au commandement : « *Enlevez* ! » ils élèvent le brancard et le portent, les hampes appuyant sur les épaules, suivant les règles établies, jusqu'auprès de la voiture, de manière que la tête du blessé soit du côté de l'avant et que le brancard soit placé parallèlement à la voiture, aussi près d'elle que possible ; il se trouve, ainsi, sensiblement, à la hauteur de la partie supérieure de la ridelle.

Les 4 brancardiers se placent alors, face au brancard, regardant tous quatre la voiture, et tenant les hampes, les ongles en-dessous.

Au commandement : « *Enlevez* ! », ils élèvent avec ensemble le brancard au-dessus de la ridelle, et au commandement : « *Envoyez* ! » ils le portent vers la voiture.

Les brancardiers 1 et 6 saisissent alors les hampes, que leur cèdent les autres brancardiers ; ceux-ci néanmoins soutiennent, tous quatre, le brancard, jusqu'au moment, où, au commandement : « *Posez* ! », il est mis en place par les brancardiers 1 et 6.

La même manœuvre s'exécute pour le chargement du deuxième brancard supérieur de l'avant.

Pour opérer le chargement des deux brancards supérieurs de l'arrière, le brancardier no 1 se retourne, fait face à l'arrière de la voiture, sur lequel va se placer le brancardier no 6, face au brancardier no 1.

La même manœuvre que pour le chargement des deux blessés de l'avant est alors exécutée en ayant soin de placer la tête des blessés à l'arrière.

Les blessés doivent toujours être placés de manière que les parties blessées correspondent au milieu de la voiture considérée dans sa longueur.

Avancement du brancard inférieur.

Les quatre blessés du dessus étant placés, les brancardiers nos 5 et 6 descendent de la voiture, et vont prendre leur place à côté de leurs camarades à droite et à gauche de celle-ci (impairs à gauche et pairs à droite) au niveau du brancard inférieur.

Au commandement : « *Attention* ! », les six brancardiers passant les mains à travers l'échelage, saisissent le brancard, et au commandement : « *Enlevez* ! », ils le poussent doucement et avec ensemble jusqu'au milieu de la voiture, de manière que la tête du blessé inférieur corresponde à l'espace laissé libre au milieu de la voiture par les quatre brancards de l'étage supérieur.

Manœuvre de chargement de deux blessés de dessous.

Toutes les fois que le fond de la voiture a une largeur suffisante, pour que deux brancards puissent être placés côte à côte parallèlement, ils seront engagés successivement de la manière indiquée pour le placement d'un seul brancard inférieur, puis la partie postérieure de l'échelage étant replacée, et les chargements de brancards supérieurs étant terminés, les brancards inférieurs seront l'un après l'autre avancés jusqu'au point où la tête des blessés correspondra à l'espace laissé libre entre les quatre brancards supérieurs au milieu de la voiture.

Pour cela, deux perches de 3 mètres de long, dites perches de transport, assez fortes, pour supporter un brancard chargé, sont nécessaires. Ces perches sont appendues à la ridelle de gauche de la 1re voiture de chaque escouade, à l'aide de deux anneaux de corde de 0,20 de diamètre environ.

Les brancards inférieurs étant placés sur le fond de la voiture, l'extrémité postérieure des hampes affleurant la partie postérieure de celle-ci, le brancardier n° 1, resté au milieu de la voiture, dans l'espace libre entre les brancards, et faisant face à l'arrière, fait détacher les deux perches de transport par les brancardiers 2 et 3

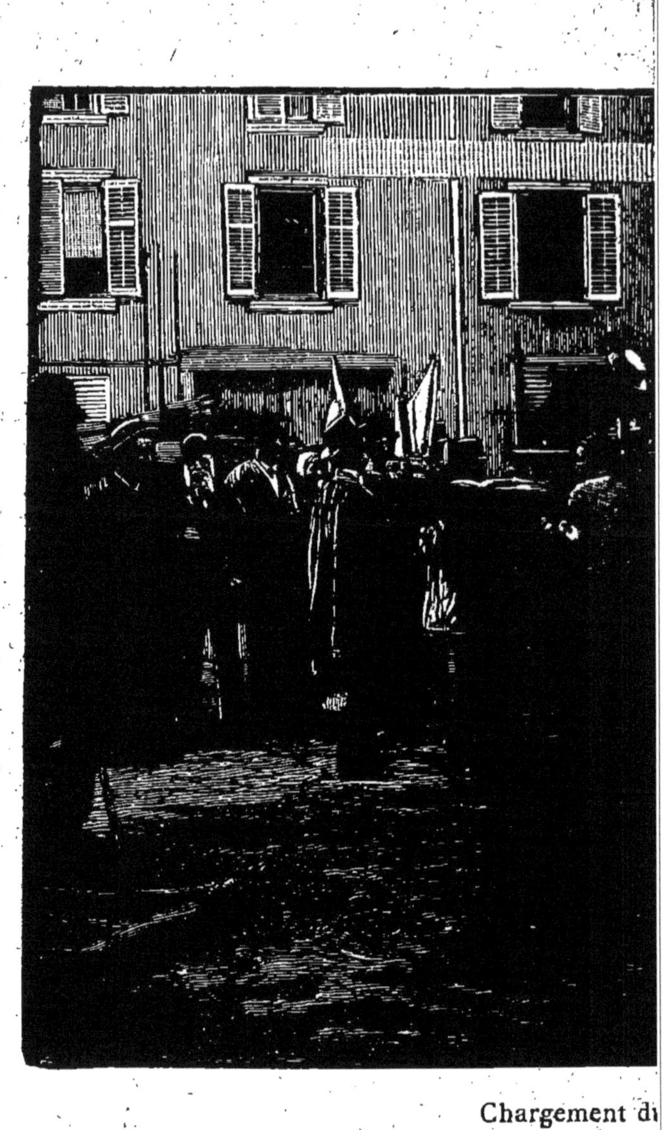

Chargement du

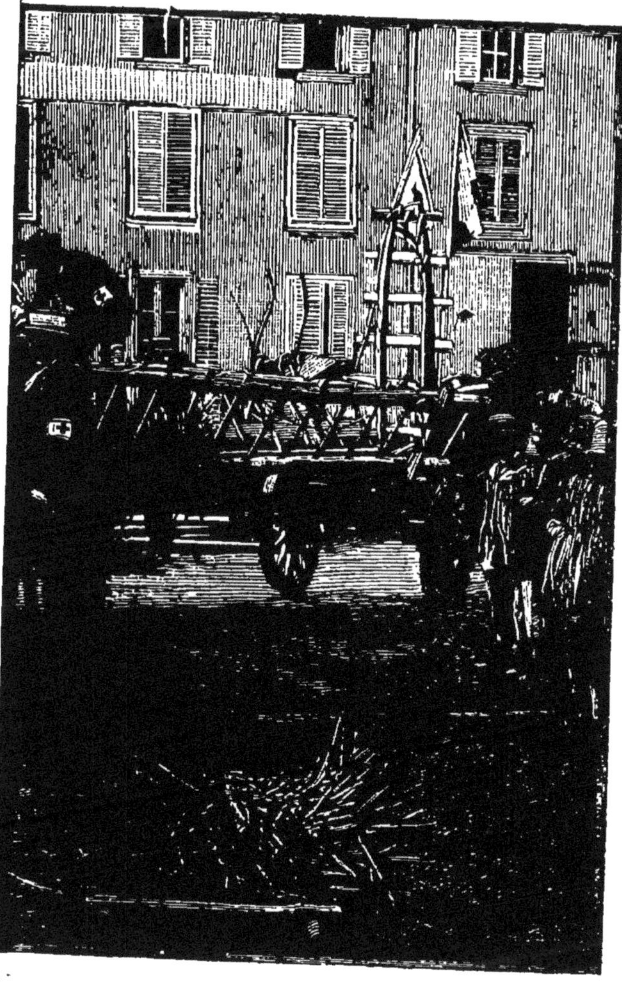

ésé de dessous.

et les fait disposer avec leurs anneaux de corde en arrière, ou à côté de la voiture.

Le brancardier n° 3 se place alors à l'arrière de la voiture, avec l'une des perches, tandis que le brancardier n° 2 se place contre la ridelle de droite, en lui faisant face à 1 mètre environ de la partie postérieure de la voiture.

Au commandement « *Envoyez* ! » le brancardier n° 3 engage la perche le long des fuseaux à une hauteur suffisante pour ne pas toucher le blessé. Dès qu'elle est engagée, le brancardier n° 2 la soutient à travers les échelles, jusqu'au moment où elle est saisie par le brancardier n° 1, et jusqu'à ce que les brancardiers n°s 1 et 3, aient engagé les hampes dans les anneaux de corde glissant sur la perche de transport.

Cette première perche ainsi placée est maintenue par le brancardier n° 3, qui l'empêche de glisser sur le blessé.

Le brancardier n° 4 saisit alors la deuxième perche, et avec le concours du brancardier n° 2, qui est resté en place, il procède comme il a été fait pour le placement de la première perche.

Les brancardiers n°s 1 et 2 soulèvent alors le brancard qu'ils amènent ainsi aisément jusqu'au point voulu.

La même manœuvre se répète pour le deuxième brancard du fond, le brancardier n° 2 ayant quitté la droite de la voiture, pour se placer à la gauche, dans les mêmes conditions que ci-dessus.

Les brancards placés définitivement, les perches sont retirées et suspendues par leurs anneaux de corde à la ridelle de gauche.

La manœuvre du déchargement est en tout semblable à la manœuvre du chargement.

Elle est facilitée par le déchargement préalable des blessés de l'étage supérieur.

Une voiture étant ainsi chargée, les brancardiers vont charger les autres voitures de leur escouade ou section.

Organisation et marche d'un convoi de blessés.

Le chargement terminé, chacun des brancardiers prend sa place de marche, un à côté de chaque attelage pour le diriger, de manière à éviter les chaos et les à-coups, un à côté de chacune des voitures, ou assis sur la traverse du milieu pour veiller sur les blessés, ou bien surveillant les blessés de 2 voitures, suivant les circonstances.

Le chef d'escouade marche à côté des voitures de son escouade, et surveille l'ensemble.

Si l'escouade marche isolément, le chef d'escouade dirige la marche, reconnaît la route en avant du convoi, commande les arrêts, le passage hors de la route, s'il est nécessaire pour éviter l'encombrement et sans danger pour les blessés.

Il donne au besoin quelques soins aux blessés en cours de route.

Dans la marche par groupes plus nombreux, c'est au chef de la compagnie qu'appartiennent le commandement et la surveillance générale du convoi (1).

Déchargement des blessés placés sur les voitures.

Pour opérer le déchargement des voitures, le brancardier n° 7 se place à la tête du cheval, la voiture est calée et enrayée, les brancardiers n°s 1, 3, 5 se placent à la gauche de la voiture, les n°s 2, 4, 6 à la droite, pour reporter tout d'abord en arrière le brancard inférieur.

Au commandement : « *Attention* ! », ces derniers saisissent à deux mains le brancard inférieur vers ses extrémités et son milieu, et au commandement : « *Enlevez* ! » le soulèvent, puis au commandement : « *Envoyez* ! » le ramènent doucement en arrière, jusqu'au point où les hampes affleurent ou dépassent légèrement la partie postérieure de la voiture, afin que le

(1) Voir page 55.

brancardier n° 1 puisse reprendre au milieu de la voiture la place qu'il y occupait pour le chargement.

Le *chargement* des blessés de dessus ayant été *commencé par l'avant* de la voiture, pour ne laisser que pendant très peu de temps le blessé du dessous recouvert par ceux-ci, *le déchargement* est, pour le même motif, *commencé* par celui des blessés de *l'arrière.*

De même, pour éviter toute secousse aux blessés, le brancardier chef a le soin de faire commencer le déchargement par les brancards chargés en dernier lieu, dont les traverses peuvent se trouver appuyées sur le brancard voisin.

Le brancardier n° 1 monte sur la voiture, se place au milieu comme pour le chargement et fait face à l'arrière. Le brancardier n° 6 monte sur l'arrière de la voiture, et s'y fixe solidement ; les brancardiers 2 et 3, 4 et 5, se placent deux par deux le long de la voiture, au niveau des extrémités des hampes des brancards à décharger. Au commandement : « *Attention* ! », les brancardiers 1 et 6 saisissent les hampes du brancard ; au commandement : « *Enlevez* ! ». ils le soulèvent au-dessus des ridelles et des bras qui les soutiennent, puis au commandement : «*Envoyez* ! ». le portent en dehors, tandis que les brancardiers 2 et 3, 4 et 5 élèvent les mains pour le recevoir.

Les brancardiers 1 et 6 ne lâchent le brancard que lorsqu'ils le voient solidement tenu par les quatre autres, qui aussitôt placent l'extrémité des hampes sur l'épaule, et au commandement de : « *Marche* ! » partent, comme toujours, les deux premiers du pied gauche, les deux derniers du pied droit et vont déposer le blessé à l'endroit indiqué, non loin de la voiture, dont le déchargement doit s'opérer rapidement.

Aussitôt après, les 4 brancardiers porteurs reviennent se placer le long de la voiture du côté du brancard d'arrière restant à décharger et procèdent à son déchargement, comme il a été procédé au déchargement du premier.

Pour décharger les blessés de l'avant, le brancardier n° 1 reste au milieu de la voiture, mais fait face à l'avant : le brancardier n° 6 se place solidement sur l'avant faisant face au n° 1 ; les quatre autres procèdent, comme ils ont procédé pour décharger les blessés de l'arrière.

Les 4 brancards supérieurs étant déchargés, la corde longitudinale est détendue, fixée sur un des côtés de l'échelage ; la partie postérieure de celui-ci est enlevée, et le brancard du dessous, amené au dehors par une manœuvre analogue à la manœuvre du chargement, mais exécutée en sens inverse. Le brancardier n° 1 étant au milieu de la voiture, les brancardiers n° 5 sur la roue gauche, et n° 6 sur la roue droite. Les brancardiers 2, 3, 4, en arrière de la voiture, le brancard est soulevé par les six brancardiers, les n°s 5 et 6 empêchant les cordes transversales de frotter contre le blessé, les brancardiers 2 et 3 avancent progressivement les mains jusqu'à l'extrémité des hampes, par lesquelles ils vont supporter le brancard au niveau de la tête du blessé, tandis que le brancardier n° 4 le supporte au niveau des pieds, en l'attirant en arrière.

Le brancard étant dégagé peut être placé à terre et repris par deux ou quatre brancardiers, et porté au point où il doit être déposé, ou bien pris immédiatement par les brancardiers 2 et 3 au niveau de la tête, et les brancardiers 4 et 5 au niveau des pieds. (Le brancardier n° 5 étant descendu de la roue sur laquelle il était monté, et étant venu se placer immédiatement à la gauche du brancard, au niveau du brancardier n° 4, dès qu'il a vu le brancard suffisamment soutenu par ses camarades.)

Le déchargement étant ainsi opéré, la partie postérieure de l'échelage est remise en place, et la corde longitudinale replacée moyennement tendue afin de s'assurer qu'aucune des pièces constituant la voiture et son armement, n'a été détériorée ou perdue, et que cette voiture peut, telle quelle, servir à de nouveaux transports de blessés.

3e PARTIE

AMÉNAGEMENTS IMPROVISÉS DES WAGONS A MARCHANDISES

Pour le transport des blessés.

Les appareils adoptés par le ministère de la guerre pour le transport des blessés, appareils du colonel Bry, perfectionnés par M. l'ingénieur Ameline, pouvant ou manquer absolument, ou se trouver en nombre insuffisant sur certains points au cours d'une guerre, il m'a paru utile d'étudier les moyens de les remplacer au besoin, ou de suppléer à leur insuffisance numérique par des appareils pouvant être improvisés facilement et en tous lieux.

Pour résoudre le problème ainsi posé, j'ai cherché avant tout la simplicité, en m'attachant à ne faire entrer dans la composition de mes appareils que des éléments qu'on trouve partout, du bois et des cordes, et en variant cette composition pour qu'on puisse avoir toujours sous la main les éléments des uns ou des autres.

Instruit par les expériences antérieures, je me suis mis en garde contre les mouvements de latéralité ou de lacet que donnent tous les appareils à suspension supérieure et les mouvements d'avant en arrière que subissent avec la plupart de ceux-ci les brancards au moment des arrêts.

J'ai par là même tenu à éviter l'emploi des courroies dites de brelage qui compliquent l'installation et n'ont jamais donné que de médiocres résultats.

J'ai cherché en outre, suivant en cela les précieux conseils qu'a bien voulu me prodiguer, au cours de mes travaux, M. Ameline, ingénieur des voitures et wagons à la Cie de l'Ouest, à n'avoir ni un trou à percer, ni une attache nouvelle à placer dans les parois des wagons, afin de ne les détériorer en rien et à réaliser une installation s'adaptant indistinctement à tous les wagons en usage sur les diverses lignes quelles que soient leurs dimensions.

J'ai enfin tenu à ce que dans mes appareils il y eût toujours des pièces de sécurité, destinées à empêcher des chutes au cas où l'un des éléments essentiels de ceux-ci viendrait à se détacher ou à se rompre.

Les appareils auxquels je me suis arrêté sont les suivants : 1° l'*appareil à cadres* ; 2° l'*appareil à simples montants* auxquels on pourrait joindre, *pour le cas où on manquerait des cordes nécessaires* pour former l'un d'eux ; 3° l'*appareil à perches horizontales.*

NOTA. — Les essais en ont été faits sur les lignes de la Compagnie de l'Ouest, auprès de laquelle j'ai toujours trouvé l'accueil le plus bienveillant et les concours les plus utiles ; je tiens à l'en remercier ici.

Appareil à cadres.

L'appareil à cadres se compose essentiellement :

A. De deux cadres semblables formés chacun de 4 rondins de bois de 0.07 à 0.10 cm. de diamètre, dont deux ont une longueur de 2 m. et deux une longueur de 1 m. 25.

B. De 4 cordes de 0.015 à 0.016 millimètres de diamètre, et de 3 m. 50 à 4 m. de longueur.

C. De 4 traverses supports de 0.07 à 0.10 c. de diamètre et de 2 m. 45 de longueur environ.

Des 4 rondins formant chaque cadre ceux de 2 m. de longueur, destinés à s'appliquer horizontalement le long des parois des wagons, sont dits « *perches longitudinales* » distinguées en supérieures et inférieures. Les deux autres mesurent 1 m. 25 de longueur et sont dits montants : distingués en « *montant de tête et montant de pieds* ».

Fabrication des cadres. — Pour fabriquer les cadres, on fait d'abord des encoches, puis on assemble. Pour faire les encoches on donne d'abord sur les rondins de 2 m., à 10 et à 20 centimètres de chacune de leurs extrémités, un trait de scie comprenant 1/3 à 1/2 de leur diamètre, puis d'un coup de ciseau on fait sauter l'éclat de bois qu'ils limitent.

Sur les rondins de 1 m. 25 de longueur, on fait par le même procédé deux encoches semblables l'une à 0,70 centimètres de l'une des extrémités, l'autre à 1 m. 10 de la même extrémité (celle qui devra reposer sur le plancher du wagon). Puis à 0.35 ct. et à 1 m. de cette même extrémité, on fait, par un trait de scie et un coup de hachette, de serpe ou de ciseau obliquement donné, une autre encoche suffisante pour arrêter une corde.

Le cadre étant ainsi préparé, on pose à terre les perches, les encoches en haut, puis par-dessus on pose les montants, en engageant les uns dans les autres au moyen des encoches, et on assemble soit avec deux pointes, soit avec des cordes, suivant ce que l'on a sous la main.

Si on emploie des cordes, il faut que celles-ci soient de bonne qualité, tordues autant que possible, d'un diamètre de 0.007 mill. et d'une longueur de 2 m.

Le milieu de la corde est placé d'abord sous la perche longitudinale, puis les deux bouts sont ramenés l'un vers l'autre en passant par les angles formés par les perches et les montants; là, ils sont croisés en formant 1/2 nœud, puis ramenés dans les deux autres angles, croisés de nouveau en dessus en formant encore 1/2 nœud, et ainsi de suite jusqu'à ce qu'il ne reste que ce qui est nécessaire pour former un nœud complet et solide.

Installation des cadres.

Avant de procéder à l'installation des cadres dans les wagons, il faut s'assurer de l'existence des trous destinés à celle des appareils Bry ; s'ils ne sont pas percés, il faut les percer, l'un au point indiqué par la plaque métallique disposée à cet effet dans les wagons, l'autre à 0,40 cm. au-dessus.

Les cadres sont alors posés contre les parois latérales

du wagon, de manière que *le montant de tête soit appliqué sur les trous les plus éloignés de la porte*, et que les perches longitudinales se trouvent l'une à la hauteur des trous inférieurs, l'autre à la hauteur des trous supérieurs. Le montant des pieds occupe une position variable par rapport à la porte, suivant les dimensions du wagon.

La fixation contre les parois du wagon est faite alors avec des cordes solides de 0.007 m. de diamètre et longues de 2 m. pour les attaches de tête et de 1 m. 50 pour les autres.

Chaque corde est passée de l'extérieur à l'intérieur par un des trous, les deux bouts en avant. Tandis que le brancardier placé à l'intérieur tire sur ces bouts, le brancardier placé à l'extérieur arrête la corde extérieurement en fixant dans son anse par un double tour une forte cheville (cheville en bois solide de 0.020 à 0.025 millim. de diamètre et de 0.15 cent. de longueur et entaillée dans son milieu d'une rainure peu profonde).

Quand la corde est fortement tendue et la cheville solidement fixée contre la paroi, le brancardier placé à l'intérieur enlace plusieurs fois les montants et les perches, s'il s'agit des attaches de tête, les perches seulement s'il s'agit des autres, de manière à serrer fortement le cadre contre la paroi intérieure du wagon. Si la fixation paraît insuffisante, elle est complétée en faisant faire quelques tours aux chevilles placées extérieurement.

Cela fait, une corde de même diamètre que les précédentes, mais de longueur variable suivant les wagons, est attachée par son milieu à l'anneau de poitrail pour chevaux fixé aux pieds d'entrée des portes dans tous les wagons. Le haut du cadre étant alors poussé fortement vers le fond du wagon, cette corde est portée en arrière du montant de pieds, qu'elle entoure, fortement tendue et solidement attachée pour former *hauban*.

Les cadres étant ainsi solidement fixés contre les

deux côtés du wagon, deux cordes de 0,014 à 0,015 mm. de diamètre et longues de 3 m. 50 à 4 m. sont attachées solidement aux montants de tête de chacun d'eux, au niveau des encoches supérieures et inférieures, fortement tendues et fixées par un nœud solide (nœud-marin) aux montants des pieds au niveau des encoches correspondantes.

L'appareil est dès lors complété par la disposition sur ces cordes, tendues à droite et à gauche du wagon, suivant ses parois, des traverses destinées à supporter les brancards. Ces traverses, distinguées en *traverses de tête* et *traverses de pieds*, sont faites de rondins de bois de 0.08 à 0.10 c. de diamètre et d'une longueur sensiblement égale à la largeur du wagon, de 2 m. 45 environ.

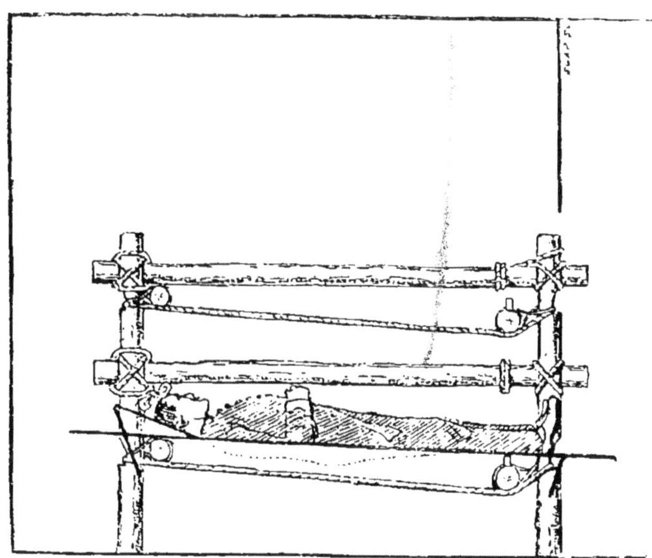

Appareil à cadres. — Coupe verticale.

Les *traverses de tête* sont employées telles quelles, les *traverses de pieds* sont préalablement munies de *taquets* faits de petits morceaux de planche ou de bois de quelques centimètres de largeur et de 0.05 centimè-

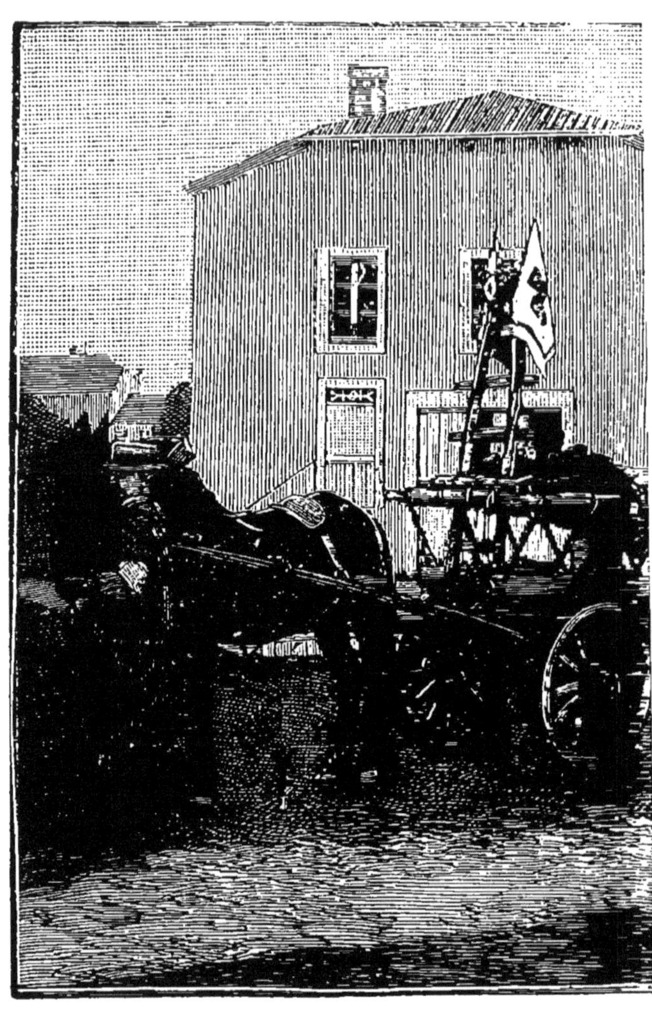

Voiture lorraine en marche portant 5 blessés, accomp
aumônier figurent dans le convoi cor

(1) Voir page 45.

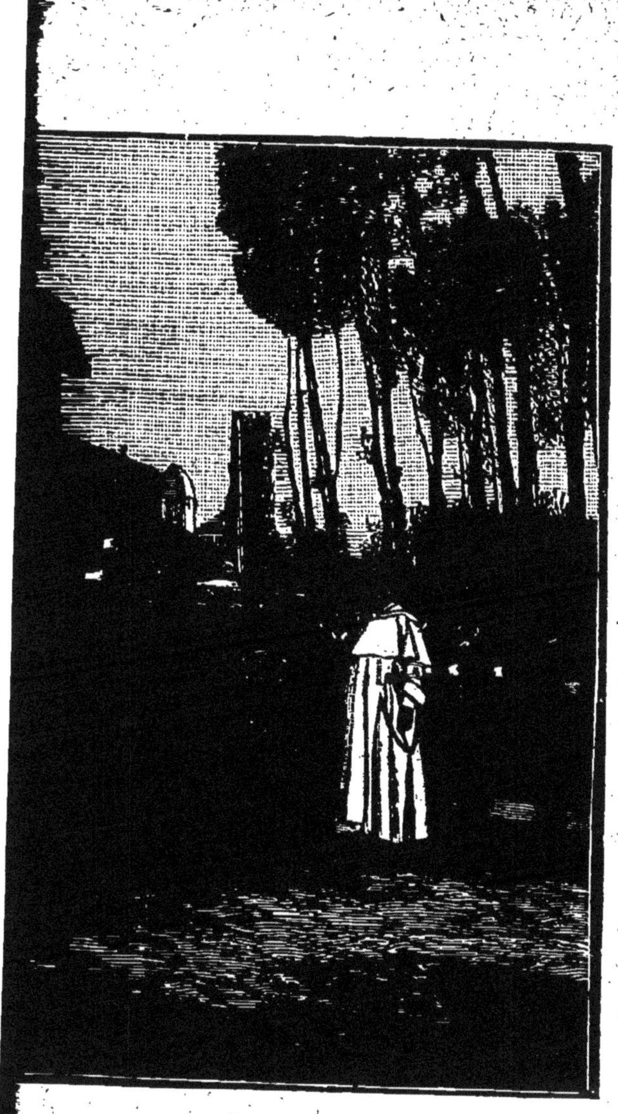

u personnel d'une escouade ; un médecin et un
is la marche par compagnie (1).

tres à 0.06 centimètres de hauteur, cloués sur les parties de la traverse correspondant aux points sur lesquels porteront les hampes. Ces taquets sont au nombre de 4 par traverse de pieds, deux ont 0.15 cm. de longueur et sont fixés à 0.05 cm. des extrémités, 2 ont 0.32 à 0.35 de longueur et sont fixés à 0.70 ou 0.72 cm. des mêmes extrémités, de manière à élever les hampes des brancards pour que les jambes ou les pieds ne portent pas et ne subissent pas de pressions douloureuses.

Ces taquets peuvent être au besoin remplacés par de la paille ou des branchages ficelés à la traverse.

Les traverses sont fixées sur les cordes formant ressort par des cordes de 0.007 millim. de diamètre attachées aux montants des traverses de tête sont maintenues à 2 à 3 cm. des montants de tête.

Les traverses de pieds sont fixées à une distance de 0.15 centimètres des montants de pieds.

Il est important que ces distances soient observées pour que la traverse de tête ne cause pas de pression douloureuse au niveau des épaules, et pour obtenir en même temps plus d'élasticité que si les deux traverses étaient placées contre les montants.

La *sécurité* pour le cas où les cordes formant ressort viendraient à céder est assurée pour les deux étages de brancards par les attaches dont il vient d'être question et, de plus, pour les brancards supérieurs, par les perches longitudinales inférieures, sur lesquels viendraient se placer les traverses sans choc considérable, vu la faible distance qui, au moment de l'accident, séparerait les unes des autres.

Les brancards inférieurs se trouvent à une si petite distance du plancher du wagon que, pour eux, deux appareils de sécurité paraissent inutiles ; on pourrait cependant, si on le croyait nécessaire, mettre au-dessous d'eux, au niveau des pieds et de la tête en particulier une couche de paille ou de branchages.

Le nombre de blessés pouvant trouver place dans un

wagon ainsi disposé est de 12, mais ce chiffre ne doit être atteint (de même qu'avec les appareils Bry-Ameline), qu'en cas de nécessité absolue, l'espace libre entre les brancards n'étant que de 0,22 environ, ce qui est insuffisant dans bien des circonstances. Le chiffre de 8 (2 par étage à l'avant et à l'arrière du wagon disposés le long des parois), permet de surveiller tous les blessés et de porter facilement secours à chacun d'eux en cours de route.

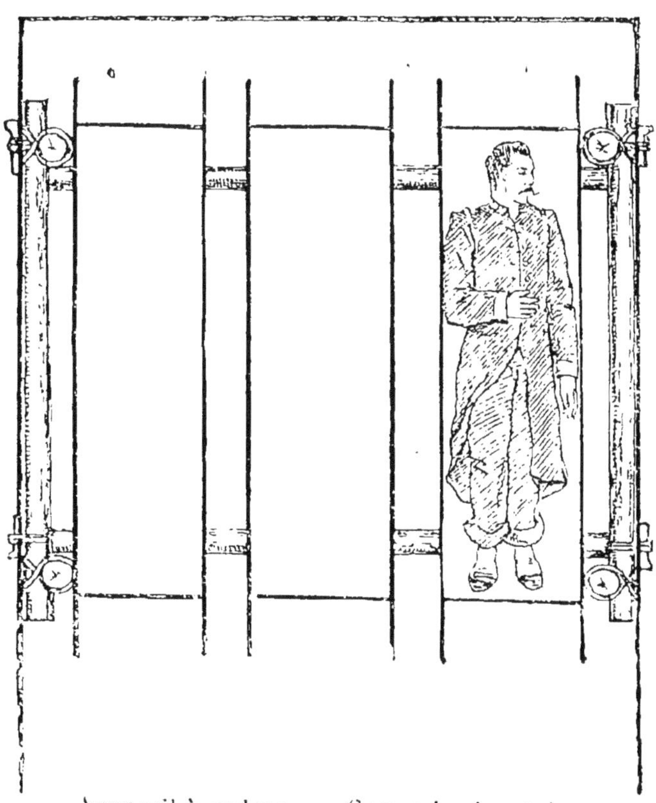

Appareil à cadres. — Coupe horizontale.

Le chiffre de 10 (3 à l'étage inférieur et 2 à l'étage supérieur) le permet encore, et n'entraîne pas de difficultés sérieuses pour le chargement et le déchargement.

Avec 12 blessés par wagon, au contraire, le chargement et le déchargement ainsi que la surveillance sont difficiles ; de plus, il peut être impossible de donner en cours de route les secours nécessaires à un blessé, du moins sans gêne considérable pour les autres.

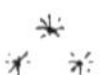

Cet *appareil à cadre* a *l'avantage* d'être très solide et très stable, de pouvoir être installé dans tous les wagons, de porter avec lui ses éléments de sécurité et de pouvoir être installé dans une moitié seulement de wagon.

Il a *l'inconvénient* d'être un peu long, non à placer dans les wagons, mais à établir ; de ne pas plus permettre que l'appareil Bry des déplacements des brancards parfois nécessaires en cours de route pour rectifier un pansement ou un bandage ou parer à un accident. De plus, il est un peu dur au passage des trains sur des voies fatiguées.

Appareil à cadres modifié.

Tous ces inconvénients, sauf le premier, peuvent être supprimés en prolongeant les cordes horizontales formant ressort par des cordes de même diamètre joignant entre eux les deux montants de pieds de chacun des côtés du wagon.

De cette manière, la traverse de pieds peut être assez éloignée de la traverse de tête pour que les brancards ne reposant sur elle qu'au niveau de la jonction des hampes avec les traverses d'écartement, il n'y ait plus de pression douloureuse à craindre.

La traverse de pieds peut dès lors, comme la traverse de tête, être constituée par un simple rondin sans adjonction de taquets et les brancards peuvent être rapprochés ou éloignés les uns des autres à volonté, suivant les besoins ; ce qui permet d'en placer 12 par wagon. L'appareil ainsi formé prendra le nom d'*appareil à cadres modifié*.

Cette modification, qui constitue un véritable perfectionnement et qui est un acheminement vers le second appareil, que j'appelle *appareil à simples montants*, doit être appliquée autant que possible.

Appareil à simples montants.

L'appareil à simples montants se compose comme parties fixes de montants seulement, ainsi que son nom l'indique.

Ces *montants*, au nombre de 8 par wagon, sont, comme les montants de l'appareil à cadres, des rondins de 0.08 c. à 0.10 c. de diamètre et de 1 m. 25 de longueur.

Ils sont munis d'encoches destinées à retenir les cordes à 0.30 c. de leur extrémité inférieure, celle qui doit reposer sur le wagon et à 0.16 centimètres de l'extrémité supérieure. Une entaille plus ou moins profonde leur est faite en outre au pied sur le point correspondant au revers d'eau formant saillie à l'intérieur des wagons à la jonction du plancher avec les parois latérales. Deux petits morceaux de planches quelconques de 0.15 à 0.20 c. de longueur et de 0.10 c. environ de largeur sont assujettis par 2 pointes au-dessus et au-dessous du point d'attache inférieur qui est à 0.70 c. de l'extrémité inférieure des montants.

Ces montants sont fixés aux parois du wagon comme dans l'appareil à cadres par une corde de 0.007 de diamètre et de 2 m. de longueur passée par les trous de l'appareil Bry-Ameline et maintenue extérieurement par la cheville ci-dessus. *Cette corde doit être de très bonne qualité* (1). Elle peut être remplacée par une association de ficelles de fouet attachées ensemble pour former un petit câble de 0.007, (les trous de l'appareil Bry ayant 0.016 de diamètre, la corde qui doit y passer en double ne peut avoir que 0.007 à 0.0075 de diamètre).

(1) Ces attaches peuvent être faites au besoin ou consolidées, s'il est nécessaire, avec du fil de fer recuit.

Les montants étant fixés, le *ressort en corde* peut être constitué : 1° pour les 2 étages ou pour l'étage inférieur seulement par des cordes de 0.011 à 0,015 millimètres de diamètre et 3 m. 50 à 1 m. de longueur ; 2° pour l'étage supérieur, de préférence par une corde de 0.017 à 0.020 mil. de diamètre dite « Palan » en terme de corderie et qui, sous le nom de comble ou trait de perche ou corde de charge, sert dans les campagnes à maintenir les chargements de fourrage.

Les 3 cordes constituant le ressort de l'étage inférieur sont attachées aux montants, au niveau des encoches inférieures et tendues fortement. Celle du milieu est placée en dernier lieu.

La grosse corde destinée à l'étage supérieur doit avoir 6 m. 50 à 7 m. de long. Elle est attachée à l'un des montants soit par un nœud coulant à l'aide de la boucle ou épissure, soit par un nœud solide (nœud marin), puis passée successivement dans deux anneaux de corde ajoutés aux anneaux de poitrail du pied d'entrée des portes, puis, enfin, enroulée autour du 2e montant de tête situé à l'autre extrémité du wagon du même côté, et tendue fortement à l'aide d'un petit roudin de 0.50 de long environ formant *garrot* que l'on fixe, quand la tension est suffisante, au montant lui-même par une petite corde.

Cette grosse corde peut au besoin être remplacée par des cordes semblables à celles qui constituent les ressorts de l'étage inférieur.

Les cordes formant ressort sont toutes attachées aux montants de manière à laisser le plus grand espace possible entre elles et la paroi du wagon.

Sur ces cordes, à la tête comme aux pieds, on place les *transverses* ; simples perches de 0.08 cent. à 0.10 cent. de diamètre, longues de toute la largeur du wagon moins 4 à 5 centimètres (soit 2 m. 45 environ).

Les traverses sont maintenues à la distance voulue des montants par des cordes de 0,007 de diamètre formant un 8 autour de la traverse et du montant de tête pour la traverse de tête autour de l'anneau de poitrail et de la traverse pour la traverse de pieds.

Les traverses de tête sont placées entre les montants de tête et les montants de pieds à quelques centimètres seulement du montant de tête. Les traverses de pieds sont placées à 0.30 cent. environ en dehors du montant de pieds et à 0.10 cent. environ de l'anneau de poitrail dans les grands wagons, à 0.18 ou 0.20 dans les petits.

Deux cordes de 0.014 à 0.015 (des mêmes dimensions que celles qui servent à former ressort à l'étage inférieur) servent d'appareil de *sécurité*.

Elles sont fixées l'une aux anneaux de poitrail au niveau des pieds, l'autre aux trous ou anneaux de longe le plus près possible de la tête.

L'espace qui sépare les cordes inférieures des planches du wagon est trop faible pour qu'il soit nécessaire d'installer pour l'étage inférieur de brancards des appareils de sécurité autres que les cordes attachant les perches transversales aux montants.

Cet appareil a l'avantage de permettre le transport de 12 blessés par wagon, le déplacement des brancards étant très facile et l'écartement qu'on peut leur donner laissant à volonté entre deux d'entre eux tout l'espace nécessaire pour rectifier un pansement ou parer à un accident en cours de route. Pour assurer leur fixité les brancards sont reliés aux traverses de pieds par une corde enlaçant la hampe au niveau de sa jonction avec la traverse d'écartement.

Appareil à perches horizontales.

Si les cordes manquent pour établir l'appareil à simples montants ou l'appareil à cadres modifié, ou si le temps manque pour fabriquer l'appareil à cadres, on peut, au besoin, se servir d'un quatrième appareil d'improvisation facile, l'appareil à perches horizontales.

Cet appareil se compose essentiellement de perches de 2 m. 20 de longueur et de 0,07 à 0,08 de diamètre munies d'encoches (1) destinées à arrêter des cordes, faites à 0,20 de chaque extrémité. Ces perches sont fixées horizontalement au niveau des trous Bry supérieurs et inférieurs comme dans l'appareil à cadres, les extrémités de tête étant à 0,20 du fond du wagon et les extrémités de pieds avançant plus ou moins sur la porte, suivant la longueur du wagon.

Au niveau des encoches sont passés des anneaux en corde de 0,007 mm. doublée, anneaux fermés par un nœud solide et mesurant les uns 0,30 de longueur pour les perches du haut; les autres 0,50 pour les perches du bas.

Les cordes d'attache des perches aux parois du wagon passées par les trous Bry étant fortement nouées à l'intérieur, puis serrées extérieurement par un ou deux tours donnés aux chevilles, les traverses de tête et de pieds, munies d'une encoche demi-circulaire pour recevoir et retenir la corde, sont passées dans les anneaux de cordes contournées en 8. Des cordes de sécurité sont fixées aux anneaux ou aux trous de longes comme dans l'appareil à simples montants.

Cet appareil, un peu dur peut-être, mais très simple, permet le transport de 12 blessés par wagon.

Il peut fournir les points d'attache nécessaires pour la suspension des brancards à l'aide des crochets Desprez, Le Fort et autres.

Manœuvres de chargement et de déchargement des brancards.

Les manœuvres de chargement et de déchargement des brancards sont sensiblement les mêmes que celles

(1) Les encoches doivent être à arête vive et faites à la scie vers les extrémités, mousses et faites à la serpe ou la hachette dans la direction opposée; les bords doivent en être mousses pour ne pas user les cordes.

adoptées par le service de santé de l'armée pour le chargement et déchargement des brancards avec l'appareil Bry-Ameline.

Pour procéder à l'installation des brancards dans les wagons, huit brancardiers sont nécessaires; quatre restent en dehors pour transporter les blessés et quatre au dedans pour les disposer sur les appareils. La porte opposée au quai d'embarquement étant fermée, les brancards portés à l'épaule par quatre brancardiers, comme pour le chargement des voitures, sont remis aux brancardiers placés dans le wagon.

Les brancardiers sont placés à l'intérieur du wagon de la manière suivante:

Le n° 1 ou brancardier chef, entre la traverse de tête et le fond du wagon ; le n° 2 entre la traverse de tête et la traverse de pieds ; les n°s 3 et 4 auprès de la porte ouverte du wagon.

Le chargement est commencé par l'étage inférieur et continué par le chargement du brancard correspondant de l'étage supérieur.

Quel que soit le n° du brancard à placer, le 1er *temps* est le même : le brancard porté par les brancardiers du dehors est présenté par la tête aux brancardiers 3 et 4 qui le font entrer complètement dans le wagon et le déposent sur le plancher dans l'axe des portes (perpendiculairement à la voie), le brancardier n° 3 se plaçant et restant pour la continuation de la manœuvre auprès de la porte d'entrée et lui tournant le dos, tandis que le brancardier n° 4 lui fait face et prend place près de la porte opposée du wagon.

2e *temps*.— Le brancard reposant sur le plancher est soulevé horizontalement par les brancardiers 3 et 4 à la hauteur nécessaire pour qu'il passe sans frottement au-dessus de la traverse de pieds de l'étage inférieur (pour les brancards n°s 1, 3 et 5) : le brancardier n° 3, placé aux pieds, reste en place et maintient le brancard en suivant les mouvements du brancardier n° 4 qui fait

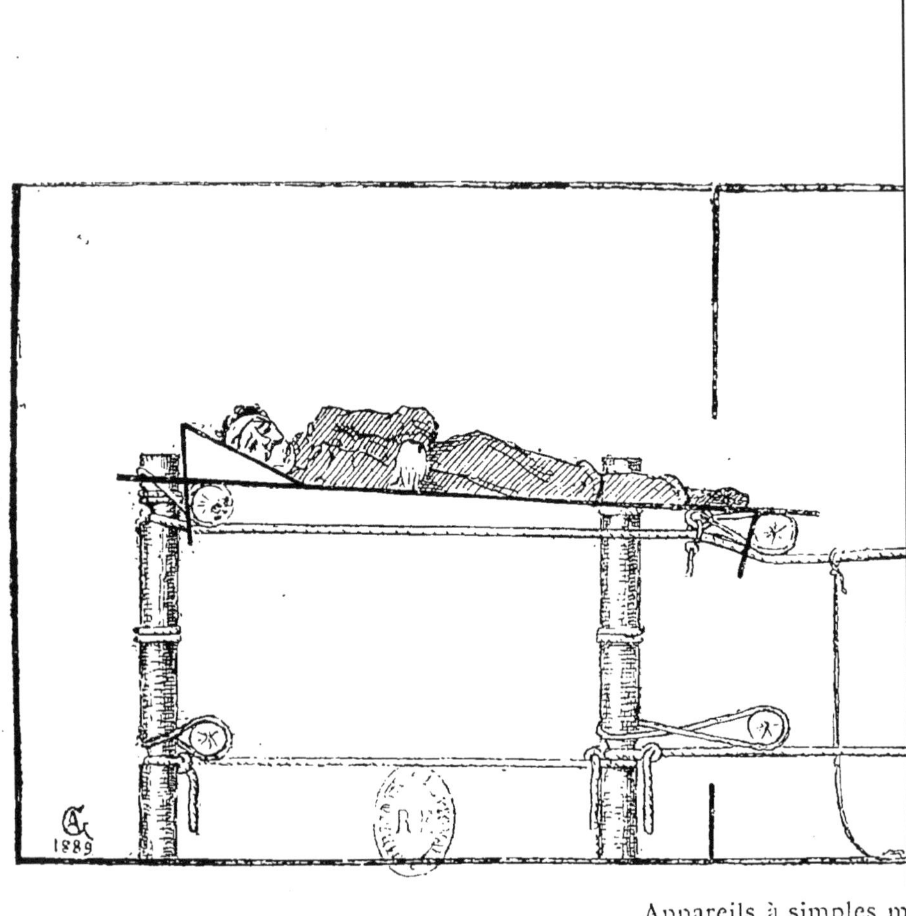

Appareils à simples m

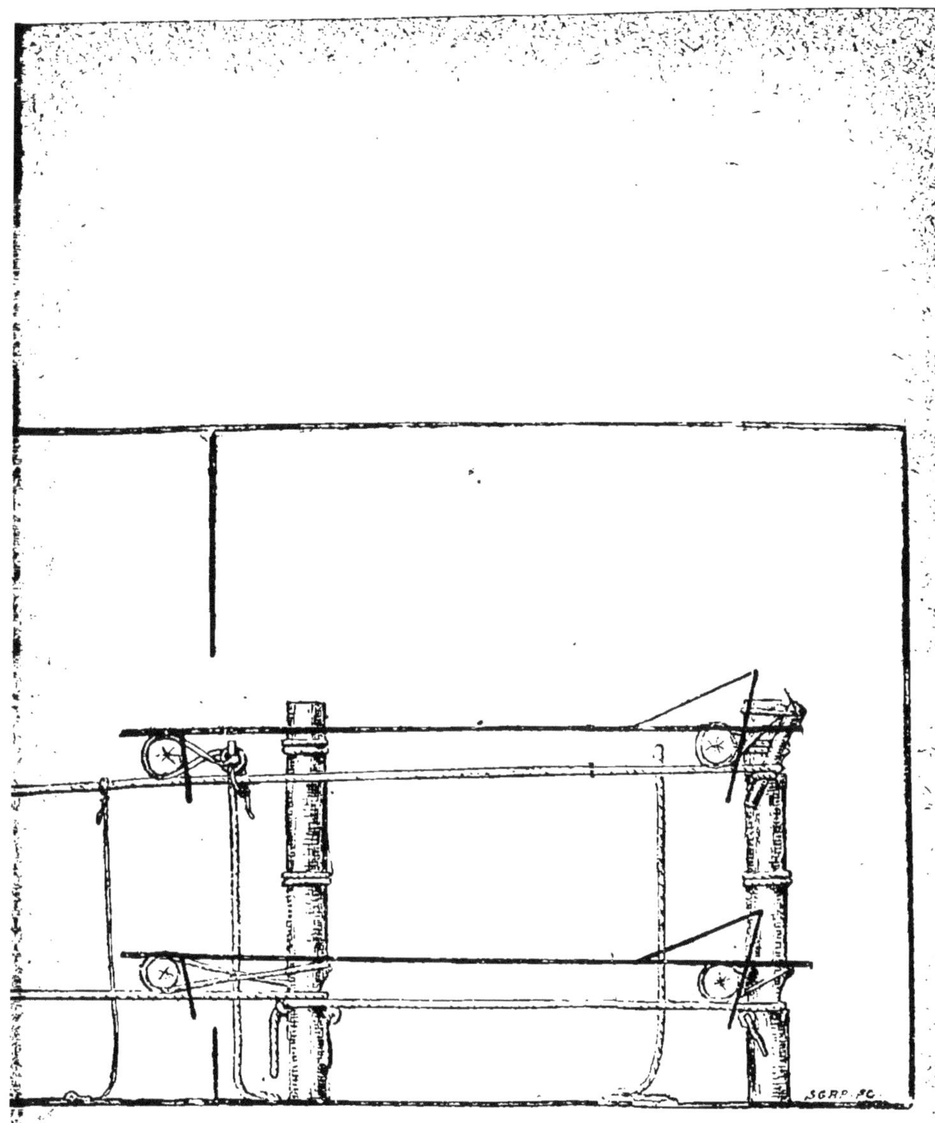

...s. — Coupe verticale.

décrire à celui-ci un arc de cercle pour le passer au brancardier n° 2 qui recule pour passer à son tour l'extrémité des hampes au brancardier n° 1.

Le brancard n'est plus tenu dès lors que par les brancardiers n°s 1 et 3 qui le placent dans la position qu'il doit occuper définitivement (c'est-à-dire pour le 1er et le 2e brancard suivant la paroi du wagon du côté de la porte d'entrée ; pour les brancards 3 et 4 suivant la paroi opposée et pour les brancards 5 et 6 au milieu). Les brancards étant numérotés d'après leur ordre de chargement, les impairs sont tous à l'étage inférieur, les pairs à l'étage supérieur.

Si les brancards employés sont les brancards réglementaires, les pieds du brancard correspondant à la tête du blessé sont placés en dehors de la traverse de tête (c'est-à-dire entre la traverse de tête et le fond du wagon), les pieds du brancard correspondant aux pieds du blessé,en dedans de la traverse de pieds, c'est-à-dire entre celle-ci et le montant de pieds, comme il est indiqué dans le dessin ci-dessus.

Si les brancards sont des brancards improvisés construits suivant les indications données ci-dessus (pages 6 et 7), il suffit de les placer sur les traverses de manière que la traverse de tête soit recouverte par la toile et que la traverse de pieds corresponde à l'extrémité de la toile au point de jonction des hampes avec les traverses d'écartement. La même manœuvre est répétée pour le placement du brancard n° 2 qui est placé à l'étage supérieur immédiatement au-dessus du brancard n° 1 ; puis il est procédé au placement des brancards 3 et 4 qui sont disposés suivant la paroi du wagon opposé à la porte d'entrée.

Pour le placement des brancards n°s 5 et 6 au milieu du wagon et à distance égale de 1 et 2, et de 3 et 4 dans *l'appareil à cadres*, comme dans l'*appareil Bry-Ameline*, le brancardier n° 2 se place contre les brancards 3 et 4 pour exécuter la manœuvre.

L'emplacement des brancards est, avec ces deux appareils, indiqué par les taquets destinés à élever les hampes au-dessus de la traverse de pieds. Avec *l'appareil à simples montants ou l'appareil à cadres modifié* ou l'*appareil à perches horizontales*, le chargement s'opère de la même manière ; mais il est préférable de rapprocher les brancards du milieu (les 5 et 6) des deux premiers placés (les 1 et 2) et de laisser entre les 3 et 4 et les 5 et 6 un espace suffisant pour que le brancardier n° 2 puisse manœuvrer à l'aise, que le brancardier n° 1 puisse se dégager facilement après le chargement et que, s'il est nécessaire, des soins puissent être donnés en cours de route à un blessé sans gêner les autres.

Pour assurer la fixité des brancards improvisés, non munis de pieds, il est bon d'attacher chacun d'eux par une de ses hampes aux traverses de tête et de pieds, à l'aide d'une ficelle fixée à la hampe au niveau des traverses d'écartement.

Il ne faut pas négliger dans le chargement de placer les blessés de manière qu'ils soient dans la meilleure situation pour que leur blessure soit à l'abri des chocs ou des froissements, ou pour qu'elle soit au besoin facilement abordable, et de placer autant que possible à portée de la vue ceux qui doivent être plus spécialement surveillés.

Les manœuvres de déchargement sont en tout semblables à celles du chargement, mais les mouvements sont exécutés en ordre inverse.

Pour préserver les malades des poussières et des courants d'air, un morceau de gaze ou d'autre étoffe légère, doublée au besoin, sera clouée contre les fenêtres des wagons dont les volets devront être généralement ouverts du côté opposé à la direction du vent.

Une lanterne doit être fixée au plafond de chaque wagon, de manière à ne pas subir pendant la marche d'oscillations exagérées.

A défaut de lanterne, le brancardier surveillant doit avoir une bougie qu'il allumera au besoin. Une lanterne de route peut d'ailleurs être facilement improvisée avec une bouteille.

Nota. — Souvent il est bon d'utiliser les hampes du brancard comme moyen de contention, comme attelles; par exemple, pour fixer la jambe et le pied dans le cas de blessure du membre inférieur, car il est constant que les oscillations sont beaucoup moins sensibles si la jambe et le pied sont fixés au brancard que s'ils sont laissés libres et indépendants de ce lui-ci.

(1) Porte d'entrée des brancards	Disposition des brancards dans l'appareil à cadres.			Disposition des brancards dans l'appareil à simples montants et dans l'appareil à cadres modifié.		
	N° 2	N° 6	N° 4	N° 2	N° 6	N° 4
	N° 1	N° 5	N° 3	N° 1	N° 5	N° 3

Les numéros correspondent à l'ordre de placement.

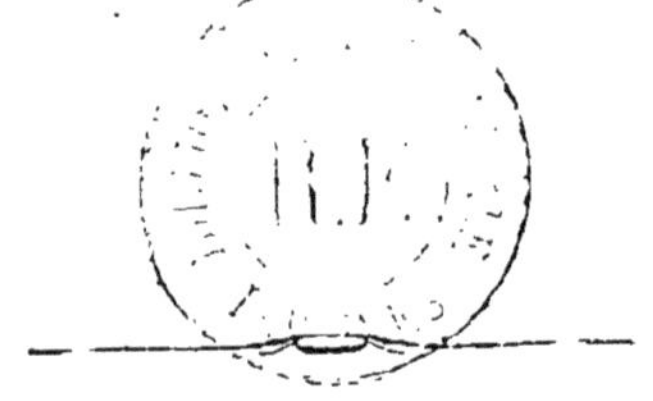

Clermont (Oise). — Imprimerie Daix frères, place Saint-André, 3.

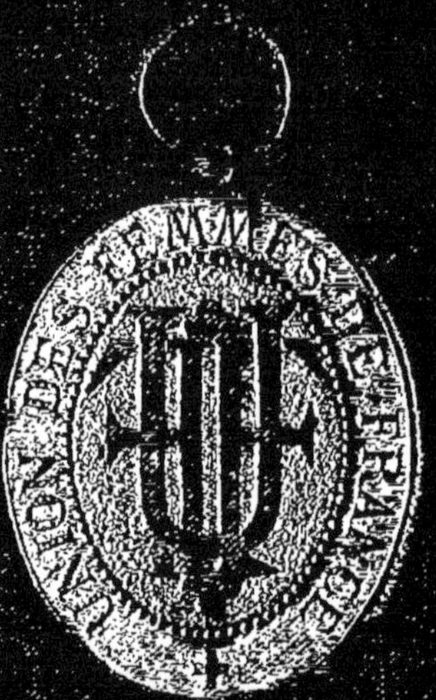
UNION DES FEMMES DE FRANCE

BIBLIOTHEQUE NATIONALE DE FRANCE
3 7531 00418415 7

www.ingramcontent.com/pod-product-compliance
Ingram Content Group UK Ltd.
Pitfield, Milton Keynes, MK11 3LW, UK
UKHW020305200726
13857UKWH00001B/90